Therapie mit Psychopharmaka

und

anderen psychotropen Medikamenten

Dritte, erweiterte und neubearbeitete Auflage

D1730799

Therapie mit Psychopharmaka und anderen psychotropen Medikamenten

Von

Prof. Dr. med. Dr. phil. Hans-J. Haase

Geleitworte von
**Prof. Dr. Fr. Panse, Dr. P. A. J. Janssen
und Prof. Dr. C. Kulenkampff**

Dritte, erweiterte und neubearbeitete Auflage

Mit 43 Abbildungen, 42 Tabellen und 41 Seiten

»Psychiatrisches Repetitorium«

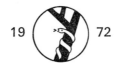

19 72

F. K. SCHATTAUER VERLAG · STUTTGART—NEW YORK

1. Auflage 1966
2., erweiterte Auflage 1969
3., erweiterte und neubearbeitete Auflage 1972

Aus der Psychiatrischen Klinik der Universität, Rheinisches Landeskrankenhaus Düsseldorf

Printed in Germany

Satz, Druck und Einband: W. F. Mayr, Miesbach, Oberbayern

ISBN 3 7945 0284 1

Geleitworte zur Erstfassung *

Die hier vorgelegte Zusammenschau mehrerer Publikationen liest sich wie aus einem Guß. Die klinische Problematik der Psychopharmakotherapie der Psychosen wird dem Praktiker, dem Nervenarzt und dem klinisch tätigen Psychiater in allen wesentlichen Aspekten übersichtlich und kritisch vor Augen geführt.

Der Verfasser gehört zu jenen deutschen Psychiatern, die sich seit Beginn der psychopharmakologischen Ära am Krankenbett und in wissenschaftlicher Durchdringung intensiv mit den Wirkweisen, dem Nutzen und den Gefahren dieser umwälzenden neuen Therapie der Psychosen auseinandergesetzt haben.

Schon 1954 machte Professor Haase auf extrapyramidale Begleiterscheinungen bei Anwendung der Neuroleptika aufmerksam und deutete sie als erster im Sinne eines zuverlässigen Indikators einer ausreichenden Wirkweise dieser Medikamente. Er prägte hierfür den Begriff der »neuroleptischen Schwelle«, der sich inzwischen bei Zehntausenden von Krankheitsfällen und bei der exakten klinischen Testung neuer Psychopharmaka voll bewährt hat. Er lehrte uns, die warnende, aber auch die volle Wirksamkeit kennzeichnende Feinsymptomatik zu würdigen, und hat uns dadurch in den Stand gesetzt, die unerfreulichen Überdosierungsfolgen weitgehend zu vermeiden.

Neben der diffizilen, objektivierenden klinischen Beobachtung, der Gruppierung der Psychopharmaka nach ihren neuroleptischen Potenzen und ihren Wirkansätzen innerhalb der speziellen psychiatrischen Symptomatik hat der Verfasser auch zur nachdauernden Sicherung der klinisch erreichten Erfolge sehr wichtige Anregungen gegeben. Denn hier gerade zeigt sich, daß wir die psychopharmakologische Therapie noch nicht so meistern, daß die heute noch häufigen Rückfälle ausbleiben.

Seit zehn Jahren mein Mitarbeiter, tätig also inmitten eines sehr großen und vielfach facettierten Krankengutes, und darüber hinaus in engem psychopharmakologischen Erfahrungsaustausch mit den fünf weiteren psychiatrischen Krankenhäusern des Landschaftsverbandes Rheinland, hat sich Professor Haase – unterstützt durch eine ganze Schar erfahrener und jüngerer Mitarbeiter – einen so großen persönlichen Erfahrungsschatz erarbeiten können, wie er anderwärts wohl nicht leicht zu gewinnen wäre. Diese günstigen Umstände zusammengenommen, kommen der hier unterbreiteten Übersicht voll zugute.

Panse

Düsseldorf, im März 1966

---

* Erstfassung erschienen unter dem Titel »Neuroleptika, Tranquilizer und Antidepressiva in Klinik und Praxis« von H.-J. Haase. Janssen GmbH Düsseldorf, 1966.

Professor Haase hat als erster 1954 die unabdingbare Gebundenheit der neuroleptischen Wirkung an das extrapyramidale System beim Menschen erkannt und
mitgeteilt. Aus der Untersuchungsmethodik in der Erfassung feinmotorischer extrapyramidaler Symptome und ihrer Korrelation zur antipsychotischen Wirkung ergaben
sich in signifikanter Weise Parallelen zu Ergebnissen der pharmakologischen Prüfung im Tierversuch.

Die Ergebnisse der Untersuchungen Haases haben für die Dosierung der Neuroleptika eine entscheidende Bedeutung erlangt. Die Affinität zum extrapyramidalen
System und damit die neuroleptische Potenz der verschiedenen Psychopharmaka
bestimmen die Streuungsbreite der Dosierung. Es hat sich als besonders vorteilhaft
erwiesen, mit Hilfe des von Haase entwickelten Handschrifttests die erforderliche
Dosis zu ermitteln. Eine Überdosierung von Neuroleptika läßt sich bei Anwendung
des Handschrifttests weitgehend vermeiden.

Professor Haase hat in seinem vorliegenden Buch einen Überblick über die Neuroleptika, Tranquilizer und Antidepressiva, d. h. die bisher für die Therapie wichtigsten
Psychopharmaka, gegeben, der dem neuesten Stand entspricht. Wir sind überzeugt,
daß das Erscheinen dieses Buches in der Klinik und in der Praxis gleichermaßen
begrüßt wird, weil der Verfasser auf alle praktischen Folgerungen, die sich für den
mit diesen Psychopharmaka behandelnden Arzt ergeben, besonderen Wert gelegt
hat.

Paul Janssen

Beerse, im Februar 1966

Geleitwort zur Neufassung

»Therapie mit Psychopharmaka und anderen psychotropen Medikamenten«

Gegenüber zahlreichen Monographien über Psychopharmaka, die heute auf dem Markt zu kaufen sind, hat das hier vorliegende Buch den klaren Vorteil, eindeutig und konsequent *auf die Praxis* ausgerichtet zu sein. Der Leser wird nicht mit chemischen Formeln gelangweilt, deren Bedeutung nur Spezialisten abzuschätzen vermögen. Statt dessen handelt Haase mit großem — man möchte sagen, pädagogischem — Geschick in einzelnen, sehr übersichtlich gegliederten Kapiteln schrittweise ab, wie Psychopharmaka und verwandte Substanzen wirken, was mit ihnen zu behandeln ist und in welcher Weise das zu geschehen hat. Dabei wird der Leser Anweisung, Rat und Erläuterung bezüglich aller jener oft schwierigen therapeutischen Situationen finden, die ihm aus dem Alltag der Klinik und Sprechstunde bestens vertraut sind.

Haase gruppiert den umfangreichen Stoff systematisch am Leitfaden seiner Lehre von der »neuroleptischen Schwelle«, die er bereits 1954 konzipierte. Wenn auch die theoretischen Fundamente dieser Lehre diskutabel geblieben sind, so dürfte ihre in viele Richtungen gehende praktische Bedeutung unumstritten sein. Vor allem wird hierdurch ein relativ einfaches und durchsichtiges Verfahren an die Hand gegeben, die so wichtige Frage der Dosierung den wechselnden individuellen Gegebenheiten und Vorbedingungen anzupassen.

Besonders aufschlußreich und interessant finde ich die Erweiterung der Neufassung und zusammenfassende Beiträge aus den Gebieten der Anästhesiologie, Chirurgie, Inneren Medizin, Gynäkologie, Geburtshilfe, Neurologie, Kinderheilkunde, Pädopsychiatrie, Dermatologie, Hals-Nasen-Ohren-Heilkunde, Ophthalmologie und Orthopädie.

Man ist erstaunt, in welchem geradezu riesenhaften Umfang Psychopharmaka offenbar auf allen Bereichen der Medizin regelmäßig Anwendung finden. Angesichts dieser Tatsache ist es keine Übertreibung, wenn man den dringenden Wunsch äußert, das Buch von Haase gehöre in die Hand eines jeden Arztes, dem die sachgemäße Behandlung seiner Kranken am Herzen liegt.

C. Kulenkampff

Düsseldorf, im März 1969

Vorwort zur Neufassung

Gerade in dem Moment, in dem nach kurzer Zeit die 20000 Exemplare der Erstfassung, die mit dem Titel Neuroleptika, Tranquilizer und Antidepressiva erschienen war, vergeben waren, erschien eine Besprechung im Deutschen Ärzteblatt, in der es hieß, daß dieses Buch in die Hand eines jeden Arztes, der mit Psychopharmaka umgehe, gehöre. Der daraufhin gesteigerten Nachfrage ließ sich nur durch eine umgehende Bearbeitung für eine neue Auflage begegnen.

In dieser Neubearbeitung des Buches finden sich folgende Erweiterungen und Verbesserungen:

Mehr tabellarische und anschauliche Übersichten zur Erleichterung des handlichen Gebrauchs, dem auch die Anfügung eines Medikamentenverzeichnisses dienen soll. Mehr konkret formulierte Hinweise für Indikationen, Dosierungen und Kontraindikationen von Psychopharmaka, die sich sowohl an Ärzte wie auch in einem Anhang an Patienten und deren Angehörige wenden. Tabellarische Berücksichtigung der z.Z. gebräuchlichsten psychotropen Medikamente (Hypnotika, Analgetika, Psychostimulantia), die entweder mit Psychopharmaka kombiniert werden können oder nicht selten durch die Verwendung von Psychopharmaka (Neuroleptika, Tranquilizer, Antidepressiva) ersetzt werden können und sollten.

Besonders froh und dankbar bin ich, daß folgende Direktoren und Oberärzte meinem Wunsch entsprechend tabellarische Übersichten über die Indikationen und Kontraindikationen von Psychopharmaka auf den verschiedensten Gebieten der Medizin für dieses Buch zusammengestellt haben:

Anästhesiologie: Dir. Dr. Henschel, Bremen; Chirurgie: Priv.-Doz. Dr. Ringler, Düsseldorf; Dermatologie: Prof. Dr. Dr. Greither, Prof. Dr. Ippen, Frau Dr. Schlüter, Düsseldorf; Geburtshilfe: Priv.-Doz. Dr. Beck, Mainz; Doz. Dr. Baumgarten, Wien; Gynäkologie: Doz. Dr. Artner, Wien; Hals-Nasen-Ohren-Heilkunde: Priv.-Doz. Dr. Neveling, Düsseldorf; Innere Medizin: Prof. Dr. Linke, Magdeburg; Kinderheilkunde: Landesobermedizinalrat Dr. Krebs, Düsseldorf; Neurologie: Prof. Dr. Bauer, Priv.-Doz. Dr. Seitz, Göttingen; Ophthalmologie: Prof. Dr. Weigelin und Dr. Borgmann, Bonn; Orthopädie: Priv.-Doz. Dr. Haike, Düsseldorf.

Ferner danke ich Priv.-Doz. Dr. Kienle, Frankfurt, für eine tabellarische Übersicht über die Anwendung von Psychopharmaka bei psychiatrischen Notfallsituationen, die sich auf seine einschlägige Monographie stützt. Sodann sei Dr. Linden, Düsseldorf, gedankt, der eine Übersicht über Symptomatik und Therapie von Intoxikationen (besonders beim Suizidversuch) durch Psychopharmaka und psychotrope Medikamente bringt.

Wer die bestimmte Seite einer Tageszeitung liest, nimmt einen gewissen Prozentsatz an Hiobsbotschaften in Kauf. Wer dagegen ein Vorwort liest, darf traditionsgemäß mit Danksagungen rechnen. Somit gehe ich über zum Dank an diejenigen Herren, in deren Kliniken ich seit 1953 arbeitete und von denen die psychopharmakologischen Untersuchungen, deren Ergebnisse diesem Buch zugrunde liegen, gefördert wurden: Prof. Dr. Manser (Nervenheilanstalt Oberwil/Zug, Schweiz, 1953 bis 1955), Prof. Dr. Panse (Psychiatrische Klinik der Universität, Rheinisches Landeskrankenhaus Düsseldorf, 1956–1967) sowie seit 1967 Prof. Dr. Kulenkampff. Gedankt sei Prof. Dr. Freyhan, der mich 1959–1960 in das Delaware State Hospital (USA) einlud und mir dort während eines Jahres die ideale Möglichkeit gab, meine Methodik zur klinisch-experimentellen Untersuchung von Neuroleptika weiterzuentwickeln.

Kehren wir zum Kontinent zurück und wenden unseren Blick nach Beerse in Belgien. Wir begegnen dort einem Forschungsinstitut, in dem seit Jahren ein erheblicher Prozentsatz eines Forschungsteams von rund 250 Personen pharmazeutisch und pharmakologisch die Wirkungen von Psychopharmaka tierexperimentell untersucht.

Der Chef, Dr. Paul Janssen, hat einen wesentlichen Teil seines Wirkens der Psychiatrie gewidmet. Er wurde 1965 im Royal Pharmaceutical Institut Stockholm mit dem Carl-Wilhelm-Scheele-Preis der Pharmaceutical Society of Sweden für seine Forschungen ausgezeichnet. Patientinnen unserer Frauenabteilung haben ihm vor einiger Zeit beim Besuch unserer Klinik, nachdem sie erfuhren, daß die Medikamente, die sie erhielten, in seinen Forschungslaboratorien entwickelt wurden, spontan mit Blumen gedankt.

Dem Geschäftsführer der Janssen GmbH Düsseldorf, Dr. H. v. Loeper, auf dessen Initiative ich meine Arbeiten für dieses Buch zusammenstellte, verdanke ich auch die aktive Förderung bei der Bearbeitung der 2. Auflage. Seine Mitarbeiter ermöglichten mir durch ihren bemerkenswerten Einsatz die umfangreichen Erweiterungen und Verbesserungen der 2. Auflage. (Frau Gröschler stellte das Medikamentenverzeichnis zusammen und besorgte die Korrektur, Herr Mielenz bearbeitete die tabellarischen Übersichten über die z. Z. gebräuchlichsten psychotropen Medikamente.)

Unentbehrlich für die Sammlung konkreten Materials auf dem Gebiet der Psychopharmaka war der erfreuliche Einsatz folgender Damen und Herren, denen ich ein entsprechendes Dissertationsthema gegeben hatte. Die Damen: Dr. Bartelt, Dr. Blankenburg-Zahn, Fräulein Deinzer, Frau König, Dr. Nieling, Dr. Steinig. Die Herren: Dr. Ball, Dr. Barth, Baues, Dr. Bleker, Boragk, Frank, Dr. Hasselmeyer, Janßen, Dr. Kaulen, Knaack, Dr. Keitel, Dr. Koch, La Roche, Dr. Mattke, Neuhaus, Dr. Nöcker, Richter-Peill, Dr. Ritter, Dr. Sauerland, Dr. Schönbeck, Dr. Wagensommer, Dr. Wahl, Dr. Zschucke. Die Mehrzahl dieser klinisch-experimentellen Untersuchungen konnten wir dank der freundlichen Toleranz von Prof. Dr. Klages auf der von ihm geleiteten Frauenaufnahmeabteilung durchführen.

Die meisten der genannten Kollegen begaben sich verabredungsgemäß zur Ermittlung möglichst exakter Daten zur Dosierung von Neuroleptika in unserer Klinik auf einige Monate in Klausur. Sie wohnten auf der Station, hatten bis zum Abschluß keinen freien Tag, verabreichten die Medikamente persönlich an die Patienten (nahmen sie z. T. auch im Selbstversuch), registrierten täglich eine Fülle von Einzelheiten und standen in intensivem Kontakt mit den Patienten und dem Pflegepersonal. (So intensiv, daß einer der Herren nach Abschluß der Arbeit eine Stationsschwester heiratete.)

Auch den Kollegen des Landschaftsverbandes Rheinland, der rund 11000 psychiatrische Krankenhausbetten umfaßt, und dessen auf Initiative von Landesrat Prof. Dr. Müller gegründete Arbeitsgruppe »Psychopharmakologische Forschung« ich seit mehreren Jahren leiten durfte, sei für den fruchtbaren Erfahrungsaustausch gedankt.

Gedankt sei auch all den Kollegen, die getreu dem Spruch, daß einem Propheten im eigenen Lande, und sei er es auch nur auf neuroleptisch-extrapyramidalem Gebiet, skeptisch zu begegnen sei, meine Mitarbeiter und mich durch unermüdliche Kritik seit fast 15 Jahren immer wieder katalysatorisch dazu anregten, weiteres Material zur klinischen Wirkung und insbesondere zur Frage der Dosierung von Neuroleptika vorzulegen. Last not least danke ich meiner Frau, die mehrere Jahre hindurch mitgeholfen hat, Befunde zu sichten und zusammenzustellen.

Hans-J. Haase

Düsseldorf, im März 1969

Vorwort zur erweiterten Auflage der Neufassung

Es wurden in diese erweiterte Auflage inzwischen eingeführte psychotrope Medikamente aufgenommen und die neuesten Erfahrungen zur Verminderung der Rückfallgefahr psychischer Störungen unter besonderer Beachtung der Therapie mit Lithiumsalzen und Langzeitneuroleptika in einem besonderen Kapitel berücksichtigt. Im besonderen wurden die Ergebnisse der von uns bei der deutschen Ärzteschaft durchgeführten Rundfragen über die Anwendung und Verträglichkeit des Antidepressivums Jatrosom sowie der Langzeitneuroleptika, die u. E. nunmehr die Kurzzeitneuroleptika zunehmend ablösen könnten und sollten, erwähnt. Zumal in der Ärzteschaft Unklarheiten über die Anwendung der Langzeitneuroleptika bestehen, freuen wir uns, daß wir unter Berücksichtigung der Literatur und den mit unseren Mitarbeitern gewonnenen klinisch-experimentellen Untersuchungen verbindliche Angaben über Dosierung und Applikationsintervalle der Langzeitneuroleptika vorlegen können.

Es wurden ferner Vergleiche gezogen zwischen dem Verbrauch psychotroper Medikamente in der BRD (außerhalb von Krankenhäusern) in den Jahren 1965 und 1970.

In sehr dankenswerter Weise stellten Herr Prof. Kielholz und sein Mitarbeiter Dr. Ladewig ein Kapitel zu dem jetzt so aktuellen Thema der Behandlung Drogenabhängiger zusammen.

Dem Wunsch zahlreicher Kollegen entsprechend wurde ein psychiatrisches Repetitorium eingefügt, das denjenigen Kollegen, die nicht Psychiater sind, nützlich sein soll. Darin wurden die wichtigsten Gesichtspunkte zu den verschiedensten psychischen Störungen und Erkrankungen zusammengefaßt, soweit sie unmittelbar für den Umgang mit dem psychisch Abnormen bzw. Kranken in Klinik und Praxis wesentlich sind. Im übrigen sei auf die Lehrbücher der Psychiatrie und die Fach-literatur verwiesen. Unter dem Eindruck der Begegnung mit zahlreichen Kandidaten des medizinischen Staatsexamens, die sich nach der bisherigen Fassung des Buches für die Prüfung vorbereitet hatten, wurden im psychiatrischen Repetitorium im Interesse der Eindringlichkeit der Information auch diejenigen im Text bereits er-wähnten Begriffe nochmals definiert und hervorgehoben, deren Kenntnis u. E. beim Umgang mit psychisch Kranken unentbehrlich ist.

Schließlich konnte ein dringend erwünschtes Sachwortverzeichnis beigefügt wer-den.

Wiederum danke ich der Janssen GmbH mit ihrem Geschäftsführer, Herrn Dr. von Loeper, und seinen Mitarbeitern für die aktive Mitarbeit und die Förderung, die eine sehr hohe Auflage ermöglichte. (Frau Gröschler bearbeitete das Sachwortverzeich-nis und die Korrektur, Herr Weißbach war mir bei zahlreichen Einzelarbeiten behilf-lich.)

Dem Schattauer Verlag, insbesondere Herrn Prof. Matis, sei für die Berücksichtigung aller Wünsche bei der Ausstattung dieses Buches, das zum handlichen Umgang für jeden Arzt, der Patienten behandelt, gedacht ist, gedankt.

Hans-J. Haase

Düsseldorf, im Oktober 1971

Inhaltsverzeichnis

VI. Teil

Merkblätter: Informationen für Patienten und Angehörige sowie Ärzte 291

VII. Teil

Psychiatrische Notfallsituationen   305

Zusammengefaßte Hinweise für die Anwendung von Psychopharmaka

Zusammenstellung:

Psychopharmaka-Übersicht

Neuroleptische Wirkung = psychisch hochgradige Reduzierung des psychoenergetischen Niveaus außerhalb von Bewußtseinsstörungen bzw. Schlaf
somatisch = extrapyramidale Bewegungshemmung. Meist bei optimaler Dosierung nur in der Feinmotorik (Handschrift) sichtbar

Medikamente:	*Handelsnamen:*	*Subjektiv störende Überdosierungssymptome:*	*Indikationen der neuroleptischen Wirkung:*
Schwach bis sehr stark potente Neuroleptika in Dosierung oberhalb der neuroleptischen Schwelle (s. S. 101).	Für schwach potente (s. S. 106). Für mittelstark potente (s. S. 107). Für stark potente (s. S. 110). Für sehr stark potente (ohne chemische Kurzbezeichnung) (s. S. 111).	Bei den schwach potenten Neuroleptika: Müdigkeit, Schwindelgefühl (Kollapsgefahr), Herzklopfen, Sehstörungen (Akkommodationsstörungen), Mundtrockenheit (s. S. 106/107). Bei den stärker potenten Neuroleptika: Bei Behandlungsbeginn extrapyramidale dyskinetische Reaktion, Schiefhalsbildung, Zungenschlundsyndrom u. a., einige Tage später evtl. Sitzunruhe (Akathisie) später grobmotorischer Parkinsonismus (s. S. 110/111).	1. Hochgradige (meist psychotisch bedingte) affektive Erregungs- oder Spannungszustände (s. S. 101). 2. Psychotische Erlebnisproduktionen (Wahnideen, Halluzinationen u. a.) (s. S. 101).

Neuroleptische Potenz:
Stärke der Affinität zum extrapyramidalen System. Je stärker die neuroleptische Potenz, um so niedriger ist die Dosis, mit der mit einem Neuroleptikum die neuroleptische Schwelle überschritten werden kann.

Neuroleptische Schwellendosis:
Dosis, bei der eine meist zunächst in der Feinmotorik (Handschrift) erkennbare extrapyramidale Bewegungshemmung ausgelöst wird (s. S. 106, 107, 110, 111). Damit wird die Mindestdosis zum Erreichen der neuroleptischen Wirkung ermittelt.

Wichtig für die Dosierung!
Neuroleptisch-therapeutische Breite (s. S. 123).

Disposition zur neuroleptischen Wirkung: (s. S. 128).

Anfangsdosierung: (s. S. 102).

Psychopharmaka-Übersicht (Fortsetzung).

> *Tranquilizer - Wirkung* = leichte affektive Entspannung mit mehr oder weniger begleitender Müdigkeit

Medikamente:	*Subjektiv störende Überdosierungssymptome:*	*Indikationen der Tranquilizer - Wirkung:*
1. »Reine« Tranquilizer (= ohne neuroleptische Potenz – Handelsnamen) (s. S. 3/4). 2. Neuroleptika in Dosierung *unterhalb* der »neuroleptischen Schwelle« (s. S. 10/11, 12/13).	1. Bei den »reinen« Tranquilizern besonders Müdigkeit mit entsprechender Leistungsbeeinträchtigung. 2. Bei den schwach potenten Neuroleptika (s. o.) 3. Bei den stärker potenten Neuroleptika (s. o.).	I a) Evtl. somatische Begleitbehandlung bei Psychotherapie von Neurosen und abnormen Erlebnisreaktionen. I b) Zur Behandlung von körperlichen Beschwerden bei Neurosen (psychosomatische Symptome und Erkrankungen. »Organneurosen« u. a.) und körperlichen Erkrankungen. I c) Zur Behandlung von Sucht. II Behandlung von Schmerzzuständen verschiedener Genese. III Behandlung von Psychosen mit nur geringer Erregung bei Fehlen psychotischer Erlebnisproduktionen, wie Wahnideen, Halluzinationen u. a. = leichte Tranquilizer-Behandlung. IV Behandlung von Psychosen (u. evtl. Neurosen) mit ausgeprägtem Schlafdefizit, starker affektiver (besonders ängstlicher) Beteiligung = sog. Heilschlafbehandlung; intensive Tranquilizer-Behandlung. V Behandlung Hirngeschädigter, insbesondere zerebralsklerotischer Patienten, deren Hirnschädigung häufig auch die für die neuroleptische Wirkung zuständigen Hirnstammzentren umfaßt.

Psychopharmaka-Übersicht (Fortsetzung).

Antidepressive Wirkung = Stimmungsnormalisierung bei psychotisch veränderter Grundstimmung. Kein Einfluß auf die Stimmung Gesunder.

Medikamente:		*Häufigste subjektiv störende Überdosierungssymptome:*	*Indikationen:*
1. MAO-Hemmer (s. S. 72)	Handelsnamen: (s. S. 76)	Ohrensausen, Augenflimmern, Kreislaufbeschwerden mit Schwindelgefühl (Kollapsgefahr), innere Unruhe.	Depressive Psychosen[1]) = endomorphe Depressionen (s. S. 66 ff.). Diagnostisches Syndrom
2. Trizyklische Antidepressiva (s. S. 73)	Handelsnamen: (s. S. 76)	Schwitzen, Kreislaufbeschwerden (Kollapsgefahr), Herzklopfen, Zittern, bes. der Hände, Sehstörungen (Akkommodationsstörungen), Beschwerden beim Wasserlassen, Schwere, besonders in den Beinen, Empfindungsstörungen in den Händen, Mundtrockenheit.	ersten Ranges bei depressiven Psychosen: Schlafstörungen, Tagesschwankungen (abends besser), Leistungsminderung (besonders Konzentrationsstörungen und Schwunglosigkeit) (Nichtkönnen trotz Wollen). Körperbeschwerden, besonders
3. Evtl. schwach potente Neuroleptika] (s. S. 10, 106)		Siehe oben schwach potente Neuroleptika.	Kopf, Brust oder Bauchraum, mangelnde Lebensfreude, Grübeln, evtl. Appetitstörungen, Gewichtsabnahme, Verstopfung.

---

[1]) Psychose = qualitativ neuartiges Erleben, aus dem bisherigen nicht ableitbar. Sofern durch äußeren Anlaß ausgelöst, Verselbständigung von Anlaß im weiteren Verlauf.

I. TEIL

Anwendung und Indikation von Psychopharmaka in der Bundesrepublik Deutschland *

Unsere Stellungnahme zum Problem der Indikation und Anwendung von Pharmaka, die unmittelbar auf die Psyche wirken, stützen wir

1. Auf das Schrifttum.

Im deutschsprachigen Schrifttum waren für uns von besonderer Bedeutung die Ergebnisse zahlreicher Einzelarbeiten aus psychiatrischen Krankenhäusern und folgenden Arbeitskreisen, die wegen ihrer großen Zahl nicht im einzelnen angeführt werden können:

W. v. Baeyer mit H. Häfner, K.-P. Kisker, H. Tellenbach u. a. (Heidelberg),
M. Bleuler mit I. Angst u. a. (Zürich/Schweiz),
H. Bochnik (Frankfurt am Main),
H. Bürger-Prinz (Hamburg),
H. Büssow (Hamburg),
R. Degkwitz (Freiburg),
A. Derwort (Gießen),
W. Döhner (Schleswig), F. Eckmann u. a.,
M.-P. Engelmeier (Essen),
Fr. Flügel mit D. Bente u. a. (Erlangen),
S. Haddenbrock (Emmendingen),
G. Harrer (Salzburg), R. Fischbach u. a.,
H. Hippius (München),
H. Hoff (Wien) †,
H. Jacob (Marburg),
H. W. Janz (Ilten),
P. Kielholz mit W. Pöldinger (Basel),
H. Kranz mit K. Heinrich, W. Janzarik, N. Petrilowitsch u. a. (Mainz),
R. Kuhn (Münsterlingen/Schweiz),
H.-H. Meyer mit W. Schmitt u. a. (Homburg/Saar),
J. E. Meyer (Göttingen),
E. Pakesch (Graz),
G. Peters, D. Ploog mit N. Matussek, H. Pohlmeier u. a. (München),
H. Selbach mit H. Helmchen, H. Hippius u. a. (Berlin),
W. Scheid (Köln),
H. Scheller mit H. v. Ditfurth, H. Sattes u. a. (Würzburg),

*) Vortrag auf dem Deutsch-Französischen Kolloquium, 23.–25.6.1966, in Bonneval. – Erweitert und ergänzt für die Neufassung.

G. Schmidt (Lübeck),
W. Schulte mit R. Tölle u. a. (Tübingen),
G.-E. Störring (Kiel),
Fr. Walther-Büel (Bern/Schweiz), mit F. Cornu u. a.,
H.-J. Weitbrecht mit G. Huber u. a. (Bonn),
H. H. Wieck (Erlangen),
J. Zutt mit C. Kulenkampff u. a. (Frankfurt am Main).

Von außereuropäischen Autoren, die wiederholt im deutschsprachigen Schrifttum publizierten, seien besonders Freyhan und Kalinowsky (USA) genannt.

2. Auf einen Überblick über finanzielle Mittel, die 1965 und 1970 in der Bundesrepublik Deutschland (BRD) außerhalb und innerhalb von psychiatrischen Krankenhäusern aufgewandt wurden (s. Abb. 7, S. 29).
3. Auf eigene klinische, insbesondere klinisch-experimentelle Untersuchungen, die vorwiegend mit Neuroleptika durchgeführt wurden.
4. Auf tabellarische Übersichten, die uns von Direktoren und Oberärzten zur Frage der Anwendung von Psychopharmaka auf den verschiedensten Gebieten der Medizin für dieses Buch zusammengestellt wurden (s. S. 213ff.).

Die Übersicht sei nach Wirkungsprinzipien gegliedert:

1. Tranquilizer-Wirkung

Die Tranquilizer-Wirkung beruht im wesentlichen auf einer leicht affektiven Entspannung mit mehr oder weniger begleitender Müdigkeit bzw. erhöhter Schlafbereitschaft. In der Praxis werden einerseits »reine« Tranquilizer (=ohne neuroleptische Potenz) angewandt, deren Wirkung bei zunehmend hoher Dosierung im wesentlichen zu einer erhöhten Müdigkeit führt.

Die »reinen« Tranquilizer, d. h. die Medikamente ohne neuroleptische Potenz, haben eine sehr unterschiedliche Herkunft. So sind die Meprobamate ausgehend von Forschungen über zentral angreifende Muskelrelaxantien entstanden.

Andere Tranquilizer sind Antihistamine oder leiten sich unter weitgehendem Verlust der Antihistaminwirkung von diesen ab. Auf die Suchtgefahr besonders aufmerksam achten wird man sowohl bei sehr ausgeprägt begleitenden analgetischen als auch hypnotischen Wirkungen. Besonders durchgesetzt haben sich die Diazepine (Adumbran, Librium, Valium).

Andererseits wird vielfach eine Tranquilizer-Wirkung durch Neuroleptika ausgelöst, die unterhalb der »neuroleptischen Schwelle« (Haase) dosiert werden. Die »neuroleptische Schwelle« wird erreicht, wenn somatisch eine extrapyramidale Bewegungshemmung, meist bei optimaler Dosierung nur in der Feinmotorik (Handschrift) sichtbar, ausgelöst wird. Im psychischen Bereich geht die affektiv leicht entspannende Tranquilizer-Wirkung mit Überschreiten dieser somatisch extrapyramidal sichtbaren neuroleptischen Schwelle zunehmend in eine erhebliche Reduzierung des psychisch-energetischen Niveaus bei hellem Bewußtsein über.

Achtung

Betr.: Tab. »reine Tranquilizer«

Unter Berücksichtigung der Tatsache, daß die Tranquilizer im Alltag nicht selten unregelmäßig genommen wurden, daß ferner für die in der Mehrzahl berufstätigen Patienten gut verträgliche Dosierungen erforderlich sind und schließlich bei dem Gros der Patienten, die ausschließlich »reine« Tranquilizer einnehmen, psychoreaktive bzw. neurotische Störungen vorliegen, sind möglichst niedrige Dosierungen wünschenswert. Wir haben daher die erforderlichen Einzelmindest- bis Tagesmindestdosen angegeben, die im allgemeinen gut vertragen werden, allerdings auch häufig wegen zu schwacher Wirkung um ein Mehrfaches erhöht werden müssen. (Merkblatt für Patienten und Angehörige s. S. 297 f.) Bei stationärer Behandlung sind nicht selten Dosiserhöhungen bis zum 3–5fachen der hier für die Ambulanz angegebenen Dosierung erforderlich und möglich.

Tab.1   **Die zur Zeit gebräuchlichsten »reinen« Tranquilizer[1]) (ohne neuroleptische Potenz). Dosierungen in der Ambulanz.**

	Chem. Kurz-bezeichnung	Waren-zeichen	Einzeldosis, untere Grenze	Kleinste Einheit		Tagesgesamt-dosis, untere Grenze
Meprobamate	Meprobamat	Aneural		1 Drag.	= 200 mg	
				1 Tabl.	= 400 mg	
		Cyrpon		1 Drag.	= 200 mg	
				1 Tabl.	= 200 mg	
		Meprobamat Saar	ab 200 mg	1 Supp.	= 200 mg	ab 600 mg
				1 Drag.	= 200 mg	
				1 Tabl.	= 400 mg	
		Miltaun		1 Drag.	= 400 mg	
		Miltaunetten		1 Drag.	= 200 mg	

[1]) Pflanzenextrakte, wie z.B. Baldrian, Hopfen u.a., wurden nicht berücksichtigt.

Tab.1   (Fortsetzung).*

Carbinole	Phenprobamat	**Gamaquil**	ab 400 mg	1 Drag. = 400 mg 1 Supp. = 800 mg	1200 mg
	Methylpentynol	**Allotropal**	ab 100 mg	1 Kps. = 250 mg 1 ml=30 Tr.= 150 mg	300 mg (schlaf- anstoßend)
Diphenylmethan-Derivate	Hydroxyzin	**Atarax**	ab 10 mg	1 Drag. = 10 mg 1 Supp. = 50 mg 1 Tabl. = 100 mg	30 mg
	Hydroxyzin-Pamoat	**Masmoran**	25 mg	1 Tabl. = 25 mg 1 ml Saft = 5 mg	75 mg
	Benactyzin	**Suavitil**	ab 1 mg	1 Tabl. = 1 mg	3 mg
	Meclizin	**Calmonal**	150 mg nur abends	1 Tabl. = 150 mg	150 mg (schlaffördernd)
Benzodiazepine	Oxazepam	**Adumbran** **Praxiten** **Praxiten forte**	ab 10 mg	1 Tabl. = 10 mg 1 Tabl. = 15 mg 1 Tabl. = 50 mg	30 mg
	Medazepam	**Nobrium**	ab 5 mg	1 Kps. = 5 mg 1 Kps. = 10 mg	20 mg
	Chlordiazepoxyd	**Librium**	ab 5 mg	1 Drag. = 5 mg 1 Kps. = 10 mg 1 Tabl. = 25 mg	15 mg
	Diazepam	**Valium**	ab 2 mg	1 Tabl. = 2 mg 1 Tabl. = 5 mg 5 ml Sirup = 2 mg	6 mg
	Nitrazepam	**Mogadan**	ab 5 mg zur Förderung des Nachtschlafes	1 Tabl. = 5 mg	5–10 mg 20–30 Min. v. d. Schlafengehen
	Opipramol Dikaliumchlor-azepat	**Insidon** **Tranxilium**	50 mg ab 5 mg	1 Drag. = 50 mg 1 Kps. = 5 mg	150 mg 15 mg
Varia	Äthinazon	**Aolan**	75 mg ab 150 mg zur Förderung des Nachtschlafes	1 Tabl. = 150 mg	225 mg
	Promethazin	**Atosil**[2])	25 mg	1 Tr. = 1 mg 1 ml Sirup = 1 mg 1 Drag. = 25 mg 1 Supp. = 50 mg	75 mg

[2]) Wird zwar vielfach »Neuroleptikum« genannt, beim Menschen aber wegen zu schwacher neuroleptischer Potenz praktisch als reiner Tranquilizer verwendet.

Vielfach werden Neuroleptika als Tranquilizer, d. h. *unterhalb* der neuroleptischen Schwelle dosiert, therapeutisch eingesetzt. Dabei ist besondere Vorsicht bei der Dosierung wegen eventueller unerwünschter Nebenwirkungen geboten. *Unterhalb* der neuroleptischen Schwelle finden sich die Indikationen für die Tranquilizer-Wirkung, *oberhalb* der Schwelle diejenigen für die neuroleptische Wirkung. (Neuroleptische Schwellendosen und Aufgliederung in schwach, mittelstark, stark und sehr stark potente Neuroleptika s. S. 10–13.)

*) Neu erschienen: Benzoctamin HCl = Wz. Tacitin, Lorazepam = Wz. Tavor

2. Neuroleptika als Tranquilizer in der ambulanten Praxis

Den Abb. 3–6 liegen unsere klinisch-experimentellen Ergebnisse zugrunde, wonach mit steigender neuroleptischer Potenz die Dosishöhe abnimmt, die zur Erlangung einer neuroleptischen Wirkung (d. h. *oberhalb* der neuroleptischen Schwelle s. o.) und damit auch einer Tranquilizer-Wirkung (*unterhalb* der neuroleptischen Schwelle) erforderlich ist.

Achtung

Die auf den Abb. 3–6 angeführten Tranquilizer-Tagesgrenzdosierungen für schwach bis sehr stark potente Neuroleptika beziehen sich auf Erwachsene ohne Hirnschädigung mit durchschnittlicher Verträglichkeit.

Vorsicht

bei Kombinationen mit Alkohol oder Barbituraten.

Vorsicht

bei den schwächer potenten Neuroleptika, besonders in den ersten Behandlungstagen oder nach Dosiserhöhungen, wegen begleitender Müdigkeit und Kreislaufbelastung.

Vorsicht

bei den stärker potenten Neuroleptika, besonders in den ersten Behandlungstagen oder nach Dosiserhöhung, wegen der Möglichkeit des Auftretens extrapyramidaler dyskinetischer Reaktionen (Schiefhalsbildung, Zungenschlundsyndrom u. a.) bei versehentlicher Dosisüberschreitung und sehr starker Disposition zur neuroleptischen Wirkung.

Die | Dosierungsangaben | in den Abb. 3–6 können wegen der interindividuell sehr unterschiedlichen Disposition zur neuroleptischen Wirkung (bis 15fache Unterschiede!) nur grobe Richtlinien sein.
Überschreiten der angegebenen Tagesdosierungen oder auch schon Konzentration der Gesamtdosis auf eine einmalige Verabreichung pro Tag kann, besonders bei Behandlungsbeginn, bei den schwach potenten Neuroleptika und Kreislaufschwäche in Einzelfällen zum Kreislaufkollaps, bei den stärker potenten Neuroleptika zum Auftreten grobmotorischer extrapyramidaler Symptome (Schiefhalsbildung, Zungenschlundsyndrom u. a.) führen.
Andererseits sind bei schwacher Disposition zur neuroleptischen und damit auch zur Tranquilizer-Wirkung die angegebenen Tagesdosierungen zu niedrig und möglicherweise praktisch wirkungslos (!). Vorsichtige Dosiserhöhungen und individuelle Anpassung der Dosierung sind daher wichtig. Es empfiehlt sich, die Tagesdosierung am Beginn, besonders bei den schwächer potenten Neuroleptika, auf 3 Gaben zu verteilen. Es ist ratsam, den Patienten anzuweisen, besonders bei Beginn der Behandlung mit schwächer potenten Neuro-

leptika in den ersten Behandlungstagen die Wohnung möglichst nicht ohne Begleitung zu verlassen.

Der Akzent der Dosis wird bei den schwächer potenten Neuroleptika abends (Förderung des Nachtschlafes), bei den stärker potenten Neuroleptika morgens (Dämpfung ohne Müdigkeit) gesetzt.

Bei geringer Verträglichkeit kann eine Erniedrigung der angegebenen Tagesdosis, besonders bei den schwächer potenten Neuroleptika, erforderlich sein.

Auch bei guter Verträglichkeit sollten die angegebenen Tagesgrenzdosierungen nur notfalls und unter Einhaltung aller Vorsichtsmaßnahmen allmählich erhöht werden, wobei man sich dem neuroleptischen Wirkungsbereich nähert. Ferner kann sich, besonders bei den stärker potenten Neuroleptika, eine Konzentration der Tagesdosen auf eine einmalige Gabe (morgens) bewähren.

Achtung

Der Patient ist bei Behandlungsbeginn und ganz besonders bei eventuellem Überschreiten der angegebenen Tagesgrenzdosierungen über Neben- und Begleitsymptome zu informieren. Wir empfehlen die Übergabe des Merkblattes (s. S. 297–300), eventuell mit Gegenzeichnung durch den Patienten.

3. Zur Indikation und Anwendung der Tranquilizer-Wirkung

(Reine Tranquilizer und Neuroleptika unterhalb der neuroleptischen Schwelle)

a) Eventuell somatische Begleitbehandlung bei Psychotherapie von Neurosen[1]) und abnormen Erlebnisreaktionen

Kommentar: Überschießende und belastende affektive Äußerungen zu vermeiden, war schon das Ziel der Schule der Stoiker in der Antike. Die Entstehungsbedingungen dieser Spannungen weniger in der Umwelt als vielmehr in der Persönlichkeit zu suchen, war ihre Erkenntnis, die wir teilen. Die Einstellung der Persönlichkeit zu diesen inneren Konflikten zu beeinflussen und gegebenenfalls zu ändern, war der Weg der Stoiker, wie es der Weg der heutigen Psychotherapie ist. Niemand sollte glauben, man könne durch Einführung der medikamentösen Tranquilizer-Behandlung die neurotische Persönlichkeit aus ihrer Verantwortlichkeit gegenüber ihrem

[1]) Psychiatrisches Repetitorium zu den Neurosen (s. S. 201). Angstneurosen (s. S. 202). Zwangsneurosen (s. S. 202). Depressive Neurosen (s. S. 80 ff.). Hysterische Neurosen (s. S. 200). Abnorme Erlebnisreaktionen (s. S. 203). Sexualneurosen (s. S. 206). Paranoide bzw. paranoische Entwicklungen und Reaktionen (s. S. 208). »Organneurosen« bzw. Neurosen mit körperlicher Symptomatik (s. S. 200, 209 ff.).

Abb.1 **Abgabe psychotroper Pharmaka durch Apotheken (außerhalb von Krankenhäusern) im Jahre 1965 in der BRD im Werte von ca. 375 Millionen DM[1]).**

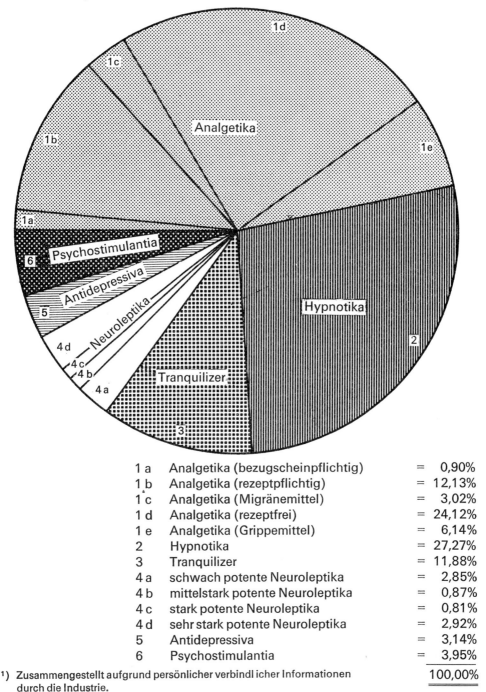

1 a	Analgetika (bezugscheinpflichtig)	= 0,90%
1 b	Analgetika (rezeptpflichtig)	= 12,13%
1 c	Analgetika (Migränemittel)	= 3,02%
1 d	Analgetika (rezeptfrei)	= 24,12%
1 e	Analgetika (Grippemittel)	= 6,14%
2	Hypnotika	= 27,27%
3	Tranquilizer	= 11,88%
4 a	schwach potente Neuroleptika	= 2,85%
4 b	mittelstark potente Neuroleptika	= 0,87%
4 c	stark potente Neuroleptika	= 0,81%
4 d	sehr stark potente Neuroleptika	= 2,92%
5	Antidepressiva	= 3,14%
6	Psychostimulantia	= 3,95%
		100,00%

[1]) Zusammengestellt aufgrund persönlicher verbindlicher Informationen
durch die Industrie.

Abb. 2   Abgabe psychotroper Pharmaka durch Apotheken (außerhalb von Krankenhäusern) im Jahre 1970 in der BRD im Werte von 457 Millionen DM.

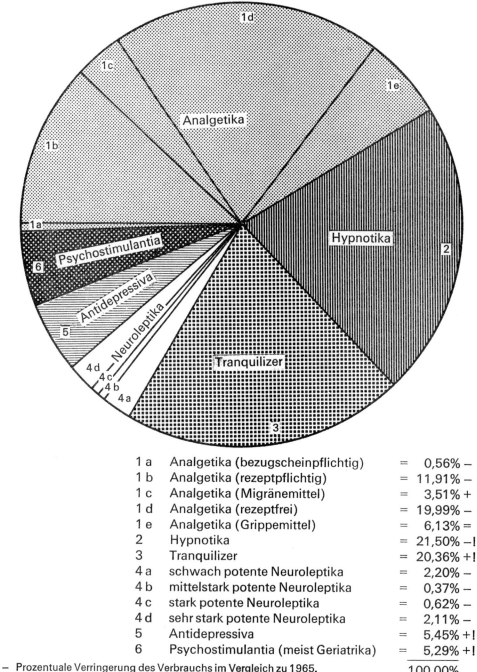

1 a	Analgetika (bezugscheinpflichtig)	=	0,56% −
1 b	Analgetika (rezeptpflichtig)	=	11,91% −
1 c	Analgetika (Migränemittel)	=	3,51% +
1 d	Analgetika (rezeptfrei)	=	19,99% −
1 e	Analgetika (Grippemittel)	=	6,13% =
2	Hypnotika	=	21,50% −!
3	Tranquilizer	=	20,36% +!
4 a	schwach potente Neuroleptika	=	2,20% −
4 b	mittelstark potente Neuroleptika	=	0,37% −
4 c	stark potente Neuroleptika	=	0,62% −
4 d	sehr stark potente Neuroleptika	=	2,11% −
5	Antidepressiva	=	5,45% +!
6	Psychostimulantia (meist Geriatrika)	=	5,29% +!

100,00%

− Prozentuale Verringerung des Verbrauchs im Vergleich zu 1965.
+ Prozentualer Anstieg. = Keine nennenswerte Änderung des Verbrauchs.
   Erläuternder Text zu Abb. 1 u. 2 s. S. 61/62.

inneren Schicksal entlassen. Man wird ferner bedenken, daß sich das Leben in rhythmischem Wechsel von Spannung und Entspannung, Lust und Unlust vollziehen muß. Ginge es darum, sich außerhalb von Krankheit und echtem Leidensdruck eine Tranquillitas durch chemische Mittel erkaufen zu wollen, so käme dies einer Flucht vor der Realität gleich.

Von psychotherapeutischer Seite besteht daher Übereinstimmung, daß die Tranquilizer-Wirkung zwar den Leidensdruck bei den genannten Störungen mindert, doch damit auch einer kausalen Behandlung seelischer Fehlhaltungen hinderlich sein kann. Die Symptomminderung oder -beseitigung durch die Tranquilizer-Wirkung tritt im Extremfall an die Stelle einer psychotherapeutischen Auflösung innerer und äußerer Konfliktsituationen. Besonders Psychoanalytiker lehnen z. T. sogar jegliche Verordnung von Tranquilizern ab oder überlassen neben der Psychoanalyse einem anderen Arzt die Verordnung, um den analytischen Behandlungsprozeß nicht zu beeinträchtigen.

Beachtet man nun den relativ hohen Jahresumsatz (s. Abb. 1 u. 2), der mit der Tranquilizer-Wirkung in der freien Praxis erzielt wurde, und stellt dem die noch äußerst geringe Zahl von ärztlichen Therapeuten, die sich offiziell ausschließlich oder zusätzlich psychotherapeutisch betätigen, gegenüber (1965 betrug die Zahl der ärztlichen Psychotherapeuten mit entsprechender Ausbildung und Angliederung an einen entsprechenden Berufsverband in der BRD nur 378 Ärzte und Ärztinnen bei einer Einwohnerzahl von etwa 59 Millionen [einschließlich Kindern und Jugendlichen, davon etwa 25% unter 18 Jahren]), so wird klar, daß die Tranquilizer-Wirkung sehr häufig zur *Scheinlösung* innerer und äußerer Konfliktsituationen genutzt wird. Bedenkt man, daß die »reinen« Tranquilizer und die schwach potenten Neuroleptika weit überwiegend außerhalb von Psychosen genutzt werden, und daß sogar stark und sehr stark potente Neuroleptika unterhalb der neuroleptischen Schwelle als Tranquilizer angewandt werden (etwa $2/3$ der stark und sehr stark potenten Neuroleptika wurden 1965 in entsprechend niedriger Dosierung als Tranquilizer in den freien Handel gegeben), bedenkt man, daß Psychostimulantia, Hypnotika und Analgetika zu einem hohen Prozentsatz bei seelischen Fehlhaltungen außerhalb von Psychosen eingesetzt und gerade die letzteren nur zu einem geringen Prozentsatz von Nervenärzten verordnet werden, so sind die Zahlenverhältnisse der Abb. 1 u. 2 als äußerst unbefriedigend anzusehen. Grob vereinfachend wird man im Hinblick auf die Tranquilizer-Wirkung sagen können, daß sie vielfach anstelle psychotherapeutischer Maßnahmen zur reinen Symptombehandlung eingesetzt wird. Nicht nur ein Mangel an ärztlichen Psychotherapeuten, sondern auch ein Mangel an Aufklärung bei praktischen Ärzten und Patienten dürfte hier von Bedeutung sein. Wieweit die Bereitschaft der Patienten zur Einnahme von Psychopharmaka mit vornehmlicher Tranquilizer-Wirkung geht, ergab eine Rundfrage von Kranz, der an eine unausgelesene Zahl von 320 Ärzten der Praxis Fragebögen versandte. Etwa jeder 4. Arzt gab an, daß die Patienten oft einen Druck auf ihn ausüben würden, um diese Pharmaka verordnet zu bekommen. 169 der 320 befragten Ärzte der ambulanten Praxis gaben an, daß ihnen »öfter«, »nicht selten« oder gar »sehr viele« Fälle bekanntgeworden seien, in denen Psychopharmaka, insbesondere Präparate mit Tranquilizer-Wirkung, überdosiert wurden oder bei denen es zu einem Mißbrauch kam.

Abb. 3   **Schwach bis mittelstark potente Neuroleptika: Tranquilizer-Wirkung**

Achtung: Die hier angegebenen ambulanten Tagesgrenzdosen dürfen besonders am Behandlungsbeginn und bei Hypotonie nicht überschritten werden.

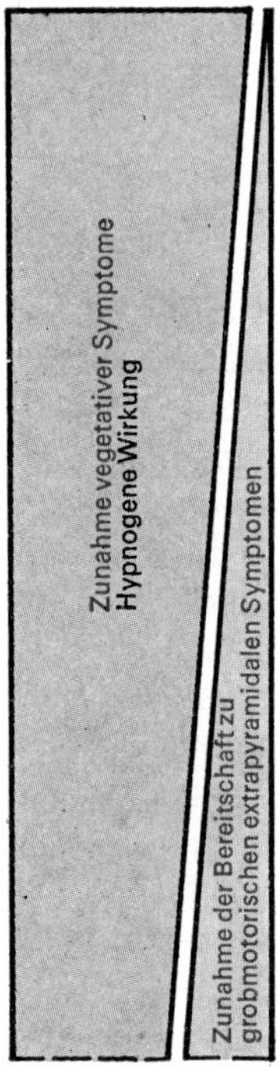

Warenzeichen	Tranquilizer-Tagesgrenzdosis in mg	Kleinste Einheit		Tranquilizer-Tagesgrenzdosierung
Protactyl	bis zu 50 mg	1 Drag.	= 25 mg	bis zu 2 Drag.
Verophen	bis zu 50 mg	1 Drag.	= 25 mg	bis zu 2 Drag.
		1 Tr.	= 1 mg	bis zu 50 Tr.
Melleril	bis zu 50 mg	1 Drag.	= 25 mg	bis zu 2 Drag.
Melleretten	bis zu 50 mg	1 Drag.	= 10 mg	bis zu 5 Drag.
		1 Tr.	= 1 mg	bis zu 50 Tr.
		1 ml Saft	= 2 mg	bis zu 25 ml Saft
Taxilan	bis zu 50 mg	1 Drag.	= 25 mg	bis zu 2 Drag.
Dipiperon	bis zu 40 mg	1 Tabl.	= 40 mg	bis zu 1 Tabl.
		5 ml Saft	= 20 mg	bis zu 2 Teel. Saft
Truxal	bis zu 45 mg	1 Drag.	= 15 mg	bis zu 3 Drag.
Truxaletten	bis zu 45 mg	1 Drag.	= 5 mg	bis zu 9 Drag.
		1 ml Saft	= 2,5 mg	bis zu 18 ml Saft
Taractan	bis zu 45 mg	1 Drag.	= 5 mg	bis zu 9 Drag.
		Tr.	= 4%ig	
Neurocil	bis zu 25 mg	1 Tr.	= 1 mg	bis zu 25 Tr.
		1 Tabl.	= 25 mg	bis zu 1 Tabl.
Megaphen	bis zu 50 mg	1 Tr.	= 1 mg	bis zu 50 Tr.
		1 Drag.	= 25 mg	bis zu 2 Drag.

Links vertikal: Zunahme vegetativer Symptome Hypnogene Wirkung · Zunahme der Bereitschaft zu grobmotorischen extrapyramidalen Symptomen

Chemisch identische Substanzen.

Nachteile der schwach bis mittelstark potenten Neuroleptika: Eventuelle Beeinträchtigung der Arbeitsfähigkeit und Behinderung im Straßenverkehr durch begleitende Müdigkeit. Störende vegetative Nebensymptome (besonders Kreislauf, Mundtrockenheit, Akkommodationsstörungen u. a.). Zum Gesichtspunkt einer kardiotoxischen Wirkung bes. trizyklischer und evtl. anderer Psychopharmaka s. S. 77, 78.

Vorteile der schwach bis mittelstark potenten Neuroleptika: Dämpfung innerer Erregung und Angst. Förderung des Nachtschlafes (besonders bei abendlicher Einnahme). Eventuelle Ausnutzung der Wirkungen auf das vegetative System (s. hierzu: Anwendung auf den verschiedenen Gebieten der Medizin. Tab. 18 bis 33, S. 213 ff.).

Abb. 4   Mittelstark potente Neuroleptika: Tranquilizer-Wirkung

Achtung: Die hier angegebenen ambulanten Tagesgrenzdosen dürfen besonders am Behandlungsbeginn und bei starker Disposition zur neuroleptischen Wirkung nicht überschritten werden.

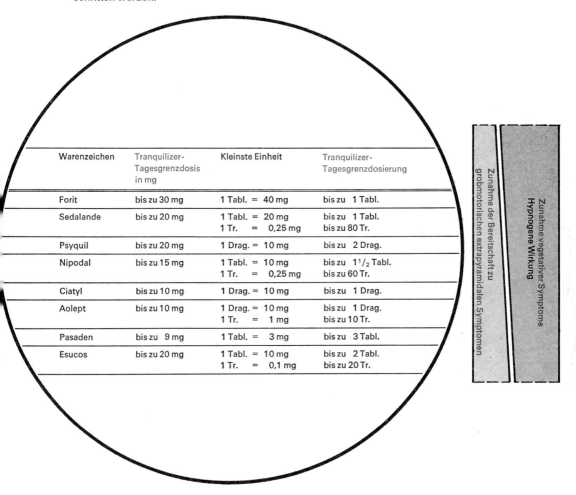

Warenzeichen	Tranquilizer-Tagesgrenzdosis in mg	Kleinste Einheit		Tranquilizer-Tagesgrenzdosierung
Forit	bis zu 30 mg	1 Tabl. =	40 mg	bis zu 1 Tabl.
Sedalande	bis zu 20 mg	1 Tabl. =	20 mg	bis zu 1 Tabl.
		1 Tr. =	0,25 mg	bis zu 80 Tr.
Psyquil	bis zu 20 mg	1 Drag. =	10 mg	bis zu 2 Drag.
Nipodal	bis zu 15 mg	1 Tabl. =	10 mg	bis zu 1$^1/_2$ Tabl.
		1 Tr. =	0,25 mg	bis zu 60 Tr.
Ciatyl	bis zu 10 mg	1 Drag. =	10 mg	bis zu 1 Drag.
Aolept	bis zu 10 mg	1 Drag. =	10 mg	bis zu 1 Drag.
		1 Tr. =	1 mg	bis zu 10 Tr.
Pasaden	bis zu 9 mg	1 Tabl. =	3 mg	bis zu 3 Tabl.
Esucos	bis zu 20 mg	1 Tabl. =	10 mg	bis zu 2 Tabl.
		1 Tr. =	0,1 mg	bis zu 20 Tr.

Zunahme der Bereitschaft zu grobmotorischen extrapyramidalen Symptomen

Zunahme vegetativer Symptome Hypnogene Wirkung

Nachteile der schwach bis mittelstark potenten Neuroleptika: Eventuelle Beeinträchtigung der Arbeitsfähigkeit und Behinderung im Straßenverkehr durch begleitende Müdigkeit. Störende vegetative Nebensymptome (besonders Kreislauf, Mundtrockenheit, Akkommodationsstörungen u. a.). Zum Gesichtspunkt einer kardiotoxischen Wirkung bes. trizyklischer und evtl. anderer Psychopharmaka s. S. 77, 78.

Vorteile der schwach bis mittelstark potenten Neuroleptika: Dämpfung innerer Erregung und Angst. Förderung des Nachtschlafes (besonders bei abendlicher Einnahme). Eventuelle Ausnutzung der Wirkungen auf das vegetative System (s. hierzu: Anwendung auf den verschiedenen Gebieten der Medizin. Tab. 18 bis 33, S. 213 ff.).

Abb. 5   **Stark potente Neuroleptika: Tranquilizer-Wirkung**

Achtung: Die hier angegebenen ambulanten Tagesgrenzdosen dürfen besonders am Behandlungsbeginn und bei starker Disposition zur neuroleptischen Wirkung nicht überschritten werden.

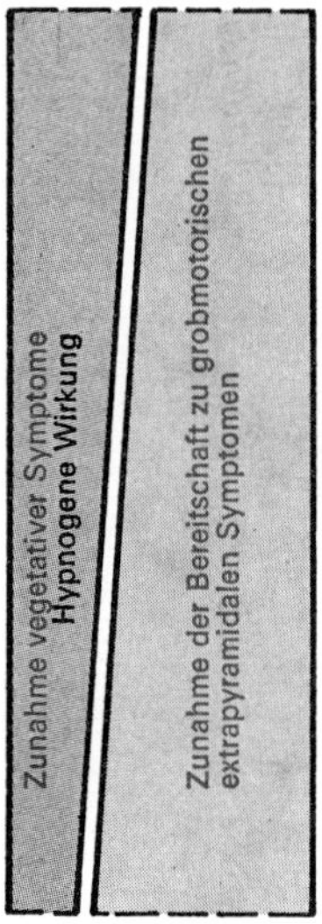

Warenzeichen	Tranquilizer-Tagesgrenzdosis in mg	Kleinste Einheit		Tranquilizer-Tagesgrenzdosierung
Decentan	bis zu 8 mg	1 Drag. 1 Tr.	= 4 mg = 0,2 mg	bis zu 2 Drag. bis zu 40 Tr.
Dartal	bis zu 7,5 mg	1 Tabl.	= 5 mg	bis zu 1 $^1/_2$ Tabl.
Tonoquil[1])	bis zu 6 mg	1 Drag.	= 6 mg	bis zu 1 Drag.
Luvatrena	bis zu 5 mg	1 Tabl. 1 Tr.	= 5 mg = 0,25 mg	bis zu 1 Tabl. bis zu 20 Tr.
Randolectil	bis zu 5 mg	1 Tabl.	= 2,5 mg	bis zu 2 Tabl.
Orbinamon	bis zu 5 mg	1 Tabl.	= 5 mg	bis zu 1 Tabl.
Jatroneural mite	bis zu 4 mg	1 Drag.	= 1 mg	bis zu 4 Drag.
Jatroneural	bis zu 4 mg	1 Drag.	= 2 mg	bis zu 2 Drag.
Jatroneural retard	bis zu 2 mg	1 Drag.	= 2 mg	bis zu 1 Drag.
Ponsital	bis zu 2 mg	1 Drag.	= 2 mg	bis zu 1 Drag.
Jalonac	bis zu 4 mg	1 Kps.	= 2 mg	bis zu 2 Kps.

Zunahme vegetativer Symptome Hypnogene Wirkung

Zunahme der Bereitschaft zu grobmotorischen extrapyramidalen Symptomen

[1]) Kombinationspräparat, enthält zusätzlich Chlorphencyclan.

Chemisch identische Substanzen.

Nachteile der stark bis sehr stark potenten Neuroleptika: Bei Überschreiten der angegebenen Tagesdosierung oder bei sehr starker Disposition zur neuroleptischen Wirkung Gefahr des Auftretens extrapyramidaler dyskinetischer Reaktionen (Schiefhalsbildung, Zungenschlundsyndrom u. a.). Bei Erreichen der neuroleptischen Schwellendosis (s. S. 110), d. h. bei Erhöhung der in Abb. 5 angegebenen ambulanten Tranquilizer-Tagesgrenzdosis auf das 2–3fache, bei rd. 10% der Patienten Auftreten von dyskinetischen Reaktionen (!). Nur geringe Förderung des Nachtschlafes. Zum Gesichtspunkt einer kardiotoxischen Wirkung bes. trizyklischer und evtl. anderer Psychopharmaka s. S. 77 f.

Vorteile der stark bis sehr stark potenten Neuroleptika: Mit zunehmender neuroleptischer Potenz affektive Dämpfung bzw. Ausgleich affektiver Spannungen ohne Müdigkeit. Gleichzeitig Abnahme störender vegetativer Nebensymptome. Keine oder nur geringe Beeinträchtigung der Arbeitsfähigkeit.

Abb. 6   Sehr stark potente Neuroleptika: Tranquilizer-Wirkung

Achtung: Die hier angegebenen ambulanten Tagesgrenzdosen dürfen besonders am Behandlungsbeginn und bei starker Disposition zur neuroleptischen Wirkung nicht überschritten werden.

Warenzeichen	Tranquilizer-Tagesgrenzdosis in mg	Kleinste Einheit		Tranquilizer-Tagesgrenzdosierung
Orap 1 mg		1 Tabl.	= 1 mg	bis zu 1 Tabl.
Orap forte 4 mg	bis zu 1 mg	1 Tabl.	= 4 mg	bis zu ¹/₄ Tabl.
Haloperidol-Janssen	bis zu 1 mg	1 Tr. 1 Tabl.	= 0,1 mg = 1 mg	bis zu 10 Tr. bis zu 1 Tabl.
Lyogen	bis zu 1 mg	1 Drag. 1 Tr.	= 0,25 mg = 0,03 mg	bis zu 4 Drag. bis zu 32 Tr.
Omca	bis zu 1 mg	1 Drag. 1 Tr.	= 1 mg = 0,1 mg	bis zu 1 Drag. bis zu 10 Tr.
Fluanxol	bis zu 1 mg	1 Drag.	= 0,5 mg	bis zu 2 Drag.
Mayeptil	bis zu 1 mg	1 Tabl. 1 Tr.	= 1 mg = 1 mg	bis zu 1 Tabl. bis zu 1 Tr.
Serpasil	bis zu 0,75 mg	1 Tabl. 1 Tr.	= 0,25 mg = 0,017 mg	bis zu 3 Tabl. bis zu 45 Tr.
Sedaraupin	bis zu 0,8 mg	1 Drag. 1 Tr.	= 0,2 mg = 0,025 mg	bis zu 4 Drag. bis zu 32 Tr.
Phasein¹)	bis zu 0,8 mg	1 Drag. 1 Tr.	= 0,2 mg = 0,025 mg	bis zu 4 Drag. bis zu 32 Tr.
Triperidol	bis zu 0,5 mg	1 Tr.	= 0,05 mg	bis zu 10 Tr.
Glianimon	bis zu 0,4 mg	1 Tr.	= 0,1 mg	bis zu 4 Tr.
Glianimon mite	bis zu 0,4 mg	1 Tr.	= 0,05 mg	bis zu 8 Tr.

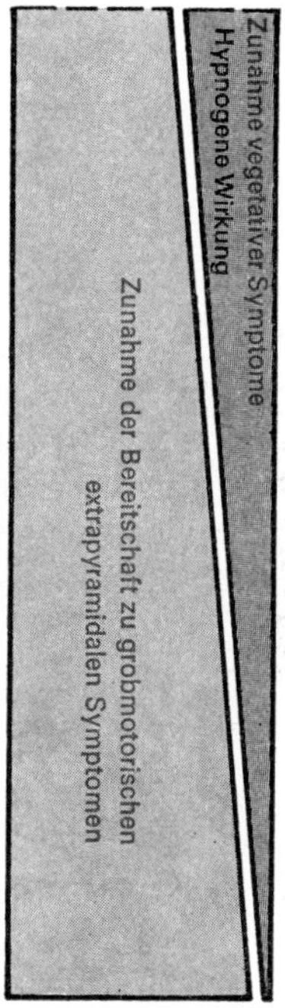

Rechts, vertikal: Zunahme vegetativer Symptome · Hypnogene Wirkung · Zunahme der Bereitschaft zu grobmotorischen extrapyramidalen Symptomen

¹) Kombinationspräparat, enthält zusätzlich Orphenadrin.

[   ]   Chemisch identische Substanzen.

Nachteile der stark bis sehr stark potenten Neuroleptika: Bei Überschreiten der angegebenen Tagesdosierung oder bei sehr starker Disposition zur neuroleptischen Wirkung Gefahr des Auftretens extrapyramidaler dyskinetischer Reaktionen (Schiefhalsbildung, Zungenschlundsyndrom u. a.). Bei Erreichen der neuroleptischen Schwellendosis (s. S. 111), d. h. bei Erhöhung der in Abb. 6 angegebenen ambulanten Tranquilizer-Tagesgrenzdosis auf das 2–3fache, bei rd. 10% der Patienten Auftreten von dyskinetischen Reaktionen (!). Nur geringe Förderung des Nachtschlafes. Zum Gesichtspunkt einer kardiotoxischen Wirkung bes. trizyklischer und evtl. anderer Psychopharmaka s. S. 77 f.

Vorteile der stark bis sehr stark potenten Neuroleptika: Mit zunehmender neuroleptischer Potenz affektive Dämpfung bzw. Ausgleich affektiver Spannungen ohne Müdigkeit. Gleichzeitig Abnahme störender vegetativer Nebensymptome. Keine oder nur geringe Beeinträchtigung der Arbeitsfähigkeit.

Unzweckmäßige Tranquilizer-Wirkungen in diesem Sinne sind:

a) Scheinlösungen innerer oder äußerer Konflikte.
b) Außerachtlassen des biologisch sinnvollen rhythmischen Wechsels von psychischer Spannung und Entspannung.
c) Angstverstärkung durch Dämpfung von psychischen Abwehrmechanismen oder infolge ängstlicher Verarbeitung körperlicher Begleitsymptome der Tranquilizer-Wirkung.

Hierzu ist allerdings zu bemerken, daß eine Angstverstärkung durch eine Tranquilizer-Wirkung in erster Linie auf einer Überdosierung beruht. Es empfiehlt sich, bei Angstneurosen und Phobien »reine« Tranquilizer zu verwenden, da eventuell auftretende vegetative Symptome bei Neuroleptika, z. B. Tachykardien, bei diesen Fällen nicht selten ängstlich-hypochondrische Reaktionen zur Folge haben. Aber auch die »reinen« Tranquilizer sollten bei Angstneurosen nur bei unerträglichem Leidensdruck eingesetzt werden, da es vielmehr darauf ankommt, den Zusammenhang zwischen auslösender Situation und auftretender Angst mikropsychologisch durch entsprechende psychotherapeutische Sitzungen bei den Patienten zu erarbeiten. Wird dem Patienten nur durch eine chemisch erreichte Tranquillitas die Angst genommen, wird er nicht aufgerufen, sich seiner inneren Situation zu stellen, bleibt es bei Scheinerfolgen, die sich im wesentlichen auf das Symptom der Angst beziehen und meist nicht von Dauer sind. Dies gilt naturgemäß nicht nur für Angstneurosen, sondern immer, wenn es als Folge einer Störung von Erlebnisverarbeitungen zu neurotischen Symptomen gekommen ist, d. h. es gilt für die Therapie der Neurosen überhaupt.

Ein besonderes Kapitel ist die Behandlung psychischer Zwangssymptome, die bei den typischen Zwangsneurosen die Domäne der psychoanalytischen Therapie darstellen. Sofern hier Psychopharmaka eingesetzt werden, haben sie am ehesten Erfolg, sofern es durch eine larvierte depressive Psychose zu einer Aktivierung oder gar Auslösung von Zwangssymptomen gekommen ist. Im übrigen kann bei reinen Zwangsneurosen die Tranquilizer-Wirkung nur eine leichte Befreiung von dem quälenden Leidensdruck geben.

Man findet also Hinweise dafür, daß in der ambulanten Praxis die Tranquilizer-Wirkung leider wahrscheinlich nicht selten zur Symptombeseitigung eingesetzt wird und an die Stelle einer kausalen Psychotherapie tritt. Dieses bedauerliche Ergebnis steht aber in keinem Verhältnis zu dem außerordentlich hohen Verbrauch an Schlaf- und Schmerzmitteln, die sicher nicht selten im Zusammenhang mit seelischen Fehlhaltungen eingenommen werden, wenn eine Tranquilizer-Wirkung oder psychotherapeutische Maßnahmen bessere Dienste leisten könnten (s. u.). Zur Diagnostik und Therapie depressiver Neurosen s. S. 80.

b) Zur Begleitbehandlung körperlicher Beschwerden bei Neurosen
(psychosomatische Symptome und Erkrankungen, »Organneurosen« u. a.)
und bei körperlichen Erkrankungen

Siehe hierzu Kapitel: *Psychopharmaka bei der Behandlung körperlicher Beschwerden und körperlicher Erkrankungen* (S. 177 ff.).

c) Zur Behandlung von Sucht

Die Tranquilizer-Wirkung kann ferner nicht nur durch eine entsprechende Kombination mit Hypnotika oder Analgetika erheblich dazu beitragen, den Verbrauch dieser Medikamente in sinnvoller Weise herabzusetzen, sondern sie kann auch zumindest für eine Übergangszeit gänzlich an die Stelle der Verordnung von Hypnotika und Analgetika wie auch von Alkohol oder anderen Mitteln treten, wenn diese zweckentfremdet im Sinne von Sucht oder Mißbrauch eingesetzt wurden. So hat sich die Tranquilizer-Wirkung sowohl bei der stationären Entziehung von Suchtfällen wie auch in der ambulanten Praxis als Ersatz nach langjährigem Mißbrauch von Hypnotika oder Analgetika vielfach bewährt. Stationär erleichtert eine »Heilschlafbehandlung« mit schwach potenten Neuroleptika in den ersten Tagen nach der Aufnahme den Übergang zur Entziehung. Bestehen Sucht oder Mißbrauch mit Hypnotika, Analgetika, Alkohol oder anderen Suchtmitteln zur Überwindung neurotischer Gehemmtheiten und wurden diese als »Enthemmer« eingenommen, um Kontaktprobleme mit aggressiven Hemmungen im weiteren Sinne des Begriffes oder im speziellen bei Sprechhemmungen, Errötungsfurcht u. a. zu bessern, dienten sie zur Enthemmung bei ängstlich unsicherer Selbstüberforderung mit Neigung zu zwanghafter Erstarrung, dienten sie zur euphorisierenden Enthemmung bei neurotisch bedingten dysphorischen oder depressiven Verstimmungen, so kann die Tranquilizer-Wirkung außerhalb von toxischer Enthemmung, Euphorie und körperlicher Bindung über eine affektive Auflockerung von größtem Nutzen sein. Die Tranquilizer-Wirkung erleichtert dann das Absetzen der Suchtmittel und die Befreiung von Mißbrauch und ermöglicht damit eventuell auch die Durchführung einer kausalen Psychotherapie, deren Ziel es später ist, auch die Tranquilizer-Wirkung zugunsten einer völligen Realitätsbewältigung allmählich abzusetzen.

Psychiatrisches Repetitorium zur Sucht bzw. Drogenabhängigkeit (s. S. 21).
Zur Behandlung Drogenabhängiger (s. S. 347 ff.).

d) Behandlung von Schmerzzuständen verschiedener Genese

Herabsetzung der affektiven Resonanz und Verringerung der Hinwendung zum Schmerz, evtl. Erhöhung der Schmerzschwelle. Weiteres hierzu s. V. Teil auf S. 177 ff.

Kommentar: Es finden sich zahlreiche Beobachtungen, wonach Tranquilizer, Neuroleptika und auch Antidepressiva mit gutem Erfolg bei Schmerzzuständen eingesetzt wurden. Dabei handelt es sich nicht nur um Schmerzempfindungen, die als Symptome von depressiven Psychosen quälend wirkten, nicht nur um neurotisch bedingte Schmerzen, wie z. B. Cephalgien, sondern auch um akute neuralgische Schmerzen, wie z. B. Trigeminusneuralgien. Sehr beachtenswert sind z. B. auch die Wirkungen besonders der Neuroleptika beim Phantomschmerz oder bei durch Herpes zoster bedingten Schmerzzuständen.

Interessante Wirkungen bieten Neuroleptika außerdem in der Anästhesie-Lehre, so daß die Neuroleptanalgesie eine wichtige Bedeutung erlangt hat. Hinzu kommt der Einsatz der Tranquilizer-Wirkung vor und nach operativen Eingriffen (s. S. 212).

Bedenkt man diese günstigen Wirkungen besonders von Tranquilizern und Neuroleptika einerseits und sieht andererseits den außerordentlich hohen Verbrauch von »Analgetika« in der Praxis, so kann kein Zweifel bestehen, daß hier vielfach Betäubungsmittel und Analgetika verordnet werden, wo Tranquilizer, Neuroleptika und nicht selten Antidepressiva und auch psychotherapeutische Maßnahmen indiziert wären oder zumindest eine Kombination mit ihnen eine geringere Dosierung von Analgetika bzw. Hypnotika ermöglichen würde (s. u.). Der prozentuale Rückgang der Verordnung von Analgetika und der gleichzeitige Anstieg der Verordnung von Tranquilizern und Antidepressiva von 1965–1970 könnten unter diesem Gesichtspunkt u. E. als positive Entwicklung gedeutet werden.

e) Behandlung von Psychosen mit nur geringer Erregung bei Fehlen psychotischer Erlebnisproduktionen, wie Wahnideen, Halluzinationen u. a. = leichte Tranquilizer-Behandlung

Kommentar: Mehr als 90% der zu schizophrenen Erkrankungen Veranlagten, d. h. mehr als 400000 Personen in der BRD, leben außerhalb von psychiatrischen Krankenhäusern (s. S. 142). Setzt man die Zahl der Erstaufnahmen in einem Jahr in Beziehung zur Schizophrenierate der Bevölkerung (= 0,8%), so kann man, gleichbleibende Verhältnisse vorausgesetzt, schätzen, daß rund ein Drittel bis die Hälfte der zur Schizophrenie veranlagten Personen kein einziges Mal in ihrem Leben in einem psychiatrischen Krankenhaus stationär behandelt wird, während diejenigen Schizophrenen, die zur stationären Behandlung kommen, meistens mehrmals in ein psychiatrisches Krankenhaus eingewiesen werden. Nur ein relativ kleiner Teil der zu schizophrenen Psychosen Veranlagten neigt zu derartig hochgradiger Erregung und Spannung und zu psychotischen Erlebnisproduktionen (Wahnideen, Halluzinationen u. a.), die ständig einer Dosierung oberhalb der neuroleptischen Schwelle bedürfen. Abgesehen von den erforderlichen soziotherapeutischen und psychagogischen Maßnahmen kann hier eine medikamentöse Tranquilizer-Wirkung gute Dienste leisten. Wenn schizophrene Plussymptome im Sinne einer gesteigerten affektiven Erregung und Spannung und der psychotischen Erlebnisproduktionen (Wahnideen, Halluzinationen u. a.) zurücktreten, wenn schizophrene Minussymptome im Sinne einer Reduzierung des psychoenergetischen Niveaus im Vordergrund stehen, dann tritt die neuroleptische Wirkung zugunsten der medikamentösen Tranquilizer-Wirkung zurück, sofern überhaupt eine Behandlung mit Psychopharmaka angezeigt ist und es nicht in erster Linie darauf ankommt, mit Hilfe soziotherapeutischer, psychagogischer und psychotherapeutischer Maßnahmen zu helfen, daß diese Personen nicht Außenseiter der Gesellschaft werden.

Bei depressiven Psychosen ist eine zumindest leichte Tranquilizer-Behandlung mit entsprechenden Dosierungen besonders schwach bis mittelstark potenter Neuroleptika oder einem Tranquilizer neben der Verordnung von Antidepressiva meist angezeigt.

f) Behandlung von Psychosen (und eventuell Neurosen) mit ausgeprägtem Schlafdefizit, starker affektiver (besonders ängstlicher) Beteiligung = sogenannte Heilschlafbehandlung; intensive Tranquilizer-Behandlung

Hierzu sind besonders Neuroleptika mit schwacher neuroleptischer Potenz, s. Abb. 9, geeignet.

Kommentar: Die erforderlichen Dosierungen nähern sich hier dem neuroleptischen Schwellenbereich oder überschreiten diesen auch für einige Tage. Bei diesen hohen Dosierungen wird meist in den ersten Tagen der Behandlung nicht nur der Nachtschlaf gefördert, sondern auch die Schlafbereitschaft am Tage. Dieser sogenannte Heilschlaf bewährt sich bei den Fällen, die infolge psychotischer (seltener neurotischer) Erkrankungen an einem erheblichen Schlafdefizit leiden und zur stationären Aufnahme kommen. Es ist wichtig, die Patienten über die Nebenwirkungen (besonders Kollapsgefahr beim Aufstehen, evtl. Tachykardien u. a.) und die erwünschten Wirkungen zu informieren. So erläutern wir das mißverständliche Wort »Heilschlaf« dahingehend, daß der Organismus mit diesem Medikament nicht narkotisiert wird, sondern sich die Schlafmenge nimmt, die er braucht. Da manche Patienten am Tage nur einzelne Stunden schlafen und die Schlafbereitschaft nach rund 3 Tagen nur noch nachts gefördert wird, werden so Mißverständnisse vermieden und dem Patienten Enttäuschungen erspart. Besteht kein ausgeprägtes Schlafdefizit oder handelt es sich um ältere Patienten, so sollte eine derartige Behandlung nicht durchgeführt werden, da strenge Bettruhe die Gefahr von Komplikationen (besonders Thrombosen) schafft.

Nach wenigen Tagen verliert sich die Schlafbereitschaft am Tage. Es ist wichtig, die Dosis dann meist zu reduzieren und den Patienten aufstehen zu lassen, da eine starke Sedierung, die nicht mehr zum Schlaf führt, nicht selten eine innere Unruhe auslöst. Gleichzeitig ist es meist zweckmäßig, innerhalb weniger Tage auf eine Behandlung mit Antidepressiva bei den depressiven Psychosen umzustellen oder bei Psychosen mit psychotischen Erlebnisproduktionen oder Neigung zu hochgradiger Erregung und Spannung ebenfalls innerhalb weniger Tage auf mittelstark bis sehr stark potente Neuroleptika oberhalb der neuroleptischen Schwelle überzugehen.

α) Depressive Psychosen

Man kann sagen, daß fast jeder Kranke mit einer depressiven Psychose an gesteigerter innerer Unruhe leidet, auch wenn er nach außen noch so gehemmt und »ruhig« erscheint. Diese gesteigerte Erregungslage quält ihn nicht nur nachts durch Schlafstörungen, sondern ganz besonders auch am Tage und erhöht die Suizidgefahr. Es ist daher meist erforderlich, sowohl nachts als auch am Tage durch eine Tranquilizer-Wirkung diese innere Erregung zu behandeln, um so mehr, als manche Antidepressiva nicht sedierend, sondern sogar erregungssteigernd wirken (s. S. 31, 72). Eine intensive Tranquilizer-Behandlung mit schwach potenten Neuroleptika und Auslösung eines sogenannten Heilschlafes kann in den ersten Tagen der stationären Behandlung in diesem Sinne nützlich sein. Dann kommt jedoch der Tranquilizer-Wirkung mehr und mehr die Rolle einer Begleitbehandlung neben der Verordnung von Antidepressiva zu, bei der nicht nur Neuroleptika, sondern sicher auch »reine« Tranquilizer (s. S. 3) sich sehr bewähren.

β) Akute paranoide und paranoid-halluzinatorische Psychosen

Handelt es sich dagegen um Psychosen mit hochgradiger affektiver Erregung oder psychotischen Erlebnisproduktionen, wie Wahnideen und Halluzinationen, ist die Tranquilizer Wirkung zu schwach, sofern bei hellem Bewußtsein und außerhalb von psychischer Sedierung, Müdigkeit und Schlafförderung ein nachhaltiger Einfluß auf die Psychose ausgelöst werden soll. Es ist hierzu von Bedeutung, daß bei unseren Untersuchungen rund 5% der Schizophrenen, die wegen einer akuten, paranoid-halluzinatorischen schizophrenen Psychose zur Aufnahme kamen, innerhalb von 3 Tagen ohne eine Behandlung mit Psychopharmaka durch die Milieu-Tranquilizer-Wirkung (Geborgenheit im Krankenhaus u. a.) ihre psychotischen Erlebnisse nicht nur verloren, sondern völlige Krankheitseinsicht gewannen. Demnach wird man auch erwarten können, daß eine chemische Tranquilizer-Wirkung in diesem Sinne bei akuten paranoid-halluzinatorischen Psychosen therapeutisch wirksam sein kann. So können mit höheren Dosierungen schwach potenter Neuroleptika paranoid-halluzinatorische Psychosen bei emotionell stark reagierenden, besonders ängstlichen Kranken durch Sedierung, ausgeprägte affektive Entspannung und Schlafförderung zumindest vorübergehend kompensiert werden. Abgesehen davon, daß jedes schwach potente Neuroleptikum für einen derartigen Einsatz in den entsprechenden Fällen in der ersten Behandlungsphase nach stationärer Aufnahme in Betracht kommt, sind hier besonders die sehr stark sedierenden schwach potenten Neuroleptika Levomepromazin (Neurocil) und Dibenzodiazepin (HF 1854)[1]) von Bedeutung. Man sollte nur ausnahmsweise sowie auf die erste Behandlungsphase beschränkt (maximal etwa 2–4 Wochen) schwach potente Neuroleptika in diesem Sinne einsetzen, zumal grundsätzlich bei hohen Dosierungen schwach potenter Neuroleptika mit unerwünschten Nebenwirkungen und Unverträglichkeiten zu rechnen ist. Ein besonderes Gewicht haben in diesem Zusammenhang ausgeprägte vegetative Nebenwirkungen (bes. Kollapsgefahr, beim HF 1854 darüber hinaus Speichelfluß, Obstipation, Übelkeit, Erbrechen u. a.), ferner die erhebliche Erhöhung der Gefahr von Thrombosen und nicht selten letale Thromboembolien durch chemisch erzwungene Bettruhe, schließlich u. a. die Tatsache, daß bei rd. 1% der Fälle mit dem Auftreten von Krampfanfällen gerechnet werden muß. Generell ist von Wichtigkeit, daß der Organismus durch schwächer potente Neuroleptika um so eher unzweckmäßig belastet wird, je mehr Milligramm verwandt werden. Schon eher kommt daher im Interesse einer geringen Belastung des Organismus bei akuten paranoid-halluzinatorischen Psychosen mit starker affektiver Beteiligung, besonders innerer Unruhe und Ängstlichkeit, eine Kombination eines schwach potenten Neuroleptikums im Tranquilizer-Dosisbereich mit einem stärker potenten Neuroleptikum, das oberhalb der neuroleptischen Schwelle dosiert wird, in Betracht.

g) Behandlung Hirngeschädigter, insbesondere zerebralsklerotischer Patienten, deren Hirnschädigung häufig auch die für die neuroleptische Wirkung zuständigen Hirnstammzentren umfaßt

Für diese ist eine neuroleptische Wirkung oft um so schlechter verträglich, als eine neuroleptisch bedingte motorische Hemmung bei Verwirrtheit die Gefahr hinzustürzen mit sich bringt. *Darüber hinaus findet sich häufig bei Hirngeschädigten eine herabgesetzte Toleranz für Psychopharmaka (auch für Antidepressiva) überhaupt.*

[1]) Fa. Wander GmbH, 6 Frankfurt a. M., Berliner Straße 56/58.

Da der Gesichtspunkt der Dosierung bei striären Hirnschädigungen in manchen psychiatrischen Krankenhäusern nicht genügend berücksichtigt wurde, häuften sich in diesen Krankenhäusern Fälle, bei denen extrapyramidale hyperkinetische Überdosierungssymptome auftraten. Es handelte sich besonders um Hirngeschädigte, bei denen Neuroleptika in einer Dosierung oberhalb der neuroleptischen Schwelle verabreicht wurden. Als Gegenregulation zur neuroleptischen Hypokinese zeigten sich extrapyramidale Hyperkinesien, besonders nach Dosisreduzierung oder Absetzen der Neuroleptika, die in Einzelfällen seit mehreren Jahren bestehen (Haddenbrock, Degkwitz und Luxenburger).

Im Landschaftsverband Rheinland (11669 belegte psychiatrische Krankenhausbetten und 10942 Aufnahmen im Jahr 1965), in dem im Zusammenhang mit unserer Arbeitsrichtung Neuroleptika vorsichtig dosiert werden, ergab eine von H. W. Müller veranlaßte Umfrage sowie eine Reihenuntersuchung unseres Mitarbeiters Janßen, daß dort Fälle mit einer hochgradigen Ausprägung der Hyperkinesien und Dauerfälle dieser Art bisher nicht bekannt sind. Im wesentlichen handelt es sich um passagere Hyperkinesien im Mundbereich. Hyperkinesien, die über den Mundbereich hinausgingen, wurden bisher bei weniger als 1% der Kranken beobachtet und waren passager.

4. Neuroleptische Wirkung

Indikationen der neuroleptischen Wirkung, d.h. von Neuroleptika in einer Dosierung oberhalb der neuroleptischen Schwelle (s. S. 106, 107, 110, 111).

Von Syndromen ausgehend, handelt es sich um:

1. hochgradige Erregungszustände, ganz gleich, ob sich diese Erregung und Spannung nach außen entlädt (psychomotorische Erregungszustände) oder nach innen aufstaut (katatone Spannung);
2. psychotische Erlebnisproduktionen, wie Wahnideen, Halluzinationen u. a.

Von spezifischen Diagnosen ausgehend, ist es besonders angezeigt, die neuroleptische Schwelle zu überschreiten: 1. bei akuten Schizophrenien, 2. bei denjenigen chronischen Schizophrenien, die von ausgeprägter affektiver Erregung oder Spannung beherrscht sind oder zu psychotischen Erlebnisproduktionen (Wahnideen, Halluzinationen u. a.) neigen, 3. bei paranoiden und paranoid-halluzinatorischen Psychosen jeder Genese, sofern Hirnschädigungen fehlen oder unbedeutend sind, bei manischen Psychosen, 4. bei ausgeprägten psychopathischen, oder 5. auch hirnorganisch bedingten Erregungszuständen sowie 6. bei Erregungszuständen Schwachsinniger. 7. Ein neurologisches Indikationsgebiet ist die Beeinflussung extrapyramidaler Hyperkinesen (z. B. Chorea) durch die neuroleptisch-extrapyramidale Hypokinesie. Zu den psychopathischen Erregungszuständen ist allerdings zu bemerken, daß außerhalb der Behandlung von Psychosen meist eine Dosierung unterhalb der neuroleptischen Schwelle, d. h. also eine Tranquilizer-Wirkung, ausreichend ist. Es stehen hier vielfach psychagogische und psychotherapeutische Maßnahmen im Vordergrund. Ferner empfinden die Patienten mit abnormen Erlebnisreaktionen oder Neurosen die neuroleptische Wirkung oft als störende psychomotorische Einengung.

Folgende Applikationsweisen haben sich überwiegend durchgesetzt, sofern eine neuroleptische Wirkung indiziert ist:

1. Vorsichtig einschleichende Dosierung, bei der die neuroleptische Schwellendosis bis etwa zum 3. Behandlungstag knapp überschritten wird, eventuell erst allmählich in den folgenden Behandlungstagen. Bei der vorsichtig einschleichenden Dosierung relativ geringe Auslösung vegetativer Nebensymptome bei den schwächer potenten Neuroleptika und grobmotorischer extrapyramidaler Symptome bei den stärker potenten Neuroleptika.

2. Bei hochgradig erregten bzw. akuten Fällen sofortiges Überschreiten der neuroleptischen Schwelle mit stärker potenten Neuroleptika. Eine sehr rasch wirksame intravenöse Applikation (bes. von 5 mg Haloperidol-Janssen) hat sich besonders bewährt, da grobmotorische extrapyramidale Symptome trotz Auslösung feinmotorisch erkennbarer extrapyramidaler Symptome (Handschrift) dann seltener auftreten. Aber auch bei dieser raschen und konzentrierten Gabe wird die neuroleptische Schwellendosis im allgemeinen nicht um mehr als den maximal 5fachen Wert innerhalb 24 Stunden überschritten (s. a. Abb. 9–12 auf S. 106, 107, 110, 111).

3. Schwächer potente Neuroleptika werden besonders dann eingesetzt, wenn der Kranke erheblich an innerer Unruhe oder Schlafstörungen leidet. Werden sie allein verabreicht, so am ehesten in den ersten Tagen der stationären Behandlung sowie später besonders abends zur Förderung des Nachtschlafes. Nicht selten werden sie mit stärker potenten Neuroleptika kombiniert, wenn auf die mehr sedierende Wirkung der schwächer potenten Neuroleptika nicht verzichtet werden soll bzw. eine alleinige Verordnung stärker potenter Neuroleptika nicht gut vertragen wird.

4. Eine sogenannte Schaukelbehandlung mit Verabreichen und wiederholtem plötzlichen Absetzen von hohen neuroleptischen Dosen, die über das Prinzip des Wechsels von Hemmung und Enthemmung wirken soll, wurde vereinzelt durchgeführt, hat aber keine weitere Verbreitung gefunden, zumal sie den Patienten nicht selten erheblich körperlich belastet.

5. Neuroleptika mit Langzeitwirkung, die eine entsprechend seltenere Applikation ermöglichen, sind erwünscht und haben Aussicht, in naher Zukunft eine weitere Verbreitung zu finden (s. S. 152).

Zusammenfassend kann gesagt werden, daß die neuroleptische Wirkung mit einer möglichst geringen Belastung der extrapyramidalen Zentren (möglichst Auslösung nur feinmotorischer extrapyramidaler, besonders in der Handschrift erkennbarer, und nicht oder nur angedeutet erkennbarer grobmotorischer extrapyramidaler Symptome) und Erhaltung der Bewußtseinshelligkeit eingesetzt wird. Es werden deshalb nicht nur erhebliche Überschreitungen der neuroleptischen Schwellendosis wie auch Schaukeldosierungen, sondern auch die prophylaktische Gabe von Antiparkinsonmitteln vermieden, um klare Verhältnisse zu haben. (Weiteres über eventuelle zusätzliche Verordnung von Antiparkinsonmitteln s. u.)

Psychiatrisches Repetitorium

A. Sucht, Drogenabhängigkeit

Psychische und meist mehr oder weniger körperliche (körperliche Entziehungs-symptome nach Absetzen s. S. 347ff.) Abhängigkeit von Stoffen, die auch bei Tieren erzeugt werden kann. Häufig zunächst Gewöhnung im Sinne der Dosis-steigerung zur Erzielung der angestrebten Wirkung.

An die Stelle angepaßter Bewältigung tritt ein Ausweichen vor der Realität. Gesucht werden Änderungen der Grundstimmung bis zur rauschhaften Euphorie und Bewußtseinsänderungen (Intensivierung oder Verzerrung von Wahrneh-mungen, Auslösung traumhafter evtl. (meist visuell) halluzinatorischer Erlebnisse.

Fördernde soziokulturelle Einflüsse:

a) *Notstand* bzw. *Überdruck* (Ausweichen aus der Härte des Daseins);
b) *Wohlstand* bzw. *Unterdruck* (Ausfüllen von Leere usw.);
c) *Toleranz der Umgebung* (z. B. Trinksitten, Prestigegewinn jugendlicher Drogenabhängiger bei Gleichgesinnten u. a.);
d) Versuchung durch zu leicht erhaltendes Angebot (mangelnde Kontrolle bzw. unzureichende Gesetzgebung u. a.).

Individuell fördernde Einflüsse:

a) Anspruchshaltung mit passiven Erwartungen nach verwöhnender Erziehung;
b) Sinnentleerung der Realität mit fehlenden Werten und Leitlinien nach lieb-loser bzw. gedankenloser Erziehung oder destruktiven Einflüssen (broken home) in der Kindheit;
c) neurotische Gehemmtheiten, Depressionen und Ängste;
d) körperliche Beschwerden, evtl. Schmerzen;
e) Versuchung durch zu leicht zu erhaltendes Angebot (durch den Beruf, z. B. Ärzte u. a.).

Weiteres zur Drogenabhängigkeit, insbesondere zur Therapie, s. Kielholz u. Ladewig (S. 347ff.).

B. Alkoholismus

Weitaus häufigste Sucht in der BRD. Die therapeutischen Möglichkeiten können zur Zeit bei den behandlungsbereiten Alkoholikern mangels entsprechender Institutionen und Personals noch in keiner Weise (wie auch bei Drogenabhän-gigen) ausreichend genutzt werden. In Betracht kommen stationäre Entziehungs-kuren mit analytisch orientierten Gruppen, Gesprächen, Verhaltenstherapie, Be-schäftigungstherapie mit allmählichem Übergang in ambulante Behandlung (Tages- oder Nachtkliniken, Anschluß an Gruppen ehemaliger Trinker »anonyme Alkoholiker« u. a.), evtl. tiefenpsychologische Einzeltherapie, sofern vorwiegend zur Überwindung neurotischer Gehemmtheiten getrunken wird. Gegebenenfalls auch Behandlung des Partners.

Pharmakotherapeutisch können je nach Wahl sehr nützlich sein:

a) Die eine Zeitlang üblichen Vergällungskuren mit Brechmitteln (Apomorphin

Psychiatrisches Repetitorium

u. a.), die im Sinne der Konditionierung die Ausbildung eines Ekelgefühls gegenüber Alkohol zum Ziele hatten, sowie die medikamentösen Kuren mit Disulfiram (Antabus u. a.), das eine künstliche Alkoholintoleranz (toxische Antabusalkoholreaktion) bewirkt, sind in den letzten Jahren weitgehend außer Gebrauch gekommen. Wenn überhaupt, sollten diese Kuren nur unter sachverständiger Anleitung mit vollem Einverständnis des Patienten in einem Stadium des Alkoholismus, in dem Organschäden noch nicht vorhanden sind, durchgeführt werden.

b) *Evtl. Antidepressiva:* In nicht seltenen Fällen kommt es in Verbindung mit passageren oder auch chronischen vitalisierten Depressionen (endomorphe Depression) zum Alkoholabusus. Eine entsprechende Behandlung mit Antidepressiva und evtl. Verringung der Rezidivgefahr durch Lithiumsalze können hier sehr nützlich sein.

c) Bei ausgeprägter Affektlabilität bzw. Leichterregbarkeit bewährte sich neuerdings die Applikation von Langzeitneuroleptika unterhalb der neuroleptischen Schwelle als Langzeittranquilizer. Verwandt wurde hierzu in unserem Arbeitskreis IMAP, wöchentlich 0,5 ml = 1 mg i. m. durchschnittlich. Von Dauerbehandlungen mit reinen Tranquilizern bzw. schwach potenten Neuroleptika raten wir wegen der Gefahr potenzierender Wirkungen ab.

Spezielle Störungen, die als Folge von Alkoholismus zur stationären Einweisung führen:

a) Delirium tremens

Fast ausschließlich durch Entziehung oder Verminderung der Zufuhr von Alkohol ausgelöst. Dauer 2–5 Tage. Im Vordergrund der Symptomatik stehen: meist psychomotorische Unruhe (selten stilles Delir), Tremor, ratlos-ängstliche, evtl. euphorische Verstimmung, situative Desorientierung (wähnt sich oft in früherer Umgebung, z. B. in der Kneipe, am Arbeitsplatz u. a.), Suggestibilität (liest vom weißen Blatt suggerierte Worte ab, faßt nach Fäden, die ihm suggeriert werden), visuelle Halluzinationen (bewegte kleine Tierchen und ganze Szenen). **Therapie:** Neben internistischer Behandlung (Herz und Kreislauf, Leber usw.) Überschlafen des Delirs mit Distraneurin (s. S. 54 f.).

b) Alkoholhalluzinose

Auftreten akustischer Sinnestäuschungen bei hellem Bewußtsein, die u. U. über mehrere Monate bestehen können. Stimmen schimpfen und sprechen über den Kranken. Ängstliche Reaktionen, evtl. paranoide Ausgestaltungen. Häufiger Schizophrene in der Verwandtschaft als unter Normalen. Evtl. Übergang in Schizophrenie (Anm. bei dann anzunehmender schizophrener Veranlagung). **Therapie:** Alkoholentzug, Neuroleptika oberhalb der neuroleptischen Schwelle, psychagogische Maßnahmen.

c) Eifersuchtswahn

Im Zusammenhang mit meist durch den Alkoholabusus bedingten Potenz-störungen und Zurückweisung durch die Ehefrau wahnhafte Eifersucht. (Diagnostisch wesentliche Fragen:»Woran haben Sie es bemerkt, daß Ihre Frau Beziehungen zu einem anderen Mann hat?« o. ä. Der Wahn läßt sich meist aus der Begründung ablesen. Weiteres s. paranoide Entwicklungen und Reaktionen, S. 208.)

Therapie: Alkoholentzug, Neuroleptika oberhalb der neuroleptischen Schwelle. Psychotherapeutische und psychagogische Maßnahmen. Evtl. vorübergehend bei einzelnen, besonders älteren Patienten Keimdrüsenpräparate, wie besonders Proviron, z. B. 1–2 Drag. zu 25 mg.

d) Pathologischer Rausch

Bewußtseinsstörung mit hochgradiger Erregung und impulsiven, evtl. aggres-siven Handlungen. Geht in Schlaf über. Selten Sinnestäuschungen. Hirn-geschädigte (bes. mit Anfallsleiden) sowie abnorme Persönlichkeiten sind dis-poniert.

Therapie: Isolierung und evtl. stationäre Aufnahme, pharmakotherapeutisch empfiehlt sich wegen der Gefahr der Potenzierung der Alkoholwirkung durch Neuroleptika, Tranquilizer sowie Distraneurin besonders Paraldehyd i. m. 5–10 ml (tiefintragluteal, evtl. wiederholen).

e) Korsakow-Syndrom

Amnestisches Psychosyndrom (s. S.197), meist mit Polyneuritis nach chroni-schem erheblichen Alkoholabusus, besonders in konzentrierter Form.

Therapie: Alkoholentzug.

Zur Literatur s. Spoerri: Kompendium der Psychiatrie. 6. Auflage, 1970. Haase: Amnestische Psychosyndrome. Springer, Berlin, Göttingen, Heidelberg 1959. Kielholz u. Ladewig: S. 347.

C. Schwachsinn

Intelligenz:»Allgemeine Fähigkeit, sich unter zweckmäßiger Verfügung über Denkmittel auf neue Forderungen einzustellen« (W. Stern).
Die Intelligenz ist als *allgemeine* Fähigkeit von den besonderen Fähigkeiten, d. h. den Talenten bzw. Begabungen, abzugrenzen. Bei der intelligenten Bewältigung *neuer* Aufgaben sind zu unterscheiden die theoretisch-begrifflich-sprachliche Intelligenz von der praktischen Intelligenz. Es hat sich ferner bewährt, die mehr reproduktive Intelligenz, die vorwiegend unter Anwendung von Erfahrenem bzw. Gelerntem neue Aufgaben bewältigt, von der produktiven Intelligenz zu unterscheiden. Die produktive Intelligenz kann in schöpferischen Leistungen gipfeln. Der Quotient des im Intelligenztest (Binet-Simon, Hamburg, Wechsler) gestellten Intelligenzalters zum Lebensalter (IQ) beträgt bei normaler Intelligenz

| Psychiatrisches Repetitorium |

=1 bzw. =100, bei unterdurchschnittlicher Intelligenz weniger als 1, d. h. weniger als 100.

Man nennt die Intelligenz ein Werkzeug des Charakters. Dabei sind besonders die produktiven und evtl. schöpferischen Leistungen der »höheren« Intelligenz (Gruhle) mit dem Affekt und Willensleben verbunden.

Schwachsinn ist nicht nur von einem abstrakten Intelligenzbegriff her zu verstehen. Es sind nicht nur die Lösung von Denkaufgaben betroffen, sondern z. B. auch das Einfühlungsvermögen, der Takt, der Überblick über die Folgen des Handelns und damit die Anpassung an die Gesellschaft. Es sind daher von Fall zu Fall neben dem meßbaren Intelligenzniveau und abgesehen von verschiedenen Persönlichkeitseigenschaften folgende Aspekte der Entwicklung und Bildung von Bedeutung: Schulbesuch, Bildungsfähigkeit, Sozialisierbarkeit, berufliche Eingliederung. Die weit überwiegende Zahl ist sozial angepaßt. Sie sind oft unentbehrliche Arbeitskräfte. Gelingt die Anpassung nicht, so ist folgendes zu berücksichtigen: der Schwachsinnige kommt oft über die Egozentrizität des Kindesalters nicht hinaus und fällt evtl. in der Jugend (nach Villinger u. a.) oft als Spielverderber, Trotzkopf, als uninteressierter Schüler auf. Er kann unter Minderwertigkeitsgefühlen leiden oder seine Schwäche als Rechthaber und Blender überkompensieren. In der Pubertät häufen sich in Auseinandersetzung mit sich und den anderen Ausweichreaktionen: Suizidversuche, Krankspielen, Stellenwechsel, Weglaufen oder Trotz- und Kurzschlußreaktionen, wie Gewalttätigkeiten, Brandlegung u. a.

Gelingt eine soziale Einordnung im Erwachsenenalter nicht, so treten evtl. *asoziale* Verhaltensweisen auf, wie z. B. Betteln, Vagabundieren, Alkoholismus, oder auch *antisoziale* Verhaltensweisen, wie Diebstahl und wiederum Brandstiftung und Gewalttätigkeiten.

Da der sexuellen Triebhaftigkeit nicht eine entsprechend ausgereifte Gesamtpersönlichkeit entspricht, sind evtl. Sittlichkeitsdelikte im Sinne von Ersatzhandlungen an Kindern, ferner Notzuchtsdelikte an Frauen die Folge. Schließlich ist ein gewisser Prozentsatz Prostituierter schwachsinnig.

Schwachsinnige neigen zu ausgeprägten abnormen Erlebnisreaktionen, die wegen ihrer schwer überschaubaren Symptomatik auch »Schwachsinnspsychosen« genannt werden. Verläufe endogener Psychosen werden kompliziert, daher ist mindestens jeder fünfte Schizophrene, der Dauerinsasse von psychiatrischen Krankenhäusern ist, auch schwachsinnig. Fehlt allerdings jegliche Persönlichkeitsausbildung, wie bei (apersonalen) Idioten, so besteht keine Schizophreniefähigkeit sowie auch keine Fähigkeit zu manischen und depressiven Psychosen. Die endogenen Psychosen sind spezifische Erkrankungen des Menschen und setzen ein Ich-Bewußtsein voraus. Fehlender Aufbau der Person bei Idiotie sowie hochgradiger Abbau bei schwerer hirnorganischer Demenz schließen das Auftreten endogener Psychosen daher aus.

Minderbegabung (Grenzfälle): IQ 90–80.

Psychiatrisches Repetitorium

a) Debilität

IQ 79–60, rd. 2% der Bevölkerung = mindestens 1 Million Einwohner der BRD, meist hilfsschulfähig, meist ererbt. Die weit überwiegende Mehrzahl Debiler befindet sich außerhalb von Krankenhäusern und verrichtet meist einfache und mechanische Arbeiten.

Beim Intelligenztest zeigt sich, daß Sinnzusammenhänge (in Geschichten, Sprichwörtern, auf Bildern) unzureichend erkannt werden. Das Wesentliche kann nicht vom Unwesentlichen unterschieden werden. Die Lösung vom Anschaulichen im Sinne der Abstraktion ist erheblich beeinträchtigt, z. B. kann das Sprichwort»Der Apfel fällt nicht weit vom Stamm« nur wörtlich genommen und nicht übertragen werden. Es besteht wenig Verständnis für Beziehungen zwischen Ursache und Wirkung, Eigenschaft und Zweck (Dubitscher) usw. Kritik- und Urteilsschwäche. Die spezifisch geistigen Fähigkeiten des Wertens, des Planens und des Handelns liegen danieder,»so daß das Dasein im engsten Horizont zufälliger sinnlicher Tageseindrücke verblüht« (Schulte).

b) Imbezillität

IQ 59–30 (etwa 0,7% der Bevölkerung), meist nicht mehr hilfsschulfähig, meist durch Hirnschädigung bedingt. Zeigen keinen geordneten Sprachaufbau, können meist noch nützliche (mechanische) Arbeit verrichten, gelten aber auf unserem Arbeitsmarkt als Invalide.

c) Idiotie

IQ unter 30 (etwa 0,25% der Bevölkerung), apersonal, praktisch nicht bildungs- und sprachfähig. Höchstenfalls dressierfähig bzw. durch Verhaltenstherapie zu einfachsten Tätigkeiten, wie Essen, An- und Auskleiden, evtl. Sauberkeit u. a., zu bringen.

Ursächlich findet sich beim Schwachsinn am häufigsten Vererbung, besonders bei den leichten Schwachsinnsformen (Debilität). Außerdem können schwere Schädigungen des Gehirns vor der Geburt, während der Geburt oder in der Kindheit zum Schwachsinn führen. Es gibt hereditäre Schwachsinnsformen ohne nachgewiesene somatische Abartigkeiten und mit somatischen Abartigkeiten [wie z. B. Hirnbrüche, Anomalien der Hirnwindungen (Mikrogyrie), tuberöse Hirnsklerose, Neurofibromatose (Recklinghausen), enzephalotrigeminale Angiomatose, Stoffwechselkrankheiten (z. B. Brenztraubensäureschwachsinn u. a.), familiäre diffuse Sklerosen, Bardet-Biedlsches Syndrom mit Dystrophia adiposogenitalis usw.].
Als Ursachen des erworbenen Schwachsinns (zur Früherfassung s. Krebs) sind besonders zu nennen: Keimschädigungen (Mongolismus u. a.), intrauterine Schädigungen durch Sauerstoffmangel, Traumen, Infektionen (kongenitale Lues, Röteln, Toxoplasmose u. a.). Schädigungen durch die Geburt und nach der Geburt (z. B. Infektionskrankheiten, parainfektiöse Enzephalitiden bei Pockenimpfung, Masern, Röteln, Varizellen, Mumps. Säuglingskrankheiten mit chronischen Ernährungsstörungen. Ferner sind zu nennen besonders Myxödem bzw. endemischer Kretinismus. Mindestens ein Drittel der Schwachsinnsformen sind durch erworbene Schädigungen bedingt.

Psychiatrisches Repetitorium

Therapeutisch stehen psychagogische und psychotherapeutische Maßnahmen (Verhaltenstherapie) naturgemäß im Vordergrund. Über die Einrichtungen der Jugend- und der Behindertenhilfe s. die beigefügte Aufstellung.

Pharmakotherapeutisch kommt neben einer gezielten Behandlung von eventuellen Stoffwechselstörungen (bes. beim Brenztraubensäure-Schwachsinn; es sind bisher mehr als 40 verschiedene Stoffwechselstörungen bekannt, die unbehandelt zum Schwachsinn führen können. Bei einer größeren Zahl ist bereits eine gezielte, meist prophylaktische Diät entscheidend, wenn sie rechtzeitig erfolgt.) oder hormonellen Störungen (bes. bei Schilddrüsenfunktionsstörungen wie Myxödem) bei unruhigen bzw. erethischen Schwachsinnigen die Verwendung von Neuroleptika in Betracht. Eine Gruppe erethischer Kinder bildet eine Ausnahme hiervon und spricht positiv auf zentral stimulierende Pharmaka an (z. B. Ritalin). Bei der neuroleptischen Behandlung muß die neuroleptische Schwelle nicht selten überschritten werden. Außerdem empfiehlt sich oft eine Kombination von schwach potenten mit stärker potenten Neuroleptika. Je mehr Möglichkeiten den erethischen Schwachsinnigen zur psychomotorischen Abreaktion bzw. Betätigung angeboten werden, um so niedriger wird oft der Gebrauch dämpfender Neuroleptika sein. Bei chronisch unruhigen (dann meist tiefstehenden) Schwachsinnigen empfiehlt sich die Applikation von Langzeitneuroleptika.

Bei Schwachsinnigen, die wegen Sittlichkeitsdelikten (nach § 42 b) interniert sind, sollte man der Frage mehr Aufmerksamkeit zuwenden, was im Einzelfall humaner ist: das »Einsperren« der Betreffenden wegen der völlig berechtigten Sorge vor der Wiederholung solcher Delikte oder die chemische (Cyproteronacetat) oder eventuelle operative Ausschaltung der Sexualität mit der Möglichkeit einer Resozialisierung außerhalb einer geschlossenen Abteilung. Cyproteronacetat wurde bisher bei mehr als 500 Personen erprobt und wird von einer noch größeren Zahl z. Z. in der BRD eingenommen. Ein Teil der Patienten hat das Präparat z.T. schon mehr als 4 Jahre erhalten. (Voraussichtlicher Handelsname Androcur, Hersteller Schering.)

Cyproteronacetat wurde aufgrund tierexperimenteller Ergebnisse (Fr. Neumann) beim Menschen für diese Indikation in die Therapie eingeführt durch U. u. L. Laschet (Landeck). Klin. Wschr. *45:* 324, 325 (1967).

Literatur

Haase, H.-J.: Psychopathologie der Schwachsinnigen. Med. Klinik *31:* 1403 (1959).
Haase, H.-J.: Zur Ätiologie des erworbenen Schwachsinns. Med. Klinik *45:* 2050 (1959).
Haase, H.-J.: Zur Ätiologie der hereditären Schwachsinnsformen. Med. Klinik *5:* 590 (1959).
Harbauer, Lempp, Nissen, Strunk: Lehrbuch der speziellen Kinder- und Jugendpsychiatrie. Springer, Berlin, Heidelberg, New York 1971.
Krebs, H.: Zur Früherfassung Behinderter aus sozial- und jugendpsychiatrischer Sicht. Gesundheitsfürsorge *17:* 142 (1967).
Stern, W.: Allgemeine Psychologie. Nijhoff, Den Haag 1950.

Verzeichnis verschiedener Einrichtungen der Jugend- und der Behindertenhilfe

1. Verzeichnis der Erziehungsheime und Sondereinrichtungen für Minderjährige in der Bundesrepublik Deutschland und Berlin. I. Fricke, Geschäftsstelle des AFET in 3 Hannover-Kirchrode, Kühnsstr. 14, 2. DM 6,60.

2. Mitgliederverzeichnis der Deutschen Vereinigung für Kinder- und Jugendpsychiatrie e. V. 355 Marburg, Hans-Sachs-Straße 6.

3. Verzeichnis der Erziehungsberatungsstellen in der Bundesrepublik Deutschland einschließlich Berlin (West). I. Fricke, AFET, 3 Hannover-Kirchrode, Kühnsstr. 14, 2. DM 6,20.

4. Mitgliederverzeichnis der Deutschen Gesellschaft für Psychotherapie und Tiefenpsychologie. Geschäftsstelle 6 Frankfurt, Myliusstr. 20.

5. Rehabilitationseinrichtungen für Kinder und Jugendliche in der Bundesrepublik Deutschland mit West-Berlin. Herausgegeben von S. Kubale, C. Marhold, Berlin. DM 13,50.
   Das Verzeichnis enthält nach Bundesländern geordnet kinderpsychiatrische, neurologische, orthopädische, HNO- und Kinderkliniken, Nervenkliniken, Landeskrankenhäuser, Krankenhäuser für Zahn- und Kieferkrankheiten, für Augenkrankheiten, Rehabilitationskrankenhäuser, allgemeine Krankenhäuser mit Fachabteilungen und Pflegeheime.

6. Sonderpädagogische Einrichtungen in der Bundesrepublik Deutschland mit West-Berlin, Herausgegeben von S. Kubale, C. Marhold, Berlin. DM 13,—.
   Das Verzeichnis enthält nach Bundesländern geordnet die Blindenschulen und -anstalten, Erziehungsschwierigenschulen und -klassen, Beobachtungsklassen (ohne und mit Heim) Gehörlosenschulen und Taubstummenanstalten, Hilfsschulen und -klassen (besondere Schulen, Sonderschulen für Lernbehinderte), Körperbehindertenschulen und -klassen, schulische Einrichtungen für lebenspraktisch Bildbare, Schwerhörigenschulen und -klassen, Sehbehindertenschulen und -klassen, Sprachheilschulen und -klassen (ambulante Betreuung, Sprachheilkurse), Volksschulen in Heimen, sonstige Einrichtungen (Sonderschulkindergärten und Schulkindergärten in Sonderschulen), Legasthenikerklassen, Förderklassen, Hausunterricht, Kleinklassen, Werkabschlußklassen.

7. Heime und Anstalten für geistig Behinderte. Lebenshilfe für das geistig behinderte Kind, 355 Marburg, Barfüßertor 25. DM 1,50.

8. Liste für Tageseinrichtungen für geistig Behinderte. Lebenshilfe für geistig Behinderte, 355 Marburg, Barfüßertor 25, gratis.

9. Orts- und Kreisvereinigungen der Lebenshilfen. Lebenshilfe für das geistig behinderte Kind, 355 Marburg, Barfüßertor 25, gratis.

10. Handbuch für die Jugendhilfe. K. W. Jans und G. Happe. Kohlhammer. DM 18,80.
    Eine Vorschriftensammlung mit einer Einführung in die Geschichte und das Wesen des Jugendrechts.

11. Arbeitskreis Neue Erziehung e. V. Geschäftsstelle 1 Berlin 30, Bayreuther Straße 41.
    Der Arbeitskreis versendet in alle deutschsprachigen Gebiete in Europa »Peter-Pelikan-Briefe«, die durch die »Schulbriefe« und »Ratschläge für werdende Eltern« ergänzt werden und den Eltern gleichlaufend mit dem Lebensalter ihrer Kinder pädagogische Ratschläge (bis zum 6. Lebensjahr 25 Briefe) vermitteln.

12. Berufe für behinderte Jugendliche. Bundesanstalt für Arbeitsvermittlung und Arbeitslosenversicherung mit der Gewerkschaft Erziehung und Wissenschaft und der Arbeitsgemeinschaft deutscher Lehrerverbände. Universum-Verlag, Wiesbaden.
    (Zit. n. G. Nissen in: Harbauer, Lempp, Nissen, Strunk »Lehrbuch der speziellen Kinder- und Jugendpsychiatrie«. Springer, Berlin, Heidelberg, New York 1971.)

Vereinigungen zur Betreuung und Hilfe für Behinderte (auf Bundesebene)

1. Bundesarbeitsgemeinschaft »Hilfe für Behinderte« e. V. 4 Düsseldorf, Kirchfeldstr. 149.
2. Bundesverband für spastisch Gelähmte und andere Körperbehinderte e. V. 4 Düsseldorf, Kölner Landstraße 375.
3. Arbeitsgemeinschaft/Interessengemeinschaft Hydrocephalus. 575 Menden, Kaiserstr. 4.
4. Bundesverband der Eltern körpergeschädigter Kinder e. V. (Contergankinder-Hilfswerk). 5 Köln-Deutz, Deutzer Freiheit 68.
5. Bundesverband zur Förderung Lernbehinderter e. V. 44 Münster, Manfred-von-Richthofen-Straße 49
6. Bundesvereinigung Lebenshilfe für geistig Behinderte e. V. 355 Marburg, Barfüßertor 25.
7. Bund zur Förderung sehbehinderter Kinder e. V. 41 Duisburg-Wanheimerort, Am Bahndamm 16.
8. Deutsche Gesellschaft zur Bekämpfung der Mucoviscidose e. V. 852 Erlangen, Loschgestr. 15, Universitätsklinik.
9. Deutsche Gesellschaft zur Förderung der Hör- und Sprachgeschädigten e. V. 2 Hamburg 52, Bernadottestr. 126.
10. Deutsche Haemophiliegesellschaft zur Bekämpfung von Blutungskrankheiten e. V. 8 München 60, Planeggerstr. 17.
11. Deutsche Sektion der Internationalen Liga gegen Epilepsie. 7642 Kork bei Kehl, Landstr. 1.
12. Deutscher Blindenverband e. V. 532 Bad Godesberg, Bismarckstr. 30.
13. Schutzverband für Impfgeschädigte e. V. 5912 Hilchenbach/Sieg, in der Herrenwiese 5.
14. »Hlife für das autistische Kind« e. V. 5880 Lüdenscheid, Postfach 1306.

5. Vergleich der Verordnungen von Tranquilizern, Neuroleptika und Antidepressiva in psychiatrischen Krankenhäusern einerseits und in der ambulanten Praxis andererseits

Als repräsentativer Querschnitt für die Verordnung von Tranquilizern, Neuroleptika und Antidepressiva innerhalb von psychiatrischen Krankenhäusern dienen uns die Verordnungen im Landschaftsverband Rheinland, der mit seinen psychiatrischen Krankenhausbetten fast 13% der psychiatrischen Krankenhausbetten der Bundesrepublik Deutschland umfaßt[1]). Wir vergleichen diese Ausgaben mit der Abgabe dieser Pharmaka im freien Handel im Jahre 1965 (s. Abb. 7).
Legt man die Jahresausgaben (1965) im Landschaftsverband Rheinland zugrunde und unterstellt, daß auf sämtliche 92500 psychiatrischen Krankenhausbetten im Bundesgebiet ein ähnlicher Jahresverbrauch an Tranquilizern, Neuroleptika und Antidepressiva entfällt, so käme man auf folgende prozentuale Gegenüberstellung des Verbrauchs im freien Handel einerseits und innerhalb psychiatrischer Krankenhäuser andererseits.

---

[1]) Die Daten über den Verbrauch an Psychopharmaka im Landschaftsverband Rheinland (1965) wurden durch die Abt. Gesundheitspflege des Landschaftsverbandes Rheinland (Leiter: Landesrat Prof. Dr. H.-W. Müller) zusammengestellt und in dankenswerter Weise zur Verfügung gestellt.

Abb. 7   Prozentualer Vergleich finanzieller Aufwendungen für Tranquilizer, Neuroleptika und Antidepressiva in der Bundesrepublik Deutschland außerhalb und innerhalb psychiatrischer Krankenhäuser 1965.

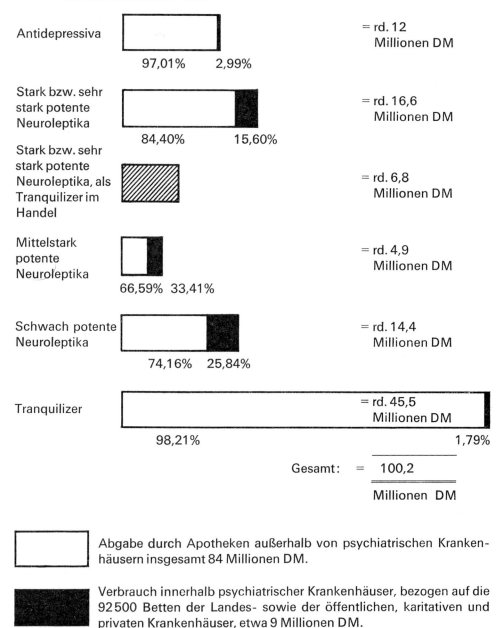

Antidepressiva

97,01%   2,99%

= rd. 12
Millionen DM

Stark bzw. sehr stark potente Neuroleptika

84,40%   15,60%

= rd. 16,6
Millionen DM

Stark bzw. sehr stark potente Neuroleptika, als Tranquilizer im Handel

= rd. 6,8
Millionen DM

Mittelstark potente Neuroleptika

66,59% 33,41%

= rd. 4,9
Millionen DM

Schwach potente Neuroleptika

74,16%   25,84%

= rd. 14,4
Millionen DM

Tranquilizer

98,21%   1,79%

= rd. 45,5
Millionen DM

Gesamt: =   100,2

Millionen DM

Abgabe durch Apotheken außerhalb von psychiatrischen Krankenhäusern insgesamt 84 Millionen DM.

Verbrauch innerhalb psychiatrischer Krankenhäuser, bezogen auf die 92500 Betten der Landes- sowie der öffentlichen, karitativen und privaten Krankenhäuser, etwa 9 Millionen DM.

Stark bzw. sehr stark potente Neuroleptika, die als Tranquilizer in den Handel gegeben werden.

Die 3000 Betten der Universitäts-Nervenkliniken und der entsprechenden Kranken-
hausfachabteilungen, die im Unterschied zur Psychiatrischen Universitätsklinik
Düsseldorf sich nicht in einem Landeskrankenhaus befinden, klammern wir aus. In
ihnen werden gegenüber den Landeskrankenhäusern in einem höheren Prozentsatz
depressive Psychosen und in einem geringeren Prozentsatz schizophrene Psychosen
behandelt.

Es zeigt sich zunächst (s. Abb. 7), daß außerhalb der psychiatrischen Krankenhäuser in der ambulanten Praxis ein unvergleichlich höherer Prozentsatz auf Tranquilizer und Antidepressiva entfällt. Demgegenüber wurden innerhalb der psychiatrischen Krankenhäuser ungleich mehr Neuroleptika verordnet. Der Unterschied
wird noch deutlicher, wenn man bedenkt, daß – wie erwähnt – etwa $^2/_3$ der in der
Praxis angewandten stark und sehr stark potenten Neuroleptika in neuroleptisch
unterschwelliger Dosierung als Tranquilizer in den Handel gebracht werden.

Vergleicht man die Zahlenverhältnisse des Verbrauches von Tranquilizern, Neuroleptika und Antidepressiva innerhalb und außerhalb psychiatrischer Krankenhäuser,
so kommt man zu folgenden Ergebnissen:

1. Der Einsatz der Tranquilizer-Wirkung ist in der ambulanten Praxis bedauerlich
   hoch, sofern er an die Stelle psychotherapeutischer Behandlung tritt. Andererseits könnten sicher unverhältnismäßig mehr Tranquilizer, Neuroleptika und auch
   Antidepressiva anstelle von Hypnotika oder Analgetika verordnet oder wenigstens
   mit diesen kombiniert werden. Hierzu ist allerdings die u. E. positive Entwicklung des prozentualen Rückgangs der Verordnung von Analgetika und Hypnotika
   zugunsten des prozentualen Anstiegs der Verordnungen von Tranquilizern und
   Antidepressiva von 1965–1970 unverkennbar (s. Abb. 1 u. 2).

2. Der Einsatz der neuroleptischen Wirkung ist nach der Entlassung Schizophrener
   aus psychiatrischer stationärer Behandlung in der Praxis bedauerlich niedrig.
   Kranke mit schizophrenen Psychosen, die stationär neuroleptisch kompensiert
   wurden, dekompensieren nicht selten nach der Entlassung, da sie draußen häufig
   neuroleptisch unterschwellig (d. h. im Tranquilizer-Bereich) nachbehandelt
   werden bzw. überhaupt keine Psychopharmaka erhalten. Gemeinsam mit
   H. W. Müller, Scheurle und Bartelt stellten wir hierzu fest, daß sich die Wiederaufnahmen Schizophrener im Landschaftsverband Rheinland seit Einführung der
   Neuroleptika im Vergleich zu den Erstaufnahmen verdreifacht haben. Abgesehen
   von der Bedeutung soziologischer Faktoren ist ein nennenswerter Prozentsatz
   der Erhöhung der Wiederaufnahmen Schizophrener auf eine unzureichende
   neuroleptische Nachbehandlung in der Praxis zurückzuführen. Ferner könnten
   vermutlich noch mehr chronisch Schizophrene aus der stationären Behandlung
   entlassen werden, wenn die neuroleptische Nachbehandlung gesichert wäre.
   Das ist um so weniger der Fall, als die Ärzte der psychiatrischen Krankenhäuser
   auch heute noch meist nicht das Recht haben, wenigstens für eine begrenzte
   Zeit die neuroleptische Nachbehandlung nach der Entlassung selbst fortzuführen.
   (Weiteres zum Problem der Nachbehandlung s. die Monographie von Panse »Das
   psychiatrische Krankenhauswesen« sowie S. 150.)

Neuerdings wurde in unserer Klinik auf Initiative von Kulenkampff eine Ambulanz
zur Nachbehandlung aus stationärer Behandlung entlassener Schizophrener er-

richtet, bei der es sich bewährt hat, Langzeitneuroleptika (s. S. 153 ff.) zu injizieren. Erschien ein Patient nicht termingemäß, so wurde er durch den Außenfürsorgearzt aufgesucht. Um die oft kritischen ersten Wochen und Monate nach der Entlassung unter Kontrolle zu halten, empfiehlt es sich, möglichst viele entlassene Patienten in diesem Sinne einige Monate vom Krankenhaus her nachzubehandeln und dann von den niedergelassenen Ärzten weiterbehandeln zu lassen. Wünschenswert besonders zur Nachbehandlung Schizophrener in der ambulanten Praxis wäre u. E. ferner ein höherer Einsatz der neuroleptischen Wirkung mittels stärker potenter Neuroleptika, da unsere Untersuchungen mit äquivalenten neuroleptischen Dosen bei den gleichen Kranken ergaben, daß die Schizophrenen nicht selten schon am Beginn der Behandlung und fast ausnahmslos bei länger dauernder neuroleptischer Behandlung die stärker potenten Neuroleptika vorziehen. Die Kranken fühlen sich mit ihnen weniger sediert und müde, leiden weniger unter vegetativen Nebensymptomen und können eher einer Tätigkeit nachgehen. Voraussetzung ist natürlich eine optimale Dosierung, bei der die Kranken nicht durch grobmotorische extrapyramidale Symptome irritiert und gestört und außerdem die extrapyramidalen Hirnzentren nicht überlastet werden. Im letzteren Fall kann es zu extrapyramidalen hyperkinetischen Gegenregulationssymptomen kommen (s. o.).

6. Antiparkinsonmittel

Antiparkinsonmittel werden noch uneinheitlich zur Aufhebung extrapyramidaler grobmotorischer neuroleptischer Überdosierungssymptome eingesetzt, wie aus den Ausgaben der einzelnen psychiatrischen Krankenhäuser zu entnehmen ist. Immer mehr setzt sich die Auffassung durch, daß eine geschickte neuroleptische Dosierung, bei der in unserem Sinne feinmotorische extrapyramidale Symptome (in der Handschrift erkennbar) in Kauf genommen und grobmotorische extrapyramidale Symptome möglichst vermieden werden, einer prophylaktischen Gabe von Antiparkinsonmitteln vorzuziehen ist.
Die zur Zeit gebräuchlichsten Antiparkinsonmittel sind in Tab. 2 aufgeführt.
Weiteres zum Problem des Einsatzes von Antiparkinsonmitteln bei neuroleptischer Behandlung und insbesondere zu der interessanten Frage der antagonistischen Wirkung von Antiparkinsonmitteln und Neuroleptika s. S. 123 ff.

7. Antidepressiva

Wieweit der relativ hohe Verbrauch von Antidepressiva in der Praxis (etwa 97% der Antidepressiva, s. Abb. 7) positiv zu werten ist, kann noch nicht beurteilt werden. Es besteht Übereinstimmung, daß die Domäne der Antidepressiva die depressiven Psychosen sind. (Weiteres hierzu s. Engelmeier, Schulte u. Mitarb., Weitbrecht; dort auch weitere Literaturhinweise.) Es ist uns nicht bekannt, in welchem Umfang Antidepressiva in der freien Praxis auch bei depressiven Neurosen bzw. Erlebnisreaktionen stellvertretend für psychotherapeutische Maßnahmen eingesetzt werden. Der relativ niedrige Verbrauch von Antidepressiva innerhalb psychiatrischer Landeskrankenhäuser (etwa 3% der Ausgaben für Antidepressiva) hängt z. T. mit der bedauerlichen geringeren Häufigkeit der stationären Einweisung in ein Landeskrankenhaus zusammen. Elektroschockbehandlungen

Tab. 2   **Die zur Zeit gebräuchlichsten Antiparkinsonmittel.**

Warenzeichen	Zusammensetzung Chem. Kurzbezeichnug			Dosierungen nach Angaben der Hersteller
Artane	1 Tabl.	=	2 mg Trihexyphenidyl	Individuell
	1 Tabl.	=	5 mg Trihexyphenidyl	
Artane retard	1 Kps.	=	5 mg Trihexyphenidyl	Individuell
Akineton	1 Tabl.	=	2 mg Biperiden · HCl	Individuell
	1 Amp.	=	5 mg Biperidenlaktat	
Akineton retard	1 Drag.	=	4 mg Biperiden · HCl	Individuell
Aturbal	1 Tabl.	=	5 mg Phenglutarimid	1–4 Tabl. tägl.
Cogentin **Cogentinol**	1 Tabl.	=	2 mg Benzatropin- methansulfonat	Individuell
Dibutil	1 Tabl.	=	50 mg Profenamin (Phenothiazin)	Je nach Schwere bis zu 15 Tabl. tägl.
Homburg 680	1 Tabl.	=	0,3 mg Gesamtalkaloide der Belladonna	Individuell
	1 ml=40 Tr.	=	3 mg Gesamtalkaloide der Belladonna	
Keithon	1 Drag.	=	30 mg Clofenetamin	3–6 Drag. tägl.
	1 Amp./1 ml	=	10 mg Clofenetamin	bis zu 12 Drag. tägl.
	1 Supp.	=	50 mg Clofenetamin	bis zu 6 Supp. tägl.
				bis zu 6 ml i. v.
Larodopa	1 Tabl.	=	500 mg L-Dopa	6–8 Tabl. tägl.
Mephenamin	1 Drag.	=	25 mg Orphenadrin · HCl	6–10 Drag. tägl.
	1 Drag. forte	=	50 mg Orphenadrin · HCl	3–5 Drag. forte tägl.
	1 Amp.	=	50 mg Orphenadrin · HCl	max. Tagesdosis 500 mg
Osnervan	1 Tabl.	=	5 mg Procyclidin · HCl	Individuell
Par KS 12 Hommel	1 Drag.	=	5 mg Pridinol	1–3 Drag. tägl.
Parpanit			Caramiphen · HCl	
PK-Merz	1 Tabl.	=	100 mg Adamantylamin- Sulfat	2–4 Tabl. tägl.
Tremarit **Tremaril**	1 Tabl.	=	5 mg Metixen · HCl	Individuell
	1 Bitab.	=	15 mg Metixen · HCl	

werden nach unserer Information vorwiegend nur bei vitaler Indikation oder bei unzureichender Wirkung der Antidepressiva durchgeführt. (Ähnlich wird in der Mehrzahl der Krankenhäuser auch die Frage der Kombination von Elektroschock- und neuroleptischer Behandlung bei Schizophrenen gehandhabt.)

Bei stationärer Behandlung depressiver Psychosen werden – zumindest im Landschaftsverband Rheinland – bisher vorwiegend schwach potente Neuroleptika [besonders Dipiperon, Chlorprothixen (Truxal), Thioridazin (Melleril), Levomepromazin (Neurocil, Nocinan)] sowie die Antidepressiva Imipramin (Tofranil); ferner Clomipramin (Anafranil) (peroral oder auch als intravenöse Infusion verabreicht), Amitriptylin (Laroxyl, Saroten, Tryptizol), Doxepin (Aponal, Sinquan) und verwandte Präparate eingesetzt, während in der Praxis zur Behandlung »leichter Depressionen« (Neurosen?) Mittel wie besonders Opipramol (Insidon) empfohlen werden, die eine weite Verbreitung finden.

Es hat besonders auch in der ambulanten Praxis das Präparat Jatrosom weite Verbreitung gefunden. Es handelt sich dabei um eine Kombination eines sehr wirksamen Monoaminooxydasehemmers (Tranylcypromin) mit einem Neuroleptikum (Trifluoperazin). Durch diese Kombination wird die psychische Agitationssteigerung des MAO-Hemmers gemindert. Wegen dieser psychischen Agitationssteigerung, die bei depressiven Psychosen bedenklich sein und die Suizidgefahr erhöhen kann, sowie wegen ihrer eventuellen somatischen Unverträglichkeit (s. S. 72) werden reine MAO-Hemmer sonst wenig eingesetzt. Daher entfielen von den Ausgaben für Antidepressiva außerhalb der Krankenhäuser in der Bundesrepublik 1965 nur 11% auf MAO-Hemmer und von diesen der weitaus größte Teil auf das Kombinationspräparat Jatrosom. Innerhalb der psychiatrischen Krankenhäuser spielt der Einsatz von MAO-Hemmern bis jetzt nur eine sehr geringe Rolle. Es entfiel 1965 nur 0,1% der Ausgaben für Antidepressiva im Landschaftsverband Rheinland auf MAO-Hemmer.

Im ganzen ist das Problem der Pharmakotherapie depressiver Psychosen in der BRD noch unbefriedigend gelöst. Insbesondere sind die Bedingungen für eine rechtzeitige Diagnostik wie für eine möglichst häufige stationäre Einweisung und für eine ambulante Nachbehandlung nach stationärer Behandlung noch sehr unzureichend.

Folgt man den Autoren, die annehmen, daß jeder vierte Suizid psychotisch bedingt ist, so kommen in der BRD etwa 5–6 Selbstmorde bei Psychosen (vorwiegend bei depressiven Psychosen) auf jeden Tag. Wir wissen bisher noch nicht, ob die Zahl der psychotisch bedingten Suizide seit Einführung der Psychopharmaka, insbesondere der Antidepressiva, zurückgegangen ist. Wir warten ferner auf Antidepressiva, die nicht nur weniger unerwünschte Nebenwirkungen zeigen, sondern auch das Drittel der depressiven Psychosen kompensieren können, das bisher durch antidepressiv wirksame Pharmaka noch nicht ausreichend zu beeinflussen ist.

8. Psychostimulantia

Bei den Psychostimulantia sind drei Gruppen zu unterscheiden:

a) Medikamente mit metabolischer Wirkung sowie zur Verbesserung der Hirndurchblutung (vorwiegend Geriatrika)

Die Stoffe, die nicht unmittelbar anregend wirken, sondern mittelbar über eine metabolische Regulationswirkung auf den Gehirnstoffwechsel eine Hirnleistungsschwäche günstig beeinflussen sollen (z. B. Pyritinol – Encephabol u. a.). Es kommen hinzu die Gruppe der Procain enthaltenden Medikamente sowie die Präparate zur Verbesserung der Hirndurchblutung, die auch in der Geriatrie[1]) empfohlen werden. Ferner werden besonders in der Geriatrie Sympathikomimetika und weitere Präparate mit vorwiegend zentral analeptischer sowie leicht stimulierender Wirkung eingesetzt. Die Verordnung dieser Medikamente spielt innerhalb psychiatrischer Landeskrankenhäuser nur eine relativ geringe Rolle, da bei den schweren organischen Psychosyndromen, die zur Krankenhauseinweisung führen, überzeugende Wirkungen bisher nicht gesehen wurden. In der freien Praxis hat sich ihr Umsatz von 1965–1970 erheblich gesteigert (s. S. 7/8, S. 61/62).

Tab. 3 **Psychostimulanzien.** Präparatekombinationen nur mit Vitaminen, Roboranzien und Tonika werden nicht berücksichtigt.
Die zur Zeit gebräuchlichsten Medikamente mit metabolischer Regulationswirkung.

Präparate-Gruppe	Chem. Kurz-bezeichnung	Zusätzliche Bestandteile	Warenzeichen	Tages-gesamtdosis
	Procainhydrochlorid	Rutin Vitamine Coffein	**Aktis**	30–40 ml
	Procain	Rutin Vitamine Orotsäure Hämatoporphyrin	**Aktis H₃**	2–4 Kps.
	Deanolbitartrat	Rutin Vitamine Spurenelemente	**Geriatric Pharmaton**	2 Kps.
	Deanolbitartrat + Bupheninhydrochlorid	Vitamine Orotsäure Coffein	**Gerigoa**	1 Kps.
Procaein	Adenosin Deanolaceglutamat Procain	Vitamine Rutin Spurenelemente	**Gerioptil plus H₃ mit Novocain**	2–3 Kps.
	Procainhydrochlorid	Coffein	**Impletol**	0,5–2 ml s. c. oder i. m.
	Procain	Hämatoporphyrin	**K. H. 3-Geriatri-cum Schwarz-haupt**	1 Kps.
	Adenosin Procainhydrochlorid	Rutin Vitamine Spurenelemente	**Multivitamin-Dragées-Pascoe**	3–6 Drag.
	Deanolaceglutamat		**Risatarun**	20–30 ml
	Deanol	Vitamine	**Präparat 28**	

[1]) Psychiatrisches Repetitorium »Psychopathologie des Alterns« s. S.59, »Organische Psychosyndrome« s. S. 194 ff.

Tab. 3 (Fortsetzung).

Procain, Adenosin	Hämatoporphyrin	**Recaps-Depot**	
Deanolcitrat	Aneurin Coffein	**Stadageron**	1–2 Kps.
Deanolbitartrat	Nikotinsäure Vitamine	**Vitacobal**	1–2 Kps.
Pyritinol		**Encephabol**	3 Drag. bzw. 3 Teel. Saft
Pyridoxin = Vitamin B$_6$- Derivate · Pyritinol	Bromelin Vitamine	**Gerontabol**	3–6 Kps.
Pyritinol	Emdabol = Tiomesteron Bromelin Vitamine	**Gerontabol compositum**	3 Kps.

Tab. 4 **Psychostimulanzien** (mittelbare Wirkung).
Die zur Zeit gebräuchlichsten Präparate zur Verbesserung der Hirndurchblutung, die auch in der Geriatrie empfohlen werden.

Präparate- Gruppe	Chem. Kurz- bezeichnung	Zusätzliche Bestandteile	Warenzeichen	Tages- gesamtdosis
Präparate zur Ver- besserung der Hirn- durch- blutung	Aescin Oxyäthyltheophyllin	Herzmuskel- Extrakt	**Apoplectal**	2–6 Kps.
	Visnadin		**Carduben**	1$^1/_2$–3 Tabl.
	Xanthinolnicotinat		**Complamin**	3–6 Tabl.
			Complamin retard	1–3 Tabl.
	Niacin	Hexyltheobromin	**Cosaldon**	1–6 Tabl.
	Niacin Theophyllin	Magnesium phos- phoric. Ephedrinderivat	**Dovita**	3 Drag.
	Naftidrofuril		**Dusodril**	1–2 Drag. à 50 mg, 1–2 Amp. à 40 mg
	Theophyllin	Äthylendiamin Amp.: Lidocain	**Euphyllin**	3–6 Tabl. 45–60 Tr. 1–2 Supp.
	Bencyclan		**Fludilat**	1–4 Amp. à 50 mg, 2–3 Drag. à 100 mg

Tab. 4   (Fortsetzung).

	Hexanicotinsäureester		**Hexanicit**	3–9 Tabl. à 200 mg, 1–4 Tabl. à 600 mg
	Dihydroergocornin Dihydroergocristin Dihydroergokryptin		**Hydergin**	30–120 Tr. 2–8 Tabl. $^1/_2$–2 ml i. m.
	Hexobendin	Etamivan Oxyäthyltheophyllin	**Instenon**	6 Drag.
	Raubasin		**Lamuran**	6 Drag. +1–2 Amp.
	Hexanicotinsäureester Oxyäthyltheophyllin	Methaqualon Aethaverin	**Lioftal**	6 Tabl.
	Theophyllin	ATP Pyridoxal Tocopherol	**Lipostabil**	3–6 Kps.
Präparate zur Ver- besserung der Hirn- durch- blutung	Niacin		**Niconacid** **Niconacid forte** **Niconacid retard**	2–5 Tabl. à 50 bzw. 250 mg, 2–6 Retard- tabl.
	Niacin Oxyäthyltheophyllin	Aescin	**Nicoplectal**	6–12 Drag.
	Theophyllin Oxyäthyltheophyllin	Ephedrin	**Peripherin**	2–3 Tabl. 6–15 Tr.
	-Tocopherolnicotinat		**Renascin**	3–6 Kps. à 150 mg
	β-Pyridylcarbinol		**Ronicol**	1 $^1/_2$–8 Tabl.
		Acetylcholin	**Ronicol compositum**	1–2 ml i. m. oder i. a.
			Ronicol retard	2–4 Drag.
	Cyclandelat		**Spasmocyclon**	6 Drag.
	Cinnarizin		**Stutgeron**	3–9 Tabl. à 25 mg
			Stutgeron forte	1–3 Kps. à 75 mg
		Digoxin	**Stutgeron- Digoxin**	3 Drag. tägl.
	Ginkgo-Flavonole		**Tebonin**	45–60 Tr. 3–4 Drag.

b) Unmittelbar stark psychisch anregende Psychostimulanzien

Unmittelbar psychisch stark anregende Stoffe, die besonders die Gefahr von Mißbrauch und Sucht mit sich führen (besonders Weckamine und ähnlich wirkende
Präparate).

Auf eine derart künstliche Stimulierung wird zumindest im Landschaftsverband Rheinland verzichtet, soweit es darum geht, Zustände mit Antriebsmangel therapeutisch zu beeinflussen, und wir dürfen annehmen, daß der verantwortungsbewußte Nervenarzt der Praxis – von Einzelfällen und kurzdauernden Verordnungen abgesehen – ebenfalls diese Präparate meidet. Wenn trotzdem 1965 für fast 15 Millionen DM Psychostimulantia in den freien Apotheken gekauft wurden, so darf man annehmen, daß in vielen Fällen eine Aktivierung und Leistungssteigerung auf diesem Wege künstlich erzwungen wurde, statt Müdigkeit, Leistungsnachlaß bzw. Lustlosigkeit als Warnsignal zu sehen und der Ursache nachzuspüren. (Zum Anstieg des Verbrauchs von 1965–1970 s. S. 7/8, S. 61/62.)

Tab. 5 **Psychostimulanzien.** Präparatekombinationen nur mit Vitaminen, Roboranzien und Tonika werden nicht berücksichtigt.
Unmittelbar stark psychisch anregende Psychostimulanzien.

Präparate-Gruppe	Chem. Kurz-bezeichnung	Zusätzliche Bestandteile	Warenzeichen	Tages-gesamtdosis
»Weck-amine« Sympathikomimetika mit stärker psychostimulierender Wirkung	Fenetyllin		**Captagon**	1–2 Tabl.
	Amphetamin		**Elastonon**	$1/_2$–2 Tabl. 10–40 Tr.
	Prophylhexedrin		**Eventin**	2–6 Drag.
	Metamphetamin		**Pervitin**	2–4 Tabl.
	Methylphenidat		**Ritalin**	2 Tabl.
Vorwiegend zentral wirkende Analeptika mit stärker psycho-stimulierender Wirkung	Pentetrazol		**Cardiazol**	3–4 Tabl. 50–80 Tr.
	Bemegrid		**Eukraton**	1–2 Amp.
	Pentetrazol	Adenosin, Coffein, Nicotinsäure	**Gerivit**	2–3 Drag.
	Orphenadrin · HCl		**Mephenamin**	2–10 Drag.
	Pentetrazol	Synephrin	**Sympatocard**	60 Tr.
	Pentetrazol	Coffein, Vitamine	**Toniazol**	2–6 Kaffee-löffel
	Nicethamid		**Coramin**	20–120 Tr. 1–6 Tabl.
		Theophyllin, Extrakte	**Tonocor**	30–60 Tr. 6 Dr.
	Etamivan	Coffein	**Vandid**	10–20 Tr. 1–2 Drag.
Andere stärker wirkende Psychostimulanzien	Pemolin	Nikotinsäure, Theophyllin	**Juston**	1–2 Tabl.
			Tradon	1–2$1/_2$ Tabl.
	Prolintan	Vitamine	**Katovit**	1–3 Drag.
	Fencamfamin	Vitamine	**Reactivan**	1–3 Drag. 1–3 Teel. Saft

c) Medikamente mit leicht psychisch stimulierender Wirkung, denen z. T. auch metabolische Effekte zugesprochen werden (teilweise Geriatrika)

Weniger bedenklich erscheinen Medikamente mit leicht psychostimulierender Wirkung, die vielfach in der Geriatrie angewendet werden (s. Tab. 6).

Tab. 6   **Psychostimulanzien.** Präparatekombinationen nur mit Vitaminen, Roboranzien und Tonika werden nicht berücksichtigt.

Die zur Zeit gebräuchlichsten Medikamente mit schwächer psychisch stimulierender Wirkung, denen zum Teil auch metabolische Effekte zugesprochen werden.

Präparate-Gruppe	Chem. Kurz-bezeichnung	Zusätzliche Bestandteile	Warenzeichen	Tages-gesamtdosis
	Bisnorephedrin		**Apophedrin**	15–100 Tr.
	Ephedrin	Coffein	**Circyvit**	15–45 Tr.
	Ephedrin	Coffein, Strychnin	**Circyvit B**	15–45 Tr.
	Buphenin[1])		**Dilatol**	$^1/_2$–3 Tabl. 3–60 Tr.
	Äthyladrianol		**Effortil**	1–2–3 Tabl. 15–30 Tr.
			Effortil Depot	1–2 Depot-drag.
	Ephedrin		**Ephedrin »Knoll«**	1–3 Tabl.
Sympathi-komimetika mit schwächerer psycho-stimulieren-der Wirkung	Ephedrin	Oxyäthyl-theophyllin	**Peripherin**[2])	2–3 Tabl. 6–15 Tr.
	Oxyphenylmethyl-aminopropanol		**Suprifen**	45–75 Tr.
	Buphenin[1]) · HCl	Vitamine, Oxyäthyltheophyllin	**Symfona**	3–4 Kps.
	Synephrin		**Sympatol**	60–90 Tr.
	Synephrin	Vitamine	**Sympatovit**	3 Drag.
	Ephedrin	Coffein, Glutaminsäure	**Trazu**	1–3 Drag.
	Buphenin[1]) · HCl	Coffein, Hormone, Oxyäthyltheophyllin	**Tropodil**	3 Drag.
	Norfenefrin		**Novadral**	3–4 Drag. 30–40 Tr.
			Novadral retard	1–2 Drag.
	Bamethan[1])		**Vasculat**	60–150 Tr.
	Pholedrin		**Veritol**	45–90 Tr.

[1]) Infolge β-Rezeptorenerregung vorwiegend vasodilatatorische Wirkung hauptsächlich auf die Skelettmuskulatur. Die Wirkung bei peripheren Durchblutungsstörungen ist unsicher. Hyperthyreose, Hypertonie, Tachykardie und Angina pectoris sind kontraindiziert.

[2]) Wird auch zur Behandlung von Durchblutungsstörungen angeboten.

Tab. 6   (Fortsetzung).

Andere schwächer wirkende Psycho-stimulanzien	Meclofenoxat		**Helfergin**	3–9 Drag. 1–3 Supp.
	Dimephenopan	Amobarbital	**Metrotonin**	$^1/_2$–$1^1/_2$ Tabl.

9. Hypnotika

Die sicher unzweckmäßig hohe Verordnung von Hypnotika (ca. 60% Barbiturate oder barbiturathaltig!) und Analgetika in der freien Praxis haben wir schon bei der Diskussion über die Anwendung der Tranquilizer-Wirkung erwähnt. Bei einem geschätzten allgemeinen Preisanstieg von 5% für 1970 gegenüber 1965 wurden 1965 rd. 102 Mill. DM, 1970 dagegen nur 98 Mill. DM für Hypnotika in den Apotheken ausgegeben. Für Analgetika plus Hypnotika wurden in der freien Praxis 1965 rd. 276 Mill. DM, 1970 rd. 290 Mill. DM ausgegeben. Demgegenüber wurden für Tranquilizer, Neuroleptika und Antidepressiva 1965 rd. 84 Mill. DM, 1970 rd. 142 Mill. DM aufgewendet.

Es ergibt sich zur Verordnung von Hypnotika zunächst die Frage, welche Gesichtspunkte bei der Behandlung von Schlafstörungen zu berücksichtigen sind. Teilen wir hierzu die Schlafstörungen nach ihren Ursachen ein:

a) »organisch«,
b) psychotisch,
c) »psychogen« bzw. durch neurotische oder neurotoide Fehlhaltungen bedingt.

a) »Organisch« bedingte Schlafstörungen
Bei den organisch bedingten Schlafstörungen handelt es sich im wesentlichen um Hirnschädigungsfolgen, meist bei Zerebralsklerose. Wegen der herabgesetzten Toleranz gegenüber psychotropen Mitteln empfehlen sich als wenig toxische, rasch und kurz wirkende Medikamente: Distraneurin 1–2 Drag. abends (sowie nachts bei Bedarf, eventuell in Abständen von 2–3 Stunden je 1–2 Drag.), ferner das zwar schlecht schmeckende, aber immer noch sehr bewährte älteste Schlafmittel Paraldehyd 1–2 Eßlöffel zu je 1 g einer Paraldehydlösung (in einer Nacht maximal 5 Eßlöffel) (Rp. Sol. paraldehydi in Aqua dest. 20.0/300. S. abends 1–3 Eßlöffel), oder das etwas länger wirksame Chloralhydrat (Rp. Sol. chloral. hydrati in Aqua dest. 20.0/300. S. abends 1–3 Eßlöffel) zu je 1 g (in einer Nacht maximal 5 Eßlöffel), als Chloraldurat in Gelatinekapseln (1 Kapsel = 0,25 g Chloralhydrat) im Handel. Ferner können vorsichtige Gaben eines schwach potenten Neuroleptikums (s. S. 10, 25 mg – maximal 50 mg), sofern der Blutdruck nicht unzweckmäßig gesenkt wird, nützlich sein. Wegen der Verschlechterung oder Auslösung von Schlafstörungen durch eine Hypoxämie des Gehirns wird immer wieder auf die Bedeutung einer eventuellen Herz- und Kreislaufbehandlung hingewiesen. Es wird auch empfohlen, schwach stimulierende (s. Tab. 6) in der Geriatrie gebräuchliche Medikamente am Tage einzusetzen, um zu erreichen, daß der Patient zur Förderung eines normalen Schlafrhythmus am Tage möglichst wenig schläft.

b) Psychotisch bedingte Schlafstörungen

Bei den psychotisch bedingten Schlafstörungen empfehlen sich in erster Linie schwach bis mittelstark potente Neuroleptika (s. S. 10, 11) abends oder auch vor Beginn einer neuroleptischen oder antidepressiven Behandlung für einige Tage im Sinne der Heilschlafbehandlung (s. S. 17). Zusätzlich kommt eine Verordnung von Hypnotika in Betracht. Auch bei länger dauernden Behandlungen schizophrener oder depressiver Psychosen empfehlen sich zur Förderung des Nachtschlafes schwach bis mittelstark potente Neuroleptika oder auch reine Tranquilizer, eventuell in Kombination mit Hypnoticis.

c) »Psychogene« bzw. durch neurotische oder neurotoide Fehlhaltungen bedingte Schlafstörungen

Mit Recht heißt es, daß ganz besonders bei Schlafstörungen vor der Therapie die Diagnostik steht. Dazu gehört der Ausschluß von »organisch« oder psychotisch bedingten Schlafstörungen sowie eine genaue Ermittlung der Einstellung des Patienten zum Schlaf bzw. zur Schlafstörung, aus der sich die entsprechenden psychagogischen und psychotherapeutischen Maßnahmen ergeben. Erst sekundär kommt eine Verordnung von Medikamenten in Betracht.

Grundsätzlich ist es wichtig zu beachten, daß die Schlafmenge sich nicht nur aus der Länge, sondern auch aus der Tiefe des Schlafes ergibt. Es ist also nicht allein die Schlafstundenzahl entscheidend, sondern es ist davon auszugehen, ob der Patient sich morgens ausgeruht und leistungsfähig fühlt. Die Beachtung des individuellen Schlafrhythmus ergibt, daß der eine zweckmäßigerweise vor Mitternacht eine große Schlafmenge erhält, während ein anderer besser spät schlafen geht. Das bedeutet, daß es sich lohnt, sich vor aller Therapie der Schlafstörungen ein Bild davon zu machen, was der Patient über die individuelle Schlafmenge und seinen individuellen Schlafrhythmus aus »gesunden« Zeiten berichten kann.

Es ist ferner zu ermitteln, welche Einstellung der Patient zum Schlaf hat. Ist der Schlaf nur ein notwendiges Übel oder wird er genossen? Neigt der Patient zur Überbewertung der Schlafstörung, indem er seine Gesundung z. B. zu akzentuiert von einer gewissen Schlafdauer abhängig macht? Fürchtet er um seine Gesundheit, wenn er nicht länger schläft, obwohl er sich morgens ausgeruht fühlt?

Unterschätzt er die Bedeutung des Schlafes, indem er ein ständiges Schlafdefizit zugunsten von Höchstleistungen oder der Stillung eines Reizhungers in Kauf nimmt? Will er im Schlaf aus einer Konfliktsituation fliehen? Fürchtet er den Schlaf, weil er sich nicht in den Schlaf »fallen lassen«, weil er sich nicht vertrauensvoll seinem Organismus hingeben kann, sondern bangt, nicht wieder aufzuwachen? Bedrücken ihn die Dunkelheit der Nacht und die Wehr- und Machtlosigkeit im Schlaf? Bei Ehepaaren kann es wichtig sein zu ermitteln, wieweit die Schlafbedürfnisse der Partner harmonieren und welche Bedeutung eventuelle sexuelle Probleme haben.

Selbst bei organisch oder psychotisch bedingten Schlafstörungen kann es wichtig sein, die Einstellung des Patienten zum Schlaf zu ermitteln; bei dem Gros der »psychogenen« bzw. durch neurotische oder neurotoide Fehlhaltungen verursachten Schlafstörungen ist es unerläßlich.

Abgesehen von einer psychotherapeutischen, eventuell psychoanalytischen Behandlung der Fehlhaltung, die hinter der Schlafstörung steht, seien einige praktisch nützliche Hinweise angeführt:

J. H. Schultz geht von der Feststellung aus:»Bei nervös Schlafgestörten ist nicht der Schlaf, sondern der falsche Einschläfer schuldig.« Er empfiehlt bei Einschlafstörungen, bei denen der Patient den Schlaf bewußt sucht, ihn erzwingen will, statt sich der Müdigkeit hinzugeben, Entspannungsübungen und Hervorrufen von schlaffördernden Vorstellungen (Imagination). Die innere Hinwendung auf körperhaftes Geschehen schafft eine der wesentlichen Bedingungen zum Einschlafen. Hinzu kommen passives Nachgeben gegenüber dem Schlafwunsch des Organismus, ausreichende Selbstverfügung, eine entsprechende Schlaflage und Abschaltung von außen. Das Leibhaftig-werden-Lassen der Innenerlebnisse zur Förderung des Einschlafens kann nach J. H. Schultz gefördert werden durch eine Kombination von Übungen im Sinne des autogenen Trainings mit beruhigenden und entspannenden Medikamenten. Es versteht sich, daß »reine« Tranquilizer mit muskelrelaxierenden Eigenschaften oder auch schwach bis mittelstark potente Neuroleptika sehr vorteilhaft bei Einschlafstörungen in diesem Sinne eingesetzt werden können. Diese Medikamente können auch denjenigen helfen, die zwar schlafen möchten, aber, wie oben erwähnt, den Schlaf fürchten.

Frankl empfiehlt, den Circulus vitiosus der Erwartungsangst, nicht schlafen zu können, und der aus ihr entspringenden bewußten Intention, schlafen zu wollen, durch paradoxe Intention zu sprengen, indem der Patient sich statt des Schlafenwollens vornimmt, nur Entspannungsübungen zu machen. Bei Störungen des Wiedereinschlafens empfiehlt Frankl, nach dem Zipfel des zuletzt geträumten Traumes zu haschen und mit den Vorstellungen dort anzuknüpfen, oder – wiederum im Sinne der paradoxen Intention – daran zu denken, man müsse aufstehen und eine mißliche Arbeit verrichten, statt sich über die eventuelle Ursache des Aufwachens zu ärgern.

Grundsätzlich wird man sagen können, daß eine außerhalb von körperlichen, insbesondere hirnorganischen Erkrankungen oder Psychosen bestehende anhaltende Schlafstörung das Symptom einer psychischen Fehlhaltung ist. Weitgehende psychotherapeutische Maßnahmen, wie konkrete praktische Hinweise zum Einschlafen, sind wichtig. Darüber hinaus können »reine« Tranquilizer oder schwach bis mittelstark potente Neuroleptika die Schlafbereitschaft erhöhen und Erwartungsspannungen oder Erwartungsängste bei Einschlaf- bzw. Wiedereinschlafstörungen herabsetzen. Hypnotika sollten nur in Ausnahmefällen und dann möglichst auch nur kurzfristig verordnet werden, da sie oft nur im Sinne einer oberflächlichen Symptombehandlung eingesetzt werden und dann die Gefahr des Mißbrauchs mit sich führen. Der Umsatz von Hypnotika und die hohe Zahl sehr gebräuchlicher Hypnotika unterstreichen eindrucksvoll, daß hier ein erheblicher Mißstand vorliegt. Dies spricht dafür, daß sowohl psychotherapeutischen Maßnahmen wie dem Einsatz der medikamentösen Tranquilizer-Wirkung auf Kosten einer Verordnung von Hypnotika bei der Behandlung von Schlafstörungen weit mehr Beachtung zu schenken ist.

Es entspricht nicht dem Anliegen unseres Buches, konkretes detailliertes Material über Hypnotika und Analgetika darzustellen. Es seien nur zur groben Orientierung die zur Zeit gebräuchlichsten Hypnotika und Analgetika aufgezählt. Bei den Schlafmitteln ist darüber hinaus für die praktische Anwendung die Frage der Wirkungsdauer wichtig.

Die Gruppe der Schlafmittel oder Hypnotika stellt keine einheitliche und abgegrenzte Arzneimittelgruppe dar. Man rechnet dazu die pharmakologischen Gruppen der *tertiären Alkohole*, der *Urethane und Ureide*, der *Barbitursäuren* und der *Piperidindione (Glutarsäureimide)* (G. Kuschinsky, H. Lüllmann; Auterhoff; Merck-Index).

Geringe Dosen dieser Substanzen wirken sedativ; die jeweils »richtigen« Dosen wirken hypnogen, während hohe Dosen narkotisch wirken. Diese Reihenfolge der Wirkungen ist nur für die Schlafmittel umkehrbar. Es gibt Pharmaka, die nicht narkotisch und nur wenig oder gar nicht hypnogen, sondern vorwiegend sedierend wirken: Tranquilizer. Daher sollte der alte Begriff »Sedativa« nicht mehr gebraucht werden.

Einschlafmittel sind kurz wirksam und zeigen einen schnellen Wirkungseintritt. Durchschlafmittel sind länger wirksam und können einen verzögerten Wirkungseintritt haben. Die *pharmakologische* Differenzierung in Ein- und Durchschlafmittel ist umfassend bisher nur für die Barbitursäuren durchgeführt worden (was Einzeldarstellungen für die übrigen Substanzen nicht ausschließt). Diese pharmakologische Einteilung der Barbitursäureschlafmittel nach ihrer Wirkungsdauer wird in den nachfolgenden Tabellen berücksichtigt. Dabei ist zu bedenken, daß die Indikationsangaben der Hersteller nicht immer mit den pharmakologischen Ergebnissen hinsichtlich der Wirkungsdauer übereinstimmen. Außerdem enthalten die Kombinationspräparate Mischungen von Barbitursäuren unterschiedlicher Wirkungsdauer, so daß diese Präparate fast durchweg als Durchschlafmittel zu bezeichnen sind.

Tab. 7.

Folgende **Barbiturate** haben in der Pharmakologie eine *kurze* Wirkungsdauer (Einschlafmittel).
(Im Harn werden 5–10% unverändert ausgeschieden.)

Methyl-cyclohexenyl-methyl-barbitursäure,	chem. Kurzbezeichnung: Hexobarbital
5-Äthyl-5-(1-methyl-butyl)barbitursäure,	chem. Kurzbezeichnung: Pentobarbital

Folgende **Barbiturate** haben in der Pharmakologie eine *mittlere* Wirkungsdauer (»milde« Durchschlafmittel).
(Im Harn werden 10–20% unverändert ausgeschieden.)

Cyclohexenyl-äthyl-barbitursäure,	chem. Kurzbezeichnung: Cyclobarbital
5-(1-Cycloheptenyl)-5-äthylbarbitursäure,	chem. Kurzbezeichnung: Heptabarbital
5-Allyl-5-(1-methyl-butyl)barbitursäure,	chem. Kurzbezeichnung: Secobarbital
5-Vinyl-5-(1-methyl-butyl)barbitursäure,	chem. Kurzbezeichnung: Vinylbital
Isopropyl-bromallylbarbitursäure,	chem. Kurzbezeichnung: Propallylonal
Isopropyl-allyl-barbitursäure,	chem. Kurzbezeichnung: Aprobarbital
Butyl-bromallylbarbitursäure,	chem. Kurzbezeichnung: Butallylonal

Folgende **Barbiturate** haben in der Pharmakologie eine *lange bis zu lange* Wirkungsdauer (Durchschlafmittel, teilweise mit »overhang«).
(Im Harn werden 20–90% unverändert ausgeschieden.)

Tab. 7   (Fortsetzung).

Phenyl-äthyl-barbitursäure,	chem. Kurzbezeichnung: Phenobarbital
Methyl-äthyl-phenyl-barbitursäure,	chem. Kurzbezeichnung: Methylphenobarbital
Diäthylbarbitursäure,	chem. Kurzbezeichnung: Barbital

Ultrakurz wirkende Barbitursäurederivate verwendet man als Injektionsnarkotika (Trapanal, Wz.). (Im Harn werden weniger als 5% unverändert ausgeschieden.)

Barbiturathaltige Hypnotika (in alphabetischer Reihenfolge):

a) Präparate zur Reinsubstanz mit Angabe des Barbituratgehaltes in mg, der allerdings nicht direkt aussagt, ob es sich um ein leichteres, mittleres oder stark wirksames Schlafmittel handelt (s. o.), da die unterschiedlichen Salze der verwandten Barbitursäure unterschiedliche Wirkungsquantitäten pro mg bedingen.

Tab. 8   **Die zur Zeit gebräuchlichsten Hypnotika – Reinsubstanzen, Barbiturate.**

	Warenzeichen	Wirkungs-dauer	Gehalt an hypnogen wirkender Substanz (chem. Kurzbezeichnung)
Einschlaf-mittel	**Evipan-Tabl.**	kurz	1 Tabl. = 250 mg Hexobarbital
	Neodorm	kurz	1 Tabl. = 100 mg Pentobarbital
	Nembutal	kurz	1 Kps. = 100 mg Na-Pentobarbital
			50 mg
			30 mg
	Repocal	kurz	1 Tabl. = 100 mg Pentobarbital
Durch-schlafmittel	**Medomin**	mittel	1 Tabl. = 200 mg Heptabarbital
	Noctal	mittel	1 Tabl. = 200 mg Propallylonal
	Pernocton-Tabl.	mittel	1 Tabl. = 200 mg Butallylonal
	Phanodorm	mittel	1 Tabl. = 200 mg Cyclobarbital
	Speda	mittel	1 Tabl. = 150 mg Vinylbital
	Luminaletten	lang	1 Tabl. = 15 mg Phenobarbital
	Luminal	lang	1 Tabl. = 100 mg Phenobarbital
			1 Tabl. = 300 mg Phenobarbital
	Medinal	sehr lang	1 Tabl. = 500 mg Na-Barbital
	Phenaemaletten	lang	1 Tabl. = 15 mg Phenobarbital
	Phenaemal	lang	1 Tabl. = 100 mg Phenobarbital
			1 Tabl. = 300 mg Phenobarbital
	Prominaletten	lang	1 Tabl. = 30 mg Methylphenobarbital
	Prominal	lang	1 Tabl. = 200 mg Methylphenobarbital
	Seda-Tablinen	lang	1 Tabl. = 15 mg Phenobarbital

b) Präparate in Kombination mit Barbitursäure (in alphabetischer Reihenfolge):

Tab. 9   **Die zur Zeit gebräuchlichsten Hypnotika-Kombinationspräparate, Barbiturat-kombinationen.** Eine Einteilung in Ein- und Durchschlafmittel ist wegen der komplexen Zusammensetzung nicht möglich.

Warenzeichen	Gehalt an hypnogen wirkender Substanz (chem. Kurzbezeichnung)		Sonstige Bestandteile
Allional-Tabl.	1 Tabl. = 100 mg Propallylonal	m	
	1 Tabl. = 50 mg Propallylonal	m	Pyrazolonhaltig

Tab. 9   (Fortsetzung).

Beconerv	1 Tabl. = 11 mg Phenobarbital + 110 mg Na-Barbital	l l	Baldrian-, hopfen- und aminophenazonhaltig
Brom-Nervisal	100 ml Saft = 800 mg Barbital	l	Hopfen-, NaBr- und phenetylaminhaltig
Centalun comp.	1 Tabl. = 250 mg Centalun (Wz) + 75 mg Pentobarbital	m k	
Costopan	1 Drag.= 50 mg Cyclobarbital + 100 mg andere Barbiturate	m m	Reserpin- und meprobamathaltig
Dormopan	1 Tabl. = 200 mg Hexobarbital + 125 mg Cyclobarbital + 125 mg Carbromal	k m k	
Itridal	1 Tabl. = 100 mg Ca-Cyclobarbital	m	Phenothiazinhaltig
Jurmun	1 Tabl. = 110 mg Pentobarbital-Na 100 mg Methaqualon		
Lubrokal	1 Tabl. = 40 mg Na-Phenobarbital	l	Kaliumbromidhaltig
Medinox	1 Tabl. = 150 mg Na-Secobarbital + 50 mg Ca-Cyclobarbital	k m	
Melidorm	1 Tabl. = 150 mg Äthylcrotylbarbital		Dimethylaminoisopropyl- ätherhaltig
Metrotonin	1 Tabl. = 50 mg Amobarbital	m	Dimephenopanhaltig
Nervo-Opt	1,2% Na-Barbital 0,1% Phenobarbital	l l	Baldrian-, hopfen- und aminophenazonhaltig
Novo-Plexonal	1 Kps. = 50 mg Na-Butalbital + 90 mg Na-Barbital + 30 mg Na-Phenobarbital	m l l	Ergotamin- und scopolaminhaltig
Norkotral	1 Tabl. = 100 mg Pentobarbital	k	Phenothiazinhaltig
Proponal	1 Tabl. = 100 mg Ca-Cyclobarbital	m	Meprobamathaltig
Quadro-Nox	1 Tabl. = 460 mg Barbital	l	Pyrazolon-, phenacetin- und lactylphenetidin- haltig
Resedorm	1 Tabl. = 72 mg Barbital + 42 mg Aprobarbital + 16 mg Phenobarbital	l m l	Hopfen-, lavendel- und phenetylaminhaltig
Sediomed	1 Tabl. = 25 mg Phenobarbital + 40 mg Allobarbital	l m	Pyrazolonhaltig
Sedovegan	1 Drag.= 25 mg Phenobarbital	l	Chininhaltig
Somnifen	1 ml Tr.= 100 mg Barbital + 100 mg Aprobarbital	l m	p-Aminobenzoesäure- haltig
Somnupan	1 Tabl. = 200 mg Ca-Cyclobarbital + 150 mg Methylcyclobarbital	m m	Brom- und meprobamat- haltig
Tempidorm	1 Tabl. = 125 mg Ca-amyl-allyl-barbital + 65 mg Cyclobarbital	m m	Bromhaltig

Tab. 9   (Fortsetzung).

Tempidorm comp.	1 Kps. = 50 mg Ca-amyl-allyl-barbital	m
	+ 50 mg Na-amyl-bromallyl-bar.	m
	+ 100 mg Amyl-bromallyl-barbital	m
	+ 50 mg Cyclobarbital	m
Trisomnin	1 Kps. bzw. 1 Tabl.	
	= 60 mg Phenobarbital	l
	+ 30 mg Na-Butabarbital	m
	+ 60 mg Na-Secobarbital	m

k = kurz wirksam, l = lang wirksam, m = mittlere Wirkungsdauer

c) Barbitursäurefreie Schlafmittel (in alphabetischer Reihenfolge).

Tab. 10   **Die zur Zeit gebräuchlichsten Hypnotika-Reinsubstanzen, barbituratfreie Reinsubstanzen.**

	Warenzeichen	Wirkungs-dauer	Gehalt an hypnogen wirkender Substanz (chem. Kurzbezeichnung)
Einschlaf-mittel	**Bromural**	kurz	1 Tabl. = 300 mg Bromisoval
	Doriden	kurz	1 Tabl. = 250 mg Glutethimid
	Doriden forte	kurz	1 Tabl. = 400 mg Glutethimid
	Mogadan	dosisabhängig	1 Tabl. = 5 mg Nitrazepam
	Persedon	kurz	1 Tabl. = 200 mg Pyrithyldion
	Revonal	kurz	1 Tabl. = 200 mg Methaqualon
	Revonal retard	kurz bis mittel	1 Tabl. = 300 mg Methaqualon
	Valamin	kurz bis mittel	1 Tabl. = 500 mg Ethinamat
Durch-schlafmittel	**Centalun**	mittel	1 Tabl. = 250 mg Methyldihydroxyphenylbutin
	Chloraldurat	mittel	1 Kps. = 250 mg Chloralhydrat
	Miramel forte	mittel	1 ml = 400 mg Methylpentinol
	Noludaretten	mittel	1 Drag.= 50 mg Methyprylon
	Noludar	mittel	1 Tabl. = 200 mg Methyprylon
			1 ml = 250 mg Methyprylon
	Adalin	lang (?)	1 Tabl. = 500 mg Carbromal
	Abasin	lang (?)	1 Tabl. = 250 mg Acecarbromal

Tab. 11   **Die zur Zeit gebräuchlichsten Hypnotika-Kombinationspräparate, barbituratfreie Kombinationen.** Eine Einteilung in Ein- und Durchschlafmittel ist wegen der komplexen Zusammensetzung nicht möglich.

Warenzeichen	Gehalt an hypnogen wirkender Substanz (chem. Kurzbezeichnung)	Sonstige Bestandteile
Baldriparan		Baldrian-, Hopfen-, Weißdorn- und Mistelextrakt
Diudorm	1 Tabl. = 100 mg Glutethimid + 100 mg Methaqualon	Chlorprothixenhaltig
Doroma	1 Tabl. = 400 mg Carbromal	Phenothiazinhaltig
Euvegal		Hopfen-, baldrian-, potentilla- und reserpinhaltig

Tab. 11   (Fortsetzung).

Halbmond-Tabl.	1 Tabl. = 150 mg Bromisoval + 350 mg Carbromal	Benzylin- und diphenhydramin-haltig
Lagunal	1 Tabl. = 500 mg Carbromal	Baldrian- und hopfenhaltig
Melval	In 100 ml Saft = 4000 mg Methylpentynol	Arnika-, hopfen-, passiflora- und kamillenhaltig
Noct-Ompin	1 Tabl. = 250 mg Carbromal	KBr- und baldrianhaltig
Plantival		Passiflora-, hopfen- und baldrianhaltig
Rebuso	1 Tabl. = 200 mg Methaqualon + 200 mg Carbromal + 150 mg Bromisoval	
Requiesan		Escholtzia- und arnikahaltig
Savedorm	Kapseln: Methaqualon, Methylpentynol	
Sekundal	1 Tabl. = 350 mg Bromisoval + 250 mg Carbromal	
Staurodorm	1 Tabl. = 250 mg Methaqualon + 300 mg Carbromal	Benactyzinhaltig
Valamin	1 Tabl. = 0,5 g Ethinamate	

10. Analgetika

Auf den sicher unzweckmäßig hohen Verbrauch von Analgetika wurde bei der Erörterung des Einsatzes von Tranquilizern und Neuroleptika bei Schmerzzuständen verschiedener Genese schon hingewiesen (s. S. 15 sowie Übersicht zur Neuroleptanalgesie, S. 215).
Die zur Zeit gebräuchlichsten Analgetika sind (in alphabetischer Reihenfolge):

Tab. 12   **Die zur Zeit gebräuchlichsten Analgetika. Bezugsscheinpflichtige Analgetika.**

Warenzeichen	Analgetische Wirksubstanzen (chem. Kurzbezeichnung)	Dosierungen nach Angaben der Hersteller
Cliradon	Cetobemidon	Einzeldosis $1/2$–1 ml i. v., evtl. 2 Tabl. oder 10 Tr.
Dilaudid	Hydromorphon	Einzeldosis $1/2$–1 Tabl. bzw. $1/2$–1 Amp.
Dipidolor	Piritramide	Einzeldosis 1 Amp. i. m.
Dolantin	Pethidin	Individuell nach Schwere des Falles
Dolantin Spezial	Pethidin, Levallorphan	Einzeldosis $1/2$–1 Amp. i. m. oder s. c.
Dromoran	Levorphanol	2–4 Tabl. tägl. 2–4 Amp. tägl. i. m., s. c.

Tab.12   (Fortsetzung).

Eukodal	Oxycodon	Einzeldosis $1/_2$–1 Tabl. evtl. 10–20 mg s. c.
Fentanyl-Janssen	Fentanyl	Zur Analgesie in der Anästhesiologie
Palfium = Jetrium	Dextromoramid	Einzeldosis 1 Tabl. bzw. 1 Amp. i. m.
Morphinum hydro-chloricum (MBK) (Woelm)	Morphinhydrochlorid	Einzeldosis 10–30 mg
Pantopon	Opium-Gesamtalkaloide	Mittlere Einzeldosis 2 Tabl., 1 Amp. (s. c., i. m.), 20 Tr.
Polamidon	Methadon	Einzeldosis 1–2 Tabl. 1–2 Amp.
Polamidon C	Levomethadon + Säureamidderivat als Spasmo-lytikum	Individuell nach Schwere des Falles
Scophedal	Scopolamin + Oxycodon + Ephedrin	$1/_2$–1 Amp. langsam i. v. (auch s. c. oder i. m.) Scophedal forte nur s. c. oder i. m.

Tab.13   **Die zur Zeit gebräuchlichsten Analgetika. Rezeptpflichtige Analgetika.**

Warenzeichen	Analgetische Wirk-substanzen (chem. Kurzbezeichnung)	Sonstige Bestandteile (chem. Kurz-bezeichnung)	Dosierungen nach Angaben der Hersteller
Cibalen	Aminophenazon Codeinphosphat	Allobarbital Phenylcyclohexyl-essigsäureester	1–3 Supp. tägl.
Cibalgin	Aminophenazon	Allobarbital	2–4 Tabl. tägl. 20–80 Tr. tägl.
Commotional	Aminophenazon Phenacetin	Phenobarbital Papaverin	3–6 Tabl. tägl.
Contraneural	Codeinphosphat Acetylsalicylsäure Phenacetin		4–8 Tabl. tägl.
Develin retard	D-Propoxyphen-HCl		2 Kps. tägl.
Dolviran	Acetylsalicylsäure Phenacetin Codeinphosphat	Phenobarbital Coffein	2–6 Tabl. tägl.
Fensum mit Codein	Acetylsalicylsäure Phenacetin Codeinphosphat	Magnesium, Aluminium, Vitamin C, Coffein	3–6 Tabl. tägl.
Fortral	Pentazocin		1 Tabl. alle 3–4 Std. 1 Amp. alle 3–4 Std.

Tab.13   (Fortsetzung).

Gelonida	Codeinphosphat Phenacetin Na-Salicylat		4–8 Tabl. tägl.
Lonarid	Paracetamol Codeinphosphat	Amobarbital Coffein Benzylsäureäthylester	3–6 Tabl. tägl. nach Bedarf
Meliobal	Phenylbutazon Aminophenazon	Heptabarbital	2–3 Rektalkapseln tägl.
Neuramag	Acetylsalicylsäure Phenacetin Codeinphosphat	Chinin Coffein	4–8 Tabl. tägl.
Optalidon	Aminophenazon	Isobarbital Coffein	3–6 Drag. tägl.
Optalidon Spezial	Aminophenazon	Isobarbital Coffein Ergotamin	4–6 Drag. tägl.
Treupel-Tabl.	Codeinphosphat Phenacetin Acetylsalicylsäure	Homburger Salz	bis zu 8 Tabl. tägl.
Tropax	D-Propoxyphen		1–2 Tabl. 1–2mal tägl.
Ultrapyrin	D-Propoxyphen		1–2 Drag. 3–4mal tägl. 1 Supp. 1–4mal tägl.
Valoron	Tilidin-Hydrochlorid- Semihydrat		4 Kps. tägl. 4mal 10–20 Tr. tägl. 4mal 1 Supp. tägl. 4mal 1 Amp. tägl.

Tab.14   **Die zur Zeit gebräuchlichsten Analgetika, Migränemittel.**

Warenzeichen	Analgetische Wirksubstanzen (chem. Kurzbezeichnung)	Sonstige Bestandteile (chem. Kurzbezeichnung)	Dosierungen nach Angaben der Her- steller
Avamigran	Aminophenazon	Ergotamin Mecloxamin Coffein Acamylophenin	bis zu 4 Drag. tägl. bis zu 10 Drag. pro Woche
Deseril		Methysergid	1 Retardtabl. tägl.
Dihydergot		Ergotamin	3–6 Tabl. tägl.

Tab. 14   (Fortsetzung).

Ergo-Kranit »Krewel«	Aminophenazon Phenacetin Phenazon	Ergotamin Papaverin Belladonna-Extr. Theophyllin Chinin Coffein Phenobarbital	$1^1/_2$–6 Tabl. tägl.
Ergo-sanol spezial	Aminophenazon	Ergotamin Vitamin B Coffein Phenyltoloxamin	bis zu 6 Kps. tägl.
Migräne-Kranit »Krewel«	Aminophenazon Phenacetin Phenazon	Belladonna-Extr. Papaverin Theophyllin Coffein Phenobarbital	$1^1/_2$–6 Tabl. tägl.
Migrexa	Aminophenazon	Ergotamin Coffein Barbital Vitamin B_{15}	bis zu 2 Drag. alle 2 Stunden
Migristene		Dimetotiazin (Phenothiazin)	2–4 Tabl. tägl. max. 7 Tabl. tägl.
Neosal	Aminophenazon Ca-Salicylat	Coffein Octinum (Wz)	3–6 Drag. tägl. 45–90 Tr. tägl.
Zentromid		Phenytoin Coffein	bis zu 6 Drag. tägl.

Tab. 15   **Die zur Zeit gebräuchlichsten Analgetika. Rezeptfreie Analgetika.**

Warenzeichen	Analgetische Wirksubstanzen (chem. Kurzbezeichnung)	Dosierungen nach Angaben der Hersteller
Alka-Seltzer	Acetylsalicylsäure	2–8 Tabl. tägl.
Arantil	Aminophenazon Noraminophenazonmethansulfonsäure	6–9 Drag. tägl.
Aspirin	Acetylsalicylsäure	2–6 Tabl. tägl.
Betapex	Salicylamid Äthoxybenzamid	3–6 Tabl. tägl.
Ben-u-ron	Paracetamol	1–2 Tabl. tägl.
Ben-u-ron C	Paracetamol Salicylamid Aminophenazon	1–6 Kps. tägl.
Cafaspin	Acetylsalicylsäure	2–4 Tabl. tägl.
Compral C	Aminophenazon, Trichloraethylurethan	3–6 Tabl. tägl.

Tab. 15 (Fortsetzung).

Dismenol	Aminophenazon Sulfamidobenzoesäure	2–3 Tabl. tägl.
Eu-Med	Aminophenazon Phenazon Phenacetin	3–8 Tabl. tägl.
Godamed	Acetylsalicylsäure	3–6 Tabl. tägl.
Judolor comp.	T T F D Mg-Salz der Noraminophenazonmethan- sulfonsäure	6–12 Tabl. tägl.
Melabon	Propyphenazon Aethoxybenzamid Mandelsäurebenzylester	1–5 Kps. tägl.
Neuralgin	Acetylsalicylsäure Phenacetin	1–2 Tabl. tägl.
Novalgin	Noraminophenazonmethansulfonsäure	3–8 Tabl. tägl.
Octadon	Acetylsalicylamid Phenazon, Phenetidin Aminophenazon, Phenacetin	4–6 Tabl. tägl.
Paidipyrin	Paracetamol Carbromal	2–3 Briefe tägl.
Perdolfin	Acetylsalicylsäure	1–2 Tabl. tägl.
Pyramidon	Aminophenazon	bis zu 10 Tabl. à 0,3 g
Quadronal	Phenazon, Phenacetin Phenetidin	3–6 Tabl. tägl.
Ring-Tabletten	Acetylsalicylsäure β-Hydroxybutyryl-p-phenetidin	4–6 Tabl. tägl.
Romigal	Salicylamid Phenacetin	6 Tabl. tägl.
Saridon	Propyphenazon Phenacetin	3–6 Tabl. tägl.
Salimed	Salicylamid Phenacetin Aminophenazon	2–4 Drag. tägl.
Sinpro	Phenazon Paracetamol	1–4 Briefe tägl.

Spalt
mit Brausespalt
   Doppelspalt
   Spalt 4
	Salicylamid
	Phenazon
	Mandelsäurebenzylester
		3–6 Tabl. tägl.

Temagin	Phenylmethylcyclohexenopyrazolon Phenacetin Carbromal	3–6 Tabl. tägl.

Tab. 15 (Fortsetzung).

Thianeuron comp.	Salicylamid Phenylbutazon	6–9 Drag. tägl.
Thomapyrin	Acetylsalicylamid Phenacetin	3–6 Tabl. tägl.
Tispol	Aminophenazon Phenacetin	3–6 Tabl. tägl.
Togal	Acetylsalicylsäure	6–9 Tabl. tägl.
Tomanol	Isopyrin Phenylbutazon	6 Drag. tägl.
Trineral	Acetylsalicylsäure	6–9 Tabl. tägl.
Vivimed	Propyphenazon Noraminophenazonmethansulfonsäure Phenacetin, Phenetidin	3(–6) Tabl. tägl.

Tab. 16 **Die zur Zeit gebräuchlichsten Analgetika. Grippemittel.**

Warenzeichen	Analgetische Wirksubstanzen (chem. Kurzbezeichnung)	Sonstige Bestandteile	Dosierungen nach Angaben der Hersteller
Adrianol C	1 Drag. = 200 mg Propyphenazon	Diphenhydramin- Adrianol (Wz) = Phenylephrin – Vitamin-C-haltig	6 Drag. tägl.
Aflukin	1 Tabl. = 250 mg Äthoxybenzamid	Vitamin-C- und coffeinhaltig	3–6 Tabl. tägl.
Aspicorbin	1 Drag. = 100 mg Acetylsalicylsäure + 100 mg Phenacetin	Vitamin-C- und chininhaltig	3–8 Drag. tägl.
Aspiphenin	1 Tabl. = 300 mg Acetylsalicylsäure + 200 mg Phenacetin		1–3 Tabl. tägl.
Bisolvon- Gribletten	1 Tabl. = 300 mg Acetylsalicylsäure + 15 mg Codeinphosphat	Bisolvon (Wz)- haltig	3–6 Tabl. tägl.
Cantacin- Hoechst	1 Drag. = 100 mg Ca-Salz der Nor- aminophenazonmethan- sulfonsäure + 50 mg Chininsalz der Nor- aminophenazonmethansulfon- säure	Vitamin-C- und hesperidinhaltig	3–6 Drag. tägl.
Chinaspin	1 Drag. = 250 mg Acetylsalicylsäure	Chininhaltig	2–6 Drag. tägl.
Chinavit	1 Drag. = 135 mg Salicylamid	Vitamin-C- und chininhaltig	3–8 Drag. tägl.
Fiobrol	1 Tabl. = 75 mg Phenylbutazon + 200 mg Benzmethoxazon	Coffeinhaltig	3–6 Tabl. tägl.

Tab. 16   (Fortsetzung).

Fluprim	1 Drag. = 200 mg Salicylamid	Dextromorphan-, phenindamin- und Vitamin-A+C-haltig	3 – 6 Drag. tägl.
Gardan	1 Tabl. = 200 mg Aminophenazon + 300 mg Na-Salz der Nor-aminophenazonmethansulfon-säure		3 – 8 Tabl. tägl.
Gompyrid	1 Drag. = 200 mg Äthoxybenzamid	Chinin-, orphena-drin- und Vitamin-C-haltig	3 – 6 Drag. tägl.
Grippinon	1 Drag. = 100 mg Aminophenazon	Chinin-, barbi-turat- und theophyllinhaltig	4 – 5 Drag. tägl.
Ilvico	1 Drag. = 75 mg Propyphenazon + 150 mg Salicylamid	Chinin-, anti-histamin-, Vitamin-C- und coffeinhaltig	6 Drag. tägl.
Kolton-grippale	1 Drag. = 75 mg Aminophenazon + 150 mg Äthoxybenzamid	Piprinhydrinat-, Vitamin-C- und coffeinhaltig	3 – 6 Drag. tägl.
Neopyrin	1 Kps. = 100 mg Phenacetin + 100 mg Aminophenazon	Bromisoval- und spasmolytikum-haltig (Octinum)	2 – 6 Kps. tägl.
Novalgin-Chinin	1 Tabl. = 150 mg Ca-Salz der Nor-aminophenazonmethansulfon-säure + 100 mg Chininsalz der Nor-aminophenazonmethansulfon-säure		3 – 6 Drag. tägl.
Quadrochin	1 Drag. = 100 mg Phenazon + 100 mg Phenacetin	Chinin- und Vitamin-C-haltig	2 – 6 Drag. tägl.
Refagan	1 Tabl. = 200 mg Salicylamid + 200 mg Phenacetin	Coffein- und mebhydrolinhaltig	3 – 6 Tabl. tägl.
Siguran	1 Kps. = 230 mg Salicylamid + 120 mg Phenacetin	Coffein-, Vitamin-C- und hesperidinhaltig	4 Kps. tägl.
Trimedil	1 Drag. = 100 mg Paracetamol	Antihistaminikum-, rutin- und Vitamin-C-haltig	6 Drag. tägl.

11. Ergänzung

a) Hormonbehandlungen

Die Hormonbehandlungen spielen (zumindest innerhalb der psychiatrischen Krankenhäuser des Landschaftsverbandes Rheinland) bisher keine nennenswerte Rolle, sofern es um die Beeinflussung psychischer Störungen geht. Die

Verhältnisse in der freien Praxis hinsichtlich dieser Behandlungen sind bisher nicht übersichtlich, zumal die Umsatzzahlen nicht erkennen lassen, wieweit Hormonpräparate vorwiegend wegen körperlicher Indikationen verordnet wurden. Psychopharmaka in Kombination mit Hormonpräparaten s. S. 281. Zur Hormonbehandlung endokriner Psychosyndrome im Klimakterium der Frau und des Mannes s. S. 196.

b) Psychotika (LSD, Mescalin)

Psychotika, wie besonders LSD 25 (Lysergsäurediäthylamid) und Mescalin, befinden sich nicht im Handel. Ihr Einsatz im Rahmen psychoanalytischer Behandlungsverfahren wird von den deutschen Psychotherapeuten – abgesehen von einzelnen Ausnahmen – nicht praktiziert.

In der psychoanalytischen Therapie dienen bekanntlich Einfälle, die an Träume oder Tagesereignisse anknüpfen oder freisteigend gebracht werden, als Ausgangsmaterial. Diese Methodik bedarf derartiger Kunstgriffe, wie toxisch bedingte Stimmungsänderung, Enthemmung und Auslösung visueller Halluzinationen, nicht. (Literaturübersicht und Berücksichtigung der Erfahrungen bei Selbstversuchen mit LSD und Mescalin s. Haase, 1957.)

Psychotika sind Stoffe, die den Menschen über eine exogene Psychose mit Bewußtseinsveränderung von der Realität wegführen. In diesem Sinne kann man nicht nur Stoffe, die exogen delirante Psychosen mit visuellen Halluzinationen auslösen, wie besonders LSD und Mescalin, sondern alle Suchtmittel, wie Alkohol, Opiate, Weckamine, Schlafmittel und Analgetika, sofern sie zur Euphorisierung, der rauschhaften Enthemmung dienen, als *Psychotika* kennzeichnen.

Werden *Psychotika* eingenommen, um der Realität zu entfliehen oder sie zumindest zu umgehen, so werden *Psychopharmaka* verordnet, um den Kranken zur Realität zurückzuführen. Besonders deutlich wird das bei den Neuroleptika, die beim Schizophrenen bei hellem Bewußtsein Wahnideen, Halluzinationen und andere psychotische Erlebnisse zurücktreten lassen, so daß er mit Kritik zur Wirklichkeit zurückfindet, oder bei den Antidepressiva, die eine psychotisch veränderte Stimmung normalisieren. Während Psychotika, vom LSD bis zum Alkohol, in entsprechend toxischer Dosierung die Willensfreiheit nehmen, geben die Psychopharmaka bei optimaler Anwendung und Dosierung dem Kranken die Willensfreiheit zurück und dienen der realistischen Sicht zur Bewältigung der gegenwärtigen Situation.

Insgesamt kommt man zu der Feststellung, daß in der BRD mehr als $^1/_2$ bis $^3/_4$ Million Menschen süchtig sind, und zwar weit überwiegend alkoholsüchtig. Diese Kranken entfliehen mit Hilfe chemischer Verbindungen (besonders Alkohol, Schlafmittel, Analgetika, Psychostimulantia, neuerdings zunehmend Opiate, Halluzinogene (besonders LSD), Haschisch – man schätzt 200000 LSD-Trips und das Rauchen von 90 Mill. Haschischportionen 1970 in der BRD) unter Auslösung exogen psychotischer Zustände der Realität. Eine etwa gleich große Zahl von Menschen ist zu endogenen Psychosen veranlagt (etwa $^2/_3$ davon zur Schizophrenie, etwa $^1/_3$ zu manischen und depressiven Psychosen). Ihnen dienen chemische Verbindungen (Psychopharmaka), um aus der Psychose zur Realität zurückzufinden. Zwischen beiden Gruppen stehen die zahlenmäßig bisher nicht genau zu erfassenden Millionen mit neurotischen Fehlhaltungen, denen eine Tranquilizer-Wirkung hilft, affektive

Spannungen, Angst, Hemmungen, Schlafstörungen u. a. zu überwinden und sich den Forderungen, Aufgaben und Rechten des Lebens anzupassen. Sie sind zwar nicht suchtgefährdet im engeren Sinne des Wortes, können aber in eine Abhängigkeit geraten, da die Tranquilizer-Wirkung nur der Symptombehandlung dient, sofern nicht daran gearbeitet wird, die seelische Fehlhaltung durch Korrektur der äußeren und inneren Verursachung anzugehen.

c) Clomethiazol (Distraneurin, Hemineurin)

Die hypnotisch rasch und jeweils kurzdauernd (1–2 Std.) wirksame Substanz *Clomethiazol* (Distraneurin, Hemineurin) hat sich neuerdings zur Behandlung von Schlafstörungen bei Hirngeschädigten (z. B. Zerebralsklerose) wie besonders zur Behandlung des Delirium tremens außerordentlich bewährt (s. Bergener und Fritschka, Sattes, Scheid und Huhn u. a.). Beim Delirium tremens hat das Distraneurin die Neuroleptika praktisch verdrängt, so daß die Kranken bei laufender meist peroraler Verabreichung ihr Delirium tremens überschlafen. Todesfälle wurden zumindest in unserer Klinik beim normalen Delirium tremens seit dem Einsatz von Clomethiazol nicht mehr beobachtet. (1 Tablette enthält 0,5 g, 1 Kapsel 0,192 g Distraneurin in Erdnußöl gelöst. Tabletten und Kapseln sind therapeutisch äquivalent. 100 ml Lösung zur Injektion oder Infusion enthalten 0,8 g Distraneurin.)

Die Dosierung erfolgt individuell. Beim Delirium tremens empfehlen Huhn und Böcker folgendes Vorgehen: »Wenn die Diagnose gesichert ist, werden bei einem schweren Alkoholdelir sofort 1,5 g Clomethiazol (Anmerkung d. Verf.: sofern Clomethiazol in Form von Tabletten verabreicht wird.) verabfolgt. Schläft der Kranke nicht innerhalb einer Stunde ein, erhält er ein weiteres Gramm des Medikamentes und in der Folge regelmäßig 1 g in Abständen von 2–3 Stunden während der ersten 3–4 Tage. Danach wird die 24-Stunden-Dosis auf 6mal 1 g (vierstündliche Abstände) reduziert. Nach weiteren 3–4 Tagen wird die Dosis auf 4mal 1 g und nach ähnlich langem Intervall auf 3mal 1 g, schließlich auf 3mal 0,5 g zurückgestuft. Die orale Therapie mit Clomethiazol sollte immer vor der Entlassung aus der stationären Behandlung abgeschlossen sein.«

In schweren Fällen kann die Behandlung mit einer einmaligen intravenösen Applikation von 40–50–100 ml der 0,8%-Distraneurin-Lösung in 3–5 Minuten eingeleitet werden.

Bei einer Dauertropfinfusion bedarf der Patient wegen der Gefahr des Überganges von Schlaf in tiefe Bewußtlosigkeit mit evtl. zentral bedingter Atemdepression und Kreislaufkollaps ständiger Überwachung. Dauertropfinfusionen mit Distraneurin waren bei unseren Patienten entbehrlich. Es konnte sogar beim Alkoholdelir meist auch auf intravenöse Distraneurin-Injektionen verzichtet werden und die Behandlung peroral erfolgen. Die perorale Gesamtdosis von Distraneurin soll 16 Tabletten oder 16 Kapseln in 24 Stunden nicht überschreiten.

Distraneurin kann in gleicher Weise für die Behandlung von Entzugsdelirien nach Medikamentensucht verwendet werden. Auch zur Dämpfung der inneren Unruhe bei der Entziehung kann es in dann niederer Dosierung Verwendung finden. Doch sollten hier schwach potente Neuroleptika und reine Tranquilizer den Vorzug haben, da einzelne Suchtfälle mit Distraneurin bekannt sind.

Distraneurin hat wegen seiner geringen kumulativen Eigenschaften und guten Verträglichkeit vielfache Verwendung gefunden: bei Schlafstörungen, insbesondere bei hirnorganisch Geschädigten (abends 1–2 Tabl. oder Kapseln). Die Dosis kann nachts wiederholt werden. Bei manischen Psychosen bewährten sich in Ergänzung zur Behandlung mit Neuroleptika und Lithiumsalzen einzelne Distraneurin-Tabletten oder -Kapseln. Dabei ist allerdings zu beachten, daß von verschiedenen Autoren von einer Kombination von Distraneurin mit anderen Sedativa oder Hypnotika wegen der gegenseitigen Potenzierungen abgeraten wird. Eine Zusatzbehandlung mit Distraneurin zur Dämpfung von innerer Unruhe und Erregung sollte daher u. E. nur in Ausnahmefällen und dann nur in niederer Dosierung (z. B. 1–3 Tabl. bzw. Kapseln täglich) erfolgen.
Bei Unruhezuständen im Zusammenhang mit Zerebralsklerose kann sich Distraneurin auch am Tage als Sedativum bewähren.
Beim Status epilepticus werden 40–100 ml der 0,8%-Lösung in 5–10 Minuten intravenös gegeben.
Weitere Anwendungsbereiche sind Präeklampsie und Eklampsie.

An Nebenwirkungen werden allergische Erscheinungen beschrieben mit evtl. Hautexanthem, ferner bei bis zu 10% der Fälle Magenschmerzen, Sodbrennen, Erbrechen, Brennen in Hals und Nase, tränende Augen, Hustenreiz. Blutdruckabfall nur bei Infusionsbehandlung. Nur in Einzelfällen muß die Behandlung wegen der genannten Nebenwirkungen abgesetzt werden oder wird wegen unangenehmen Geschmacks oder Geruchs abgelehnt.
Grundsätzlich sollte Distraneurin wegen der eventuellen Suchtgefahr nicht länger als 3 Wochen verabreicht werden.

d) Lithium (Quilonum, Hypnorex)

Vorwiegend von skandinavischen Autoren wurde erneut auf die therapeutischen Möglichkeiten mit Lithium bei Psychosen des manisch-depressiven Formenkreises hingewiesen, nachdem es bereits seit mehr als 15 Jahren verwandt und wegen der Gefahr toxischer Nebenwirkungen wiederholt abgesetzt wurde bzw. sich nicht durchsetzte.
Da die Anwendung von Lithiumsalzen ganz besonders zur Prophylaxe manischer und/oder depressiver Psychosen in vielen Fällen eine überzeugende Wirkung zeigt, werden im Abschnitt »Neue Wege zur Verminderung der Rückfallgefahr psychischer Störungen (s. S. 327 ff.) die wichtigsten Ergebnisse zur Lithiumtherapie unter Berücksichtigung einer (durch unseren Mitarbeiter Wagner ermöglicht) umfassenden Literaturübersicht und eigener Erfahrungen mitgeteilt.
Besitzt man mit der Tranquilizer- und der neuroleptischen Wirkung eine Syndromtherapie, indem bei der Tranquilizer-Wirkung ein pharmakogenes Psychosyndrom, bei der neuroleptischen Wirkung ein pharmakogenes psycho-organisches Syndrom auf ein psychopathologisches Syndrom einwirkt, so nähert man sich mit den Antidepressiva mehr einer kausalen Somatotherapie, die sich nicht aus einer psychischen Eigenwirkung ableiten läßt und nach Kielholz gerade dann besonders deutlich ist, wenn psychisch anregende oder psychisch dämpfende Wirkungen bei einem Antidepressivum zurücktreten. Dennoch ist anerkannt, daß auch die Antidepressiva nur

während der Psychose wirksam sein können und eine Dauergabe nicht in der Lage ist, weitere Phasen zu verhindern. Im Gegenteil, es wird sogar vermutet (Weitbrecht u. a.), daß mit der Ablösung der Elektroschockbehandlung durch die Antidepressiva häufiger chronische depressive Psychosen zu beobachten seien, und man hat vor einer Vernachlässigung der Elektroschockbehandlung gewarnt.

Da sich die Auffassung bestätigt, daß Lithium nicht nur ohne Auslösung eines pharmakogenen psychoorganischen Syndroms im Sinne der neuroleptischen Wirkung eine manische Psychose kompensieren kann, sondern auch durch eine Erhaltungsdosis die Häufigkeit späterer manischer und/oder depressiver psychotischer Phasen verringern kann, eröffnen sich gänzlich neue Aspekte der Pharmakotherapie der Psychosen.

Ex juvantibus könnte sich darüber hinaus ein Weg finden, der zu Ergebnissen führt, die den endogenen Psychosen den Makel des »körperlich noch nicht Begründbaren« nehmen, eine Frage, die immer noch auf Antwort wartet, wenn auch Zusammenhänge zwischen prämorbider Persönlichkeit, auslösender Situation und »endogener« Psychose immer häufiger gesehen werden.

Literatur – Arbeitskreise

Angst, I.: Arbeitskreis M. Bleuler.
v. Baeyer, W.: Arbeitskreis (Universitäts-Nervenklinik Heidelberg).
Bente, D.: Derz. Arbeitskreis Flügel.
Bleuler, M.: Arbeitskreis (Psychiatrische Universitätsklinik Burghölzli, Zürich/Schweiz).
Bochnik, H.: Arbeitskreis (Universitäts-Nervenklinik Frankfurt a. M.).
Bürger-Prinz, H.: Arbeitskreis (Psychiatrische und Universitätsnervenklinik Hamburg-Eppendorf).
Büssow, H.: Arbeitskreis (Allg. Krankenhaus Ochsenzoll, Hamburg 62).
Cornu, F.: Arbeitskreis Walther-Büel.
Degkwitz, R.: (Neuropsychiatrische Universitätsklinik Freiburg).
Derwort, A.: Arbeitskreis (Neuropsychiatrische Universitätsklinik Gießen).
v. Ditfurth, H.: Derz. Arbeitskreis Scheller.
Döhner, W.: Arbeitskreis (Landeskrankenhaus Schleswig).
Engelmeier, M.-P.: Arbeitskreis (Nervenklinik der Städt. Krankenanstalten Essen, Klinikum der Medizinischen Fakultät der Ruhr-Universität Bochum).
Flügel, Fr.: Derz. Arbeitskreis (Universitäts-Nervenklinik Erlangen).
Haddenbrock, S.: Arbeitskreis (Psychiatrisches Landeskrankenhaus Emmendingen).
Häfner, H.: Arbeitskreis v. Baeyer.
Harrer, G.: Arbeitskreis (Landesnervenklinik und Landeskrankenhaus Salzburg).
Heinrich, K.: Derz. Arbeitskreis Kranz.
Helmchen, H.: Arbeitskreis Selbach.
Hippius, H.: Arbeitskreis (Psychiatrisch-Neurologische Universitätsklinik München).
Hoff, H.: Arbeitskreis (Psychiatrisch-Neurologische Universitätsklinik Wien).
Huber, G.: Arbeitskreis Weitbrecht.
Jacob, H.: Arbeitskreis (Psychiatrische und Nervenklinik der Universität Marburg).
Janz, H. W.: Arbeitskreis Wahrendorffsche Krankenanstalten KG, Ilten über Hannover).
Janzarik, W.: Arbeitskreis Kranz.
Kielholz, P.: Arbeitskreis (Psychiatrische Universitätsklinik Basel).
Kisker, K.-P.: Arbeitskreis v. Baeyer, zur Zeit Psychiatrische Klinik des Oststadt-Krankenhauses, Hannover.
Kranz, H.: Derz. Arbeitskreis (Psychiatrische und Nervenklinik der Universität Mainz).
Kulenkampff, C.: Derz. Arbeitskreis Zutt, zur Zeit: Dezernent der Gesundheitsabteilung des Landschaftsverbandes Rheinland).
Kuhn, R.: Arbeitskreis (Psychiatrische Klinik Münsterlingen/Schweiz).

Matussek, N.: Arbeitskreis Peters.
Meyer, H.-H.: Arbeitskreis (Universitäts-Nervenklinik im Landeskrankenhaus Homburg/Saar).
Meyer, J. E.: Arbeitskreis (Psychiatrische und Poliklinik der Universität Göttingen).
Pakesch, E.: Arbeitskreis (Universitäts-Nervenklinik Graz/Österreich).
Peters, G.: Arbeitskreis (Klinisches Institut der Deutschen Forschungs-Gesellschaft für Psychiatrie, Max-Planck-Institut, München).
Petrilowitsch, N.: Derz. Arbeitskreis Kranz.
Ploog, D.: Arbeitskreis Peters.
Pöldinger, W.: Arbeitskreis Kielholz.
Pohlmeier, H.: Derz. Arbeitskreis Peters.
Sattes, H.: Arbeitskreis Scheller.
Scheid, W.: Arbeitskreis (Universitäts-Nervenklinik Köln).
Scheller, H.: Arbeitskreis (Universitäts-Nervenklinik Würzburg).
Schmidt, G.: Arbeitskreis (Medizinische Akademie Ost, Lübeck).
Schmitt, W.: Arbeitskreis H.-H. Meyer.
Schulte, W.: Arbeitskreis (Nervenklinik der Eberhard-Karls-Universität Tübingen).
Selbach, H.: Arbeitskreis (Psychiatrische und Neurologische Klinik, Poliklinik der Freien Universität Berlin).
Störring, G.-E.: Arbeitskreis (Psychiatrische und Nervenklinik der Christian-Albrecht-Universität Kiel).
Tellenbach, H.: Arbeitskreis v. Baeyer.
Tölle, R.: Arbeitskreis Schulte.
Walther-Büel, Fr.: Arbeitskreis (Bern/Schweiz).
Weitbrecht, H.-J.: Arbeitskreis (Psychiatrische Klinik der Universität Bonn).
Wieck, H. H.: Arbeitskreis (Universitäts-Nervenklinik Erlangen).
Zutt, J.: Arbeitskreis (Universitäts-Nervenklinik Frankfurt a. M.).

Literatur (soweit im Text namentlich angeführt)

Auterhoff, H.: Lehrbuch der pharmazeutischen Chemie. 4. Aufl., Wissenschaftliche Verlagsgesellschaft, Stuttgart 1966.
Bergener, M., J. Fritschka: Zur Klinik und Therapie des Delirium tremens unter besonderer Berücksichtigung der Chlormethiazolbehandlung. Nervenarzt *36:* 156–161 (1965).
Degkwitz, R.: Leitfaden der Psychopharmakologie für Klinik und Praxis. Wissenschaftliche Verlagsgesellschaft, Stuttgart 1967.
Degkwitz, R., O. Luxenburger: Das terminale extrapyramidale Insuffizienz- bzw. Defektsyndrom infolge chronischer Anwendung von Neurolepticis. Nervenarzt *36:* 173 (1965).
Engelmeier, M.-P.: Zum Erlebnis der Behandlung und der Besserung bei depressiven Kranken. Therapeutische Gespräche deutscher und französischer Psychiater, Lyon, Hôpital du Vinatier 21.–22. Nov. 1959. Special issue of La Revue Lyonnaise de Médicine. Sept. 1960, 81.
Frankl, V. E.: Schlaf. Schlafstörungen – Therapeutische Hinweise. In: Handbuch der Neurosenlehre und Psychotherapie, Bd. II, S. 563. Urban & Schwarzenberg, München, Berlin 1959.
Haase, H.-J.: Über Vorkommen und Deutung des psychomotorischen Parkinsonsyndroms bei Megaphen- bzw. Largactil-Dauerbehandlung. Nervenarzt *25:* 486 (1954).
Haase, H.-J.: Psychiatrische Erfahrungen mit Megaphen (Largactil) und dem Rauwolfia-Alkaloid Serpasil unter dem Gesichtspunkt des psychomotorischen Parkinsonsymdroms. Nervenarzt *26:* 507 (1955).
Haase, H.-J.: Endokrinologische Psychiatrie. Med. Klin. *52:* 1416–1419 (1957).
Haase, H.-J.: Das Psychotikum »Lysergsäurediäthylamid«. Fortschr. Neurol. Psychiat. *25:* 546 (1957).
Haase, H.-J.: La valeur thérapeutique des symptômes extra-pyramidaux dans le traitement à la chlorpromazine et reserpine. L'Encéphale *6:* 519–532 (1958).
Haase, H.-J.: Möglichkeiten und Grenzen der Psychopharmakotherapie mit Tranquilizern und Neuroleptika. Dtsch. med. Wschr. *88:* 505 (1963).
Haase, H.-J., P. A. J. Janssen: The action of neuroleptic drugs, a psychiatric neurologic and pharmacological investigation. North-Holland Publishing Company, Amsterdam 1965.

Haase, H.-J., M. Zahn, C. F. Zschucke: Der Einfluß der antineuroleptischen Wirkung auf die neuroleptische Schwelle. Int. J. Neuropsychiat. *1, 3:* 239–252 (1965).

Haddenbrock, S.: Diskussionsbeitrag auf dem Symposion in Köln vom 26.11.1965, Tropon -Werke.

Janßen, Fr.-J.: Beschreibung von Bewegungsstörungen unter dem Einfluß von Psychopharmaka. Vortrag auf der 7. Fortbildungstagung für das gehobene Pflegepersonal des Landschaftsverbandes Rheinland. 7.–11. Nov. 1966 in Bedburg-Hau. Herausgegeben von der Abteilung Gesundheitspflege.

Kapplinghaus, R.: Lithiumbehandlung in der Psychiatrie. Med. Klin. *53:* 660–661 (1958).

Kielholz, P.: Psychiatrische Pharmakotherapie in Klinik und Praxis. Huber, Bern, Stuttgart 1965.

Kranz, H.: Gebrauch und Mißbrauch der Psychopharmaka in der allgemeinen Praxis. Ärzteblatt, Rheinland-Pfalz *18:* 147 (1965).

Kulenkampff, C.: Persönliche Mitteilung.

Kuschinsky, G., H. Lüllmann: Kurzes Lehrbuch der Pharmakologie. 2. Aufl., Thieme, Stuttgart 1966.

Merck-Index, 7. Aufl. 1960, Rahway N. J. USA.

Meyer, H.-H.: Die Therapie der zyklothymen Manie. Med. Welt *10:* 538 (1967).

Müller, H.-W., H.-J. Haase, G. Scheurle, I. Bartelt: Vortrag auf dem Symposion »Der entlassene Anstaltspatient«, Heidelberg, 28.2.1966.

Panse, F.: Das psychiatrische Krankenhauswesen. Thieme, Stuttgart 1964.

Sattes, H.: Die Behandlung des Delirium tremens mit Distraneurin. Med. Klin. *59:* 1515–1517 (1964).

Scheid, W., A. Huhn: Neue Wege der medikamentösen Behandlung des Alkoholdelirs. Fortschr. Neurol. Psychiat. *32:* 490–494 (1964).

Schulte, W.: Über das Wesen melancholischen Erlebens und die Möglichkeiten der Beeinflussung. Hippokrates-Verlag, Stuttgart 1965.

Schultz, J. H.: Schlaf. Im Handbuch der Neurosenlehre und Psychotherapie. Bd.II, S.568. Urban & Schwarzenberg, München, Berlin 1959.

Weitbrecht, H.-J.: Psychiatrie im Grundriß. Springer, Berlin, Göttingen 1963.

Weitbrecht, H.-J.: Vortrag auf der ärztlichen Fortbildungstagung des Landschaftsverbandes Rheinland 1967 in Süchteln.

Psychopathologie des Alterns

Rund 8% der über 65jährigen erkranken an psychischen Störungen. Bei etwa der Hälfte von ihnen stellen sich schwerere organische Psychosyndrome ein. Die so häufigen altersbedingten leichten Hirnleistungsschwächen sind bei dieser Zahl nicht berücksichtigt. Bei der anderen Hälfte finden sich alle bekannten psychopathologischen Syndrome, die entweder schon im früheren Leben mehr oder weniger bestanden oder erstmals auftreten. Bei organischen Psychosyndromen sind im Alter Belastungen durch *neue* Situationen und damit ein Milieuwechsel oft eine Veranlassung zur Dekompensation mit zumindest vorübergehender ausgeprägterer Symptomatik. Auch eindeutig hirnorganisch bedingte exogene Psychosen können durch relativ geringe körperliche oder psychische Belastung auftreten oder sich verschlimmern. Zum Verständnis des Verlaufes psychopathologischer Syndrome im Alter ist also eine Reihe von Faktoren zu beachten, d. h. somatische Begleiterkrankungen können wie auch soziale Faktoren (Beziehungen zu den Angehörigen, Milieuwechsel, z. B. Krankenhauseinweisung) von Bedeutung sein. Es wurde in diesem Sinne auf die »Multimorbidität« (Bergener) in der Gerontopsychiatrie hingewiesen. Diese hirnorganischen Psychosen im Alter sind gekennzeichnet durch nächtliche Exazerbationen und delirante Syndrome mit eventuellen visuellen Halluzinationen und vielleicht auch Umdeutungen der gegenwärtigen Situation im Sinne früherer Erinnerungen. Während Zwangsneurosen im Alter eher an Dynamik verlieren und weniger quälend werden, häufen sich (endomorphe und exomorphe) Depressionen (Belastung durch Vakuumsituationen u. a.), dabei kommt es zwar im Vergleich zum früheren Lebensalter seltener zu Suizidversuchen, aber eindeutig häufiger zu vollendeten Suiziden. Paranoide oder paranoid-halluzinatorische Psychosen bzw. paranoische Syndrome (gefördert durch Verunsicherung im Zusammenhang mit Alleinstehen und Einsamkeit, S. 208/209) treten ebenfalls häufiger auf. Ein Nachlassen der Potenz bei erhaltener Libido in Verbindung mit einem Persönlichkeitsabbau disponiert bei Männern zu Sexualdelikten an Kindern.
Die geistige Anpassungsfähigkeit an neue Aufgaben und Bedingungen des Lebens, d. h. die Intelligenz, kann im Alter zunächst durch Hemmung ihrer charakterologischen Vorbedingungen beeinträchtigt werden. Dabei kann es zu einem Instinktumbau (von Monakow und Mourgue) mit einem Hervortreten der Selbsterhaltungstriebe und einem Zurücktreten arterhaltender und sozialer Tendenzen kommen.
Grundprinzipien abnormen psychischen Alterns (nach Schulte und Harlfinger): 1. Nachlassen der vitalen Dynamik, 2. Enthemmungsvorgänge, 3. Werkzeugstörungen mit Beeinträchtigung der Wort- und Namensfindung, der Merkfähigkeit u. a.
Eigenschaften, die am häufigsten abnormes Altern charakterisieren, sind nach F. A. Kehrer: Selbstgefälligkeit, Neid, Mißtrauen, Engherzigkeit, Egozentrizität, hypochondrische Selbstbeobachtung, Geiz, Verarmungs- und Neuerungsfurcht,

Psychiatrisches Repetitorium

gesteigerte Fremdbeeinflußbarkeit, Halsstarrigkeit, Rührseligkeit, Affektinkontinenz, Geschwätzigkeit, Mißverhältnis von Libido und sexueller Potenz. Bei ausgeprägtem Altersabbau mit deutlicher Beeinträchtigung der Kritik und Urteilsfähigkeit spricht man von seniler Demenz (s. S. 197).

Pharmakotherapeutisch werden bei altersbedingten Hirnleistungsschwächen bzw. bei ausgeprägteren organischen Psychosyndromen die ab Seite 33 ff. angeführten Geriatrika vielfach verordnet. Zur Besserung der Hirndurchblutung kann eine Kombination mit Herz- und Kreislaufmitteln (evtl. Bluttransfusion) nützlich sein.

Bei der Verordnung von Psychopharmaka empfiehlt sich dringend eine grundsätzlich möglichst niedrige Dosierung wegen geringer Verträglichkeit bei ebenfalls grundsätzlicher Vermeidung von Bettruhe (Gefahr von Thrombosen und Embolien, Pneumonie). Dabei ist bemerkenswert, daß Antidepressiva auch in sehr niedrigen Dosierungen schon sehr wirksam sein können, z. B. bei den trizyklischen Antidepressiva Dosierungen bis zu 30 mg täglich oder bei den Monoaminooxydasehemmern $1/2$–1 Drag. Jatrosom täglich. Sedierende Tranquilizer-Dosierungen mit reinen Tranquilizern oder schwach potenten Neuroleptika sollten am Tage im Hinblick auf den so oft gestörten Nachtschlaf nur ausnahmsweise und ebenfalls niedrig dosiert angewandt werden. Zur Sedierung kann sich am Tage Distraneurin bei akuten Unruhezuständen bewähren (s. S. 54/55). Es kann sich sogar eine leichte Stimulation durch Pharmaka am Tage bewähren. Bei paranoiden Psychosen sind ebenfalls schwächer potente Neuroleptika wegen der vegetativen Nebenwirkungen und der Sedierung nur ausnahmsweise und sehr vorsichtig einzusetzen. Stärker potente Neuroleptika sollten – oberhalb der neuroleptischen Schwelle dosiert – wegen der Gefahr der Überlastung der extrapyramidalen Zentren (möglichst keine Kaschierung von Überdosierungen durch Antiparkinsonmittel) mit Auftreten von extrapyramidalen Hyperkinesien möglichst nur kurzfristig verwandt werden.

Bei Schlafstörungen empfehlen sich ganz besonders die wenig toxisch und meist nicht zur Kumulation neigenden Medikamente, wie besonders Distraneurin, Paraldehydlösung, Chloralhydrat (s. S. 39), ferner Mogadan, Atosil, evtl. niedrig dosierte schwach potente Neuroleptika.

Literatur

Bergener, M.: Zum Problem sozialer und sozialpsychologischer Faktoren in der Pathogenese psychischer Störungen des höheren Lebensalters. Habilitationsschrift, Düsseldorf 1970.

Haase, H.-J.: Amnestische Psychosyndrome im mittleren und höheren Lebensalter. Springer, Berlin, Göttingen, Heidelberg 1959.

Haase, H.-J.: Psychopathologie des Alterns. Med. Klinik *52:* 594 (1957).

Kehrer, K.: F. A. über das psychische Altern des Menschen. Dtsch. Med. Wschr. *79*, 42, 1553, 1587 (1954).

Monakow, C. V., und R. Mourgue: Idiologische Einführung in das Studium der Neurologie und Psychopathologie. Hippokrates-Verlag, Stuttgart, Leipzig 1930.

Schulte, W., und H. Harlfinger: Seelisches Altern als Lebensproblem. Fortschr. Neurol. Psychiat. *24*, H. 7 (1956).

Der Vergleich der Abgabe psychotroper Medikamente in den Apotheken der BRD im Jahre 1965 mit dem Jahre 1970 läßt folgende Tendenzen erkennen:

1. Anstieg des Gesamtverbrauchs von 375 Mill. DM 1965 auf 457 Mill. DM 1970, d. h. Anstieg um rund 20%. Die Preissteigerungen der psychotropen Medikamente sind von 1965–1970 relativ gering und uneinheitlich für verschiedene Präparate. Unter Berücksichtigung einiger besonders häufig angewandter Präparate wird man sagen können, daß der Preisanstieg im Durchschnitt nicht über 5% lag. Zieht man den Preisanstieg ab, kann man schätzen, daß 1970 mindestens 50 Mill. DM mehr für psychotrope Medikamente ausgegeben wurden als 1965.

2. Erfreulicherweise ist der Prozentsatz des Verbrauchs von Analgetika gesunken (von rd. 46% des Gesamtverbrauchs psychotroper Medikamente 1965 auf rd. 42% des Gesamtverbrauchs 1970).

3. Erfreulicherweise ist ebenfalls der Verbrauch von Hypnotika gesunken (von rd. 27% des Gesamtverbrauchs 1965 auf rd. 21% des Gesamtverbrauchs 1970).

4. Bei den Neuroleptika ist ein leichter Rückgang zu verzeichnen, der u. E. im Hinblick auf die weitgehend fehlende Mißbrauchgefahr der Neuroleptika und die u. E. immer noch unzureichende neuroleptische Behandlung Schizophrener bzw. Paranoider nicht zu begrüßen ist (von rd. 7,5% des Gesamtverbrauchs 1965 auf 5,3% 1970).

5. Erheblich angestiegen ist der Verbrauch von Tranquilizern, der von rd. 12% 1965 des Gesamtverbrauchs auf rd. 20% im Jahre 1970 anstieg. Unterstellt man einen Preisanstieg von etwa 5%, so kann man doch sagen, daß 1970 für mindestens 46 Mill. DM mehr Tranquilizer in den Apotheken der Bundesrepublik umgesetzt wurden. Wir halten das Ergebnis einerseits für begrüßenswert, sofern reine Tranquilizer dazu beigetragen haben, die Anwendung von Analgetika und Hypnotika zu verringern. Bedenklich könnte der Mehrverbrauch sein, sofern die Verordnung von Tranquilizern psychotherapeutische Maßnahmen nicht unterstützen, sondern ersetzen sollte, oder sofern Tranquilizer benutzt wurden, um die rauschhaften Wirkungen von Alkohol oder anderen Suchtmitteln zu potenzieren. Es gibt zwar keine Sucht, die ausschließlich auf der Einnahme von Tranquilizern beruht (mit der Ausnahme hochdosierter Meprobamate), jedoch kann die potenzierende Wirkung von Tranquilizern Sucht bzw. Drogenabhängigkeit nachteilig beeinflussen.

6. Zu einem deutlichen Mehrverbrauch kam es bis 1970 bei den Antidepressiva (1965 = 3,14%, 1970 = 5,45% des Gesamtverbrauchs). Es ist dies im Hinblick auf die große Zahl depressiver Psychosen sicher ein positiv zu beurteilendes Ergebnis. Es spricht u. E. dafür, daß die niedergelassenen Kollegen zunehmend in der Lage sind, durch die zahlreichen Fortbildungsveranstaltungen auf diesem Fachgebiet depressive Psychosen in ihrer Praxis zu diagnostizieren. Das Ergebnis wäre u. E. negativ zu interpretieren, sofern Antidepressiva im Hinblick auf einen Tranquilizer-Effekt außerhalb von depressiven Psychosen eingesetzt wurden oder sofern bei nichtpsychotischen depressiven Verstimmungen Antidepressiva an die Stelle von psychotherapeutischen Maßnahmen traten.

7. Bei den Psychostimulanzien ist ein Anstieg des Verbrauchs um rd. 70% festzustellen. Dabei beträgt jedoch der Mehrverbrauch der im engeren Sinne unmittelbar oder psychisch stark anregenden Psychostimulanzien, bei denen auch zum
Teil die Gefahr von Mißbrauch oder Sucht besteht, »nur« 25%. Dagegen stieg
der Verbrauch der Präparate, die besonders in der Geriatrie eingesetzt werden
und denen entweder eine metabolische Regulationswirkung oder eine Förderung
der Hirndurchblutung zugesprochen wird, um rd. 100%.

Kann man das letztere als durchaus positiv zu wertendes therapeutisches
Bemühen ansehen, so ist der Anstieg der unmittelbar psychisch stark stimulierenden und zum Teil zu Mißbrauch und Sucht führenden Präparate bedauerlich
(s. S. 37).

II. TEIL

Diagnostik und Therapie depressiver Verstimmungen *

1. Zur Problematik depressiver Psychosen

Die Öffentlichkeit wird ständig über die erschreckende Zahl an Verkehrstoten informiert. In der Stadt Düsseldorf z. B. stehen an verschiedenen Stellen zur Warnung Schilder mit den entsprechenden Zahlen. Wer weiß aber, daß sich allein in Düsseldorf alle 2–3 Tage ein Mensch das Leben nimmt, daß in Westdeutschland auf jede Stunde ein Selbstmord kommt und daß die Zahl der Toten durch Selbstmord mehr als die Hälfte der Verkehrstoten beträgt? Wer weiß, daß ein hoher Prozentsatz der Selbstmörder nur deshalb seine Lage so hoffnungslos beurteilt und sich das Leben nimmt, weil er gemütskrank ist und einer tragischen Selbsttäuschung erliegt? Würde die Gemütskrankheit rechtzeitig erkannt und behandelt, brauchten diese Menschen nicht das Opfer ihrer Gemütskrankheit zu werden. Es kann aufgrund mehrerer Untersuchungen vermutet werden, daß mindestens ein Viertel der Selbstmörder Personen mit diesen Gemütskrankheiten, d. h. depressiven Psychosen, sind. Viele von ihnen gehen nicht zum Arzt. Sie halten sich für Versager, nicht für krank, messen sich daher selbst die Schuld an ihrer Situation zu und bringen sich um.
Im Interesse dieser Kranken ist es für die Angehörigen wichtig zu wissen, daß es krankhafte Gemütsstörungen gibt. Die Laien müssen ferner wissen, daß viele dieser Kranken selbstmordgefährdet sind und dringend einer Behandlung mit Medikamenten bzw. in Einzelfällen mit Elektroschocks bedürfen. Schließlich müssen die Laien darüber aufgeklärt werden, daß ein Appell an den Willen des Kranken, eine Ermahnung, sich zusammenzunehmen, zu arbeiten usw., die krankhafte Gemütsstörung fast regelmäßig verschlechtern, da die Kranken ihr „Nichtkönnen" dann noch mehr erleben. Diejenigen Kranken aber, die einen Arzt aufsuchen, tun das meist nicht, weil sie sich für gemütskrank halten, sondern weil sie glauben, sie seien körperlich krank. Sie klagen im wesentlichen über unbestimmte körperliche Beschwerden und führen ihre mangelnde Lebensfreude auf diese zurück. Läßt der Arzt sich von diesen Körperbeschwerden leiten und diagnostiziert nicht die dahinterstehende depressive Psychose, so erfährt der Patient natürlich nicht die richtige Behandlung, leidet unendlich, und ein Selbstmord ist schließlich nicht selten die Folge. So kommt ein großer Teil der Kranken mit depressiven Psychosen durch

---

*) Hans-J. Haase: Dtsch. Ärztebl. *62:* 2781–2791 (1965): Erweiterung durch tabellarische Übersichten und Richtlinien zur Anwendung von Antidepressiva sowie durch eingehendere Berücksichtigung des Themas »neurotische Depressionen«. Schließlich wurde ein Informationsblatt für Patienten und Angehörige beigefügt (s. S. 292), das von Janssen GmbH Düsseldorf sowie von Röhm & Haas Pharma GmbH, Darmstadt, Pfizer GmbH, Karlsruhe, angefordert werden kann. Es wurden ferner Ergebnisse des Salzburger Symposions vom 21. März 1969 über die Therapie mit Jatrosom (Leitung: Prof. Dr. G. Harrer) berücksichtigt sowie eine von uns im Anschluß an dieses Symposion bei den niedergelassenen praktischen Ärzten, Internisten und Nervenärzten der BRD durchgeführte Umfrage zur Verträglichkeit von Jatrosom.

Unkenntnis der Laien gar nicht erst in die ärztliche Praxis, und ein anderer großer Teil wird falsch behandelt.

Die Ursachen dieser depressiven Psychosen sind noch weitgehend unbekannt. Wir wissen, daß auf je 250 Menschen einer die vermutlich unregelmäßig dominant vererbte Anlage mit auf die Welt bringt und mindestens einmal in seinem Leben an einer derartigen depressiven Psychose und in wesentlich selteneren Fällen auch an dem Gegenteil, einer manischen Psychose, erkrankt. Man kann diese Kranken, auch wenn sie nie in ihrem Leben an einer manischen Psychose mit entsprechend gehobener Stimmung leiden, zum manisch-depressiven Formenkreis[1]) rechnen. Die Dauer einer depressiven Psychose ist völlig unbestimmt. Sie beträgt zwar im Durchschnitt nach Panse und anderen $1/_2$–$3/_4$ Jahr, nicht selten aber auch nur wenige Wochen und vereinzelt auch mehrere Jahre. Über die Prognose wissen wir nur, daß die depressiven Phasen praktisch ausnahmslos ohne Folgen abklingen, aber wir wissen nie, ob es die einzige Phase im Leben eines Menschen war, und ob und wann eventuell weitere Phasen zu erwarten sind. Tellenbach hebt in seiner kürzlich erschienenen Arbeit über die Melancholie hervor, daß Personen, die an depressiven Psychosen erkranken, sich in gesunden Zeiten durch besonders hohe Selbstanforderungen und Selbstverpflichtungen auszeichnen. Wir konnten hierzu bei unseren Kranken statistisch feststellen, daß gehobene Berufe bis zu Spitzenpositionen eindeutig am häufigsten in diesem Personenkreis vertreten sind. Tellenbach beschreibt ferner den ausgeprägten Ordnungssinn dieser Personen und betont, daß Ereignisse, die den Ordnungssinn bei ihnen stören – eine ungewohnte Lebenssituation, z. B. ein Umzug in eine neue Wohnung, eine überraschende körperliche Erkrankung –, zu einer derartigen depressiven Psychose führen können. Andererseits scheint eine noch uneinheitlich angegebene Anzahl der depressiven Psychosen ohne verständlichen Anlaß in Gang zu kommen. Wieweit körperliche Erkrankungen – unabhängig von dem auf Lebensordnung eingestellten Erleben des Kranken – zur depressiven Psychose führen können, ist noch offen. So kennen wir am Beginn diffuser Hirnerkrankungen, z. B. der progressiven Paralyse, depressive Psychosen, während wiederum bei schwersten Hirnschädigungen, die am Beginn des Lebens zur Idiotie oder im späteren Leben zu schwerer Demenz führen, depressive Psychosen nicht bekannt sind. Diese Tatsache spricht dafür, daß eine gewisse Integrität der Gesamtpersönlichkeit Voraussetzung ist zur Entwicklung eines depressiv psychotischen Zustandsbildes. Als wichtig zur Frage der körperlichen Ursachen depressiver Psychosen ist anzuführen, daß sie sich mit höherem Lebensalter häufen. Eine Senkung der Vitalität könnte hier von Bedeutung sein. Vor allem können wir zur Frage der körperlichen Bedingtheit depressiver Psychosen anführen, daß sie nicht durch Psychotherapie zu kompensieren sind, sondern durch körperliche Behandlungsverfahren, wie entsprechende Medikamente und eventuell Elektroschocks.

Das Problem der Entstehung depressiver Psychosen wird kompliziert durch diejenigen Fälle, die als Folge meist unbewußter seelischer Fehlentwicklungen, die auf die frühe Kindheit zurückgehen, bei besonderen seelischen Belastungen depressiv

---

[1]) *Psychiatrisches Repetitorium* »Manisch depressiver Formenkreis« s. S. 91 ff. »Depressive Psychosen« s. S. 93 ff.

werden[1]). Auch hier findet man interessanterweise oft Menschen, die sich in besonderem Maße Aufgaben und Personen verpflichtet fühlen und mit strenger Ordnung bis zur Pedanterie ihre Aufgaben durchführen wollen. Hier häufen sich in zunehmendem Maße Menschen, die aggressionsgehemmt sind, die nicht für ihre Lebensrechte nach außen hin kämpfen können. Sie sind, im Unterschied zu den typischen Personen des manisch-depressiven Formenkreises, kontaktschwach. Bei besonderen Belastungen werden sie eher depressiv, als daß sie ihren starren und auf Pflichterfüllung abgestellten Ordnungsplan lockern könnten.

Ein Teil der Fälle, die Weitbrecht endoreaktive Dysthymie nannte, gehört u. E. hierher. Wir sind geneigt, bei ihnen von einer Minusvariante des manisch-depressiven Formenkreises zu sprechen. Während die *typischen* Vertreter dieses Formenkreises kontaktbereite Personen mit pyknischem Körperbau sind, finden sich bei der Minusvariante auch empfindsame, introvertierte, leptosome Personen. Die Häufung von Depressionen in der Familie ist geringer, während ungünstige Milieueinflüsse in der Kindheit entsprechend mehr hervortreten. Stehen die Personen des manisch-depressiven Formenkreises weit eher auf der Erfolgsseite des Lebens und häufen sich hier über dem Durchschnitt tüchtige und erfolgreiche Berufstätige und Hausfrauen, die sich harmonisch in die Gesellschaft einfügen, so treten bei den Minusvarianten an die Stelle sehr gewissenhafter Ordnung, die der Leistung dient, mehr und mehr zwanghafte Pedanterie, die die Leistungen hemmt, sowie Kontaktschwäche, Selbstunsicherheit und Empfindsamkeit. Übermäßig korrekte und entschlußarme Personen in weniger erfolgreicher beruflicher Stellung sind hier charakteristisch. Die sogenannten Opfertypen (Schultz-Hencke u.a.), die ihr Leben zu sehr im Einsatz für andere verwirklichen und ihr eigenes Recht auf Lebensgenuß vernachlässigen, sind hier ebenfalls zu nennen. Viele neigen zu Selbstüberforderung mit Übergewissenhaftigkeit und dazu, sich anderen Personen oder Ideen gegenüber übermäßig verpflichtet zu fühlen. Sie können nicht genügend eintreten für eigene Lebensrechte und Lebensgenuß, können entsprechende Wünsche nicht erleben oder realisieren. Schultz-Hencke sprach in diesem Sinne von einer oral-aggressiven Gehemmtheit, Freud von einem zu hochgestellten Ich-Ideal. Wenn wir damit auch bereits am Übergang von den uneinfühlbaren depressiv-psychotischen Zuständen zu den einfühlbaren depressiven Verstimmungen sind, von der Melancholie zu den abnormen Erlebnisreaktionen, so sehen wir doch auf dem Höhepunkt der Erkrankung immer wieder schwere Depressionen, die sich in ihrer Symptomatologie von rein endogenen, anlagebedingten depressiven Psychosen zunächst nicht sicher unterscheiden lassen. Allerdings beobachtet man hier seltener eine reine Traurigkeit und häufiger eine bedrückte Mißstimmung mit Unzufriedenheit, so daß Weitbrecht von Dysthymien sprach.

Wir möchten die depressiven Psychosen als »endomorphe« Depressionen bezeichnen und nehmen dazu auch sämtliche abnormen depressiven Erlebnisreaktionen, die in einen depressiv psychotischen Zustand münden (s. u.). Wie sich immer wieder gezeigt hat, ist der genetisch orientierte Begriff endogen mißverständlich, wie auch in der gesichtspunktreichen Monographie »Endogene Depression« von P. Matussek, A. Halbach und U. Troeger zum Ausdruck gebracht wird. »Endogen« läßt anklingen,

---

[1]) *Psychiatrisches Repetitorium* »Nichtpsychotische Depressionen« s. S. 95 f.

daß eine Auslösung von außen, d. h. »exogen«, unbedeutend sei. Mit dem Begriff endomorph gehen wir vom Zustandsbild aus und lassen zunächst offen, ob und wieweit eine angeborene Anlage bei diesen Fällen von Bedeutung ist. Endomorphe Depressionen bedürfen zunächst vorwiegend einer körperlichen, insbesondere medikamentösen Behandlung. Erst dann kommt bei ihnen eine Psychotherapie in Betracht, die sonst die Domäne der verstehbaren depressiven Verstimmungen ist.

2. Diagnostik depressiver Psychosen = endomorphe Depressionen

Wie werden nun diese depressiven Psychosen in der Praxis diagnostiziert? Es hat sich bewährt, folgende Fragen an die Kranken zu richten:

> Frage 1 : *Fällt es Ihnen schwer, sich zu beschäftigen?*

Kommentar bzw. Ergänzungen

Diese Frage wird meist bejaht, da es den Kranken oft schwerfällt, eine Tätigkeit zu beginnen oder sich überhaupt zu etwas zu entschließen. Oft wird auch eine Beschäftigung durch begleitende innere Unruhe und die sich daraus ergebende Konzentrationsstörung beeinträchtigt. Schließlich sind als Folge der depressiven Verstimmung die Interessen verringert. Abgesehen von Fragen nach Arbeitstätigkeiten können folgende Zusatzfragen sehr ergiebig sein:

»Wie ist die Konzentration? Können Sie lesen? Wie ist es mit dem Denken?«

> Frage 2 : *Spüren Sie etwas in Ihrem Körper?*

Kommentar bzw. Ergänzungen

Nicht selten sind Zusatzfragen notwendig, in denen man sich nach Druck oder Spannung im Kopf, in der Brust oder im Bauchraum erkundigt. Die Mehrzahl der Kranken erlebt ihre Depression nicht als reines Gefühl, sondern »leiblich«. Sie sprechen zum Beispiel von einem Druckgefühl oder von Spannungen im Kopf, im Brustkorb oder in der Magengegend. Häufig wird auch von einem Schweregefühl in den Beinen beim Gehen gesprochen. Oft wird die Frage bejaht:

»Ist es wie ein seelischer Druck?«

Vielfach wird auch die meist bestehende innere Unruhe leiblich erlebt und zum Beispiel in die Magen- oder Herzgegend lokalisiert. Zahllos sind die meist unbestimmt geschilderten störenden körperlichen Empfindungen, über die geklagt wird, und die so oft zu Fehldiagnosen, nicht selten sogar zu operativen Eingriffen führen. Unbedeutende Beschwerden, die bereits vor der Depression bestanden haben, können nun derart in den Blickpunkt treten, daß sie zur Qual werden: Ohrensausen, Mißempfindungen im Bereich von Narben u. a. Diese Klagen können scheinbar »monosymptomatisch« gänzlich im Vordergrund stehen, so daß H. Schwarz von zirkumskripten Hypochondrien sprach. Konkretes Material zur Frage des körperlichen Erlebens haben wir gemeinsam mit unserem Mitarbeiter Barth gesammelt, indem wir zahlenmäßig feststellten, über welche körperlichen Beschwerden 298 Fälle klagten, die in einem bestimmten Zeitraum wegen depressiver Verstimmungen bei uns stationär behandelt wurden. 247 dieser 298 Fälle (188 Frauen und

110 Männer) mit Depressionen klagten über körperliche Beschwerden, die als Symptom der Depression aufzufassen waren. Also nur $1/_6$ der Fälle klagte nicht über körperliche Beschwerden. Häufig standen Mißempfindungen in nur einem Körperteil im Vordergrund, doch nicht selten wurde über Beschwerden in verschiedenen Körperbereichen zugleich geklagt. Nehmen wir hierzu einige Beispiele von solchen Klagen unserer Kranken. Die Hälfte der Fälle (148) sprach von Kopfbeschwerden. Wir geben hier die Angaben verschiedener Patienten und Patientinnen wörtlich wieder:

(39 J., m.) »Der Schwindel ist so, als ob ich betrunken wäre.«

(52 J., m.) Abends im Bett habe er »das Gefühl, wie wenn alles verbrannt wäre im Kopf«.

(29 J., m.) »Schwerer Kopf. Es ist, als ob man am Vortage zuviel getrunken hätte.«

(54 J., m.) ». . . als ich dann hinter dem Kaffeetisch saß, da fing es in der rechten Stirnseite an zu krabbeln, als wenn kleine Madenwürmer sich schlängelten, dann setzten Schmerzen in der rechten Gesichtshälfte ein.«

(36 J., f) »Es ist mir, als wenn alle Kraft mich verlassen habe. Der Kopf ist so leer.«

(58 J., f.) »Ich quäle mich durch den ganzen Tag hindurch. Habe das Gefühl, als ob eine Kappe auf meinem Kopf läge und den Kopf einenge. Ich habe auch einen Druck auf dem Hals und kann kaum schlucken.«

(21 J., f.) »Druck im Kopf, wie ein schweres Metallstück.«

(33 J., f.) »Am Kopf wird es mir heiß, dabei habe ich dann Schweißausbruch «

(47 J., f.) »Der Kopf ist mir wie rohes Fleisch.«

(64 J., f.) »Das ist eine Spannung, als ob überall innerlich was festsitze; so ein Blutandrang zum Kopf.«

Zirka $1/_3$ der Fälle (105) klagte über verschiedenartige Beschwerden im Brustraum. Wörtlich sagten die Patienten:

(52 J., m.) »Druck auf der Brust, als wenn die Brust zusammengeklemmt würde.«

(34 J., m.) »Es war ein Gefühl, als wenn sich die ganze Brust zusammenziehen würde. Ich kann gegen dieses Gefühl nicht mehr ankommen.«

(27 J., m.) »Da wurde mir plötzlich warm um die Herzgegend, ich dachte, jetzt wäre es aus mit mir, wurde ängstlich, habe am Herzen mit der Hand gerieben, wurde schwindelig, habe mich schwach gefühlt, daß man mich festhalten mußte.«

(61 J., f.) »Das Herz lag wie ein Stein in der Brust.«

(66 J., f.) »Alles ist so eng auf der Brust und im Rücken.«

Über Beschwerden im Bauchraum klagte zirka $1/_3$ der Fälle (96) in folgender Weise:

(61 J., f.) »Ich verspüre ein Rumoren im Leib und habe ständig das Gefühl, als wenn etwas höher und höher steigen würde.«

(34 J., f.) »Wenn ich morgens aufwache, ist es, als läge ein großer Druck auf mir.«

(44 J., f.)   »Oft habe ich so einen Druck in der Magengegend, dann löst sich plötzlich der Krampf und es gluckert in der Speiseröhre.«

(66 J., f.)   »Es plagt mich eine ständige Unruhe im Magen, im Darm und in der Blase.«

(39 J., f.)   »Ich habe immer so das Gefühl, daß ich einen dicken Leib bekomme.«

(62 J., f.)   »Das sind Schmerzen im Leib, als wenn so was durchzieht.«

(43 J., f.)   »Ich glaube, meine Darmschleimhaut ist ausgetrocknet. Das Essen rutscht nicht mehr tiefer.«

(27 J., f.)   »Oft habe ich einen Druck auf dem Bauch, als würde mir die Luft wegbleiben.«

(52 J., f.)   »Das ist so ein seelischer Druck auf dem Magen, so ein Ziehen, ein Schauer vielleicht.«

(40 J., m.)   »Mir ist, als sitze ein seelischer Druck im Magen.«

Mehr als $^1/_3$ der Fälle (119) klagte über Beschwerden in Armen und Beinen wie folgt:

(63 J., m.)   »Ich habe einen brennenden Schmerz im rechten Ellbogen.«

(65 J., m.)   fühlt »ein starkes Flattern in Armen und Beinen«.

(38 J., m.)   »Ameisen auf den Gliedern.«

(38 J., f.)   »Die Arme waren mir wie Blei.«

(48 J., f.)   »Es begann wie immer mit dem Absterben aller Gliedmaßen, Arme und Beine wurden kalt.«

(58 J., f.)   »An Armen und Beinen habe ich oft das Gefühl des Abgestorbenseins.«

Während die depressive Verstimmung meist in bestimmten Körperbereichen erlebt wurde, klagte etwa jeder 10. Patient (33) über Beschwerden im gesamten Körperbereich. Hierzu ein Beispiel:

(25 J., f.)   »Im Kopf habe ich ein Sausen. Mein ganzer Körper zittert innerlich. Mein Herz klopft manchmal sehr stark, manchmal fühle ich dann wieder nichts, oder es wird mir übel vom Herzen her. Meine Glieder sind wie leblos, und ich habe im Gesicht ein taubes Gefühl. Mir ist so, als wäre ich nicht mehr da.«

> Frage 3: *Fühlen Sie sich morgens schlechter als abends?*

Kommentar bzw. Ergänzungen

Die Mehrzahl der Kranken fühlt sich *abends* nicht nur freier, weniger gehemmt, insgesamt wohler und besser gestimmt als morgens, sondern hat dann meist auch weniger Körperbeschwerden (!).

> Frage 4: *Wie schlafen Sie?*

Kommentar bzw. Ergänzungen

Schlafstörungen wurden als Achsensyndrom der depressiven Psychosen gekennzeichnet. In den meisten Fällen beginnt die depressive Psychose mit einer Schlaf-

Abb. 8. Lokalisierte Beschwerden bei depressiven Psychosen. 298 Patienten.

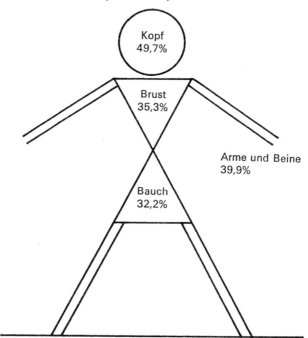

Der Flächeninhalt der dargestellten Körperteile entspricht der Anzahl der Patienten, welche entsprechend lokalisierte Beschwerden angaben (s. auch Wieck).

störung und endet mit ihr. Nur in Ausnahmefällen ist der Schlaf (Einschlafen wie Durchschlafen) nicht nennenswert gestört. (Schlafstörungen bei Depressionen wurden in unserer Klinik von M. Wolff elektroenzephalographisch objektiviert. Dabei zeigte es sich, daß bei depressiven Psychosen die Schlafstörungen meist erheblich stärker waren als bei abnormen depressiven Erlebnisreaktionen.)

Frage 5: *Wie ist die Lebensfreude? (oder) Hat sich an der Lebensfreude etwas geändert?*

Kommentar bzw. Ergänzungen

Viele Kranke wollen oder können sich nicht eingestehen, daß sie an einer Gemütskrankheit leiden. Sie bejahen zwar meist die Frage und sprechen von einem Nachlassen der Lebensfreude, bringen aber gleichzeitig oft Begründungen, indem sie die nachlassende Lebensfreude auf körperliche Beschwerden oder Schlafstörungen zurückführen. Praktisch wichtig ist wegen der sehr häufig bestehenden Suizidgefahr die Frage nach der Lebensbejahung.

Haben Sie daran gedacht, daß Sie nicht mehr leben wollen?

Falls bejaht:

Haben Sie sich dazu etwas Bestimmtes vorgestellt?

Höchste Vorsicht ist geboten, wenn ebenfalls bejaht oder nicht verneint!

Frage 6: *Grübeln Sie?*

Kommentar bzw. Ergänzungen

Sofern vom Patienten diese Frage bejaht wird, betont er meist, daß seine Grübe-
leien stereotyp um die gleichen Inhalte kreisen. In den meisten Fällen steht bei
diesem Grübeln einer der drei vitalen Interessenbereiche im Vordergrund (K.
Schneider):

a) Das leibliche Heil.
   Hypochondrische Befürchtungen, Angst vor vermeintlichen unheilbaren Krankheiten (Krebsfurcht), nicht selten auch vor Geisteskrankheit, werden geäußert.

b) Das seelische Heil.
   Selbstvorwürfe und Schuldgefühle werden häufig geäußert und können auf
   minimale, unbedeutende und unter Umständen Jahrzehnte zurückliegende
   Verfehlungen zurückgehen. Sie beziehen sich aber auch fast stets auf das gegenwärtige als schuldhaft empfundene »Nichtkönnen«.

c) Das existentielle Heil.
   Sorgen um die Existenz bis zur Verarmungsangst, Sorge um die Familie.

Werden alle 6 Fragen typisch beantwortet, so kann man unseres Erachtens von
einem »Syndrom ersten Ranges« für die Diagnostik depressiver Psychosen sprechen.
Es ist beweisend für das Vorliegen einer depressiven Psychose, die dringend einer
entsprechenden, zunächst medikamentösen und – wenn irgend möglich, besonders
bei ernster Natur – stationären Behandlung bedarf. Einzelsymptome ersten Ranges,
wie sie K. Schneider zur Diagnostik schizophrener Psychosen herausstellte, sind
dagegen zur Diagnostik depressiver Psychosen nicht bekannt. Fragen nach äußerer
Auslösung der depressiven Psychose können von Wichtigkeit sein. Da jedoch auch
ein Teil der sogenannten endogenen depressiven Psychosen reaktiv ausgelöst werden kann, ferner viele Kranke die auslösende Situation nicht als solche erkennen,
ist die Frage mehr von praktisch-therapeutischer als von diagnostischer Bedeutung.

Zusatzfragen:

Folgende Fragen über körperliche Begleiterscheinungen können diagnostisch wichtig sein und werden sehr oft von den Kranken bejaht:

*»Haben Sie an Gewicht abgenommen? – Wie ist es mit dem Appetit, ist er
geringer geworden? – Wie ist die Verdauung, haben Sie damit Schwierigkeiten?«*

Kommentar bzw. Ergänzungen

Die meisten Kranken nehmen während der depressiven Psychose an Gewicht ab
und nehmen mit beginnender Besserung an Gewicht zu. Innere Unruhe bis zur
Agitiertheit, Schlafstörungen, nicht selten auch Störungen des Appetits, sind
an den Gewichtsabnahmen während der depressiven Psychose wesentlich beteiligt.
(Die Fragen werden hier als Zusatzfragen erwähnt, weil die Fragen 1–6 sich

darauf beziehen, wie der Kranke die depressive Psychose unmittelbar erlebt. Als
körperliche Begleiterscheinung ist auch die Neigung zu Obstipation zu erwähnen.
Die Frage danach wird von den Kranken oft besorgt bejaht.)

3. Therapie depressiver Psychosen (endomorphe Depressionen)

Die Therapie der depressiven Psychosen beruht – wie gesagt – im wesentlichen
darauf, den Kranken nicht durch Aussprachen, sondern durch körperliche Behandlungsverfahren umzustimmen.
Es gibt keine Psychotherapie *der* depressiven Psychosen, es gibt nur eine Psychotherapie *bei* depressiven Psychosen.
Man macht dem Kranken Mut, mit seiner depressiven Psychose zu leben (Frankl),
sagt ihm immer wieder, daß er mit Sicherheit wieder gesund werde und nicht
schuld sei an seinem »Nichtkönnen«. Lediglich im Rahmen der Suizidgefahr soll
man den Kranken auf seine Verpflichtungen gegenüber seiner Umgebung ansprechen, und dies so intensiv wie möglich. Man belehrt den Kranken und die Angehörigen, daß er nicht aus einem Verpflichtungsgefühl heraus arbeiten solle, sondern
nur, wenn es ihm Freude macht. Schwer und mittelschwer Depressiven untersagt
man am besten jegliche Arbeit. Es wird sie erleichtern, auch wenn sie sich ohnehin
nicht zur Arbeit fähig fühlen. Wünschenswert ist es, die Behandlung mit einem
Milieuwechsel in einem Krankenhaus zu beginnen und sie dort erst zu beenden,
nachdem mehrtägige Beurlaubungen nach Hause nicht zu einer Verschlechterung
des Zustandes führten. Sofern diese Kranken uns bei der Aufnahme oder auch im
Laufe der Behandlung nicht überzeugend ihr Ehrenwort geben können, daß auf
unserer offenen Station keine Selbstmordgefahr besteht, raten wir den Patienten
zu einer vorübergehenden Behandlung auf einer geschlossenen Station, der sie
dann auch meist zustimmen. Führt man die Behandlung ambulant bzw. in der Wohnung des Patienten durch, so sollte man sich der beträchtlichen Suizidgefahr bewußt sein und den Patienten zunächst möglichst täglich sprechen. Dies ist auch
erforderlich, um die Dosierung mit Psychopharmaka der Konstitution und dem
Zustand des Patienten optimal anpassen zu können.
Erscheint der Kranke ohne Entschuldigung nicht zum einbestellten Termin, besteht
höchste Alarmstufe. Ein Hausbesuch, notfalls durch eine erfahrene Fürsorgerin,
müßte am gleichen Tage erfolgen. Diese Regel gilt überhaupt grundsätzlich für die
ambulante Pharmakotherapie der Psychosen einschließlich der Schizophrenien.
Äußerste Konsequenz ist hier erforderlich, da der Kranke oft gerade dann seine
Psychopharmaka nicht mehr einnimmt, wenn die Psychosen und damit die Krank-
heitsuneinsichtigkeit die Oberhand gewinnen. Die hohe Suizidgefahr wird deutlich,
wenn man bedenkt, daß nach Ringel u. a. etwa jeder 4. Suizid infolge einer
depressiven Psychose begangen wird. Das wären – wie erwähnt – in Westdeutschland täglich etwa 5–6 Suizide von depressiv psychotisch Kranken, weil sie nicht
oder unzureichend behandelt wurden!
Mit den modernen Psychopharmaka ist es möglich, innerhalb spätestens 6 Wochen
nach Behandlungsbeginn bei etwa $2/3$ der Fälle mit depressiven Psychosen
eine Normalisierung oder wenigstens wesentliche Besserung des Zustandes zu
erreichen. Bei dem letzten Drittel hilft dann meist eine Elektroschockbehandlung,
die wir sonst nur noch bei wenigen Einzelfällen mit vitaler Indikation, so bei starker

Agitation mit gesteigerter Suizidgefahr, durchführen, oder wenn eine möglichst rasche und intensive Besserung aus körperlichen Gründen indiziert ist.

Für die Pharmakotherapie der depressiven Psychosen wurden 3 Ansätze gefunden:

1. Nachdem zufällig auffiel, daß die Stimmung mancher Tuberkulöser, die mit dem Tuberkulostatikum Iproniazid, d. h. Marsilid, behandelt wurden, heiterer wurde, machte man Behandlungsversuche mit Marsilid bei depressiven Psychosen. Da sich Marsilid als zu *toxisch* erwies, entwickelte man andere Präparate, die wie Marsilid Monoaminooxydasehemmer waren, d. h. ein Ferment beeinflußten, dessen Hemmung das für den Hirnstoffwechsel biogene Amin Serotonin wirksam werden ließ. Die Präparate Nardil, Niamid und Marplan wurden die bekanntesten Monoaminooxydasehemmer. Ihr Nachteil ist, daß sie häufiger eine erregende statt eine beruhigende Wirkung haben. Die erregende Wirkung ist bedenklich, da die meisten Kranken mit depressiven Psychosen über eine innere Unruhe am Tage wie auch des Nachts klagen. Ein Vorteil der MAO-Hemmer liegt in einer gegen-über trizyklischen Antidepressiva günstigeren Wirkung auf kardiale Funktionen. Bei dem Präparat Jatrosom wurde ein MAO-Hemmer (Tranylcypromin) mit einem Neuroleptikum (Trifluoperazin) kombiniert, um eine unzweckmäßig erregende Wirkung durch diese Kombination zu verringern.

Zusammenfassend kann bisher gesagt werden:

Die besonderen Vorteile des Jatrosom sind: Rascher Wirkungseintritt innerhalb weniger Tage (tritt innerhalb spätestens 1 Woche nicht eine deutlich positive therapeutische Wirkung auf, so ist eine weitere Verordnung sinnlos). Die Patienten fühlen sich meist wach und leistungsfähig. Relativ positive Wirkung auf Herzfunktionen im Vergleich zu den trizyklischen Antidepressiva. Günstig besonders auch in der Ambulanz bei leichteren, nicht suizidgefährdeten Patien-ten, die einer Arbeit nachgehen (1–2 Drag. täglich, evtl. nur jeden 2. Tag 1 Drag.). Wegen der psychoaktivierenden Komponente kann sich auch eine Kombination von Psychotherapie und Jatrosom in Einzelfällen bei Angstneurosen und evtl. Zwangsneurosen bewähren.

Eventuelle Nachteile des Jatrosom:

Erregungssteigerung mit eventueller Schlafbeeinträchtigung. Unverträglich-keitsreaktionen mit hypertonen Krisen (Achtung, besonders Nacken-Kopf-schmerz)bei unzweckmäßigen Kombinationen (s. Tab. 17). Vorsicht bei Gefäß-erkrankungen, zumal hypertone Krisen in Einzelfällen auch außerhalb von Kombinationen mit anderen Stoffen nicht ausgeschlossen werden können.[1] Wichtig ist zu wissen, daß die Kombinationen von MAO-Hemmern mit anderen Mitteln — wie auch mit dem Genuß tyraminhaltiger Nahrungsmittel, wie beson-ders Käse und verschiedene Weinsorten — zu lebensgefährlichen Zuständen führen können. Selbst wenn unmittelbar nach dem Absetzen von MAO-Hemmern Amphetamine, Imipramin, Reserpin oder Tetrabenazin gegeben wurden, traten

---

[1]) Weiteres zur Verträglichkeit s. das Ergebnis unserer Umfrage bei niedergelassenen Ärzten der BRD, die uns ihre Beobachtungen bei der Behandlung von rd. 102000 (!) mit Jatrosom behan-delten Patienten mitteilten (s. S. 96 ff.).

delirante Zustandsbilder sowie bedrohliche Kreislaufkomplikationen mit Kopfschmerzen, Erbrechen und Schwindel auf (hypertone Krisen, letal verlaufende
zerebrale Hämorrhagien).

2. Der 2. Weg zur Behandlung depressiver Psychosen wurde durch eine Kern-
modifikation von Phenothiazin ermöglicht. Während man ein neues Neuroleptikum erwartete, fiel klinisch auf, daß dieser Stoff, nämlich Imipramin (Tofranil), keine neuroleptischen, sondern antidepressive Wirkungen zeigte, sofern
man ihn entsprechend normaler Verträglichkeit – bis maximal 300 mg täglich –
dosierte.

An unerwünschten körperlichen Nebenwirkungen bei der Imipramin-Behand-
lung wurden beschrieben: Reizleitungsstörungen am Herzen mit Gefahr des
Herzversagens bei vorgeschädigtem Herzen, Hyperhidrosis, Tremor, Schwindel-
zustände, Mundtrockenheit, Parästhesien, Tachykardie, Erbrechen, allergische
Hautreaktionen, vereinzelt Krampfanfälle. An unerwünschten psychischen
Wirkungen sind manische Schwankungen, delirante Syndrome und gelegent-
liches Auftreten oder Steigerung innerer Erregung verzeichnet worden. Zur
Herzwirksamkeit der Medikamente ist von Interesse, daß Greeff und Wagner
pharmakologisch am isolierten Vorhofpräparat des Meerschweinchens bei
folgenden Präparaten eine Verminderung der Schlagkraft des Herzens (sowie
eine gesteigerte Adrenalinempfindlichkeit) feststellten: Imipramin (Tofranil),
Amitriptylin (Laroxyl, Tryptizol, Saroten), Nortriptylin (Acetexa, Aventyl,
Nortrilen), Melitracen (Trausabun) und Desipramin (Pertofran).

Weitere Präparate wurden in diesem Sinne noch nicht untersucht, so daß eine
entsprechende Herzwirksamkeit auch bei anderen Medikamenten nicht ausgeschlossen werden kann. Man wird daher u. E. sagen können, daß bei vorgeschädigtem Herzen, besonders bei Reizleitungsstörungen, eine relative bis
absolute Kontraindikation zur Behandlung mit den obengenannten Medikamenten besteht. Weiteres hierzu s. S. 76/77.

Als Symptome einer Intoxikation mit Imipramin (Tofranil) und verwandten
Antidepressiva werden u. a. beschrieben: Hypotonie mit Kollaps, delirante
Syndrome, Pyramidenbahnsymptome mit Reflexsteigerungen und positivem
Babinski-Reflex, Mydriasis, Schweißausbrüche, Temperatursteigerungen, Reiz-
leitungsstörungen am Herzen, Muskelspasmen mit Myoklonien, Krampfanfälle
(evtl. Status epilepticus), Koma, Herz- und Atemstillstand. (Zur Therapie:
Magenspülung, zur Vorbeugung gegen Krampfanfälle: Barbiturate, Calcium,
Magnesiumglukonat.)

Als kritische Einzeldosis von Imipramin (Tofranil) werden etwa 1000 mg angegeben. Diese Dosis entspricht der einmaligen Einnahme einer Menge, die in
einem Zeitraum von rd. 5 Tagen von organisch Gesunden (unter 60 J.) meist
gut vertragen wird.

Die Tagesdosis sollte u. E. bei Imipramin (Tofranil) und verwandten Anti-
depressiva 300 mg nicht überschreiten, da es dann zu einer wesentlichen Häu-
fung unerwünschter Nebenwirkungen, bes. deliranter Syndrome und kardialer
Komplikationen, kommt. Hinzu kommt, daß die Frage von eventuellen organischen
Schädigungen durch Pigmentablagerungen (s. S. 108) bei längerdauernder
Behandlung mit hohen Dosen trizyklischer Antidepressiva noch offen ist.

Für die Praxis ist es wichtig zu wissen, daß Intoxikationen mit Antidepressiva besonders gefährlich für Erwachsene und Kinder sind. Darüber hinaus nimmt die Toleranz oft im hohen Lebensalter erheblich ab, so daß dann z. B. die maximale Tagesdosis evtl. bei 20–30 mg Imipramin (Tofranil) liegen kann. Da es bedenklich ist, den suizidgefährdeten Patienten selbst darauf hinzuweisen, daß man ihm mit dem Antidepressivum ein gefährliches Suizidmittel in die Hand gibt, empfiehlt es sich, möglichst kleine Packungen zu verschreiben. Darüber hinaus empfiehlt es sich, zumindest die Angehörigen darauf aufmerksam zu machen, daß Kinder keinen Zugang zu den Medikamenten haben. Es sind bei Kleinkindern tödlich verlaufende Intoxikationen durch rd. 20 Drag. Imipramin (Tofranil) zu je 25 mg bekannt.

Weiteres zum Thema der unerwünschten Wirkungen der Antidepressiva s. die Übersicht unseres Mitarbeiters Wagensommer sowie Firmenprospekte.

Zur Verminderung unerwünschter adrenerger vegetativer Effekte wird empfohlen, Hydergin oder Dihydergot zu geben.

Da selbst mit dem bisher optimal antidepressiv wirkenden Imipramin (Tofranil) etwa $1/3$ der depressiven Psychosen nicht zu beeinflussen war, und man die unerwünschten Nebenwirkungen verringern wollte, wurden Abkömmlinge des Imipramin in den Handel gebracht. Dabei erwiesen sich das Desipramin (Pertofran) und Nortriptylin (Acetexa, Aventyl, Nortrilen) sowie Noxiptylin (Agedal) als etwas stärker agitierend, das Amitriptylin (Laroxyl, Saroten, Tryptizol) und Doxepin (Aponal, Sinquan) dagegen als stärker sedierend im Vergleich zum Imipramin (Tofranil). Dem Amitriptylin chemisch verwandt ist Melitracen (Trausabun), dem bisher leicht dämpfende wie anregende Wirkungen zugeschrieben werden. Zu diesem Wirkungsbereich genannt werden auch Noveril, das allerdings ein Dibenzodiazepinderivat ist, und Stangyl (Trimipramin).

Bei dem Präparat Anafranil wurde in Analogie zur verstärkenden psychotropen Wirkung des Promazin durch Chlor dem Imipramin ebenfalls Chlor hinzugefügt, um eine Verstärkung antidepressiver Effekte zu erzielen. Ob bei diesen Präparaten geringere Gefahren bei geschädigtem Herzen bestehen, ist noch eine offene Frage. Die sonstigen Nebenwirkungen unterscheiden sich nicht grundsätzlich von denen des Imipramin, wobei die intravenöse Applikation subjektiv meist angenehm empfunden wird. Bei stationärer Behandlung hat man den Eindruck, daß Anafranilinfusionen (je 10–14 Infusionen von je 1–6 Amp. Anafranil in 500 ccm physiologischer NaCl-Lösung in je 1–2 Std. einmal täglich intravenös infundiert) eine besonders schnell und deutlich einsetzende antidepressive Wirkung zukommt. Die Intensivierung der antidepressiven Wirkung durch eine intravenöse Infusion entspricht der schon beim Imipramin gemachten Beobachtung, daß eine parenterale Behandlung nicht selten einer peroral durchgeführten Behandlung überlegen ist, wobei wiederum zumindest beim Anafranil die Infusion in manchen Fällen der intramuskulären Verabreichung überlegen zu sein scheint.

3. Der 3. Weg antidepressiver medikamentöser Behandlung ergab sich durch die Beobachtung, daß besonders schwach potente Neuroleptika über eine Tranquilizer-Wirkung hinaus auch antidepressive Wirkungen zeigen können (s. Kap. III = Neuroleptika). Besonders bewährt haben sich hier Dipiperon, Thiori-

dazin (Melleril), Chlorprothixen (Truxal, Taractan) und Levomepromazin (Neurocil). Es ist schwer zu beantworten, wieweit diese 3. Gruppe nur über eine Dämpfung der fast stets quälenden inneren Unruhe sowie durch Besserung der Schlafstörungen die depressiven Psychosen günstig beeinflußt und nicht selten normalisiert oder auch unmittelbar antidepressiv wirkt. Man sieht auch günstige Wirkungen bei den sogenannten »reinen« Tranquilizern (d. h. ohne neuroleptische Potenz). Sie haben den Vorteil äußerst geringer unerwünschter Nebenwirkungen und können sich für die ambulante Behandlung leichter Fälle als nützlich erweisen, sofern sie derart dosiert werden, daß der Patient am Tage eine wohltuende innere Beruhigung spürt und der Nachtschlaf normalisiert wird.

Bei den »reinen« Tranquilizern (ohne neuroleptische Potenz) sind besonders zu nennen die Meprobamate (Miltaun, Cyrpon) sowie die Benzodiazepinverbindungen (Adumbran bzw. Praxiten, Librium, Valium), die sich auch zur Unterstützung der Behandlung mit Imipramin und seinen Abkömmlingen bewähren. Opipramol (Insidon) hat sich bei nur geringen Nebenwirkungen zur Behandlung leichter Depressionen bzw. zur Nachbehandlung schwerer Depressionen bewährt.

Ingesamt gilt bisher die Erfahrung (Kielholz), daß diejenigen Präparate die deutlichsten antidepressiven Wirkungen zeigen, die weder stark erregend noch sehr sedierend wirken (Tab. 17).

4. Bei Einzelfällen, die Psychopharmaka nicht gut vertragen, bei denen sie kontraindiziert sind oder keine ausreichende Wirkung zeigen, kann (abgesehen von einer eventuellen Elektroschockbehandlung) eine Medikation mit Tinct. opii simplex (beginnend mit 3×5 Tr. täglich, ansteigend um 3×1 Tr. bis zu 3×40 Tr. dann wieder absteigend, Stuhlgangregelung beachten) immer noch mit einigem Erfolg angewandt werden.

Bei starker Agitation und ausgeprägtem Leidensdruck bewährt sich, besonders bei stationärer Behandlung, $1/2 - 1$ Ampulle SEE schwach i. m. (Scopolamin, Ephedrin, Eukodal [Wz. Scophedal/Merck]). Diese Injektion kann in Kombination mit der psychopharmakologischen Behandlung dem sehr gequälten Kranken wesentliche Erleichterung geben. Wenn auch eine Suchtauslösung während der depressiven Psychose praktisch nicht bekannt ist, sollte diese Notfallinjektion nur in Ausnahmefällen, an einzelnen Tagen einmal täglich, verabreicht werden.

Aus folgenden Gründen ist in der Mehrzahl der Fälle mit endomorphen Depressionen eine stationäre Behandlung wünschenswert:

wegen Suizidgefahr,
wegen der Möglichkeit einer intensiveren Behandlung (höhere und besser steuerbare Dosierung von Psychopharmaka, evtl. Elektroschock) und
wegen der besseren Möglichkeit einer konsequenten »Entpflichtung« des Kranken auf der Station.

Dennoch werden die meisten Kranken mit endomorphen Depressionen »draußen« behandelt, zum Teil deshalb, weil unverständlicherweise in der BRD (im Unterschied z. B. zu den USA u. a.) in den meisten Allgemeinkrankenhäusern psychiatrische Betten fehlen und sich die Kranken und Angehörigen oft leider nicht zur Aufnahme in ein Landeskrankenhaus entschließen können.

Tab. 17   **Die zur Zeit gebräuchlichsten antidepressiv wirkenden Psychopharmaka.**

Linke Achse (Pfeil): **Zunahme des erregenden Effektes** (oben) — **Zunahme des dämpfenden Effektes** (unten)

Gruppe	Chemische Kurzbezeichnung	Warenzeichen	Durchschnittliche Tagesgesamtdosis	Besondere Komplikationsmöglichkeiten und Gefahren	Allgemeine besonders häufige oder störende Neben- oder Begleitwirkungen
Monoaminooxydasehemmer / Hydrazinderivate	Iproniazid	Marsilid[1])	25–200 mg	Unverträglichkeit mit anderen Antidepressiva[2]), Wein, Käse und Salzheringen sowie mit Weckaminen. Blutdruckkrisen. Zunahme der psychischen Erregung mit Steigerung der Suizidgefahr. Vorsicht bei Leberparenchymschäden und Diabetes! Vereinzelt Krampfanfälle. Schlafstörungen. Kontraindikation: Sympathikomimetika[3])	**Neurovegetative Symptome:** Zittern, Akkommodationsstörungen der Augen, Kopfdruck, Trockenheit der Schleimhäute. Müdigkeit mit Herabsetzung der Leistungsfähigkeit bei der Arbeit und im Straßenverkehr, Miktionsstörungen. Impotentia coeundi. Obstipation, Gewichtsschwankungen.
	Isocarboxazid	Marplan[1])	20–60 mg		
	Nialamid	Niamid	75–150 mg		
	Tranylcypromin	Parnate	20–60 mg		
	Phenelzin	Nardil Stinerval	45–90 mg		
	Tranylcypromin + Trifluoperazin	Jatrosom	$1/2$–2×1, max. 3×1 Drag.		
Trizyklische Antidepressiva	Desipramin	Pertofran	25–150 mg	Unverträglichkeit mit MAO-Hemmern. Krampfanfälle Schweißausbrüche. Beeinträchtigung der Herzfunktion bei vorgeschädigtem Herzen: besonders Reizleitungsstörungen (s. S. 77 f.). Delirante Syndrome. Innere Unruhe. Allergische Dermatosen und Photosensibilisierung.	**Herz- und Kreislaufreaktionen:** Tachykardien, Pulsbeschleunigung. Kreislaufbelastung mit Schwankungen, Blutdrucksenkung und Kollapsneigung. Thrombosen und Embolien. **Psychische Begleiterscheinungen:** Besonders bei parenteraler Applikation kann es bei endogenen Depressionen nach Anwendung aller 3 Gruppen zu einem Umschlag in ein manisches Zustandsbild kommen. Potenzierung mit eventueller Unverträglichkeit besonders bei Alkohol und Barbituraten.
	Nortriptylin	Acetexa Aventyl Nortrilen	30–150 mg		
	Protriptylin	Maximed			
	Noxiptylin[4])	Agedal	25–75 max. 100 mg[4])		
	Imipramin	Tofranil[7])	30–300 mg		
	Dimethacrin	Istonil	40–300 mg		
	Clomipramin	Anafranil	20–150 mg		
	Dibenzepin	Noveril	120–480 mg		
	Melitracen	Trausabun	50–225 mg		
	Amitriptylin[5])	Laroxyl Tryptizol Saroten Saroten retard[6]	30–200 mg		
	Amitriptylin + Chlordiazepoxyd[5]	Limbatril			
	Trimipramin	Surmontil Stangyl	30–300 mg		
	Doxepin	Aponal	5–300 mg		
	Doxepin	Sinquan	30–300 mg		
Schwach potente Neuroleptika	Pipamperone	Dipiperon	Dosis vorwiegend unterhalb der neuroleptischen Schwelle	Bei starker Disposition zur neuroleptischen Wirkung oder bei zu hoher Dosierung Auftreten grobmotorischer extrapyramidaler Symptome. Ödeme. (Photosensibilität, Magenbrennen.)	**Sonstige Begleitwirkungen:** Allergische Dermatosen, Beeinflussung des Hormonhaushaltes, Vorsicht bei erhöhtem Augeninnendruck!
	Thioridazin	Melleril Melleretten			
	Chlorprothixen	Taractan Truxal Truxaletten			
	Levomepromazin	Neurocil			
	Opipramol	Insidon	50–150 mg		

(Zu Tab. 17)

Zu berücksichtigen:

Grob schematische Darstellung gemäß klinischen Eindrücken. Statistisch signifikante Vergleichsergebnisse bei den verschiedenen Medikamenten zum Grad der erregenden, dämpfenden und antidepressiven Wirkung, der vom Medikament, von der Dosis und von der individuellen Disposition abhängt, fehlen weitgehend. Dies erklärt sich z. T. damit, daß im Unterschied zur neuroleptischen Wirkung (Indikator: Hypokinesie s. o.) ein sicherer körperlicher (meßbarer, objektivierbarer) Indikator, der das Einsetzen der antidepressiven Wirkung anzeigt, bisher nicht gefunden wurde. Einer klinischen Untersuchung der antidepressiven Wirkung fehlt daher im Unterschied zur neuroleptischen Wirkung (extrapyramidale feinmotorische Hypokinesie = Handschrift, s. o.) eine methodisch exakte Bezugsmöglichkeit. Ferner gestattet der Tierversuch – wiederum im Unterschied zur neuroleptischen Wirkung – bisher keine Voraussagen, ob und in welchem Umfang ein Stoff antidepressive Eigenschaften beim Menschen entwickelt.

Die Zusammenstellung der Tabelle erfolgte unter Berücksichtigung von Übersichten von Kielholz und Wagensommer sowie eigener klinischer Erfahrungen.

[1]) Nicht mehr im Handel.

[2]) Es wird eine Interferenzzeit von 14 Tagen zwischen der Verordnung von MAOH und trizyklischen Antidepressiva empfohlen.

Bei Jatrosom wird wegen geringer Kumulationstendenz ein freies Intervall von nur 3–6 Tagen nach dem Absetzen angegeben (Harrer), sofern anschließend trizyklische Antidepressiva verordnet werden sollen. In umgekehrter Reihenfolge soll das Intervall mindestens 1 Woche betragen. Während des Intervalls können Tranquilizer und Neuroleptika verordnet werden.

Hippius empfiehlt bei der Verordnung von MAOH, dem Patienten grundsätzlich den Genuß von Alkohol (auch von Bier) zu untersagen und ihm die Auflage zu geben, den behandelnden Arzt jeweils zu fragen, ob und welche weiteren Medikamente er zusätzlich einnehmen darf, um eventuelle Unverträglichkeitsreaktionen zu vermeiden.

[3]) Achtung, bei MAOH keine Kombination mit blutdrucksteigernden Kreislaufmitteln. Vorsicht bei Kombination mit blutdrucksenkenden Mitteln und Antiparkinsonmitteln!

[4]) Agedal: Es hat sich inzwischen gezeigt, daß Agedal, besonders in höheren Dosierungen, antriebs- bzw. erregungssteigernd wirken kann. Es empfiehlt sich daher, besonders bei ambulanter Behandlung eine niedrigere Dosierung von 1–2 Dragées (max. 3 Drag.) täglich, wobei ein langsam einschleichender Therapiebeginn zweckmäßig ist.

[5]) Kombinationspräparat Limbatril (12,5 mg Amitryptilin + 5 mg Chlordiazepoxyd = Librium).
Limbatril F (25 mg Amitriptylin + 10 mg Chlordiazepoxyd = Librium).

[6]) Saroten retard (75 mg-Kapseln) bewährt sich besonders bei abendlicher Einnahme, indem dann eine schlaffördernde wie auch eine antidepressive Wirkung gemeinsam zur Geltung kommen. Dies kann u. a. günstig das morgendliche Stimmungstief beeinflussen.

[7]) Eine teratogene Potenz von Tofranil wurde 1963 diskutiert, nachdem Gehirnmißbildungen bei den Nachkommen von Neuseeland-Kaninchen nach subkutaner Applikation von Tofranil beobachtet worden waren. Neuerdings griff Bride anhand der Beschreibung eines Kindes mit Amelie nach Tofranil-Gaben in der Gravidität das Thema auf. Man rechnet mit einer natürlichen Inzidenz von Mißbildungen in der Gesamtbevölkerung bei etwa 2% der Neugeborenen, unabhängig von der Einnahme von Arzneimitteln. Bei Einnahme von Trofanil durch Millionen von Frauen wurde bisher in 14 Fällen eine Verbindung des Medikamentes mit größeren oder geringeren Mißbildungen (davon in 4 Fällen Mißbildungen der Extremitäten) diskutiert; das entspricht nicht einmal der natürlichen Inzidenzrate. Es sollten folgende Vorsichtsmaßnahmen beachtet werden:

1. Kontraindikation von Trofanil in der Schwangerschaft, besonders in den ersten 3 Monaten (auf letzteres wurde bereits vom Hersteller im Prospekt hingewiesen).

2. Jede Frau, die Tofranil erhält, sollte informiert werden, daß eine Gravidität nicht eintreten darf zumal besonders in den ersten Schwangerschaftswochen die Möglichkeit einer keimschädigenden Wirkung nicht ausgeschlossen werden kann.

Literatur: McBride: Med. J. Austr. 3, 3 (1972).

Ausschnitt aus einer Bekanntgabe der Arzneimittelkommission der deutschen Ärzteschaft

Zur kardiotoxischen Wirkung trizyklischer Psychopharmaka
Deutsches Ärzteblatt 44 vom 28.10.1971

»Aus klinischen Erfahrungsberichten und tierexperimentellen Untersuchungen sowie aus einer Information der WHO geht hervor, daß trizyklische Psychopharmaka, vor allem sich vom Imipramin ableitende neuroleptische Phenothiazine und Thioxanthene, akute und chronische kardiotoxische Effekte ausüben können. Diese Schäden, deren Wirkungsmechanismus bisher nicht hinreichend geklärt ist, sind durch tachykarde Rhythmusstörungen, Überleitungs- und Repolarisationsstörungen sowie auch durch akute Myokardinsuffizienz und vereinzelt sogar Asystolien charakterisiert. Die kardiotoxischen Symptome wurden vor allem bei akuter Überdosierung (z.B. Suizid-Versuche) und auch bei langfristiger Anwendung höherer Dosen (z.B. Depressionsbehandlung, Tabletten-abusus) beobachtet und scheinen in verstärktem Maße bei vorgeschädigten Herzen aufzutreten. Die Arzneimittelkommission der deutschen Ärzteschaft empfiehlt daher, *trizyklische Psycho-pharmaka* bei allen Patienten mit vorgeschädigtem Herzen, insbesondere bei alten Patienten, nur mit Vorsicht und unter entsprechender Überwachung anzuwenden. Sind langfristige Gaben höherer Dosen erforderlich, so sollten regelmäßige kardiologische Untersuchungen (EKG-Kontrollen!) durchgeführt werden.

Wichtige Literaturstellen s. Dtsch. Ärztebl. **44**, 28.10.1971.

Die Arzneimittelkommission der deutschen Ärzteschaft zählt sodann in dieser Bekanntgabe die einzelnen trizyklischen Antidepressiva (siehe hierzu S. 76) sowie als trizyklische Neuroleptika die Phenothiazine und die Thioxanthene, die zum Teil auch in Kombinationspräparaten enthalten sind, auf.

Zur Aufzählung dieser trizyklischen Psychopharmaka heißt es in der gleichen Bekanntgabe der Arzneimittelkommission:

»Bei vielen dieser Stoffe sind zwar bisher keine kardiotoxischen Wirkungen beobachtet worden; die Ärzteschaft wird jedoch gebeten, im Hinblick auf die Notwendigkeit einer Erweiterung des Wissensstandes bei allen diesen Substanzen auf Herzkomplikationen zu achten und falls solche auftreten, die Arzneimittelkommission der deutschen Ärzteschaft zu informieren.«

Anmerkung des Verfassers

Nach bisherigen klinischen Erfahrungen kann man m.E. annehmen, daß zur Frage einer kardio-toxischen Wirkung der Phenothiazine und Thioxanthene besonders die schwach bis mittelstark potenten Neuroleptika (s. S. 106, 107 u.a.) zu beachten sind, bei denen oft relativ hohe Dosis-einheiten (mg) verwandt werden, während mit zunehmender Stärke der neuroleptischen Potenz die therapeutisch erforderlichen Dosiseinheiten bekanntlich erheblich geringer werden.

Verfasser empfiehlt dennoch, in Ergänzung zur Bekanntmachung der Arzneimittelkommission bis auf weiteres der Frage einer eventuellen kardiotoxischen Wirkung bei sämtlichen Psychopharmaka besondere Aufmerksamkeit zuzuwenden.

4. Zur Anwendung von Antidepressiva in der ambulanten Praxis

Allgemeines

> Achtung

1. Vorsichtig einschleichende Dosierung!
2. Vorsicht bei älteren Patienten und Hirngeschädigten wegen oft geringer Verträglichkeit!
3. Vorsicht wegen möglicher Beeinträchtigung der Verkehrssicherheit!
4. Vorsicht bei Kombination mit Alkohol und Barbituraten wegen potenzierender Wirkung!

Zur psychagogischen Führung des Kranken

1. Dem Kranken helfen, mit der Depression zu leben.
2. Dem Patienten stereotyp und wiederholt im Laufe der Behandlung versichern, daß er »nichts dafür kann«, »kein Versager ist«, »nicht Schuld hat an dem gegenwärtigen Zustand«, sondern »daß er krank ist« (Stichworte: Nerven-Stoffwechsel-Störung, krankhafte Gemütsstörung u.a.).
3. Keine verbindlichen Angaben über die Zeitdauer der endomorphen Phasen, dagegen wiederholt und verbindlich zusichern, daß der Patient wieder gesund wird.
4. Den Kranken entpflichten; er soll entweder nichts tun oder nur das, was ihm Freude macht.
5. Die Angehörigen informieren, daß bei krankhafter Gemütsstörung im Unterschied zur normalen Trauer ein Appell an den Kranken, »sich zusammenzunehmen«, nicht nur sinnlos ist, sondern den Kranken unnötig quält und eventuell die Suizidgefahr erhöht.
6. Den Kranken und die Angehörigen auf das Suizidproblem ansprechen (Information für die Angehörigen: täglich mehrere psychotisch bedingte Suizide in der BRD!).
7. Den Kranken fragen, ob er zu seinem Schutz der stationären Behandlung bedarf.
8. Dem Kranken das Versprechen abnehmen, daß man sich auf ihn verlassen könne, und ihn gegebenenfalls in diesem Bereich an seine Verantwortungen erinnern, sofern er sich nicht zur stationären Behandlung entschließen kann. (Notfalls kommt wegen Suizidgefahr Zwangseinweisung auf eine kontrollierte Station unter Berücksichtigung der entsprechenden Landesgesetze in Betracht.)

Zur Behandlung mit Psychopharmaka

1. Zur Behandlung mit Psychopharmaka orientiert man sich zunächst zweckmäßigerweise mit vorsichtig einschleichender Dosierung an der Verträglichkeit. Auf Nebensymptome, wie besonders Kreislaufbelastung (Kollapsgefahr, Tachykardien), Schwere in den Gliedern, Mundtrockenheit, Miktionsstörungen u.a. (s. Abb. 3, 4, 9, 10), ist der Patient aufmerksam zu machen.
2. Bei der Behandlung mit den trizyklischen Präparaten sind zunächst möglichst ein EKG abzuleiten und die Kontraindikationen (Reizleitungsstörung, Zustand nach Herzinfarkt, Herzinsuffizienz) zu beachten.
3. Bei der Behandlung mit einem Präparat der MAOH ist besonders zu beachten, daß der Patient bis 1 Woche lang kein Präparat aus der Imipramingruppe erhielt und der Genuß von Käse, Alkohol u.a. (s. S. 76, 77) untersagt ist.
4. Bei mehr agitierten Kranken empfehlen sich die stärker dämpfenden Antidepressiva bzw. schwach potenten Neuroleptika.
5. Vorsicht bei Steigerung der inneren Erregung durch Psychopharmaka, besonders durch die mehr erregend wirkenden Präparate, wegen Verschlechterung der Schlafstörungen und Erhöhung der Suizidgefahr!
6. Grundsätzliche Regelung des fast immer gestörten Nachtschlafes durch Verordnung schwach potenter Neuroleptika, »reiner« Tranquilizer und eventuell Kombination mit Hypnotika.

Ergänzung

Bei dem neuerdings propagierten Schlafentzug (s. Pflug, B., u. Tölle, R.: Sitzungsberichte Gesellschaft Nord- und Nordwestdeutscher Neurologen und Psychiater, Lübeck, 26. und 27.4.1969) sahen wir bisher keine grundsätzlichen Besserungen. Er kommt ohnehin u. E. nur bei stationären Behandlungen in Betracht. Macht man aus der Not eine Tugend, indem aus dem Nicht-schlafen-Können ein Nicht-schlafen-Sollen wird, so ist schon rein psychodynamisch verständlich, daß manche Patienten sich nach einer absichtlich durchwachten Nacht für einige Stunden aufgelockerter fühlen, als wenn sie sich vergeblich mit einem Nicht-schlafen-Können abquälten. Immerhin ist u. E. in diesem Sinne daran zu denken, z. B. bei depressiven Psychosen, bei denen der Patient sein Leiden im Sinne einer überwertigen Idee aus seiner Schlafstörung ableitet, Schlafentzug (stationär) im Sinne der paradoxen Intention gelegentlich therapeutisch einzusetzen. Weitere Beobachtungen zum Gesichtspunkt des Schlafentzuges sind abzuwarten.

7. Am Tage meist zusätzliche Verordnung »reiner« Tranquilizer bzw. von Neuroleptika im Tranquilizer-Bereich (s. Tab. 1, Abb. 3–6) angezeigt.

8. Zumindest in der 1. Woche der Behandlung sollte der Arzt möglichst täglich mit dem Patienten (notfalls telefonisch!) sprechen. Sobald der Patient ohne Bedenken regelmäßig die Sprechstunde aufsuchen kann, sollte er mindestens 1–2 feste Wochentermine erhalten, und es sollte ein Hausbesuch erfolgen, falls er ohne Abmeldung ausbleibt.

9. Erklärt sich der Patient mit diesen Bedingungen bei Beginn der Behandlung nicht einverstanden, sollte man eine stationäre Behandlung empfehlen.

10. Mehrere Wochen nach Kompensation der endomorphen Depression können die Medikamente versuchsweise reduziert bzw. allmählich abgesetzt werden.

Faustregel:

Zunächst allmähliches Absetzen der Schlafmittel; sofern der Patient ohne Schlafmittel mehrere Wochen gut schläft, kann gehofft werden, daß die depressive Phase abgeklungen ist, so daß auch die Antidepressiva am Tage dann gänzlich abgesetzt werden können, nachdem sie schon vorher reduziert wurden.

Es empfiehlt sich die Übergabe des Informationsblattes für Patienten und Angehörige (s. S. 292).

5. Diagnostik und Therapie der einfühlbaren depressiven Verstimmungen [depressive abnorme Erlebnisreaktionen[1]), neurotische Depressionen[2])] = exomorphe Depressionen

Geht eine depressive Erlebnisreaktion über eine normal traurige Verstimmung hinaus, so ist nicht die auslösende Situation hierfür verantwortlich, sondern eine entsprechende abnorme Persönlichkeitsstruktur. In diesem Sinne also ist nicht die Quantität der auslösenden Situation entscheidend, sondern ihre Qualität, die sie für eine Person hat. Millionen verloren Angehörige im Krieg, Millionen verloren ihren gesamten Besitz. Täglich beladen sich Menschen mit Schuld, indem sie z. B. im Straßenverkehr durch Fahrlässigkeit oder gar Rücksichtslosigkeit andere Menschen töten, und doch sind nur in den seltensten Fällen abnorme depressive Verstimmun-

---

[1]) *Psychiatrisches Repetitorium* »Abnorme Erlebnisreaktionen« (S. 203), »nicht psychotische = exomorphe Depressionen (S. 95).

[2]) »Exomorphe Depressionen mit unbewußter Psychodynamik = neurotische Depressionen« (S. 95, 96).

gen, die einer Behandlung bedürfen, die Folge. Treffen dagegen für einen Außen-
stehenden scheinbar belanglose oder gar erfreuliche Erlebnisse auf eine für abnorme
depressive Verstimmungen disponierte Persönlichkeit, so können abnorm depressive Verstimmungen die Folge sein. So kann ein gewissenhafter Buchhalter, der
seinen Chef vertreten soll, in eine Depression geraten, weil er fürchtet, den Aufgaben
nicht gewachsen zu sein. So kann eine übermäßig opferbereite Hausfrau, die ohne
Not beruflich arbeitet, depressiv werden, weil sie sich der doppelten Aufgabe, der
Versorgung der Familie und der beruflichen Tätigkeit, nicht gewachsen fühlt. So
kann ein auf das Prinzip der Strenge und Ordnung eingestellter Vater depressiv
werden, weil er sein Erziehungsideal dem halbstarken Sohn gegenüber nicht mehr
durchzusetzen vermag. So kann ein Student depressiv werden, nachdem er lange
übergewissenhaft sein Studium durchführte und es schließlich aufgeben mußte,
weil es sich, gemessen an seinen Mitteln, zu sehr in die Länge zog. Dies sind nur
einige Beispiele von Fällen, die kürzlich in unsere Behandlung kamen und bei denen
es mit der auslösenden Situation unmittelbar und primär zur abnormen depressiven
Verstimmung kam.

Zur Erkennung der Persönlichkeitsstruktur der zu abnormen exomorphen Depressionen (abnorme in Gegenüberstellung zur normalen Traurigkeit) neigenden Personen finden sich die unseres Erachtens fruchtbarsten und überzeugendsten Ansätze
in der Weiterentwicklung der psychoanalytischen Konzeption Freuds durch
Schultz-Hencke (s. a. Riemann). Eine sehr anschauliche und gesichtspunktreiche
Übersicht zur Persönlichkeitsentwicklung und den Bedingungen der Entstehung
neurotischer Depressionen bringt Schwidder aus dem Arbeitskreis von Schultz-
Hencke unter Berücksichtigung eigener Arbeiten mit folgenden Worten:

»Die Ansatzpunkte für die Entstehung der depressiven Charakterstruktur liegen
ebenfalls im ersten Lebensjahr. Die Hemmung aber betrifft hauptsächlich die
oralen und frühen oral-aggressiven Impulse. Das Kind reagiert frühzeitig mit Furcht
auf seine Wunschregungen des Habenwollens und Besitzergreifens. Es resigniert
früh hinsichtlich dieser Wünsche, feine Angstreflexe sorgen für weitgehende Unterdrückung aller expansiven Impulse, die schon im ersten Ansatz ›blitzartig‹ zusammen mit dem begleitenden Angstaffekt gedrosselt werden. Diese sehr weitgehende
Impulsabwehr betrifft – wie es immer wieder zu beobachten ist – sehr ausdrücklich
auch die motorische Seite des Antriebslebens, was korrelativ körperlich in musku-
lärer Erschlaffung und gewissermaßen Innervationssperre aller aktiv-aufnehmen-
den, einverleibenden Funktionen im weitesten Sinne zum Ausdruck kommt. Solche
Kinder scheinen oft ohne Begehren und Wunsch zu sein. Händedruck und Haltung
sind schlaff, die Augen ohne Lebendigkeit. In ihrem Erleben erscheint ihnen die
Welt weniger farbig und reizvoll (›Trüb‹sinn). Aktive Impulse fehlen auch im Denken und Planen, der Vorstellungszustrom erscheint verlangsamt. Sie haben Leere-
gefühle, glauben, minderwertiger zu sein als andere, ohne diese Mangelgefühle auf
die wirkliche Wurzel ihrer Gehemmtheit und reflexartig eingeübten blitzartigen Impulsabwehr beziehen zu können. Das Gesamterleben und -verhalten wird auf diese
Weise frühzeitig gestört. Übermäßiges Stillsein, Überbescheidenheit, Übergefügig-
keit, Nachgiebigkeit, zu große Verzichtsbereitschaft, mangelnde Initiative, gedrückte
Stimmung, Unlebendigkeit bis zu dysphorischem Erleben sind Begleit- und Folge-
erscheinungen der Lücken des Antriebserlebens. Eine meist sehr deutlich aus-

geprägte Passivität ist regelmäßig zu beobachten. Selbst wenn Überkompensationen durch krampfhaften Leistungswillen, überbetonte soziale Hilfsbereitschaft, Pflichtbewußtsein oder Ersatzbefriedigung, wie Wissens›hunger‹, ästhetisches Genießen, Sammelwut und ähnliches, gelingen (oft unterstützt durch spezielle Begabungen), ist die dahinter verborgene passive Haltung festzustellen. Wir bemerken sie in der Arbeitstechnik, im Umgang mit Menschen, z. B. bei fröhlichem Zusammensein, bei lebendigen Diskussionen. Wir sehen das gleiche Gefüge des gehemmten Erlebens, wenn ein Zugang zu den feinen Schwingungen des Lebensgefühls oder zur Weltanschauung möglich wird. Im Grunde erscheint alles sinnlos, ohne rechte Erfüllung, nihilistische oder pessimistische Grundstimmungen sind vorherrschend, falls nicht illusionäre Fehlerwartungen überwiegen.

Diese letzte Einschränkung weist auf zwei verschiedene Entwicklungsmöglichkeiten hin, die bisher in der Literatur nicht systematisch dargestellt wurden, die aber nach eigenen Erfahrungen grundsätzlich bei der Ausbildung jeder neurotischen Struktur gegeben sind:

Entweder entsteht die Struktur hauptsächlich aus den direkten Folgen der Gehemmtheit, den Erlebnislücken und gespürten Behinderungen, oder die Abkömmlinge der Haltungen, also Fehlerwartungen, Riesenansprüche und Ersatzbefriedigungen, werden zum vorwiegenden Kern der neurotischen Struktur.

Selbstverständlich kann man hier keine absolute Trennungslinie ziehen; denn jede ›Haltung‹ setzt Gehemmtheit voraus, und keine Hemmung kommt so total zustande, daß nicht Reste des Antriebserlebens in Haltungen bestehen bleiben. Bei der Strukturentwicklung sind aber deutliche Akzentuierungen der einen oder anderen Seite zu beobachten. Hinzu kommt dann, daß hinsichtlich der weiteren sekundären Verarbeitungen Passivität oder Überkompensationen vorherrschen können, wodurch sich wieder voneinander unterschiedene Entwicklungslinien abzeichnen.

Dementsprechend sind bei depressiven Strukturentwicklungen zwar die beschriebenen Gehemmtheiten und die Art der Hemmungsvorgänge übereinstimmend festzustellen, während je nach der sekundären Verarbeitungsweise verschiedenartige Erscheinungsbilder vorkommen. Ein Kind z. B., das schon sehr früh in allen oralen und oral-aggressiven Entfaltungsmöglichkeiten eingeengt ist, das auch hinsichtlich aller auftauchenden ‹Haltungen› und Ersatzbefriedigungen auf strikte Ablehnung stößt, wird zunehmend hoffnungsloser und resignierter. Die entstehende Hoffnungslosigkeit, Mangel-, Insuffizienz- und Minderwertigkeitsgefühle können das gesamte Lebensgefühl trüben. Ein stiller, pessimistischer, initiativeloser und schon äußerlich grob gehemmter Mensch mit einer ›primären‹ depressiven Struktur ist das Ergebnis. Steht dem Kind noch genügend Initiative zur Verfügung, so kann es versuchen, die innere Leere und Hoffnungslosigkeit durch Arbeit, Leistung, Ehrgeiz usw. zu kompensieren, besonders wenn dies durch die Umwelt begünstigt wird. So entsteht eine depressive Struktur mit Überkompensation.

Außer diesen beiden Erscheinungsbildern ist eine andere Entwicklungslinie häufig zu beobachten:

Ein Kind wird ebenfalls in seinen direkten oralen Entfaltungsmöglichkeiten eingeengt, erlebt aber Bestätigungen hinsichtlich bestimmter oraler Haltungen oder Ersatzbefriedigungen. Es wird dann z. B. in seinem Lese- und Wissenshunger, in Sammelneigungen bestätigt, oder es werden bestimmte Erwartungen geradezu gezüchtet. Ein solches Kind kann sich in bezug auf seine oralen und habenwollenden Wünsche ebenfalls nicht adäquat verhalten, es wird übermäßig verzichtbereit und zeigt in vielen Lebenssituationen, in denen orale Impulse zu erwarten wären, Erlebnislücken und ungenügende oder fehlende Initiative. Aber die Hoffnungslosigkeit und der Pessimismus sind nicht so groß wie im ersten Fall. Haltungen, Fehlerwartungen und Riesenansprüche lassen die Lücken und direkten Gehemmtheitserlebnisse nicht so deutlich in Erscheinung treten. Illusionäre Erwartungen, Vorwurfs- und Anspruchshaltungen überwiegen, so daß in diesem Fall eine durch die sekundären Verarbeitungsweisen charakterisierte depressive Struktur das Ergebnis ist. Auch bei diesen Entwicklungsverläufen kann mehr das passive oder das überkompensatorische Verhalten hervortreten. Im Falle der Passivität sieht man etwa Menschen, die ständig gekränkt sind, die mit einem Jargonausdruck z. B. als ›beleidigte Leberwurst‹ bezeichnet werden oder vorwurfsvolle Mäkeler, Menschen mit unersättlichen Fehlerwartungen. Die ›unverstandene Frau‹, die ständig vorwurfsvoll sich immer zu kurz gekommen fühlt und orale Riesenerwartungen hat, gehört zu diesem Typus. Überwiegt die Überkompensation, so findet man je nach der Verarbeitung ›ewige Optimisten‹, Phantasten, Menschen mit ›beißender‹ Ironie oder Kritik, ›bärbeißige‹ Pharisäer und Gerechtigkeitsfanatiker.

Prinzipiell bestehen bei jeder neurotischen Strukturentwicklung diese 4 beschriebenen Möglichkeiten, denen jeweils verschiedene Umwelteinflüsse, Erlebnisverarbeitungen und Anlagen zugrunde liegen. Ein von Natur aus vitales Kind wird immer mehr zu Ersatzbefriedigungen und Überkompensationen neigen, als im Zustand hilfloser Gehemmtheit und Passivität zu bleiben.« (Zit. Schwidder.)

Geraten Personen mit depressiver Persönlichkeitsstruktur in die Versuchung (Versuchungssituation), personelle Wünsche durchzusetzen und z. B. eine Mehrbelastung abzulehnen, weil sie sich durch eine Aufgabe überfordert fühlen, so wehren sie im Sinne von Schultz-Hencke derartige (oral-aggressive) Impulse schuldhaft-depressiv ab.

Versuchen wir, eine Brücke zu schlagen von der Psychoanalyse zur Psychiatrie, so wird die Auslösung mehrerer in der Psychiatrie besonders ausgearbeiteter Depressionsformen verständlicher. Unverständlich bleibt es allerdings, weshalb es bei einem Teil der Fälle nicht zum Zustandsbild der exomorphen Depressionen kommt, sondern zu der sich vom Anlaß ablösenden und verselbständigenden depressiven Psychose (endomorphe Depression). Hier sind zu nennen die Erschöpfungsdepressionen im Sinne von Kielholz, viele Umzugsdepressionen, kurz, die zahlreichen Depressionen bei einem Mißverhältnis zwischen Leistungsfähigkeit und Verpflichtungsgefühl. Zu nennen wären hier auch die Wochenbettdepressionen. Meist handelt es sich um übergewissenhafte Mütter, die nur ihre Pflichten und nicht ihre Rechte sehen. Da diese Mütter körperlich in der Leistungsfähigkeit durch die Folgen der Geburt beeinträchtigt sind und vor sich einen Berg von Verpflichtungen gegenüber dem Kind sehen, setzt eine depressive Verstimmung ein, die oft als endomorph-depressive Psychose auftritt.

Wird bei anderen entsprechend strukturierten Personen den übermäßig auf Hingabe an andere Menschen oder an Aufgaben eingestellten Impulsen die Verwirklichung versagt (Versagungssituation), so könnten wiederum depressive Verstimmungen eintreten, wenn es gälte, dem Leben neue Inhalte für sich einzufordern und ein

Vakuum auszufüllen. Hierzu gehören wahrscheinlich Fälle im Sinne des Pensionie-
rungsbankrotts nach Stauder, der Entwurzelungsdepression im Sinne von Bürger-
Prinz, der Entlastungsdepression im Sinne von Schulte.

Es versteht sich, daß bei allen unmittelbar einfühlbaren depressiven Verstimmungen
Psychopharmaka nur angezeigt sind, wenn der Leidensdruck zu belastend wird
oder die Verstimmung sich im Sinne einer depressiven Psychose verselbständigt
hat. Viel wichtiger ist es hier, Situationen durchzusprechen und dem Kranken zu
helfen, von den übermäßigen Selbstverpflichtungen zugunsten des Einsatzes für
persönliche Lebensrechte und Lebensgenuß abzurücken. Geht es nur darum, den
depressiven Zustand zu normalisieren, können schon einige klärende Aussprachen
sehr hilfreich sein. Befürchtet man baldige Rezidive und möchte die Persönlichkeitsstruktur beeinflussen, so ist der Versuch einer langdauernden psychoanalytischen
Behandlung mit dem Ziel der »Ich-Stärkung« angezeigt. Eine solche Behandlung ist
bei typischen depressiven Persönlichkeitsstrukturen langwierig, zumal Freud,
Schultz-Hencke und andere annehmen, daß die Entstehungsbedingungen dieser
Struktur bereits im ersten Lebensjahr in der prägenitalen sogenannten oralen Phase
zu suchen sind. Darüber hinaus ist es noch ganz unbeantwortet, wieweit nicht ein-
geborene konstitutionelle Faktoren bei diesem Personenkreis wichtig sind und
welche Bedeutung der nichterlebte »Untergrund« (K. Schneider) hat.

6. Gemeinsamkeiten und Unterschiede bei endomorphen und exomorphen Depressionen

a) Gemeinsamkeiten bei endomorphen Depressionen

Das *Gemeinsame* der depressiven Psychosen, seien sie rein endogen und dem manisch-depressiven Formenkreis zugehörig oder im weiteren Sinne endomorph, ist
die Uneinfühlbarkeit in den gegenwärtigen Zustand, der sich vom eventuell vorhandenen auslösenden Anlaß verselbständigt und sinnlos ablöst oder auch ohne
Anlaß in Gang kommt.

Gemeinsam ist die Tendenz zur Lenkung der Aggression nach innen mit der Neigung zur Abwertung der eigenen Person oft zunächst mit dem Gefühl des Ver-
sagthabens, eventuell mit Minderwertigkeitsgefühlen, Selbstvorwürfen, Schuldgefühlen. Nicht selten wird das Gefühl des Versagens ins Körperliche verdrängt:
»Weil ich mich so schlapp fühle, . . .«
»Weil ich keinen Appetit habe, . . .«
»Weil ich Kopfschmerzen habe, . . . kann ich nicht arbeiten.«

Gemeinsam ist ein »echtes Nicht- oder zumindest Weniger-Können trotz eines
Wollens«. Es ist oft ein umfassendes »Sich-nicht-selbst-verwirklichen-Können«
und kann sich vom Nicht-essen-Können, Nicht-schlafen-Können, Nicht-leisten-
Können erstrecken bis zum Nicht-fühlen-, Nicht-traurig-sein-Können.

Gemeinsam ist ferner die Häufigkeit des leiblichen Erlebens der Depression.

Gemeinsam sind die Häufigkeit und die Schwere der Schlafstörungen, bei denen die
schlaflose Zeit durch Leere oder sinnloses Grübeln bestimmt ist.

Gemeinsam ist die geringe oder zunächst auch fehlende Beeinflußbarkeit durch Psychotherapie und das meist in der Mehrzahl der Fälle gute Ansprechen auf körperliche Behandlungsverfahren durch Psychopharmaka oder eventuelle Elektroschocks.

b) Gemeinsamkeiten bei exomorphen Depressionen

Den depressiven Psychosen, d. h. in unserem Sinne den endomorphen Depressionen, stehen die exomorphen Depressionen gegenüber, die normale Traurigkeit wie abnorme depressive Erlebnisreaktionen und neurotische Depressionen umfassen. Mit der normalen Trauer verbindet sie die Verneinung der gegenwärtigen Situation und der depressive Rückzug trotz eines wenigstens teilweise erhaltenen potentiellen Könnens.

Gemeinsam ist ihnen die Erhaltung der Sinn-Kontinuität während der Depression mit dem auslösenden Anlaß und damit die Möglichkeit der exogenen Beeinflussung in erster Linie durch psychotherapeutische und psychagogische Maßnahmen. Vitale Symptome, Tagesschwankungen und Schlafstörungen treten zurück. Sofern Schlafstörungen bestehen, wird in bezug auf den Anlaß häufig gegrübelt, eventuell besteht Flucht in den Schlaf. Im Unterschied zu den typischen abnormen depressiven Erlebnisreaktionen kann bei den charakteristischen neurotischen Depressionen der Anlaß zunächst nicht erkennbar sein, er bedarf erst einer minuziösen Erhellung durch psychotherapeutische Sitzungen.

Körperliche Behandlungsverfahren treten bei den exomorphen Depressionen zurück. Elektroschocks kommen naturgemäß nicht in Betracht. Psychopharmaka dienen, besonders als Tranquilizer in niedriger Dosierung, zur Minderung des Leidensdruckes. Antidepressiva können bei sehr ausgeprägten und anhaltenden exomorphen Depressionen in ebenfalls niedriger Dosierung nützlich sein. Sind sie unentbehrlich, so sollte man unseres Erachtens von einer Vitalisierung der exomorphen Depressionen, d. h. von einem Übergang aus einem exomorphen in ein endomorph-depressives Zustandsbild sprechen.

c) Zur Gegenüberstellung von endomorphen und exomorphen Depressionen

Es gibt eine ausgedehnte Literatur, in der sich die eine Richtung, besonders die klinischen Psychiater, in erster Linie mit dem Problem der endomorphen Depressionen, und die andere, besonders Psychoanalytiker, mit neurotischen Depressionen auseinandersetzen. Der Kontakt zwischen beiden Richtungen ist bisher gering.

Weitgehende Einigkeit besteht dennoch seit der Arbeit von Freud »Trauer und Melancholie« darüber, daß es sich bei der Melancholie, d. h. der endomorphen Depression in unserem Sinne, um einen grundsätzlich anderen Zustand handelt, um etwas Neues, nicht mehr einfühlbar aus der prämorbiden Persönlichkeit Ableitbares, sich verselbständigendes Geschehen, d. h. also um eine Psychose. Selbst Freud äußert die Annahme, daß z. B. die Tagesschwankungen der Melancholie möglicherweise durch Toxine verursacht seien.

Weitgehende Einigkeit besteht, von einigen Außenseitern abgesehen, darüber, daß es zwar eine Psychotherapie *bei der* depressiven Psychose, nicht aber eine Psychotherapie *der* depressiven Psychose gibt, bei der grundsätzlich somatische

Behandlungsverfahren (Psychopharmaka, evtl. Elektroschocks) den Vorrang haben. In diesem Sinne wurde auch von orthodoxen Freudianern (Abraham u. a.) bei Manisch-Depressiven eine psychoanalytische Behandlung im Intervall zwischen den psychotischen Phasen durchgeführt (siehe hierzu auch die umfassende Literaturübersicht Mendelsohns »Psychoanalytic Concepts of Depression«).

Unterschiedliche Auffassungen bestehen eher zum Konzept der Relation der prämorbiden Persönlichkeit zur Depression, zur Frage der Bedeutung des auslösenden Anlasses nicht nur bei exomorphen, sondern auch bei endomorphen Depressionen. Sucht und findet man auf der einen Seite Ergebnisse zu Begriffen wie anlagebedingt, eingeboren, endogen, körperliche Behandlungsverfahren, werden auf der anderen Seite mehr Ergebnisse zum Problem der prämorbiden Persönlichkeit, zur auslösenden Situation, zur Psychotherapie, gesucht und gefunden.

Sieht man auf der einen Seite mehr die Sinnlosigkeit des Auftretens endomorpher Depressionen, die Bedingtheit durch bisher gänzlich undurchschaubare, im rein Körperlichen zu suchende Ursachen, so bringt die mikropsychologische Methodik der psychoanalytischen Technik mehr Ansätze, die Auslösung meist nicht nur exomorpher, sondern z. T. auch endomorpher Depressionen in Beziehung zur prämorbiden Persönlichkeit zu sehen.

Bis vor wenigen Jahren erschöpften sich auf der einen Seite die Erkenntnisse zur prämorbiden Persönlichkeit bei endomorphen Depressionen mit der Lehre E. Kretschmers von der extravertierten, häufig pyknisch konstitutionierten Persönlichkeit und ihren Temperamentsschwankungen. Erst vor wenigen Jahren (1961) brachte von psychiatrischer Seite der von Tellenbach herausgearbeitete, in festen Ordnungen lebende Typus melancholicus mehr Verständnismöglichkeiten zumindest für einen nennenswerten Teil der zu endomorphen Depressionen neigenden Personen.

Sucht man nach *Gemeinsamkeiten der Erkenntnisse beider Richtungen*, so fällt die Häufigkeit der Überbereitschaft der zu endomorphen wie exomorphen Depressionen neigenden Personen, auf etwas anderes hinzuleben und sich dafür einzusetzen, auf. Einzelpersonen, Familie, Beruf, Aufgaben usw. ersetzen nicht selten einen Mangel an Ich-Fülle, der Einsatz für diese einen mangelnden Egoismus. Die Überverpflichtung auf die Außenwelt hin, der überstarke Druck des Gewissens, des Über-Ichs im Sinne Freuds, kann in recht unterschiedlichen Persönlichkeiten zu erkennen sein.

Wir finden eher bei den Personen, die an endomorphen Depressionen erkranken – wie schon angedeutet –, den Typ, der diese Überverpflichtung erfolgreich kompensiert, sich eine feste Ordnung schafft, bis eines Tages die Unfähigkeit, sich in diesem Sinne zu verwirklichen, durch eine körperliche Erkrankung oder auch nur die Furcht vor Unfähigkeit, durch die Mitteilung einer ernsten Diagnose oder durch einen Verlust wesentlicher Inhalte (Personen, Beruf, Aufgaben usw.) eine Phase des Sich-nicht-mehr-selbst-verwirklichen-Könnens, d. h. eine endomorphe Depression, auslöst.

Ist man bei dem Personenkreis, der endomorph depressiv erkrankt, zu dem metaphorischen Vergleich eines *relativen* Mangels an Ich-Fülle geneigt, der erst dann zur endomorphen depressiven Dekompensation führt, wenn wesentliche bedingende Faktoren der Selbstverwirklichung ausfallen bzw. gestört werden, ist man eher bereit, bei den zu abnormen exomorphen Depressionen Neigenden von einem ständigen *absoluten* Mangel an Ich-Fülle zu sprechen, von einer Armut des Ichs. Sofern es nicht überkompensiert wird, bedarf das Selbstwerterleben einer ständigen Bestätigung von außen, einer Bereicherung und Erfüllung. An die Stelle eines in sich ruhenden Selbstbewußtseins kann mehr oder weniger ein Leistungsbewußtsein treten. Mit der Überbereitschaft zu geben, sich einzusetzen für anderes und andere, der geringen Fähigkeit,»nein« sagen zu können, geht die Unfähigkeit, für das Ich zu fordern und aggressiv zu werden, Hand in Hand (oral-aggressive Gehemmtheit im Sinne von Schultz-Hencke). Der *Mangel an Ich-Fülle* kann nicht nur vorwiegend sozialpositiv ausgelebt werden im Sinne des»Für-andere-bzw.-anderes-Lebens«, sondern auch sozialnegativ, d. h. mehr haftend, erwartend, im Sinne des zumindest vorübergehenden»Nicht-ohne-andere-bzw.-anderes-leben-Könnens«. So erklärt sich die Auslösung abnormer Depressionen z. B. nach dem Verlust eines wenig geliebten Partners, z. B. nach Scheidung wegen selbstverschuldeter wiederholter Treuelosigkeit. Bemühen sich die einen um ständige Selbstbestätigung von außen her im stetigen positiven Einsatz, sind andere mehr egozentrisch, passiv erwartend, und geraten in die depressive Dekompensation, wenn durch einen eventuell selbstverschuldeten Verlust eine Lücke aufgerissen wird.

Damit sind über die Betonung der *Gemeinsamkeiten* der zu krankhaften depressiven Verstimmungen neigenden Personen auch die *Unterschiede* angedeutet. Soweit dieses Problem bisher zu übersehen ist, will es scheinen, daß wir bei denjenigen, die zu *depressiven Psychosen, d. h. zu endomorphen Depressionen*, veranlagt sind, häufiger finden: pyknische Konstitution, Vitalität, breite Öffnung nach außen, erfolgreiche Bewältigung der auferlegten Pflichten und der gewählten Ordnungen, harmonische und andauernde Bindung an Personen und Aufgaben, überdurchschnittliche Leistungen im Einsatz für anderes und andere. Von hier aus finden sich fließende Übergänge zu den oben erwähnten Minus-Varianten. Es finden sich dann zunehmend häufiger: leptosome Konstitution, mehr zähe als vitale, weniger kontaktfähige Personen, die auf einzelnes fixiert sind und weniger in festen Ordnungen ruhen als einer Pedanterie verhaftet sind.

Dem stehen diejenigen Personen gegenüber, die zu *abnormen exomorphen Depressionen*, d. h. im engeren Sinne zu neurotischen Depressionen, neigen und bei denen an die Stelle des entweder Gesund oder Krank, des Alles oder Nichts, des Gesund oder Psychotisch das Mehr oder Weniger tritt, die ständige Insuffizienz, die schmächtige Selbstverwirklichung, die eventuell ständigen Symptomträger, deren Alltag oft von Lustlosigkeit und Schwunglosigkeit, morgendlicher Müdigkeit, Angst, nicht selten mit Körpersymptomen, wie besonders Kopfschmerzen und Magenbeschwerden, begleitet ist. Über die verschiedenen Persönlichkeitstypen, die sich je nach Prägung durch unterschiedliches energetisches Niveau, Überkompensation und Haltungen ergeben, wurde oben aus dem Arbeitskreis von Schultz-Hencke (s. Schwidder) berichtet. Sehen wir bei ihnen oft ein ständiges Ineinanderwirken von depressiver Persönlichkeitsstruktur und Symptomatik unter den Belastungen des»normalen« Alltags, kann es bei ihnen unter dem Druck besonderer Versuchungs- und Versagungssituationen zu ausgeprägten abnormen exomorphen Depressionen kommen, die sich in manchen Fällen im Sinne einer depressiven Psychose verselbständigen und endomorphes Gepräge annehmen und dann einer vorübergehenden Behandlung mit vorwiegend körperlichen Behandlungsverfahren bedürfen.

Noch offen bleibt u. a. folgende Frage: Welche körperlichen Ursachen sind mitverantwortlich, daß es bei einem bestimmten Personenkreis nicht zu exomorphen, psychotherapeutisch zu behandelnden und beeinflußbaren Depressionen kommt, sondern zu qualitativ andersartigen endomorphen Depressionen, im wesentlichen mit körperlichen Verfahren zu behandelnden depressiven Psychosen?

Offen bleibt die Frage, wie häufig endomorphe Depressionen rein endogen entstehen und wie häufig sie ausgelöst werden. Nimmt man sich bei der stationären Behandlung Zeit für eine differenzierte Anamnese und berücksichtigt die oben beschriebenen bisherigen Kenntnisse zur prämorbiden Persönlichkeit, so kommt man zu sehr viel höheren Prozentsätzen »ausgelöster« endomorpher Depressionen, als bis vor kurzem noch in der Psychiatrie angenommen wurde. Exaktes und verbindliches Zahlenmaterial zur Frage der Auslösung endomorpher Depressionen steht noch aus. Wir haben daher – wie oben erwähnt – den mißverständlichen Begriff »endogen«, der auslösende Anlässe nicht beinhaltet, durch den genetisch neutraleren, weitergefaßten und vom Krankheitszustand ausgehenden Begriff »endomorph« abgelöst.

Offen bleibt die Frage, welche Personen nicht nur an endomorphen Depressionen, sondern außerdem noch an Manien oder eventuell sogar vorwiegend an manischen Psychosen erkranken. Die Untersuchungen zur prämorbiden Persönlichkeitsstruktur derartiger Personen haben noch keine überzeugenden Ergebnisse gebracht, zumal auch in einem psychiatrischen Krankenhaus im Laufe von Jahren nur relativ wenige Patienten mit Manien aufgenommen werden.

Interessant waren uns z. B. Fälle mit vorwiegend manischen Erkrankungen, bei denen in Gegenüberstellung zur »Verlustempfindlichkeit« bei Bereitschaft zu endomorphen Depressionen eine ausgesprochene »Gewinnempfindlichkeit« bestand, die bei in Aussicht stehenden oder erfolgten Gewinnen wiederholt zur Auslösung manischer Phasen führte.

Offen bleibt die Frage, wie viele Kranke nach Abklingen ihrer endomorphen Depression einer psychotherapeutischen Langstreckenbehandlung bedürfen oder zumindest davon profitieren würden. Auch hier liegt der Prozentsatz der Kranken, wie wir nach mehrjähriger Nachbehandlung entsprechender Fälle erfahren konnten, sicher wesentlich höher, als bisher angenommen wurde.

Offen bleibt u. a., wieweit es sinnvoll ist, die Kranken mit abnormen exomorphen Depressionen nicht nur psychotherapeutisch, sondern auch mit Psychopharmaka zu behandeln. Sicher ist, daß bei ihnen die Psychotherapie von der Aussprache bis zur Psychoanalyse den Vorrang zu haben hat.

7. Sekundäre Depressionen

Gegenüber den primären einfühlbaren depressiven Verstimmungen, bei denen typische Persönlichkeitsstruktur und auslösende Situation zueinander passen wie ein Schlüssel zum Schloß, gibt es die große Gruppe der depressiven Verstimmungen, die sich im Sinne einer Endstrecke und sekundär anderen psychischen Störungen hinzugesellen. So können eine hysterische Reaktion, eine Phobie, eine paranoische

Reaktion auf dem Höhepunkt schließlich von depressiver Resignation und Apathie abgelöst oder von ihnen begleitet werden. Sucht man dagegen nach psychischen Abartigkeiten, die meist nicht von abnormen depressiven Verstimmungen begleitet oder abgelöst werden, so hat man Mühe, diese zu finden. Am ehesten sind noch Fanatiker und Querulanten zu nennen, die bis zuletzt nicht sich, sondern ihre Umgebung verantwortlich machen, und den »Zeiger der Schuld« (W. Scheid) nicht im depressiven Sinne auf sich selbst, sondern auf die Umwelt weisen lassen.

Es versteht sich, daß bei allen diesen sekundären einfühlbaren depressiven Verstimmungen die Psychotherapie letztlich auf die dahinterstehende neurotische Grundstörung zielt. Handelt es sich um sekundäre depressive Psychosen, die im Gefolge von Schizophrenien (zum Auftreten depressiver Psychosen nach stationärer neuroleptischer Kompensation schizophrener Psychosen z. S. 336/337) oder körperlichen, insbesondere Hirnerkrankungen auftreten, muß die Therapie ebenfalls und eventuell sogar vorwiegend die Grundkrankheit angehen. Dazwischen stehen depressive Verstimmungen, die auf dem »Hintergrund« (K. Schneider) eines erlebten körperlich bedingten Zustandes (z. B. eines Schmerzes, eines postinfektiösen Schwächezustandes oder anderem) entstanden sind.

Literatur

Abraham u. a.: Zit. Mendelsohn.

Barth, E.: Das Auslösen und Erleben depressiver Verstimmungen und die Beziehung zur Persönlichkeitsstruktur. Diss. Düsseldorf 1967.

Bürger-Prinz, H.: Psychopathologische Bemerkungen zu den cyclischen Psychosen. Nervenarzt 21: 505 (1950).

Frankl, V. E.: Psychogenese bei Psychosen. Handbuch der Neurosenlehre und Psychotherapie. Bd. IV. Spezielle Psychotherapie II und Neurosenprophylaxe. Urban & Schwarzenberg, München Berlin 1959.

Freud, S.: Trauer und Melancholie. In: Die Wahnwelten – Akademische Reihe. Herausgegeben von E. Straus und J. Zutt unter Mitarbeit von H. Sattes. Akademische Verlagsgesellschaft, Frankfurt a. M. 1963.

Greeff, K., J. Wagner: Unveröffentlicht. Pharmakologisches Institut der Universität Düsseldorf.

Haase, H.-J.: Möglichkeiten und Grenzen der Psychopharmakotherapie mit Tranquilizern und Neuroleptika. Dtsch. med. Wschr. 88: 505 (1963).

Haase, H.-J., P. A. J. Janssen: The action of neuroleptic drugs. North-Holland Publishing Company, Amsterdam 1965.

Haase, H.-J., H. Koester. M. König, A. Bleker: Zur Methodik der Untersuchung antidepressiv wirksamer Medikamente unter besonderer Berücksichtigung von Imipramin (Tofranil) und Desmethylimipramin (Pertofran). Arch. Psychiat. Nervenkr. 204: 427 (1963).

Haase, H.-J., E. Barth: Untersuchungen zum Auftreten körperlicher Beschwerden bei depressiven Psychosen. (Unveröffentlicht)

Kielholz, P.: Diagnostik und Therapie der depressiven Zustandsbilder. Schweiz. med. Wschr. 87: 107, 54, 123, 152, 156 (1957).

Kielholz, P.: Psychiatrische Pharmakotherapie in Klinik und Praxis. Huber, Bern, Stuttgart 1965.

Kielholz, P.: Die Wirkungsspektren der Antidepressiva. Med. Welt (Stuttg.) 18 (N. F.), 10: 537–538 (1967).

Kretschmer, E.: Körperbau und Charakter. Springer, Berlin, Göttingen, Heidelberg 1955.

Matussek, P., A. Halbach, U. Troeger: Endogene Depression. Eine statistische Untersuchung unbehandelter Fälle, München. Urban & Schwarzenberg, München, Berlin 1965.

Mendelsohn, M.: Psychoanalytic Concepts of Depression. Thomas Springfield, Ill., USA, 1960.

Panse, F.: Untersuchungen über Verlauf und Prognose beim manisch-depressiven Irresein. Mschr. Psychiat. Neurol. *56* (1924).

Riemann, F.: Erfahrungen aus der Analyse schizoider und depressiver Persönlichkeiten. Z. f. Psychosom. Med. *8:* 114 (1962).

Ringel, E.: Indikationen zu ärztlichem Eingreifen bei Selbstmorddrohung und Selbstmordversuch. Wien. med. Wschr. *111:* 949–952 (1965).

Scheid, W.: Die psychischen Störungen bei Infektions- und Tropenkrankheiten. In: Psychiatrie der Gegenwart. Bd. II, Klinische Psychiatrie. Springer, Berlin, Göttingen, Heidelberg 1960.

Schneider, K.: Die Aufdeckung des Daseins durch die zyklothyme Depression. Nervenarzt *21:* 193 (1950).

Schulte, W.: Die Entlastungssituation als Wetterwinkel für Pathogenese und Manifestation neurologischer und psychiatrischer Krankheiten. Nervenarzt *22:* 140 (1951).

Schultz-Hencke, H.: Lehrbuch der analytischen Psychotherapie. Thieme, Stuttgart 1951.

Schwarz, H.: Zirkumskripte Hypochondrien. Mschr. Psychiat. Neurol. *72:* 150 (1929).

Schwidder, W.: Neopsychoanalyse. In: Handbuch zur Neurosenlehre und Psychotherapie. Bd. III. Spezielle Psychotherapie I, S. 171. Urban & Schwarzenberg, München, Berlin 1959.

Stauder, K.-H.: Über den Pensionierungsbankrott. Psyche *9:* 481 (1955/56).

Tellenbach, H.: Melancholie. Zur Problemgeschichte, Typologie, Pathogenese und Klinik. Springer, Berlin, Göttingen, Heidelberg 1961.

Wagensommer, H.: Therapeutisch unerwünschte Wirkungen der Thymoleptika. Fortschr. Neurol. Psychiat. *32:* 10: 497 (1964).

Wagensommer, H.: Therapeutically Undesirable Effects of Neuroleptic Drugs. In: Haase, H.-J. P. A. J. Janssen: The Action of Neuroleptic Drugs. North-Holland Publishing Company, Amsterdam 1965.

Weitbrecht, H.-J.: Psychiatrie im Grundriß. Springer, Berlin, Göttingen 1963.

Weitbrecht, H.-J.: Vortrag auf der ärztlichen Fortbildungstagung des Landschaftsverbandes Rheinland 1967 in Süchteln.

Wieck, H. H.: Lehrbuch der Psychiatrie. S. 202. Schattauer, Stuttgart 1967.

Wolff, M.: Untersuchungen über den Schlafverlauf bei Gesunden und psychisch Kranken. Westdeutscher Verlag, Köln, Opladen 1965.

Psychiatrisches Repetitorium

a) Manisch-depressiver Formenkreis

Mindestens 0,4% der Bevölkerung hat eine Veranlagung zu manisch-depressiven Psychosen, d. h. sie erkranken meist mehrmals in ihrem Leben an depressiven und/oder manischen Psychosen.

Zur Symptomatik: Das Gemeinsame depressiver Psychosen, ganz gleich ob sie zum manisch-depressiven Formenkreis gehören oder im Verlauf schizophrener Psychosen im Zusammenhang mit organisch-zerebralen Erkrankungen auftreten, oder eine nicht psychotische psychische Fehlentwicklung in einen depressiv psychotischen Zustand mündet, ist das auf Seite 93 zusammengefaßte Syndrom der endomorphen Depression. Dieses Syndrom wird außerhalb des manisch-depressiven Formenkreises pathoplastisch von der jeweiligen Krankheit (z. B. durch ein organisches Psychosyndrom u. a.) gefärbt.

α) Manie

Gesteigerter Antrieb mit oft gehobener evtl. gereizter Grundstimmung, evtl. Ideenflucht. Mehr oder weniger gehobenes Selbstbewußtsein. Oft gesteigerte Sexualität bei Bereitschaft zu enthemmtem Verhalten. Oft sehr ausgeprägte Kauflust (besonders bei Frauen). Geringes Schlafbedürfnis mit sehr frühem Erwachen. (Anm.: Die Frage nach der Uhrzeit und dem Gefühlszustand beim morgendlichen Erwachen kann diagnostisch zu frühzeitiger Erkennung einer manischen oder hypomanischen Verstimmung nützlich sein.)

Therapie: Bei depressiven Psychosen (= endomorphe Depressionen) siehe Seite 71. Bei manischen Syndromen Neuroleptika sowie Lithiumsalze. Bei ausgeprägter Manie sind schwach potente Neuroleptika zu kombinieren mit stärker potenten Neuroleptika (oberhalb der neuroleptischen Schwelle dosiert).

β) Mischzustände und Mischpsychosen

Manische oder depressive Psychosen können, wie erwähnt, im Verlaufe organischer Psychosyndrome oder schizophrener Psychosen auftreten und sich entweder mit deren Symptomatik mischen oder auch (zeitweise) ganz im Vordergrund stehen. Ferner können sich manische Symptome mit depressiven Symptomen mischen.

Therapie: Die Behandlung richtet sich nach den im Vordergrund stehenden Zielsymptomen, z. B. hochgradige Erregung = neuroleptische Wirkung.

Bei ausgeprägter innerer Unruhe = sedierende Tranquilizer -Wirkung mit schwächer potenten Neuroleptika oder reinen Tranquilizern. Bei begleitendem organischen Psychosyndrom doppelspurige Behandlung: z. B. antibiotische Behandlung bei progressiver Paralyse, Förderung der Hirndurchblutung bei Gefäßprozessen u. a. Außerdem sind die Psychopharmaka dann wegen oft geringer Verträglichkeit bei organischen Psychosyndromen nur vorsichtig und möglichst niedrig dosiert anzuwenden. Bei depressiv psychotischen Syndromen im Gefolge

Psychiatrisches Repetitorium

von Schizophrenien empfiehlt sich ebenfalls meist doppelspurige Behandlung, d. h. Antidepressiva plus Neuroleptika bei Bereitschaft zur Plussymptomatik oberhalb der neuroleptischen Schwelle dosiert. Außerdem sind beim Auftreten depressiver Psychosen im Zusammenhang mit Schizophrenien unmittelbar agitierende Antidepressiva wegen der Gefahr der Provokation von Plussymptomen zu meiden und mehr sedierende Antidepressiva zu wählen.

Zur Ätiologie: Voraussetzung: angeborene Anlage. Unregelmäßig dominant vererbt. Bei Erkrankung eines Elternteils erkranken rd. 30% der Kinder, sofern es sich um die bipolare Verlaufsform handelt. Bei den anderen Verlaufsformen geringere Erbpenetranz. Es findet sich zwar relativ häufig, besonders bei den bipolaren Verlaufsformen, eine pyknische Konstitution (E. Kretschmer), doch finden sich auch besonders bei den depressiven Psychosen andere Körperkonstitutionen. Psychosomatisch gesehen möchten wir gemäß klinischem Eindruck eine Skala aufstellen von Plusvarianten mit häufiger pyknischer Konstitution und positiver Integration in die Umwelt mit sinnvollem nützlichen Ordnungsgefüge und evtl. hohem Sozialstatus bis zu den Minusvarianten mit nicht selten leptosomer Konstitution mit ausgeprägter Bereitschaft zur Überverpflichtung und leistungshemmender Pedanterie. Auslösung sowohl bei depressiven wie bei manischen Phasen häufig durch psychische Belastungen (evtl. in Zusammenhang mit körperlichen Erkrankungen) oder rein endogener Beginn. Häufung von Phasen bei Frauen, besonders im Klimakterium. Beginn selten vor dem 20. Lebensjahr. Im Hinblick auf die Beeinflußbarkeit der Psychose, durch körperliche Behandlungsverfahren (Antidepressiva, Elektroschockbehandlung, Lithiumsalze) und die weitgehende Unbeeinflußbarkeit durch Psychotherapie wird auf eine biochemische zerebrale Störung geschlossen. Es dekompensiert aber nie nur ein biochemisches System, sondern stets eine Gesamtpersönlichkeit. Bei Apersonalität (unzureichender Aufbau = Idiotie oder hochgradiger Abbau = schwere Demenz) besteht keine Erkrankungsmöglichkeit an depressiven oder manischen Phasen.

Zum Verlauf: Die Dauer einzelner Phasen kann von einigen Wochen bis zu vielen Jahren dauern. Es wurde eine Durchschnittsdauer von 6–9 Monaten einzelner Phasen errechnet. Am häufigsten sind unipolare Verläufe, bei denen wiederholt depressive Psychosen auftreten, sehr viel seltener sind bipolare Verläufe mit depressiven oder manischen Phasen. Am seltensten sind Verläufe mit unipolaren nur manischen Phasen. Die Phasen treten entweder als einzelne Phasen auf oder folgen nicht selten einander unmittelbar, z. B. manische Nachschwankungen nach depressiver Phase (Achtung: evtl. rasches Absetzen der Antidepressiva bei Umschlag der Grundstimmung in Verbindung mit frühem morgendlichen hypomanisch gestimmtem Erwachen) oder umgekehrt. Nach bisherigen statistischen Ergebnissen sollen durch eine prophylaktische Therapie mit Lithiumsalzen ein Drittel bis die Hälfte der Behandelten phasenfrei werden und nur rund ein Drittel der Behandelten gänzlich unveränderte Verläufe zeigen (s. S. 328).

b) Depressive Psychosen = endomorphe Depressionen
Endomorph besagt, daß eine krankhafte Veranlagung zwar angenommen wird, die Psychose jedoch nur in einem Teil der Fälle allein aus der Anlage heraus = endogen entsteht, in vielen Fällen aber durch äußere Anlässe ausgelöst wird.
Psychose: Nicht verständliches psychisches Geschehen, das aus dem bisherigen nicht ableitbar ist. Sofern durch äußeren Anlaß ausgelöst, kommt es zur Ablösung vom Anlaß und zur Verselbständigung des Geschehens. Man kann psychoreaktiv hineingeraten (K. Schneider), aber nicht psychoreaktiv herausgeraten.
Mit dem Begriff endomorphe Depressionen distanzieren wir uns von einer seit der Antike bis heute bestehenden vorwiegend ätiologisch orientierten Aufteilung depressiver Verstimmungen. Es ist u. E. für die Therapie nicht entscheidend, ob eine Depression z. B. »psychogen« oder »organisch« oder »endogen«, ob die Depression etwa im Wochenbett, im Klimakterium oder im Präsenium entstanden ist, sondern ob es sich um den Zustand einer endomorphen, d. h. psychotischen Depression handelt oder nicht.
Die depressiven Psychosen = endomorphe Depressionen können sowohl endogen, nur aus der Anlage heraus, in Gang kommen, sie können aber auch durch äußere Anlässe (reaktiv bzw. exogen) ausgelöst werden. Diese äußeren Anlässe können rein psychogen sein, sie können aber auch vorwiegend somatogen (in Wechselwirkung mit der Gesamtpersönlichkeit) sein. Entscheidend für die Therapie ist nicht die Genese (endogen oder reaktiv bzw. exogen), sondern das Zustandsbild. Sofern derartige körperliche Erkrankungen bestehen, ist die Therapie zweispurig gegen das depressive Syndrom und die körperliche Erkrankung gerichtet. Dabei hängt der therapeutische Erfolg meist von den Antidepressiva oder der evtl. durchgeführten ES-Behandlung ab, während bei doppelspuriger Behandlung den zusätzlich verordneten Medikamenten u. E. oft keine oder nur geringe Bedeutung zukommt.

Besondere charakteristische Persönlichkeitsmerkmale für Patienten mit depressiven Psychosen = endomorphen Depressionen

Gewissen. Hohes »Ichideal«, überdurchschnittliche Gewissensbildung, überdurchschnittliches Verpflichtungsgefühl (zumindest in bestimmten Bereichen).
Leistung. Sehr ordentlich bis pedantisch, pünktlich, sehr zuverlässig (zumindest in bestimmten Bereichen).
Extraversion. Lebt zentrifugal für andere Personen oder Aufgaben, Mangel an Egoismus, Mangel an *Ichfülle*, an Personen oder Aufgaben »verhaftet«, kann sich nicht ohne diese verwirklichen.

Charakteristische äußere Anlässe, die depressive Psychosen = endomorphe Depressionen auslösen können

Störung des Ordnungsgefüges (im Sinne von Tellenbach) z. B.: Körperliche Erkrankung, Umzug, berufliche Veränderung.

Psychiatrisches Repetitorium

Verlustsituationen. Verlust von Personen oder Aufgaben, für die der Patient sich sehr engagiert hat (Vakuumsituation, Pensionierungsbankrott).

Mißverhältnis zwischen Selbstverpflichtung und Fähigkeit, sich zu verwirklichen. Erschöpfungsdepression z. B.: Durch Überarbeitung bei Urlaubsvertretung, durch körperliche Schwäche u. a.

Typische Symptomatik depressiver Psychosen = endomorphe Depressionen

Diagnostisches Syndrom 1.Ranges: Schlafstörungen, Tagesschwankungen (abends besser), Störung der Leibgefühle (Druck u.a. Mißempfindungen in Kopf, Brust oder Bauchraum, evtl. in Armen und Beinen), Beeinträchtigung der Selbstverwirklichung (*Nicht mehr können, trotz Wollen*), Konzentrationsstörungen, mangelnde Lebensfreude.

Weitere fakultative diagnostische Symptome: Obstipation, Gewichtsverlust, Appetitmangel, Nachlassen von Libido und Potenz, Hemmung, Grübeln in wahnhaft unverständlicher Weise (nach K. Schneider) über den Körper (z. B. Angst vor unheilbarer Krankheit), über die materielle Existenz (Verarmungsangst), über die »Seele« (früher öfter sexuelle moralische Schuldgefühle, heute mehr Schuldgefühle in Richtung Leistungsmoral: »Versager«), Suizidideen.

Ergänzende Hinweise für die Diagnose. Depressive Phasen in der Anamnese.

Behandlungsprinzipien für depressive Psychosen = endomorphe Depressionen

Antidepressiva (Information der Patienten über Nebenwirkungen).

Tranquilizer (bei der häufig bestehenden inneren Unruhe).

Hypnotika und Tranquilizer zur Regelung des Nachtschlafs.

Psychotherapie bei der Psychose (*nicht:* der Psychose) zur Verminderung der Suizidgefahr, Information über die Krankheit (Merkblattübergabe an Patienten und Angehörige.)

Elektroschockbehandlung (nach Ausschluß von Kontraindikationen; möglichst gemeinsam mit einem Anästhesisten), falls mit Psychopharmaka nicht in etwa 6 Wochen deutliche Besserung erzielt wurde.

Sofern der Patient ernsthafte *Suizidgedanken* mit konkreten Vorstellungen über die Art des eventuellen Suizids auf Befragen bejaht, stationäre Behandlung, evtl. auf kontrollierter Abteilung.

Zur *Prophylaxe:* a) nach wiederholten Phasen Dauerbehandlung mit Lithiumsalzen (nach Richtlinien); b) bei prämorbid-neurotischen Persönlichkeiten Langstreckenpsychotherapie (in Kombination mit Lithiumsalzen).

Psychiatrisches Repetitorium

Es ist für die Therapie außerordentlich wichtig, daß man die depressiven Psychosen (= endomorphe Depressionen) von den Depressionen, die nicht psychotisch sind (exomorphe Depressionen), abgrenzt. Andernfalls läuft man Gefahr, jedem Patienten, der wegen depressiver Symptome in die Praxis kommt, Antidepressiva zu verordnen und bei den geeigneten Fällen die Psychotherapie zu vernachlässigen. Umgekehrt werden die depressiven Psychosen evtl. ausschließlich psychotherapeutisch statt mit Antidepressiva behandelt, so daß der Patient unnötig leidet und die Selbstgefährdung erheblich steigt.

c) Exomorphe Depressionen = nichtpsychotische Depressionen

Exomorphe Depressionen werden nicht nur durch äußere Anlässe ausgelöst, sondern haben weitgehend auch ihr Gepräge (morphae = die Gestalt) von außen (exo). Der an einer exomorphen Depression Leidende grübelt meist in realem Bezug über den auslösenden Anlaß (sofern der Anlaß nicht neurotisch verdrängt wurde). Wenn er Schlafstörungen hat, so sind diese meist ausgefüllt mit Gedanken um den Anlaß. Nicht selten kommt es zur Flucht in den dann oft übermäßig langdauernden Schlaf. (Der endomorph Depressive hat den sinnvollen Bezug zum evtl. auslösenden Anlaß beim Denken und Grübeln am Tage wie auch nachts verloren.) Der exomorph Depressive bleibt potentiell leistungsfähig und geht seiner Tätigkeit, wenn auch oft weniger dynamisch nach, sofern er nicht apathisch resigniert. Der exomorph Depressive kann sich also verwirklichen, während der endomorph Depressive sich nicht verwirklichen kann, obwohl er will, oder zumindest in seiner Selbstverwirklichung wesentlich beeinträchtigt ist. Zur stationären Behandlung kommen daher exomorph Depressive nur selten, es sei denn, die äußere Situation bleibt unerträglich oder der Zustand wurde durch sekundäre Verhaltensweisen, wie bes. Suizidversuche oder Mißbrauch von Alkohol oder Drogen, kompliziert.

Exomorphe Depressionen können bei entsprechender Disposition und starker Ausprägung in endomorphe Depressionen übergehen und damit sekundär somatisiert werden. Damit geht der Akzent der Therapie von der Psychotherapie (bei exomorphen Depressionen) auf eine Somatotherapie (Psychopharmaka, evtl. Elektroschocks) bei endomorphen Depressionen über. Zum Vergleich denke man etwa an funktionell reversible pektanginöse Anfälle, die schließlich zum Infarkt führen können. Beim Übergang in den Infarkt kommt es nicht nur zu somatisch bedingten neuen Symptomen, sondern zu somatisch bedingter Verselbständigung der Symptomatik, wie sich diese auch bei der endomorphen Depression verselbständigt.

d) Schema der Genese neurotischer Depressionen

(= exomorphe Depressionen mit weitgehend unbewußter Psychodynamik) im Sinne der Schule von Schultz/Hencke unter besonderer Berücksichtigung der Konzeption von Schwidder.

Psychiatrisches Repetitorium

Erstes Lebensjahr = Hemmung der oralen und frühen oral-aggressiven Impulse durch Verbote der Beziehungspersonen. Kind reagiert mit Furcht auf Wunschregungen des Habenwollens und Besitzergreifens. Angstreflexe sorgen für Unterdrückung expansiver Impulse.

a) *Direkte Folgen: Lücken des Antriebserlebens*

   Passivität: Übergefügig, zu große Verzichtbereitschaft, gedrückte Stimmung, u. a. ausgeprägte Passivität.

b) *Indirekte Folgen:* (eher bei vitalen Kindern)

   Überkompensation: Überbetontes Pflichtbewußtsein, zu große Hilfsbereitschaft (hypersozial), eventuelle Ersatzbefriedigungen, wie Wissenshunger, Sammelwut u. a., bei sonst pessimistischer Grundstimmung u. a.

I. *Primäre depressive Struktur*

   Kind wird nicht nur in frühen oralen und oral-aggressiven Entfaltungsmöglichkeiten gehemmt, sondern stößt auf strikte Ablehnung bei Ersatzbefriedigungen u. a. Bei vitalen Kindern bestenfalls Überkompensation durch Arbeit, Leistung, Ehrgeiz.

II. *Depressive Struktur mit sekundären Verarbeitungsweisen, wie illusionäre Fehlerwartungen, Ersatzbefriedigungen*

   Einengung des Kindes in seinen oralen Entfaltungsmöglichkeiten (Habenwollen, Nehmen – Fordern), jedoch Ermutigung durch die Erzieher zu Ersatzbefriedigungen, z. B. Bestätigung in Lese- und Wissenshunger, Förderung von illusionären Erwartungen, Vorwurfs- und Anspruchshaltungen. Es entwickeln sich z. B.:

   a) bei Passivität:»vorwurfsvolle Mäkler«, die»unverstandene Frau«

   b) bei Überkompensation: (orale) Riesenerwartungen beim Menschen mit übermäßiger Kritikbereitschaft mit»beißender« Ironie, Gerechtigkeitsfanatiker u. a.

Zur Literatur s. S. 89.

8. Antidepressivum Jatrosom

Ergebnis einer Umfrage bei den praktischen Ärzten, Internisten und Nervenärzten der BRD über Verträglichkeit und Anwendung des Antidepressivum Jatrosom.

Da in der Weltliteratur schon in zahlreichen Veröffentlichungen über die Verträglichkeit des Monoaminoxydasehemmers Tranylcypromin berichtet wurde, wurden keine weiteren klinischen Versuche mit diesem Wirkstoff an Patienten durchgeführt. Vielmehr wurden die Berichte über die Verträglichkeit durchgearbeitet und besonders die Publikationen beachtet, die eine Beschreibung der Nebenwirkungen und Zwischenfälle beinhalteten.

Um auch ein möglichst umfangreiches Bild über die Verträglichkeit, Art und Anzahl der Nebenwirkungen in Westdeutschland zu gewinnen, wurde gemeinsam mit unserem Mitarbeiter H. Buhr eine Umfrage über die Verträglichkeit von Jatrosom unter allen deutschen psychiatrischen Kliniken und Nervenkliniken, allen niedergelassenen Nervenärzten, Internisten und praktischen Ärzten durchgeführt.

Insgesamt erhielten 44 927 Ärzte aller 4 Ärztegruppen einen Fragebogen zugeschickt, von denen wiederum 8 537 Ärzte (19%) einen beantworteten Fragebogen zurücksandten.

In allen Rundfragen wurden *102 000* mit Jatrosom behandelte Fälle gezählt, von denen 1,6% der Fälle wegen Unverträglichkeitsreaktionen abgesetzt wurden. *93% der Ärzte, die Jatrosom verordneten, entschieden sich für eine gute subjektive Verträglichkeit, 0,9% der Ärzte für eine schlechte subjektive Verträglichkeit. Die häufigsten Nebenwirkungen, die bei 1,6% der Fälle zum Absetzen führten, waren:*

1. Zunahme der inneren Unruhe
2. Schlafstörungen
3. Schwindel
4. Kopfschmerzen
5. Herzklopfen

Die Nervenärzte beobachteten während der Behandlung mit Jatrosom 3 Todesfälle. Bei diesen 3 Todesfällen war aufgrund der Literaturkenntnisse in keinem Fall ein Anhalt für eine unmittelbare Jatrosom-Toxizität gegeben. Die praktischen Ärzte und Internisten beobachteten bei gegenüber den Nervenärzten weit höherer Patientenzahl keine Todesfälle im Zeitraum der Behandlung mit Jatrosom.

Die *Nebenwirkungen* lassen sich in 3 Syndrome gliedern, bei denen die einzelnen Symptome ineinander übergehen können, und bei denen eine Steigerung bis zum dritten Syndrom hin erfolgen kann.

Das erste Syndrom äußert sich in plötzlichen anfallsweisen Kopfschmerzen größter Intensität. Diese qualvollen Kopfschmerzen, die mit einer deutlichen RR-Steigerung einhergehen, beginnen meist in der Okzipitalregion und breiten sich dann bis zum Stirnbereich aus. Außerdem können noch andere Symptome auftreten, wie Blässe, Schüttelfrost, Nackensteifigkeit und Kollaps.

Dieses erste Syndrom kann nun in das zweite übergehen, bei welchem die kardiovaskulären Manifestationen überwiegen. Dabei kommt es zu folgenden Symptomen: plötzliches Einsetzen von (Kopfschmerzen) Herzklopfen, Schmerzen in der Brust. Weiter können Angst, paroxysmale Hypertension, Schwitzen, Blässe, Schwindel, Hypotonie, Kopfschmerzen, Kollaps und andere Kreislaufkomplikationen auftreten.

Beim dritten Syndrom handelt es sich um die intrakraniellen Blutungen. Bevor es aber zu diesem akuten Bild kommt, treten vorher sehr heftige okzipitale Kopfschmerzen auf. Der systolische Blutdruck zeigt eine deutliche Erhöhung gegenüber den Normwerten. Außerdem werden Bewußtseinsstörungen, gesteigerte Reflexe, Krämpfe, Hemiparesen und ausgeprägte Nackensteife beobachtet.

Insgesamt wurden in der Weltliteratur 25 subarachnoidale Blutungen und 12 Todesfälle ohne Suizidfälle gemeldet.

Von den 25 intrakraniellen Blutungen wurden 7 vor dem Bekanntwerden der Käseintoxikation, 10 nach Bekanntwerden der Käseintoxikation, aber ohne Genuß von Käse, 8 bei Kombination mit Käse beobachtet.

Von den 12 Todesfällen traten 2 vor dem Bekanntwerden der Käseintoxikation auf, 5 bei Kombination mit Käse und 5 bei Kombination mit anderen Medikamenten.

Zusammenfassend kann man unter Berücksichtigung unserer Umfrage feststellen, daß Unverträglichkeitserscheinungen unter Jatrosom bei sachgemäßer Anwendung äußerst selten vorkommen.

Zur Anwendung: Jatrosom kann bei entsprechender Dosierung bei depressiven Psychosen verordnet werden, wenn folgendes beachtet wird:

Absolute Kontraindikationen: 1. Hochdruck
2. Koronarinsuffizienz
3. Kombination mit Käse, Alkohol und Salzheringen
4. Kombination mit anderen Antidepressiva
   (1 Woche Intervall)
5. Kombination mit Sympathikomimetika

Vorsicht bei: Kreislaufschwäche wegen Blutdrucksenkung sowie bei zerebralen Gefäßanomalien (Aneurysmen)

Vorsicht bei: ausgeprägter Suizidneigung, da eine eventuelle vorübergehende Steigerung der psychischen Erregung die Suizidgefahr erhöhen kann.

Der therapeutische Wert von Jatrosom ist unumstritten.

III. TEIL

Neuroleptika *

1. Wirkungsweise der Neuroleptika

Drei Wirkungsweisen revolutionierten die Pharmakotherapie psychischer Störungen. Es sind

die Tranquilizer-Wirkung,
die neuroleptische Wirkung und
die antidepressive Wirkung.

(Die sogenannten Antidepressiva und ähnliche Verbindungen klammern wir aus unserer Übersicht aus, siehe Kapitel: Diagnostik und Therapie depressiver Verstimmungen.)

Nicht Analgetika und Hypnotika sind es, die uns zu beschäftigen haben, auch nicht Euphorika oder Dynamika, sondern Stoffe, die außerhalb einer betäubenden oder schlaferzeugenden bzw. narkotisierenden, berauschenden oder energisierenden Wirkung einen besonderen Einfluß auf die Psyche haben.

Die Tranquilizer-Wirkung beruht im wesentlichen auf einer leichten affektiven Entspannung mit mehr oder weniger begleitender Müdigkeit bzw. erhöhter Schlafbereitschaft. In der Praxis werden einerseits »reine« Tranquilizer (= ohne neuroleptische Potenz) wie Diazepine (Adumbran, Librium, Valium) und Meprobamate (s. S. 2, 3) u. a., angewandt, deren Wirkung bei zunehmend hoher Dosierung im wesentlichen zu einer erhöhten Müdigkeit führt. Andererseits wird eine Tranquilizer-Wirkung durch niedrig dosierte Neuroleptika ausgelöst. Bei den sog. Neuroleptika geht die Tranquilizer-Wirkung mit zunehmend hoher Dosierung in die sog. neuroleptische Wirkung über. Diese neuroleptische Wirkung vermag das gesamte psychisch-energetische Niveau erheblich zu vermindern, ohne daß – im Unterschied zur sedierend-hypnotischen Wirkung – die Helligkeit des Bewußtseins bei optimaler Dosierung beeinträchtigt wird und ohne daß – z. B. im Unterschied zu einem Stirnhirnsyndrom – die Kritikfähigkeit gestört wird. Unsere seit 1953 an 25 verschiedenen Neuroleptika durchgeführten klinisch-experimentellen Untersuchungen zeigten, daß diese neuroleptische Wirkung unabdingbar an das extrapyramidale System gebunden ist.

---

*) Haase, H.-J.: Neuroleptika in der ambulanten Praxis. Dtsch. Ärztebl. *63:* 415 (1966), abgeändert und erweitert.
Es wurde ferner ein Informationsblatt für Patienten und Angehörige beigefügt zur Anwendung von »Neuroleptika als Tranquilizer« sowie zum Auftreten und zur medikamentösen Behandlung paranoider und paranoid-halluzinatorischer Psychosen.

Die Besonderheiten der neuroleptischen Wirkung und ihre Abgrenzung zur Tranquilizer-Wirkung lassen sich nach unseren Erfahrungen nach folgenden Gesichtspunkten kennzeichnen:[1])

neuroleptische Schwelle,
neuroleptische Potenz,
neuroleptisch-therapeutische Breite und
Disposition zur neuroleptischen Wirkung.

2. Die neuroleptische Schwelle

Definition: somatisch = Auftreten einer zumeist in der Feinmotorik (Handschrift) erkennbaren extrapyramidalen Bewegungshemmung.

psychisch = Reduzierung des psychoenergetischen Niveaus außerhalb von Bewußtseinsstörungen bzw. Schlaf.

Das Überschreiten der neuroleptischen Schwelle ist dosis- und dispositionsabhängig. Es zeigt sich somatisch zuerst meist als eine in der Feinmotorik (Handschrift) erkennbare extrapyramidale Hypokinese. Praktisch wichtig ist, daß bei einschleichender Dosierung der Gang (wie auch die Armbewegungen) meist noch keine grobmotorischen extrapyramidalen Symptome erkennen läßt. Die Handschrift stellt eine wesentlich genauer differenzierte Bewegung dar und gestattet vor allem auch exakte Vergleiche, sofern vor der Behandlung Leerschriften abgenommen wurden (Methodik s. u.). Es ist dies deshalb praktisch wichtig, weil bei stärker potenten Neuroleptika eine weitere Dosiserhöhung oft sehr bald eine subjektiv störende parkinsonistische Überdosierungssymptomatik mit sich bringt. Bei den kumulierenden Neuroleptika sind sogar bald Dosisverringerungen erforderlich (s. u.). Im psychischen Bereich geht die affektiv leicht entspannende Tranquilizer-Wirkung mit Überschreiten dieser somatisch extrapyramidal erkennbaren neuroleptischen Schwelle zunehmend in eine erhebliche Reduzierung des psychisch-energetischen Niveaus bei hellem Bewußtsein (s. o.) über.

Es bestehen einerseits nur lockere Beziehungen zwischen den Quantitäten der extrapyramidalen Symptomatik und der Intensität der psychischen Wirkung, indem einer geringgradigen extrapyramidalen Hemmung eine starke psychisch-neuroleptische Wirkung parallel gehen kann und umgekehrt. Andererseits sind die für die psychische und somatische neuroleptische Wirkung zuständigen Hirnzentren offensichtlich funktionell derart aneinander gebunden, daß eine wenigstens in der Feinmotorik (Handschrift) erkennbare Hypokinese die Voraussetzung für den erwähnten Einfluß auf die Intensität der Psychodynamik ist. Wird die für diese Auslösung notwendige Dosierung unterschritten, so kommt man über eine relativ schwache affektive Entspannung im Sinne einer Tranquilizer-Wirkung nicht hinaus. Schließlich führt eine Neutralisierung der feinmotorischen extrapyramidalen Symptome durch überdosierte Antiparkinsonmittel auch zu einer Neutralisierung der psychisch-neuroleptischen Wirkung.

---

[1]) *Psychiatrisches Repetitorium* »Neuroleptika, insbesondere neuroleptische Wirkung (s. S. 133ff.).
»Antiparkinsonmittel bei neuroleptischer Behandlung« (s. S. 135).

3. Grundsätzliche Indikationen zur Dosierung über der neuroleptischen Schwelle

Von Syndromen ausgehend, handelt es sich um

1. hochgradige Erregungszustände, ganz gleich, ob sich diese Erregung und Spannung nach außen entlädt (psychomotorische Erregungszustände) oder nach innen aufstaut (katatone Spannung),
2. psychotische Erlebnisproduktionen, wie Wahnideen, Halluzinationen u. a.

Von spezifischen Diagnosen ausgehend, ist es besonders angezeigt, die neuroleptische Schwelle zu überschreiten:

bei akuten Schizophrenien,

bei denjenigen chronischen Schizophrenien, die von ausgeprägter affektiver Erregung oder Spannung beherrscht sind oder zu psychotischen Erlebnisproduktionen (Wahnideen, Halluzinationen und anderem) neigen,

bei paranoiden bzw. paranoid-halluzinatorischen Psychosen der verschiedensten Genese, sofern Hirnschädigungen fehlen oder unbedeutend sind,

bei manischen Psychosen (s. h. a. S. 19),

bei ausgeprägten psychopathischen oder auch hirnorganisch bedingten Erregungszuständen.

Ein neurologisches Indikationsgebiet ist die Beeinflussung extrapyramidaler Hyperkinesen (z. B. Chorea) durch die neuroleptisch-extrapyramidale Hypokinese. Zu den psychopathischen Erregungszuständen ist allerdings zu bemerken, daß außerhalb der Behandlung von Psychosen meist eine Dosierung unterhalb der neuroleptischen Schwelle, d. h. also eine Tranquilizer-Wirkung, ausreichend ist. Es stehen hier vielfach psychagogische und psychotherapeutische Maßnahmen im Vordergrund. Ferner empfinden die Patienten mit abnormen Erlebnisreaktionen oder Neurosen die neuroleptische Wirkung oft als störende psychomotorische Einengung. Sie reagieren oft besonders empfindlich auf begleitende vegetative oder extrapyramidale Symptome. Damit finden wir den Übergang zu den Indikationen *unterhalb* der neuroleptischen Schwelle.

4. Indikationen einer Dosierung unterhalb der neuroleptischen Schwelle – Tranquilizer-Wirkung

(s. S. 6 ff.)

5. Dosierungsprobleme bei der Behandlung mit Neuroleptika

Wichtig ist es zu wissen, daß Neuroleptika (und auch »reine« Tranquilizer) die Wirkung von Alkohol, Schlafmitteln und Analgetika potenzieren. Auf die evtl. bedenklichen Komplikationen (z. B. im Straßenverkehr) sollte der Patient aufmerksam gemacht werden! Andererseits kann die potenzierende Wirkung auf Schlafmittel und Analgetika therapeutisch genutzt werden. Nicht unwichtig ist es auch zu wissen, daß Neuroleptika (und auch »reine« Tranquilizer sowie Antidepressiva) besonders bei höherer Dosierung nicht selten die sexuelle Libido und Potenz herabsetzen, besonders bei schwach bis mittelstark potenten Neuroleptika.

Berücksichtigt man die Besonderheiten der ambulanten Praxis gegenüber den Möglichkeiten stationärer Behandlung, so sollte der Behandlungsbeginn mit Überschreiten der neuroleptischen Schwelle in den meisten Fällen – mit Ausnahme von Notfällen unmittelbar vor der stationären Einweisung (s. u.) – stationär durchgeführt werden. Wichtig ist es dann aber in der ambulanten Praxis bei Fällen, die zu ausgeprägter affektiver Erregung oder Spannung oder zu psychotischen Erlebnisproduktionen (Wahnideen, Halluzinationen) neigen (besonders akut Schizophrene, deren Psychose stationär neuroleptisch kompensiert wurde, oder evtl. chronisch Schizophrene), daß nach der stationären Behandlung oft eine Dosierung über der neuroleptischen Schwelle gehalten wird (s. hierzu S. 100 f.).

a) Behandlungsbeginn bei Indikation zur Dosierung über der neuroleptischen Schwelle

Ein Behandlungsbeginn, bei dem ein Überschreiten der neuroleptischen Schwelle erforderlich ist, sollte in den meisten Fällen stationär durchgeführt werden, um den Zustand des Patienten wie auch die evtl. sehr störenden Neben- und Begleitwirkungen unter Kontrolle zu haben. Wird die neuroleptische Schwelle überschritten, so können besonders bei unzweckmäßiger Dosierung ausgeprägte grobmotorische extrapyramidale Symptome auftreten. Beim Behandlungsbeginn sind es in erster Linie dyskinetische Reaktionen mit passagerem Schiefhals, Zungen-Schlund-Dystonien und anderen. (Weiteres zum Problem der dyskinetischen Reaktionen s. u.). Auf 2 Wegen lassen sich diese extrapyramidalen grobmotorischen Symptome in den ersten Behandlungstagen weitgehend vermeiden:

1. Vorsichtig einschleichende Dosierung, die mit Tagesdosierungen unterhalb der neuroleptischen Schwelle beginnt und täglich unter Kontrolle der Feinmotorik (Handschrift s. u.) erhöht wird. Dieser Weg kann in der ambulanten Praxis besonders bei mehr chronisch verlaufenden Fällen mit paranoider bzw. paranoid-halluzinatorischer Symptomatik, gut erhaltener Persönlichkeit und günstigen Milieubedingungen beschritten werden.
2. Durch eine hohe neuroleptische Anfangsdosierung, die schon bei der ersten Applikation deutlich oberhalb der neuroleptischen Schwelle liegt, werden oft neben der rein neuroleptischen Wirkung Sedierung und erhöhte Schlafbereitschaft ausgelöst. Grobmotorische, störende extrapyramidale Symptome treten dann besonders selten auf, wenn diese Wirkung rasch einsetzt, also intravenös appliziert wird. (So hat sich in Notfällen unmittelbar vor der Einweisung in die stationäre Behandlung die intravenöse Applikation von 1 Ampulle zu 5 mg Haloperidol-Janssen, die innerhalb weniger Stunden wiederholt werden kann, bewährt.) Die Dosis muß dann aber in den nächsten Tagen reduziert werden, da sich dieser »Überraschungseffekt« des extrapyramidalen Systems verliert und bei gleicher Tagesdosis dann erhebliche parkinsonistische Symptome auftreten können.

Während wir sowohl bei vorsichtig einschleichender wie auch bei hoher intravenös verabreichter Anfangsdosis selbst mit den am stärksten potenten Neuroleptika in maximal 10% der Fälle extrapyramidale dyskinetische Reaktionen bei Behandlungsbeginn sahen, konnten wir sehr heftige extrapyramidale dyskinetische Reaktionen bei bis zu 70% der Fälle beobachten, bei denen die Dosis schon am ersten Tag über der neuroleptischen Schwelle lag, aber entweder nicht hoch genug war oder infolge peroraler oder intramuskulärer Applikation nicht rasch genug einsetzte.

Für die Praxis ist es wichtig, daß die von uns bei einschleichender Dosierung (mit stärkstpotenten Neuroleptika bei maximal 10% der Fälle) beobachteten extrapyramidalen dyskinetischen Reaktionen in den ersten Behandlungstagen nach stationärer Aufnahme bei akuten schizophrenen Psychosen auftraten. Bei diesen mußte die neuroleptische Schwelle durchschnittlich am 2.–3. Behandlungstag überschritten werden. Ermöglicht der Zustand des Patienten ein noch langsameres Einschleichen der Dosierung bis über die neuroleptische Schwelle, so kann mit einem weiteren Rückgang des Prozentsatzes dyskinetischer Reaktionen – auch bei sehr stark potenten Neuroleptika – gerechnet werden.

b) Dauerbehandlung bei Indikation zur Dosierung über der neuroleptischen Schwelle

Mit wenigen Ausnahmen ist es – wie gesagt – Aufgabe der Ärzte auf psychiatrischen Krankenabteilungen und nicht in der ambulanten Praxis, am Beginn einer Behandlung die neuroleptische Schwelle zu überschreiten. Dagegen ist es vielfach Aufgabe der ambulanten Praxis, Schizophrene, die aus stationärer Behandlung entlassen werden, mit Dosierungen über der neuroleptischen Schwelle nachzubehandeln. Hierzu ist es von Interesse, daß die Zahl der Schizophrenen, die 1960/61 zur Wiederaufnahme in die psychiatrischen Krankenhäuser des Landschaftsverbandes Rheinland kamen, mehr als 3mal so hoch war wie zu einer Zeit vor Einführung der Neuroleptika – 1950/51 (s. S.147). Wenn eine Nachbehandlung gewährleistet ist, bei der die Dosierungen über der neuroleptischen Schwelle liegen, kann man unseres Erachtens hoffen, daß wenigstens die Zahl der Wiederaufnahmen, die innerhalb kurzer Zeit erfolgen, verringert wird.

Die Statistik legt also die Annahme nahe, daß nach der Entlassung aus stationärer Behandlung in der ambulanten Praxis die Neuroleptika zu rasch abgesetzt werden oder die Dosis nicht hoch genug gehalten wird, um die Psychose bis zum Abklingen der Bereitschaft zu hochgradiger affektiver Spannung bzw. Erregung und der Bereitschaft zu psychotischen Erlebnisproduktionen (Wahnideen, Halluzinationen) weiterhin zu kompensieren. Ist es hier also bedenklich, zu rasch unterhalb der neuroleptischen Schwelle zu dosieren oder gar abzusetzen, zeigt andererseits die Erfahrung neuerdings, daß einer zu intensiven Dauerbelastung des extrapyramidalen Systems durch die neuroleptische extrapyramidale Hypokinesie Grenzen gesetzt sind. So wurden als Gegenregulation zur neuroleptischen Hypokinesie Hyperkinesien besonders im Bereich des Mundes und der Hände bis zu ausgeprägten choreiformen Bewegungsunruhen der Extremitäten und des Rumpfes beobachtet. Diese hyperkinetischen Gegenregulationssymptome wurden bisher bei neuroleptischen Dauerbehandlungen in erster Linie nach Dosisreduzierung oder Absetzen der Neuroleptika beobachtet. Sie häuften sich bei Frauen, mit zunehmendem Lebensalter (ganz besonders bei hirngeschädigten alten Leuten), bei Mitteln mit stärkerer neuroleptischer Potenz und besonders nach länger dauernder neuroleptischer Überdosierung mit Auslösung grobmotorischer parkinsonistischer Symptomatik.

Es ist unseres Erachtens in erster Linie auf diese unzweckmäßige, länger dauernde Überdosierung zurückzuführen, wenn von einzelnen Autoren bei 20–25% ihrer neuroleptisch behandelten Patienten derartige Hyperkinesien nach Dauerbehandlung gesehen wurden, während sie z. B. im Landschaftsverband Rheinland (etwa 11 000 psychiatrische Krankenbetten), in dem im Zusammenhang mit unserer Arbeitsrichtung neuroleptisch vorsichtig dosiert wird, nur einen sehr geringen Prozentsatz ausmachen und Dauerfälle dort bisher nicht bekannt sind (s. S. 19).

Das Problem der Dosierung ist um so wichtiger, als bereits in anderen Krankenhäusern Einzelfälle beschrieben wurden, bei denen diese extrapyramidalen Hyperkinesien mehr als 4 Jahre nach Absetzen der Neuroleptika nicht abgeklungen sind, so daß irreversible Schädigungen der extrapyramidalen Zentren nicht ausgeschlossen werden können.

Eine optimale Dosierung, bei der extrapyramidale grobmotorische Symptome (besonders dyskinetische Reaktionen, Akathisie = Sitzunfähigkeit, ausgeprägter Rigor bzw. Akinesie) weitgehend vermieden werden, ist daher aus folgenden Gründen angezeigt:

1. Der Patient fühlt sich nicht selten irritiert und beunruhigt durch diese motorischen Symptome, so daß der erwünschte psychisch dämpfende neuroleptische Effekt, psychoreaktiv bedingt, aufgehoben werden kann.
2. Eine deutliche Ausprägung grobmotorischer parkinsonistischer Symptome stellt nicht selten eine schwere körperliche Belastung dar und kann besonders über eine Beeinträchtigung der Atmung zu Bronchopneumonien führen.
3. Eine Überlastung der extrapyramidalen Zentren kann zu hyperkinetischen Gegenregulationen führen, wobei – besonders bei Vorschädigungen – Dauerläsionen der extrapyramidalen Zentren in Einzelfällen bisher noch nicht ausgeschlossen werden konnten.

In der ambulanten Praxis ergibt sich also die schwierige Frage, die stationär erzielte, oft rasche neuroleptische Kompensation besonders schizophrener Psychosen oder auch paranoider und halluzinatorischer Syndrome anderer Genese durch eine Dosierung meist über der neuroleptischen Schwelle bis zum Abklingen der Psychose weiterhin aufrechtzuerhalten. Andererseits kann bei Vollremittierten mit nur einzelnen vorhergehenden psychotischen Erkrankungen mit mehrjährigem Intervall zum vorletzten psychotischen Schub etwa 12 Monate nach der Entlassung die neuroleptische Dosis zumindest versuchsweise allmählich abgebaut werden. Dabei ergeben sich zwei Probleme:

a) Das zu plötzliche Absetzen der neuroleptischen Dosis scheint das anschließende Auftreten extrapyramidaler Hyperkinesien wie auch vegetativer Symptome (besonders Schwitzen) zu fördern.
b) Der Patient fühlt sich nach deutlichen Dosisreduzierungen subjektiv zwar zunächst erleichtert, befreit und gesund, doch bedarf sein Zustand auf durchschnittlich weitere 6 Wochen einer ständigen Kontrolle, da oft erst dann die neuroleptische Wirkung vollends abgeklungen ist (wie auch unsere Untersuchungen der Feinmotorik erkennen ließen) und sich nicht selten erst jetzt zeigt, ob die Psychose rezidiviert.

6. Neuroleptische Potenz

Die Dosierung, mit der man mit einem bestimmten Neuroleptikum die neuroleptische Schwelle in unserem Sinne überschreitet, hängt von seiner neuroleptischen Potenz ab. *Je niedriger die Dosis ist, mit der man mit einem Neuroleptikum die neuroleptische Schwelle überschreiten kann, um so höher ist seine neuroleptische Potenz.* In diesem Sinne haben wir vorgeschlagen, die neuroleptische Potenz der verschiedenen Neuroleptika in Relation zu Chlorpromazin (Megaphen) zu setzen, das wir im Vergleich zu anderen bisher entwickelten Neuroleptika an die Grenze zwischen schwacher und mittelstarker neuroleptischer Potenz stellten. Benötigt man also mit Chlorpromazin im Durchschnitt etwa 150–400 mg per os täglich, um die neuroleptische Schwelle zu überschreiten, so benötigt man mit einem schwach potenten Neuroleptikum eine höhere Dosis als mit Chlorpromazin. Mit zunehmender Stärke der neuroleptischen Potenz wird die Schwellendosis niedriger.

Diese Einteilung hat den praktischen Vorteil, daß man aus der für das Überschreiten der neuroleptischen Schwelle erforderlichen Durchschnittsdosis etwa ablesen kann, mit welchen Neben- und Begleitwirkungen man zu rechnen hat (s. u.).

In den Abb. 9–12 ist eine Reihe besonders gebräuchlicher Drogen nach zunehmend neuroleptischer Potenz geordnet. Die Angaben über Dosierung bezeichnen lediglich Durchschnittswerte, mit denen am Beginn einer Behandlung die neuroleptische Schwelle überschritten wird. Diese Dosierungswerte können wegen der interindividuell sehr unterschiedlichen Disposition zur neuroleptischen Wirkung im Einzelfall deutlich unter- bzw. überschritten werden (s. u.). So beobachteten wir interindividuell bis zu 15fache Dosisunterschiede beim gleichen Neuroleptikum beim Überschreiten der neuroleptischen Schwelle (s. S. 128).

Die Dosierungswerte berücksichtigen ferner nicht die unterschiedliche Kumulationstendenz, die dazu führt, daß besonders bei stärker potenten Neuroleptika (stärker als Chlorpromazin) die Schwellendosis in unterschiedlicher Weise absinkt. Ferner berücksichtigen die Werte nicht die unterschiedliche Intensität der Wirkung bei verschiedenen Applikationsweisen. Die Dosierungswerte stützen sich entweder auf eigene Untersuchungen oder vorwiegend auf Literaturangaben über klinische Untersuchungen wie über Tierversuche. Die Dosierungswerte sollen und können also nur einer groben Orientierung dienen.

7. Vor- und Nachteile schwach potenter Neuroleptika

Die in Abb. 9 angeführten Medikamente, deren neuroleptische Potenz schwächer ist als Chlorpromazin (Megaphen), werden in der Klinik und besonders in der ambulanten Praxis vorwiegend unterhalb der neuroleptischen Schwelle als Tranquilizer, evtl. auch wegen antidepressiver Wirkungen genutzt. Ihre psychische, affektiv entspannende Wirkung ist meist mit zunehmender Dosierung von Sedierung und Müdigkeit begleitet. Bei hoher Dosierung können sie je nach Ausgangslage einen Zustand auslösen, den Panse als »wunschlose Indolenz ohne erkennbare Benommenheit« beschrieb. Sie fördern die Schlafbereitschaft, besonders bei Schlafgestörten. Bei vorsichtiger Dosierung unterhalb der neuroleptischen Schwelle können sie in der Praxis als Tranquilizer wertvoll sein (s. S. 5).

Abb. 9   Medikamente mit schwacher neuroleptischer Potenz.[1])
(Schwächer als Chlorpromazin [Megaphen].)

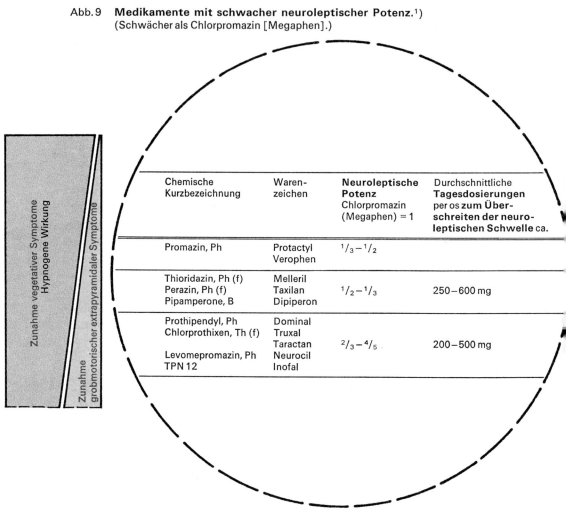

Chemische Kurzbezeichnung	Waren-zeichen	**Neuroleptische Potenz** Chlorpromazin (Megaphen) = 1	Durchschnittliche **Tagesdosierungen** per os **zum Überschreiten der neuroleptischen Schwelle** ca.
Promazin, Ph	Protactyl Verophen	$1/3 - 1/2$	
Thioridazin, Ph (f) Perazin, Ph (f) Pipamperone, B	Melleril Taxilan Dipiperon	$1/2 - 1/3$	250 – 600 mg
Prothipendyl, Ph Chlorprothixen, Th (f) Levomepromazin, Ph TPN 12	Dominal Truxal Taractan Neurocil Inofal	$2/3 - 4/5$	200 – 500 mg

Links am Rand (von unten nach oben): Zunahme grobmotorischer extrapyramidaler Symptome — Zunahme vegetativer Symptome Hypnogene Wirkung

Ph = Phenothiazine, B = Butyrophenone, Th = Thioxanthene.
(f) = Eigene, klinisch-experimentelle Untersuchungen unter Berücksichtigung der feinmotorisch erkennbaren extrapyramidalen Hypokinese (Handschrifttest).

Nachteile der schwach bis mittelstark potenten Neuroleptika: Eventuelle Beeinträchtigung der Arbeitsfähigkeit und Behinderung im Straßenverkehr durch begleitende Müdigkeit. Subjektiv störende vegetative Nebensymptome (besonders Kreislauf, Mundtrockenheit, Akkommodationsstörungen). Belastung des Organismus (mit Ausnahme des ZNS) bei höheren Dosiseinheiten (besonders Pigmentstörungen »Haut, Auge, innere Organe« bei den Phenothiazinen) u. a. Zum Gesichtspunkt einer kardiotoxischen Wirkung bes. trizyklischer und evtl. anderer Psychopharmaka (s. S. 77, 78).

Vorteile der schwach bis mittelstark potenten Neuroleptika: Dämpfung innerer Erregung und Angst. Förderung des Nachtschlafes (besonders bei abendlicher Einnahme). Eventuelle Ausnutzung der Wirkung auf das vegetative System (s. hierzu: Anwendung der Psychopharmaka auf den verschiedenen Gebieten der Medizin. Tab. 18–33, S. 213 ff.).

[1]) Neuerscheinung: Sulpirid = Wz. Dogmatil, schwach potentes Neuroleptikum, dem bes. thymoanaleptische Wirksamkeit zugeschrieben wird.

Abb.10   **Medikamente mit mittelstarker neuroleptischer Potenz.**
(Gleiche bis fünffache Stärke von Chlorpromazin [Megaphen].)

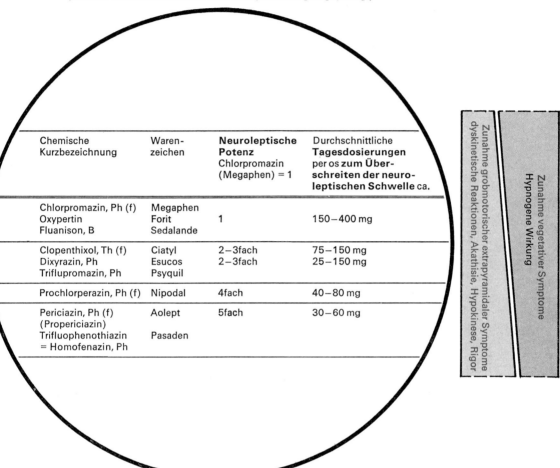

Chemische Kurzbezeichnung	Warenzeichen	Neuroleptische Potenz Chlorpromazin (Megaphen) = 1	Durchschnittliche Tagesdosierungen per os zum Überschreiten der neuroleptischen Schwelle ca.
Chlorpromazin, Ph (f) Oxypertin Fluanison, B	Megaphen Forit Sedalande	1	150–400 mg
Clopenthixol, Th (f) Dixyrazin, Ph Triflupromazin, Ph	Ciatyl Esucos Psyquil	2–3fach 2–3fach	75–150 mg 25–150 mg
Prochlorperazin, Ph (f)	Nipodal	4fach	40–80 mg
Periciazin, Ph (f) (Propericiazin) Trifluophenothiazin = Homofenazin, Ph	Aolept Pasaden	5fach	30–60 mg

Zunahme grobmotorischer extrapyramidaler Symptome dyskinetische Reaktionen, Akathisie, Hypokinese, Rigor

Zunahme vegetativer Symptome Hypnogene Wirkung

Ph = Phenothiazine, B = Butyrophenone, Th = Thioxanthene.
(f) = Eigene, klinisch-experimentelle Untersuchungen unter Berücksichtigung der feinmotorisch erkennbaren extrapyramidalen Hypokinese (Handschrifttest).

Nachteile der schwach bis mittelstark potenten Neuroleptika: Eventuelle Beeinträchtigung der Arbeitsfähigkeit und Behinderung im Straßenverkehr durch begleitende Müdigkeit. Subjektiv störende vegetative Nebensymptome (besonders Kreislauf, Mundtrockenheit, Akkommodationsstörungen). Belastung des Organismus (mit Ausnahme des ZNS) bei höheren Dosiseinheiten (besonders Pigmentstörungen [Haut, Auge, innere Organe] bei den Phenothiazinen) u. a. Zum Gesichtspunkt einer kardiotoxischen Wirkung bes. trizyklischer und evtl. anderer Psychopharmaka, s. S. 77, 78.

Vorteile der schwach bis mittelstark potenten Neuroleptika: Dämpfung innerer Erregung und Angst. Förderung des Nachtschlafes (besonders bei abendlicher Einnahme). Eventuelle Ausnutzung der Wirkung auf das vegetative System (s. hierzu: Anwendung der Psychopharmaka auf den verschiedenen Gebieten der Medizin. Tab. 18–33, S. 213 ff.).

Eine Begrenzung ihrer Anwendung findet sich durch folgende Symptomatik: Je mehr man höhere Dosierungen verwendet (besonders am Anfang), die sich durchschnittlichen neuroleptischen Schwellenwerten nähern oder diese überschreiten, desto mehr hindern vielfach – besonders über das vegetative System laufende – subjektiv störende Nebenwirkungen die Behandlung.

Darüber hinaus wird der Organismus grundsätzlich objektiv um so stärker durch medikamentöse Nebenwirkungen belastet, je höher die angewandte Dosis (s. Milligrammzahlen) eines Neuroleptikums liegt.

Es dürfte zu einem Teil mit den bei den schwächer potenten Neuroleptika oft angewandten höheren Dosierungen zusammenhängen, wenn folgende – bei den stärker potenten Neuroleptika seltener beschriebene – unerwünschte und die Therapie begrenzende Nebenwirkungen in dieser schwachen Gruppe wesentlich häufiger beobachtet werden: Hypotonie mit Kollaps, Tachykardie, Akkommodationsstörungen, Mundtrockenheit, Schleimhautschwellungen, Thrombosen, Galaktorrhoe, Regelanomalien, Ödeme (besonders an den Unterschenkeln), Krampfanfälle, Photosensibilität, Übelkeit, Erbrechen, Magenbrennen.

Im Zusammenhang mit der photosensibilisierenden Wirkung muß bei den Phenothiazinderivaten (nach Hippius womöglich sogar bei allen trizyklischen Psychopharmaka) bei anhaltend hoher Dosierung mit Pigmentstörungen gerechnet werden, d. h. mit im wesentlichen irreversiblen Pigmentablagerungen an den Licht ausgesetzten Hautpartien, den Augen und den inneren Organen (!).

Konkrete Erfahrungen liegen hierzu besonders mit dem bisher am meisten verwandten Chlorpromazin (Megaphen) vor. Abhängig von Höhe der Dosierung und Behandlungsdauer kommt es (nach mindestens 1 jähriger Therapie mit wenigstens 200 mg Chlorpromazin täglich, s. Hippius), sehr wahrscheinlich spätestens nach einer Gesamtgabe von 1 kg Chlorpromazin (Megaphen) zu Pigmentbildungen, die sich mit abnehmender Häufigkeit an Linse, Cornea und Haut und evtl. an den inneren Organen manifestieren. Es liegen Autopsiebefunde von z. T. unklaren einzelnen Todesfällen langdauernd und hochdosiert behandelter Patienten vor. Es fanden sich Pigmentanhäufungen, in denen Melanin und ein Phenothiazinmetabolit aneinander gebunden vorlagen, an folgenden inneren Organen: Lunge, Herz, Leber, Nieren, Nebennieren, Ovarien und im Gastrointestinaltrakt.

An der Haut zeigten sich an besonders dem Sonnenlicht ausgesetzten Partien rötliche, bläuliche oder schiefergraue Verfärbungen. An den Augen zeigten sich meist punktförmige und mit der Spaltlampe feststellbare Pigmentablagerungen, die sich am häufigsten in der Linse (weiße oder bräunliche Punkte mit sternförmigen Ausläufern), seltener in der Cornea (gelblich-weiße Granula) und Sklera (gelegentlich auch in der Conjunctiva) feststellen ließen. Diese Pigmentablagerungen führten bisher nicht zu Sehstörungen.

Beim Thioridazin (Melleril) wurden vereinzelt auch Pigmentbildungen an der Retina gefunden!

Im psychischen Bereich kann die Wirkung dieser Gruppe sog. schwach potenter Neuroleptika mit steigender Dosis durch eine als störend empfundene Müdigkeit beeinträchtigt werden, die zur Leistungsminderung im Beruf, Straßenverkehr und anderem führen kann. *Nur bei stärker zur neuroleptischen Wirkung disponierten Personen kann man mit diesen Mitteln von schwacher neuroleptischer Potenz die neuroleptische Schwelle bei guter Verträglichkeit überschreiten. Gelegentlich werden sie in niedriger Dosierung in Kombination mit einem stärker potenten Neuroleptikum gegeben, sodann im Einzelfall, wenn z. B. neben einer rein neuroleptischen Wirkung eine stärkere Sedierung oder erhöhte Schlafbereitschaft erwünscht ist. In Kombination mit oder besser noch anstelle von Hypnotika können sie – ausschließlich abends verordnet – sehr gute Dienste zur Förderung des Nachtschlafes leisten. Dies um so eher, als bei ihnen – wie bei allen Neuroleptika – eine Suchtgefahr praktisch ohne Bedeutung ist.*

8. Vor- und Nachteile zunehmend stark potenter Neuroleptika

Mit zunehmend stärkerer neuroleptischer Potenz (Abb.10, 11, 12) treten bei annähernd äquivalenter Dosierung Müdigkeit, Schläfrigkeit, Sedierung sowie die oben erwähnten, vorwiegend über das vegetative System laufenden Nebenwirkungen zurück. Gleichzeitig treten grobmotorische parkinsonistische, die Behandlung störende Symptome auf, sofern nicht sehr vorsichtig dosiert wird bzw. der Behandelte überdurchschnittlich stark zur neuroleptischen Wirkung disponiert ist. Auf den höheren Prozentsatz des Auftretens hyperkinetischer Gegenregulationen bei Dauerbehandlung mit stärker potenten Neuroleptika wurde hingewiesen (s. o.).

Eine äquivalente Wirkung zwischen schwächeren und stärkeren Neuroleptika gibt es nur bis zu einer gewissen Grenze. Darüber hinaus zeigen die stärkeren Neuroleptika einen rascheren Wirkungseintritt der »reinen« neuroleptischen Wirkung (ohne vorhergehende Schlafphase), stärkere Fähigkeit zur psychomotorischen Dämpfung bei höheren Dosierungen, insbesondere wenn eine begleitende Schläfrigkeit oder Sedierung nicht erwünscht ist. Die erhaltene Bewußtseinshelligkeit erweist sich dabei als ganz besonders vorteilhaft bei diesem neuroleptischen Eingriff in die Dynamik schizophrener Psychosen.

Die neuroleptische therapeutische Breite wird – mit zunehmender neuroleptischer Potenz häufiger – begrenzt durch das Auftreten subjektiv störender parkinsonistischer Symptome.

Für die ambulante Praxis bieten diese stärker potenten Neuroleptika (Abb.11, 12) folgende Vor- und Nachteile:

Oberhalb der neuroleptischen Schwelle fühlen sich die Kranken weniger oder überhaupt nicht durch Müdigkeit behindert. Sie können, sofern bei der Dosierung subjektiv störende, extrapyramidale grobmotorische Symptome vermieden werden, eher einer Tätigkeit nachgehen. Diese Tatsache erlaubt, besonders nach der Entlassung, eine Fortsetzung der neuroleptisch bedingten Kompensation der Psychose, obwohl der Patient bereits wieder arbeitet. Sie gewährleistet ferner in Einzelfällen (s. u.) bei vorsichtig einschleichender Dosierung eine ambulante Kompensation besonders paranoider Psychosen. Hinzu kommt, daß besonders bei schwacher Disposition des Patienten zur neuroleptischen Wirkung eine ausreichend intensive neuroleptische Wirkung bei Mitteln mit schwacher neuroleptischer Potenz oft nicht gesichert ist.

Abb. 11   **Medikamente mit starker neuroleptischer Potenz. (Fünf- bis zwanzigfache Stärke von Chlorpromazin [Megaphen].)**

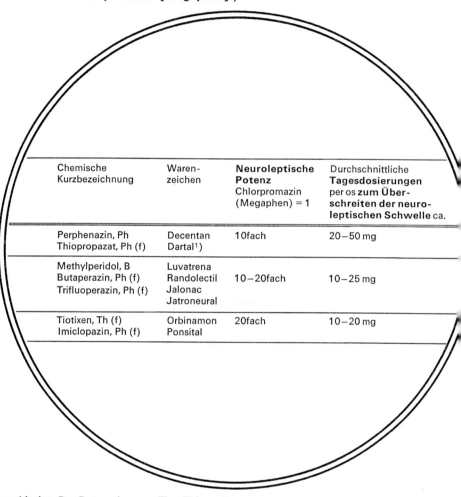

	Chemische Kurzbezeichnung	Waren-zeichen	**Neuroleptische Potenz** Chlorpromazin (Megaphen) = 1	Durchschnittliche **Tagesdosierungen** per os **zum Überschreiten der neuroleptischen Schwelle** ca.
	Perphenazin, Ph Thiopropazat, Ph (f)	Decentan Dartal[1])	10fach	20–50 mg
	Methylperidol, B Butaperazin, Ph (f) Trifluoperazin, Ph (f)	Luvatrena Randolectil Jalonac Jatroneural	10–20fach	10–25 mg
	Tiotixen, Th (f) Imiclopazin, Ph (f)	Orbinamon Ponsital	20fach	10–20 mg

(Left vertical bars:) Zunahme vegetativer Symptome — Hypnogene Wirkung — Zunahme grobmotorischer extrapyramidaler Symptome = dyskinetische Reaktionen, Akathisie, Hypokinese, Rigor — Zunahme extrapyramidaler Reaktionen,

Ph = Phenothiazine, B = Butyrophenone, Th = Thioxanthene.
(f) = Eigene, klinisch-experimentelle Untersuchungen unter Berücksichtigung der feinmotorisch erkennbaren extrapyramidalen Hypokinese (Handschrifttest).
[1]) = Vesitan, Tonoquil-Kombinationspräparate, enthalten zusätzlich Chlorphencyclan.

Nachteile der stark bis sehr stark potenten Neuroleptika: Beim Überschreiten der angegebenen Tagesdosierungen oder sehr starker Disposition zur neuroleptischen Wirkung Gefahr des Auftretens extrapyramidaler dyskinetischer Reaktionen (Schiefhalsbildung, Zungen-Schlund-Syndrom u. a.). Bei Erreichen der neuroleptischen Schwellendosis bei rd. 10% der Patienten Auftreten dyskinetischer Reaktionen (!). Nur geringe Förderung des Nachtschlafes. Zum Gesichtspunkt einer kardiotoxischen Wirkung bes. trizyklischer und evtl. anderer Psychopharmaka, s. S. 77, 78.

Vorteile der stark bis sehr stark potenten Neuroleptika: Mit zunehmender neuroleptischer Potenz affektive Dämpfung bzw. Ausgleich affektiver Spannungen ohne Müdigkeit. Gleichzeitig Abnahme störender vegetativer Nebensymptome. Keine oder nur geringe Beeinträchtigung der Arbeitsfähigkeit.

Abb.12   **Medikamente mit sehr starker neuroleptischer Potenz. (Mehr als zwanzig-fache Stärke von Chlorpromazin [Megaphen].)**

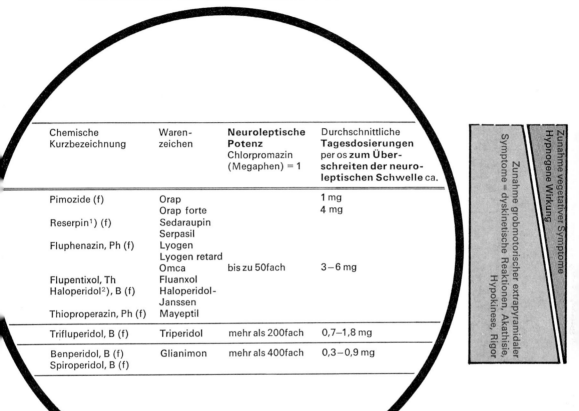

Chemische Kurzbezeichnung	Waren-zeichen	**Neuroleptische Potenz** Chlorpromazin (Megaphen) = 1	Durchschnittliche **Tagesdosierungen** per os **zum Über-schreiten der neuro-leptischen Schwelle** ca.
Pimozide (f)	Orap		1 mg
	Orap forte		4 mg
Reserpin¹) (f)	Sedaraupin		
	Serpasil		
Fluphenazin, Ph (f)	Lyogen		
	Lyogen retard		
	Omca	bis zu 50fach	3–6 mg
Flupentixol, Th	Fluanxol		
Haloperidol²), B (f)	Haloperidol-Janssen		
Thioproperazin, Ph (f)	Mayeptil		
Trifluperidol, B (f)	Triperidol	mehr als 200fach	0,7–1,8 mg
Benperidol, B (f) Spiroperidol, B (f)	Glianimon	mehr als 400fach	0,3–0,9 mg

(Seitenleiste rechts: Zunahme grobmotorischer extrapyramidaler Symptome = dyskinetische Reaktionen, Akathisie, Hypokinese, Rigor — Zunahme vegetativer Symptome — Hypnogene Wirkung)

Ph = Phenothiazine, B = Butyrophenone, Th = Thioxanthene.

(f) = Eigene, klinisch-experimentelle Untersuchungen unter Berücksichtigung der feinmotorisch erkennbaren extrapyramidalen Hypokinese (Handschrifttest).

¹)   Oft schlecht verträglich wegen ausgeprägt vagotoner Komponente, daher unter Minderung der neuroleptischen Potenz durch Orphenadrin (mit zusätzlicher aktivierender Wirkung) als Phasein forte im Handel.

²)   Das Kombinationspräparat Vesalium (als Tranquilizer im Handel) enthält auf 1 Dragée 0,3 mg Haloperidol-Janssen und 2,0 mg Isopropamid (Vagolytikum).

Nachteile der stark bis sehr stark potenten Neuroleptika: Beim Überschreiten der angege-benen Tagesdosierungen oder sehr starker Disposition zur neuroleptischen Wirkung Gefahr des Auftretens extrapyramidaler dyskinetischer Reaktionen (Schiefhalsbildung, Zungen-Schlund-Syndrom u. a.). Bei Erreichen der neuro-leptischen Schwellendosis bei rd. 10% der Patienten Auftreten dyskinetischer Reaktionen (!). Nur geringe Förderung des Nachtschlafes. Zum Gesichtspunkt einer kardiotoxischen Wirkung bes. trizyklischer und evtl. anderer Psycho-pharmaka, s. S. 77, 78.

Vorteile   der stark bis sehr stark potenten Neuroleptika: Mit zunehmender neuroleptischer Potenz affektive Dämpfung bzw. Ausgleich affektiver Spannungen ohne Müdig-keit. Gleichzeitig Abnahme störender vegetativer Nebensymptome. Keine oder nur geringe Beeinträchtigung der Arbeitsfähigkeit.

Abb. 13   Langzeitneuroleptika mit sehr starker neuroleptischer Potenz

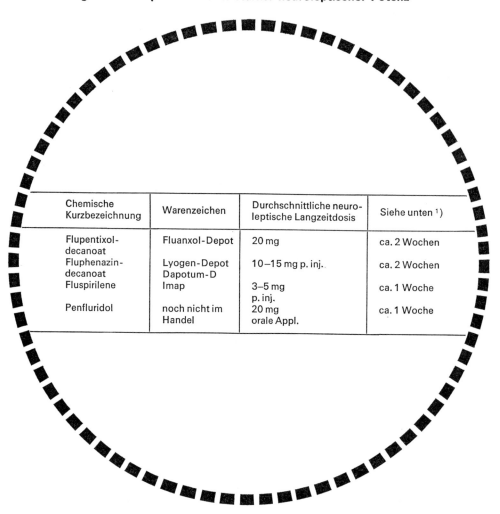

Chemische Kurzbezeichnung	Warenzeichen	Durchschnittliche neuroleptische Langzeitdosis	Siehe unten [1]
Flupentixol-decanoat	Fluanxol-Depot	20 mg	ca. 2 Wochen
Fluphenazin-decanoat	Lyogen-Depot Dapotum-D	10–15 mg p. inj.	ca. 2 Wochen
Fluspirilene	Imap	3–5 mg p. inj.	ca. 1 Woche
Penfluridol	noch nicht im Handel	20 mg orale Appl.	ca. 1 Woche

[1]) Durchschnittliches Applikationsintervall bei Dosierung oberhalb der neuroleptischen Schwelle und Vermeidung einer Dauerzusatzverordnungsnotwendigkeit von Antiparkinsonmitteln. Zur Intervallstreckung s. S. 342, 343.

Unterhalb der neuroleptischen Schwelle zeigen sie eine leicht affektiv entspannende Wirkung, die meist nicht oder nur relativ wenig von Sedierung und Müdigkeit begleitet ist. Ferner tritt meist keine störende vegetative Symptomatik auf. Dennoch kann ihre Verordnung auch unterhalb der neuroleptischen Schwelle nicht unbedenklich durchgeführt werden, da Personen, die sehr stark zur neuroleptischen Wirkung disponiert sind, auch mit Dosierungen, die nur die Hälfte oder ein Drittel der neuroleptischen Schwellendosis betragen, am Beginn der Behandlung mit dyskinetischen Reaktionen (passagere Schiefhalssymptomatik, Zungen-Schlund-

Syndrom u. a.) reagieren können. Wird der Patient vorher auf diese seltene Kompli-kationsmöglichkeit hingewiesen, so wird er sich durch einen Arzt ein Antiparkinson-mittel (s. S. 303) applizieren lassen oder – falls kein Arzt erreichbar ist – sogleich nach Auftreten ein Antiparkinsonmittel einnehmen. So wird der Patient nicht beunruhigt sein und kann innerhalb weniger Minuten oder – wie meist – spätestens einer Stunde von der nicht selten quälenden Symptomatik der dyskinetischen Reaktionen befreit werden. Es sind uns Fälle von nichtinformierten Patienten bekannt, die durch eine medikamentös bedingte dyskinetische Reaktion derart beunruhigt wurden, daß sie z. B. ihr Testament machen wollten oder als Notfall mit der Fehldiagnose »Tetanus« oder »Verdacht auf Hirntumor« in eine entsprechende Klinik eingewiesen wurden. Einem derartig stark disponierten Patienten sollte man später entweder nur ein schwach potentes Neuroleptikum oder einen »reinen« Tranquilizer, der keinerlei neuroleptische Potenz besitzt, verordnen. Die dyskine-tischen Reaktionen kann man unseres Erachtens gleichsam als Streßreaktionen des extrapyramidalen Systems auffassen, die dementsprechend nur in den ersten Behandlungstagen (oder – seltener – bei plötzlicher Dosiserhöhung) auftreten. (Zur Anwendung von Antiparkinsonmitteln bei neuroleptischer Überdosierung s. S. 126).

9. Allergische Reaktionen

Allergische Reaktionen, auf die wir abschließend hinweisen, können im Unter-schied zum bisher Erwähnten weitgehend dosisunabhängig zu ernsten Kompli-kationen führen. Zu nennen sind Hautreaktionen, passagere Leberfunktionsstörun-gen mit Ikterus, Agranulozytosen (Angina!). Diese Reaktionen sind besonders bei Phenothiazinderivaten (Ph) bekannt.
Es heißt, daß Agranulozytosen durch diese vorwiegend bei Frauen im Alter von 40–60 Jahren in der 1.–10. Behandlungswoche auftreten. Da sie eine tödliche Gefahr bedeuten, werden laufende Leukozytenkontrollen (bes. in den ersten 3 Behandlungsmonaten) empfohlen. Die Häufigkeit des Auftretens von Agranulo-zytosen bei Phenothiazinbehandlung wurde einerseits mit 0,7–0,07% angegeben, während dagegen in nicht wenigen psychiatrischen Großkrankenhäusern trotz jahrelanger Behandlungen kein einziger Fall bekannt ist. In unserer Klinik wurde bei rd. 1500 Betten seit 1953 ein gravierender Fall von Agranulozytose unter Pheno-thiazinbehandlung festgestellt. Agranulozytosefälle im Zusammenhang mit Behand-lung mit Butyrophenonen oder Thioxanthenen sind uns nicht bekannt.

10. Methodik einschleichender Dosierung zum Überschreiten der neuroleptischen Schwelle

Will man nun in der ambulanten Praxis (besonders bei chronisch verlaufenden paranoiden bzw. paranoid-halluzinatorischen Psychosen und möglichst syntonen Persönlichkeiten) die neuroleptische Schwelle überschreiten, so empfiehlt sich, abgesehen von der Aufklärung des Patienten über die Möglichkeit des Auftretens extrapyramidal-grobmotorischer Komplikationen (dyskinetische Reaktion, Akinesie, Rigor, Akathisie, Tremor), folgendes Vorgehen, das mit Hilfe des von uns entwickelten Handschrifttests bereits von einer Reihe von Ärzten in der ambulanten Praxis angewandt wird :

Die Patienten schreiben unter stets gleichen Schreibbedingungen (möglichst mit Kugelschreiber, um ein flüssiges Schreiben zu gewährleisten) einen bekannten Text (z. B. 3mal die vierzeilige Strophe »Üb immer Treu und Redlichkeit . . .«) ab. In den Tagen vor der Behandlung werden bis zu 3 derartige Schriftproben abgenommen. Die kleinste Schriftprobe gilt als maßgebend. Vom Tage des Behandlungsbeginns an wird täglich bei vorsichtig einschleichender Dosierung 1mal unter gleichen Bedingungen eine derartige Schriftprobe abgenommen. Sobald die Schrift die ersten Symptome einer extrapyramidalen Hemmung erkennen läßt, wird die Dosis (in der ambulanten Praxis) bei allen stärker potenten Neuroleptika möglichst nicht weiter erhöht, da es sonst leicht zu grobmotorischen parkinsonistischen Syndromen kommt, die meist den Patienten irritieren und dann als Überdosierungssymptome anzusehen sind. Da die Mehrzahl der stärker potenten Neuroleptika kumulierend wirkt, muß die Dosis sogar vielfach nach Überschreiten der feinmotorisch erkennbaren neuroleptischen Schwelle reduziert werden, besonders, wenn die Schrift trotz gleichbleibender Dosis eine zunehmende extrapyramidale Hemmung erkennen läßt. Klinisch läßt sich eine beginnende parkinsonistische Überdosierung oft zunächst daran erkennen, daß die Patienten eine Akathisie bekommen. Bedingt durch Mißempfindungen, müssen sie die Beine bewegen und laufen dann unter Umständen rastlos umher. Besonders Stillsitzen fällt ihnen schwer. Gleichzeitig oder etwas später werden dann die Mitbewegungen der Arme beim Gehen mehr und mehr eingeengt. *Praktisch wichtig ist, daß wir bei 25 verschiedenen Neuroleptika mit rund 20000 Schriftproben vom gleichen Text feststellen konnten, daß bei normaler Schreibfähigkeit in den meisten Fällen eine extrapyramidale Symptomatik bereits in der Handschrift zu erkennen war, wenn der Gang der Patienten noch unauffällig erschien.*

11. Genauere Anweisungen zur Methodik des Handschrifttests

1. Die Handschriftproben müssen immer den gleichen Text enthalten und unter gleichen Bedingungen geschrieben werden.

2. Die Schreibbedingungen sind : gleiche Art und Größe des Papiers, der gleiche Kugelschreiber, der das Schreiben ohne Unterbrechung ermöglicht, eine gleiche Schreibunterlage und genügend Raum auf dem gleichen Schreibtisch.

3. Der Patient soll möglichst über eine normale Schreibfähigkeit verfügen. In einzelnen Fällen kann eine weitgehende Schreibungewandtheit, d. h. wenn der Patient einen vierzeiligen Vers nicht innerhalb von 4 Minuten 3mal abschreiben kann, eine Auswertung der Schriftproben unmöglich machen.

4. Von dem Patienten müssen 3 Schriftproben von den letzten Tagen vor der Behandlung vorliegen. In jeder Schriftprobe muß eine dem Patienten möglichst wohlbekannte Strophe jeweils in der gleichen Zeit 3mal hintereinander abgeschrieben werden. (Es bewährte sich z. B. die erste Strophe des Liedes »Üb immer Treu und Redlichkeit . . .«.) Die kleinste dieser 3 Schriftproben gilt als Leerschrift. Ohne Vergleich mit der Leerschrift können leichte Grade von Schriftveränderungen (s. u.) nicht erkannt werden !

5. Um ein pausenloses Schreiben zu gewährleisten, hat die Schriftabnahme nur in Gegenwart des Untersuchers oder entsprechend informierten Pflegepersonals zu erfolgen. Bei stationärer Behandlung können die Schriftproben von bis zu 4 Patienten gleichzeitig abgenommen werden.

6. Vom 1. Behandlungstag an erfolgt täglich zur möglichst gleichen Tageszeit die Abnahme einer Handschriftprobe bis zum Auftreten feinmotorischer extrapyramidaler Symptomatik. In der Folgezeit ist es meist ausreichend, wenn 1 bis 2 Handschriftproben pro Woche abgenommen werden.

7. Bei stärker potenten Neuroleptika wird die einschleichende Dosierung, wenn es der Zustand erlaubt, nicht weiter erhöht, sobald feinmotorische extrapyramidale Symptome zu beobachten sind. Auf diesem Wege lassen sich grobmotorische subjektiv störende extrapyramidale Symptome, wie Akinesie, Rigor, Akathisie und Tremor, praktisch vermeiden.

Es erwies sich bei der Auswertung des gleichen, nach obigen Bedingungen abgenommenen Schriftmaterials durch 3 verschiedene, unabhängig voneinander auftretende Untersucher (gemeinsam mit Keitel und Nöcker), daß die Bewertungen gemäß unseren Richtlinien (s. u.) hochsignifikant übereinstimmen.

Neuerdings wurde die Methodik der Auswertung unseres Handschrifttestes durch W. Knopp (Ohio, USA) dahingehend modifiziert, daß die Handschrift in Planquadrate eingeteilt und ausgemessen wurde. Knopp maß die Länge und Höhe jeder der drei Strophen eines handgeschriebenen Textes und bestimmte daraus die umschriebene Fläche jeder Strophe. Er ermittelte den Durchschnittswert.

Unser Mitarbeiter A. Steuer erarbeitete folgendes Meßverfahren:
Es wurden die gesamte Höhe jeder von drei handgeschriebenen Strophen und die Länge der ersten Zeile der zweiten Strophe gemessen. Sodann wurde für jede Schriftprobe ein Flächenwert ermittelt; und zwar wurden die Ergebnisse der Messungen der Strophenhöhe addiert und mit der Länge der ersten Zeile der zweiten Strophe multipliziert. Diese Werte wurden in Beziehung gesetzt zu den Leerschriften, d. h. zu den Schriften, die vor der neuroleptischen Behandlung genommen wurden.

Die Meßverfahren sind u. E. dann von Interesse, wenn es darum geht, intraindividuell äquivalente Dosierungen verschiedener Neuroleptika zu ermitteln. Dagegen sind Meßverfahren zur Ermittlung einer neuroleptischen Schwellendosis entbehrlich und unnötig zeitraubend. Für die Feststellung der neuroleptischen Schwellendosis und die Bewertung der neuroleptischen Handschriftveränderungen nach Schweregraden bewährten sich uns folgende Kriterien:

Leicht (1) Symptome von Steifheit. Ein wenig engere und kleinere Schrift, oft nur durch Übereinanderlegen der Blätter wahrzunehmen, indem die zu diagnostizierende Schrift auf das Blatt der (kleinsten) Leerschrift gelegt wird und beide gegen das Licht gehalten werden (!). In einigen Fällen leichte Verringerung der Rechtsschrägigkeit oder Rechtsläufigkeit. Manchmal Zeichen von Tremor.

Mittel (2) Die gleichen Symptome, die wir oben beschrieben haben, gelten in dieser Kategorie, nur sind sie ausgeprägter, z. B. wenn die Handschrift so eng wird, daß eine Zeile nur noch $2/3$–$3/4$ so lang ist wie vor der Behandlung, oder wenn sie so viel kleiner ist, daß man es sehen kann, ohne die Blätter mit den Schriftproben übereinanderzulegen.

Schwer (3)   Hier treffen wieder dieselben Symptome wie oben zu, nur sind sie noch ausgeprägter. Zum Beispiel sind die Zeilen $1/2$–$2/3$ so lang wie vor der Behandlung und die einzelnen Buchstaben entsprechend kürzer. Manchmal ist die Handschrift so versteift, daß sie verzerrt und unleserlich ist. In manchen Fällen konnte der Patient nicht mehr als 2–3 Zeilen schreiben, weil sein Arm oder seine Hand sich so versteift hatte, daß er nur noch eine zittrige Linie ziehen konnte.

Bei der Auswertung nach diesen Richtlinien ist zu beachten, daß jedes einzelne der angegebenen Merkmale für sich schon genügt (z. B. kürzere Zeilen und/oder verkürzte Buchstaben). Wenn bei einer Schriftprobe die Zeilen nur noch $2/3$ so lang sind wie vor der Behandlung, sonst aber keinerlei Symptome von Versteifung und Zittrigkeit vorhanden sind, wird man sie nicht mit dem Schweregrad 3 bewerten, sondern nur mit 2 (mittelschwer).

Besonders charakteristisch ist eine Zunahme der Schriftverengung von Strophe zu Strophe, die bei typischen Fällen fast an die Form einer umgekehrten Pyramide erinnert.

Hat ein Patient die Angewohnheit, normalerweise verhältnismäßig klein zu beginnen und im Laufe des Schreibens die Zeilen immer länger werden zu lassen, so genügt für die Beurteilung 1 (leicht) schon die Umkehr dieser Gewohnheit, nämlich größer beginnen und fortführen mit immer kleiner, kürzer werdenden Zeilen, selbst wenn die Schrift, durchschnittlich gesehen, nicht kleiner geworden ist und sonst keine Versteifungszeichen vorhanden sind.

Wurde der Patient unter feinmotorischer Kontrolle auf eine neuroleptisch wirksame Erhaltungsdosis eingestellt (in der Ambulanz im Durchschnitt bei normaler Disposition nach 1–2 Wochen), so genügt es zur Vermeidung von Überdosierungen, die Kontrollen nur 1 mal in der Woche durchzuführen.

Typische Beispiele[1]):

Die Schriftbeispiele dienen im wesentlichen der Veranschaulichung. Aus den jeweils abgeschriebenen 3 Versen wurden je 2 Zeilen vor der Behandlung und 2 Zeilen des gleichen Verses unter der Behandlung mit einer Tagesdosierung, die je Neuroleptikum bei durchschnittlicher Verträglichkeit rd. 300 mg Megaphen (Chlorpromazin) entsprach, entnommen.

---

[1]) Handschriften z. T. erschienen im Kapitel »Clinical Observations on the Action of Neuroleptics« von Hans-J. Haase. (H.-J. Haase and P. A. J. Janssen: The action of neuroleptic drugs. North-Holland Publishing Company 1965.)

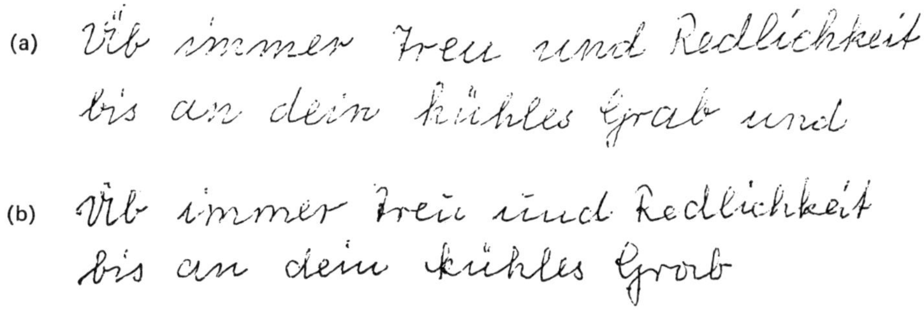

(a) *[Handschriftprobe: „Üb immer Treu und Redlichkeit bis an dein kühles Grab und"]*

(b) *[Handschriftprobe: „Üb immer Treu und Redlichkeit bis an dein kühles Grab"]*

Abb.14   Melleril (Thioridazin). a) vor der Behandlung; b) während der Behandlung mit 450 mg/Tag, (etwa = 300 mg Chlorpromazin), Schweregrad der extrapyramidalen Schriftveränderung = *leicht*.

(a) *[Handschriftprobe: „und weiche keinen Finger breit von Gottes Wegen ab."]*

(b) *[Handschriftprobe: „und weiche keinen Finger breit von Gottes Wegen ab."]*

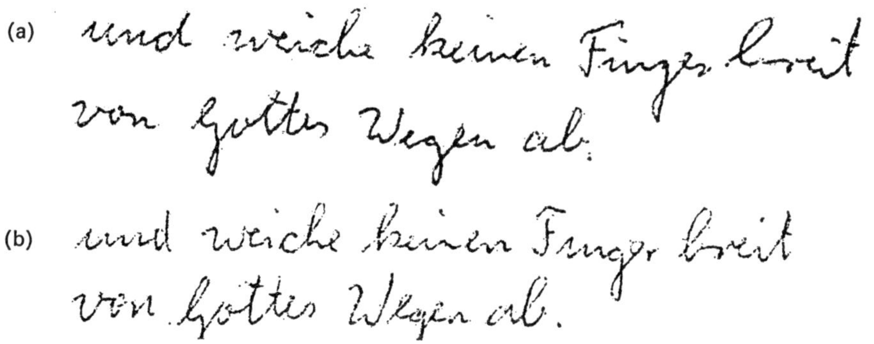

Abb.15   Truxal (Chlorprothixen). a) vor der Behandlung; b) während der Behandlung mit 450 mg/Tag, (etwa = 300 mg Chlorpromazin), Schweregrad der extrapyramidalen Schriftveränderung = *leicht*, (= 1).

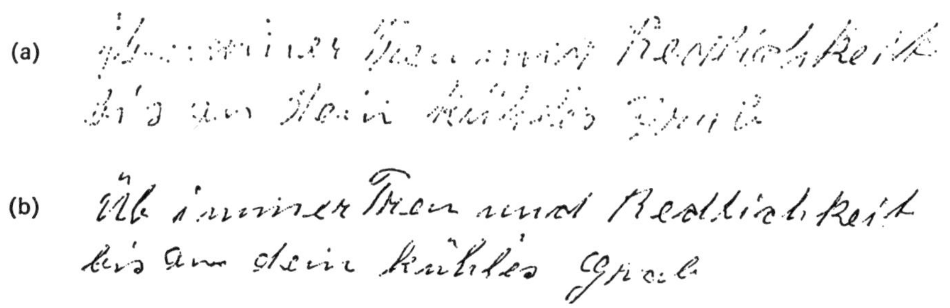

(a) *[Handschriftprobe: „Üb immer Treu und Redlichkeit bis an dein kühles Grab"]*

(b) *[Handschriftprobe: „Üb immer Treu und Redlichkeit bis an dein kühles Grab"]*

Abb.16   Taxilan (Perazin). a) vor der Behandlung; b) während der Behandlung mit 600 mg/Tag, (etwa = 300 mg Chlorpromazin), Schweregrad der extrapyramidalen Schriftveränderung = *leicht*.

(a)

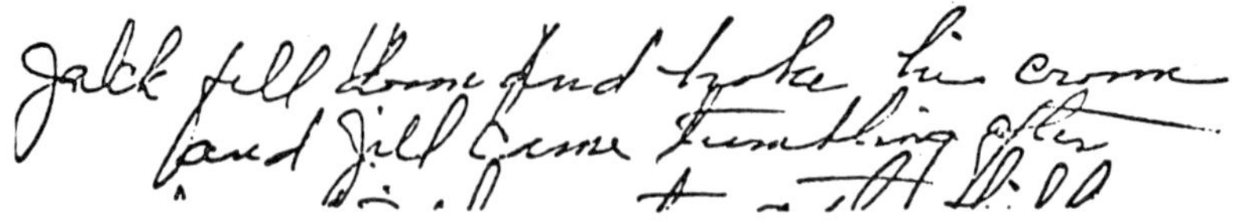

(b)

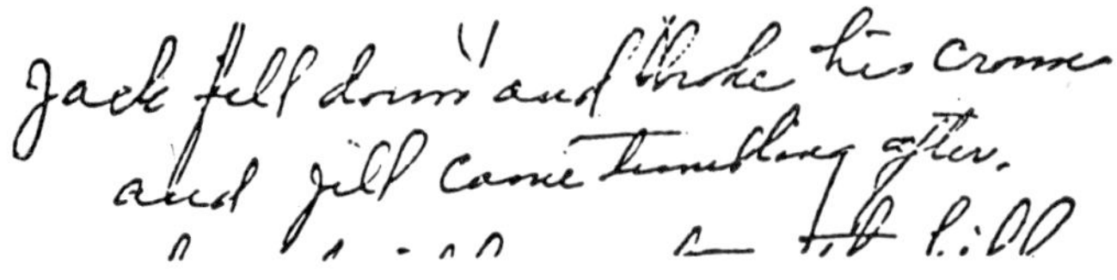

Abb. 17 Megaphen (Chlorpromazin). a) vor der Behandlung; b) während der Behandlung mit 300 mg Chlorpromazin/Tag, Schweregrad der extrapyramidalen Schriftveränderung = *leicht.*

(a)

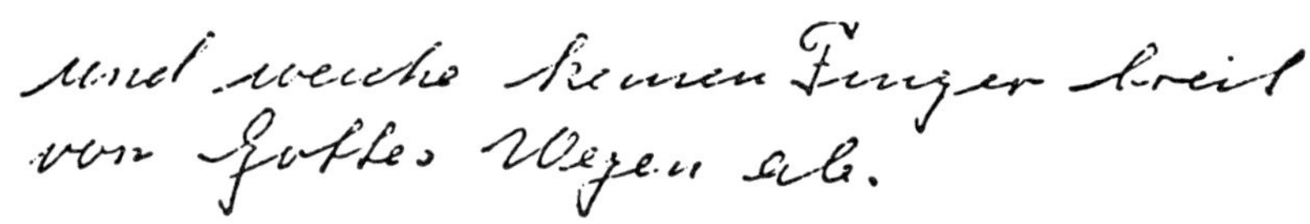

(b)

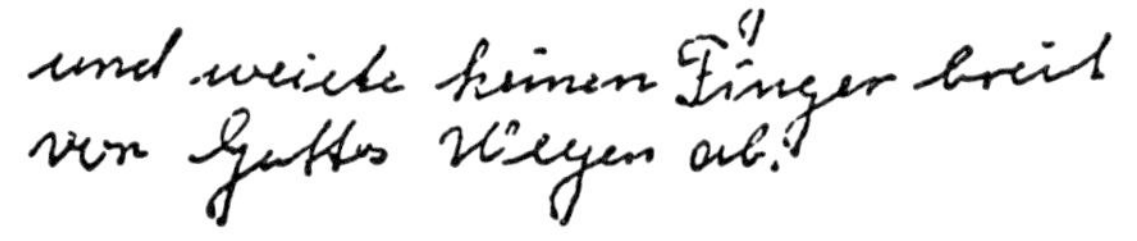

Abb. 18 Ciatyl (Chlorperphentixen = Clopenthixol). a) vor der Behandlung; b) während der Behandlung mit 100 mg/Tag, (etwa = 300 mg Chlorpromazin), Schweregrad der extrapyramidalen Schriftveränderung = *mittel.*

(a)

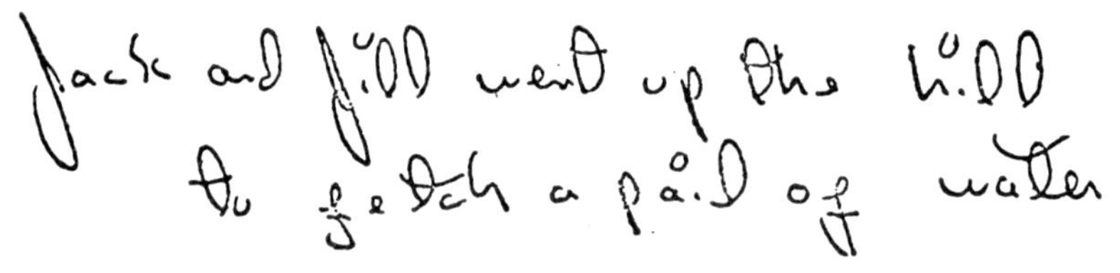

(b)

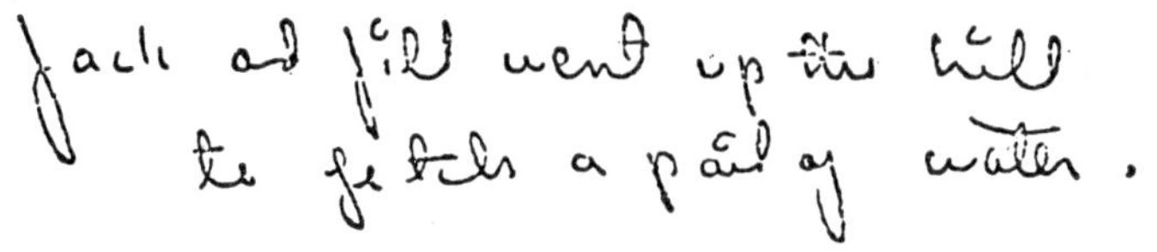

Abb. 19 Nipodal (Prochlorperazin). a) vor der Behandlung; b) während der Behandlung mit 60 mg/Tag, (etwa = 300 mg Chlorpromazin), Schweregrad der extrapyramidalen Schriftveränderung = *leicht.*

(a)

(b)

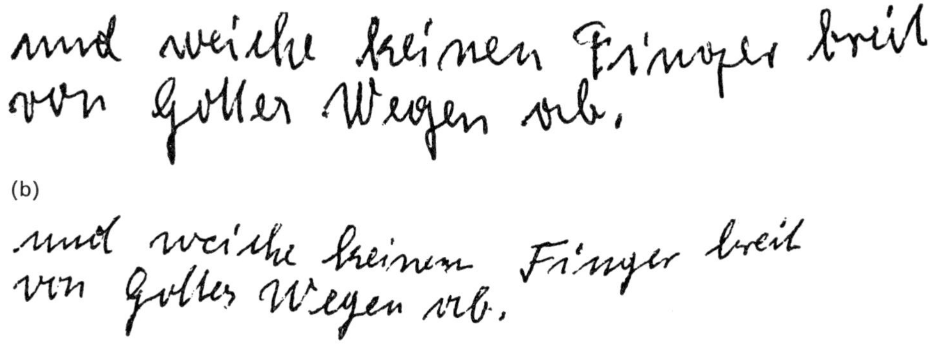

Abb. 20   Aolept (Periciazin). a) vor der Behandlung; b) während der Behandlung mit 60 mg/Tag, (etwa = 300 mg Chlorpromazin), Schweregrad der extrapyramidalen Schriftveränderung = *leicht*.

(a)

(b)

(c)

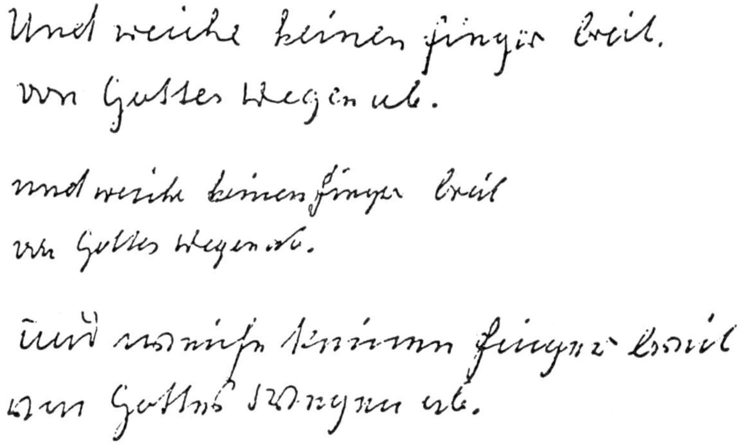

Abb. 21   Randolectil (Butaperazin). a) vor der Behandlung; b) während der Behandlung mit 10 mg/Tag, (etwa = 300 mg Chlorpromazin); c) nach Absetzen, Schweregrad der extrapyramidalen Schriftveränderung = *leicht*.

(a)

(b)

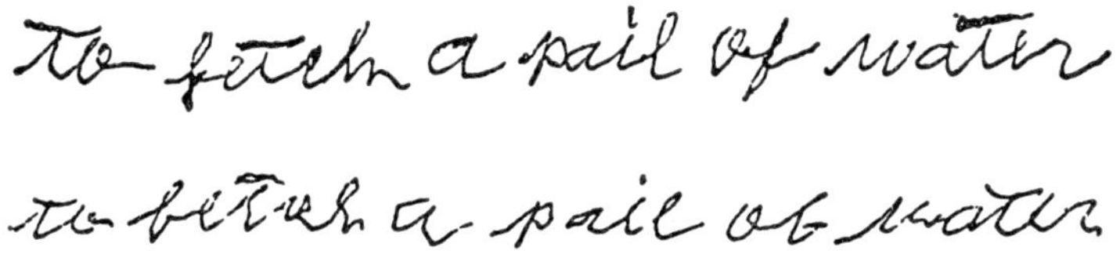

Abb. 22   Jatroneural (Trifluoperazin). a) vor der Behandlung; b) während der Behandlung mit 10 mg/Tag, (etwa = 300 mg Chlorpromazin), Schweregrad der extrapyramidalen Schriftveränderung = *leicht*.

(a) *Ub immer Treu und Redlichkeit bis an dein kühles Grab*

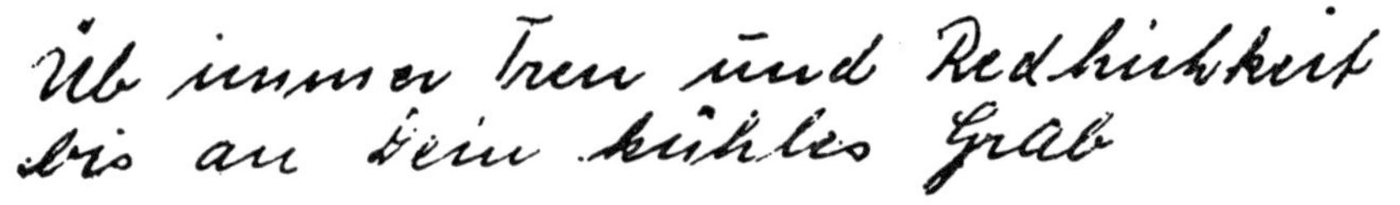

(b) *ib immer Treu und Redlichkeit bis an dein kühles Grab*

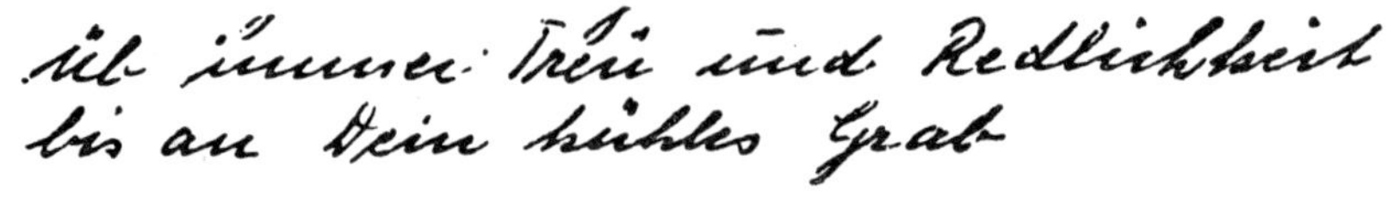

Abb. 23   Orbinamon (Tiotixen). a) vor der Behandlung; b) während der Behandlung mit 10 mg/Tag, (etwa = 300 mg Chlorpromazin), Schweregrad der extrapyramidalen Schriftveränderung = *leicht*.

(a)

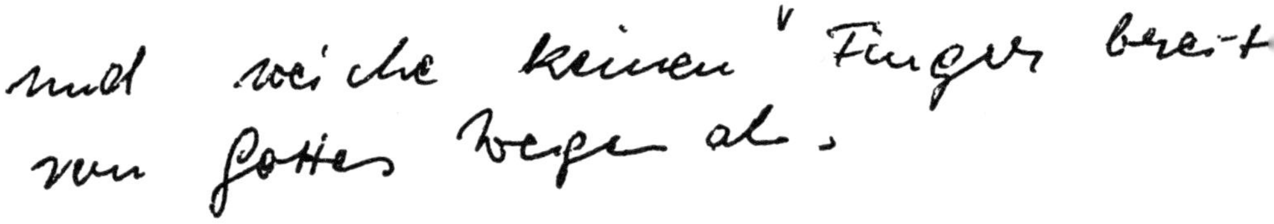

und weiche keinen Finger breit von Gottes Wegen ab.

(b)

und weiche keinen Finger breit von Gottes Wegen ab.

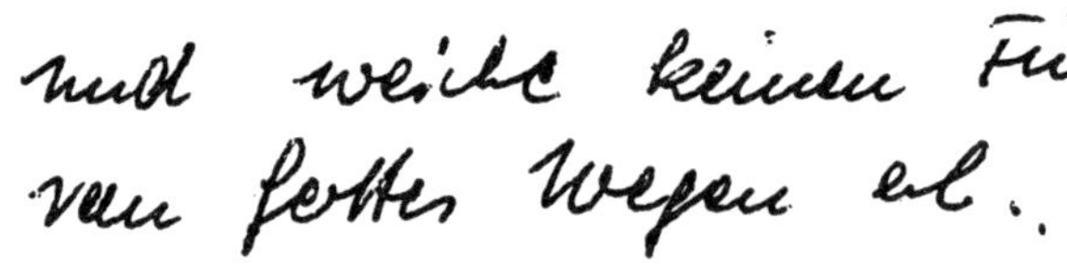

Abb. 24   Ponsital (Chlorimpiphenin). a) vor der Behandlung; b) während der Behandlung mit 15 mg/Tag, (etwa = 300 mg Chlorpromazin), Schweregrad der extrapyramidalen Schriftveränderung = *mittel*.

(a) *Jack fell down and broke his crown.*

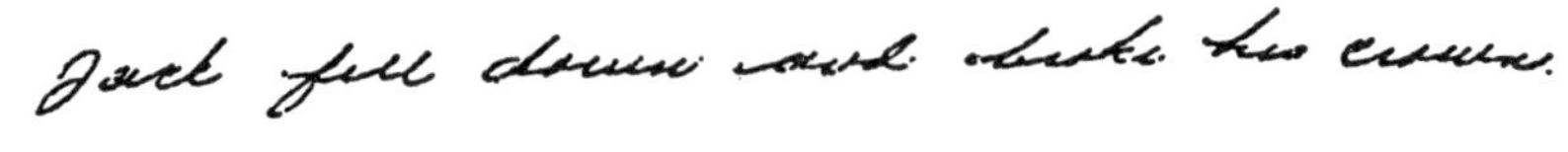

(b) *Jack fell down and broke his crown*

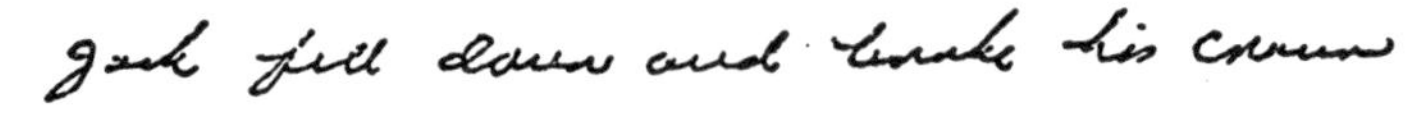

Abb. 25   Lyogen, Omca (Fluphenazin). a) vor der Behandlung; b) während der Behandlung mit 6 mg/Tag, (etwa = 300 mg Chlorpromazin), Schweregrad der extrapyramidalen Schriftveränderung = *leicht*.

(a)

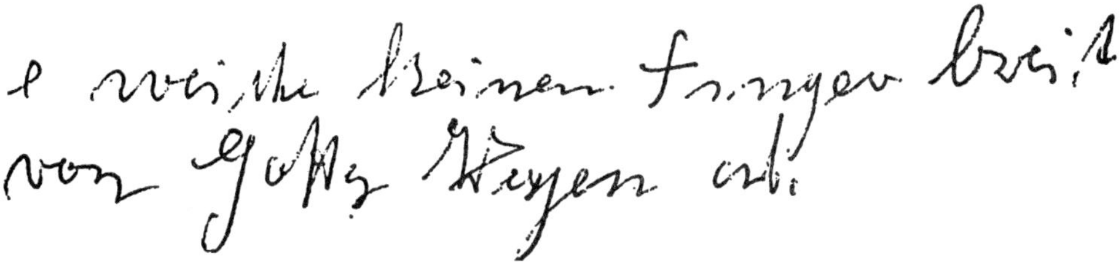

(b)

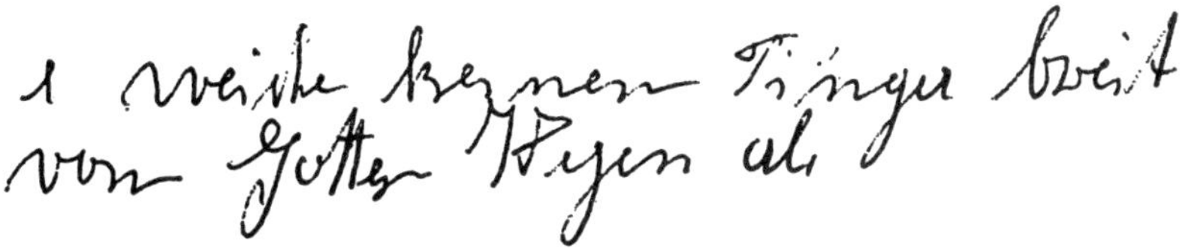

Abb. 26   ORAP (Pimozide). a) vor der Behandlung; b) während der Behandlung mit 4 mg/Tag, Schweregrad der extrapyramidalen Schriftveränderung = *leicht*.

(a)

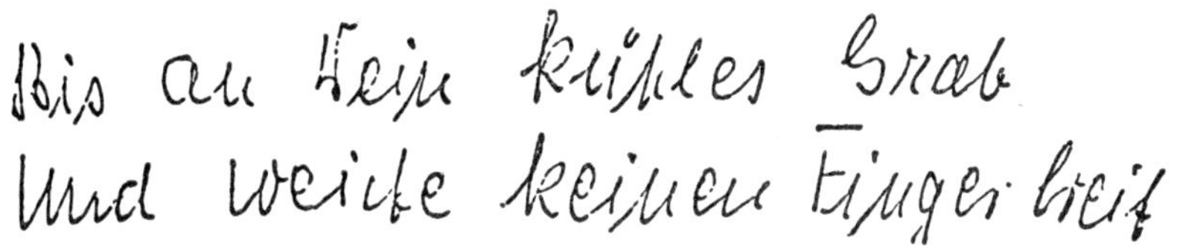

(b)

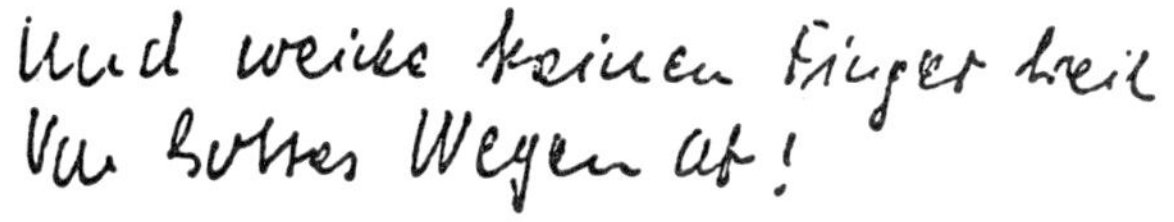

Abb. 27   Haloperidol-Janssen (Haloperidol). a) vor der Behandlung; b) während der Behandlung mit 4,5 mg/Tag, (etwa = 300 mg Chlorpromazin), Schweregrad der extrapyramidalen Schriftveränderung = *mittel*.

(a)

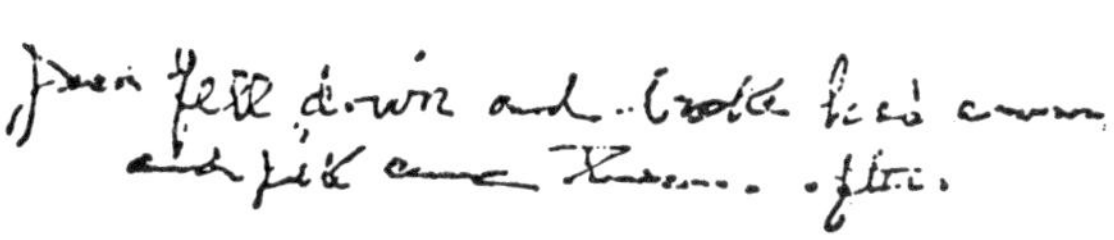

(b)

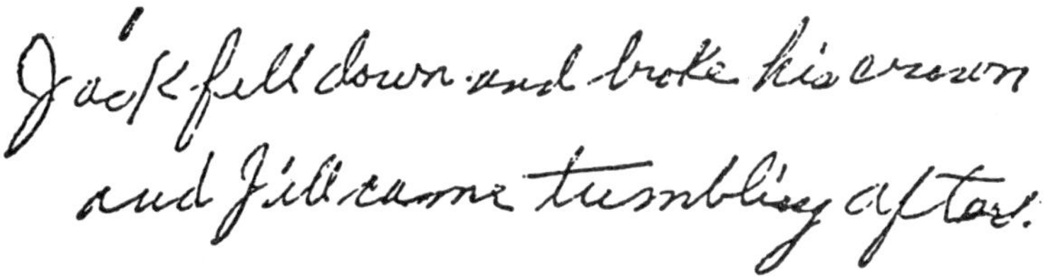

Abb. 28   Mayeptil (Thioproperazin). a) während der Behandlung mit 4 mg/Tag, (etwa = 300 mg Chlorpromazin); b) nach Absetzen der Behandlung, Schweregrad der extrapyramidalen Schriftveränderung = *schwer*.

(a) *[handschriftlicher Text]*

(b) *[handschriftlicher Text]*

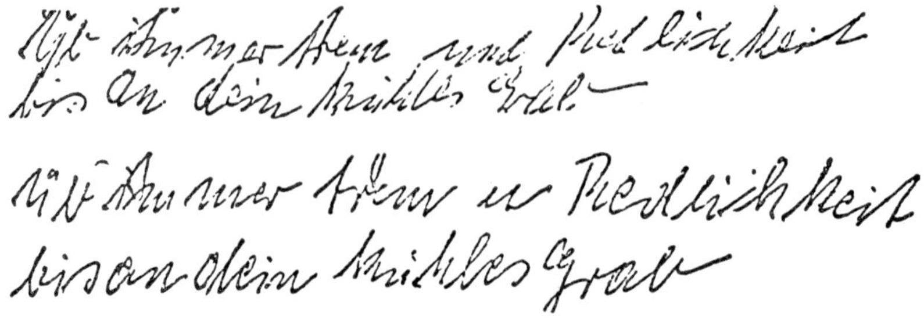

Abb. 29   Triperidol (Trifluperidol). a) während der Behandlung mit 1,5 mg/Tag, (etwa = 300 mg Chlorpromazin); b) nach Absetzen der Behandlung, Schweregrad der extrapyramidalen Schriftveränderung = *leicht*.

(a) *[handschriftlicher Text]*

(b) *[handschriftlicher Text]*

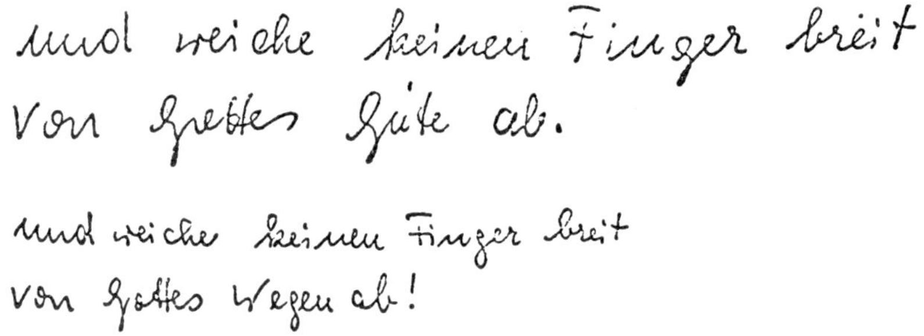

Abb. 30   Glianimon (Benperidol). a) vor der Behandlung; b) während der Behandlung mit 0,4 mg/Tag, (etwa = 300 mg Chlorpromazin), Schweregrad der extrapyramidalen Schriftveränderung = *mittel*.

(a) *[handschriftlicher Text]*

(b) *[handschriftlicher Text]*

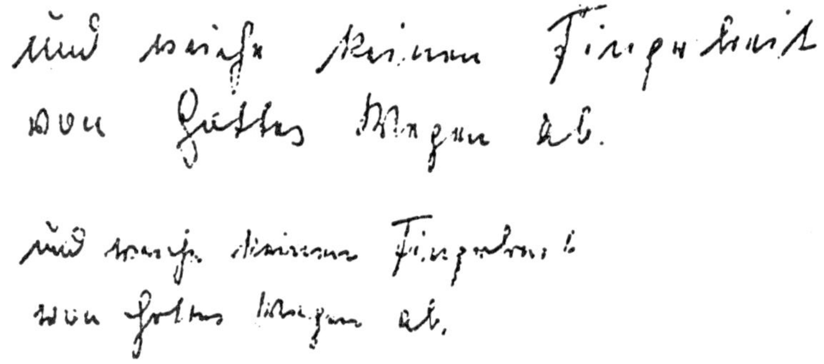

Abb. 31   Spiroperidol[1]) = Spiperon. a) vor der Behandlung; b) während der Behandlung mit 0,3 mg/Tag, (etwa = 300 mg Chlorpromazin), Schweregrad der extrapyramidalen Schriftveränderung = *mittelschwer*.

[1]) Nicht im Handel.

12. Die neuroleptisch-therapeutische Breite

Die wesentliche antipsychotische neuroleptische Wirkung wird, wie erwähnt, nicht erreicht, sofern nicht feinmotorisch in der Handschrift eine extrapyramidale Hypokinesie zu beobachten ist. Wird nach Auftreten dieser feinmotorischen Hypokinesie die Dosis weiter gesteigert, so wird die Hypokinesie mehr und mehr auch in der Grobmotorik erkennbar. Neben einer Verringerung der Mitbewegungen, z. B. des Armeschwingens beim Gehen, sind dyskinetische Reaktionen, Rigor, Akathisie und Tremor in den verschiedensten Schweregraden bekannt. Das Auftreten dieser grobmotorischen extrapyramidalen Symptome erleben die Patienten als ich-fremd, als aufgezwungen und mehr oder weniger irritierend. Nehmen wir als anschauliche Beispiele nur einige Sätze von Patienten (s. S. 161 f.), die durch eine neuroleptische Überdosierung irritiert wurden und diese Überdosierungssymptome paranoid ausdeuteten.

Immer wieder konnten wir beobachten, daß extrapyramidale grobmotorische Überdosierungssymptome manche Patienten derart beunruhigen, daß der erstrebte neuroleptisch regulierende Eingriff in die schizophrene Psychose sich nicht entfalten konnte oder wieder aufgehoben wurde. Der Intensität des therapeutisch positiven neuroleptischen Eingriffes in die Psychodynamik schizophrener Psychosen sind damit, psychoreaktiv bedingt, mit dem Auftreten grobmotorischer extrapyramidaler Symptome Grenzen gesetzt (Haase 1954, 1955, 1960, 1961). Die obere Grenze der neuroleptisch-therapeutischen Breite wird eher erreicht bei Medikamenten mit stärkerer neuroleptischer Potenz. Andererseits beachteten wir (gemeinsam mit Blankenburg, Koester, Neuhaus) bei dem neuroleptisch sehr stark potenten Pimozide (ORAP) eine überdurchschnittliche neuroleptische therapeutische Breite, indem die Dosis oberhalb der neuroleptischen Schwelle bei einem Teil der Fälle relativ stark erhöht werden konnte.

a) Zum Einsatz von Antiparkinsonmitteln bei neuroleptischer Behandlung[1])

Die folgenden Aussagen beziehen sich auf zwei gemeinsam mit Zahn und Zschucke durchgeführte klinisch-experimentelle Untersuchungsreihen:

Da zur Frage der Anwendung von Antiparkinsonmitteln (APM) noch weitgehend unterschiedliche Meinungen vertreten werden und dementsprechend der Einsatz von APM bei neuroleptischer Behandlung ganz uneinheitlich durchgeführt wird, sei auf die Frage des Antagonismus zwischen neuroleptischer Behandlung und APM näher eingegangen.

α) Zum Antagonismus von Antiparkinsonmitteln und neuroleptischer Wirkung

Schon vor der Entwicklung der Phenothiazine aus der Antihistaminforschung entdeckte man Synthetika (Hauschild; Møller), die neue Möglichkeiten für die Therapie des Parkinsonismus brachten (Diphenhydramin, Hexyphenidyl, Caramiphen, Diethazin, Profenamin, Benztropin, Orphenadrin, Chlorphencyclan, Procyclidin-Hydrochlorid u. a.). Diesen chemisch teilweise sehr unterschiedlichen Stoffen sind eine mehr oder minder stark ausgeprägte atropinartige, eine antihistaminartige und eine spasmolytische Wirkung zu eigen. Darüber hinaus scheinen die meisten dieser

---

[1]) Psychiatrisches Repetitorium »Antiparkinsonmittel bei neuroleptischer Behandlung« s. S. 135.

Stoffe auch eine zentral stimulierende Wirkung (Euphorisierung, Antriebssteige-
rung) auszuüben. So wird z. B. von dem von uns klinisch-experimentell erprobten
APM Procyclidin-Hydrochlorid berichtet, daß Delirien mit visuellen Halluzinationen
auftreten (Montuschi, Phillips, Prescott u. Green), daß sehr oft Euphorie beobachtet
wurde (Lerner) und daß eine deutliche Tendenz zum Perseverieren im Rorschach-
Test nach Procyclidin-Hydrochlorid-Behandlung verschwand (Langner, Neumayer).

Diese Antiparkinsonmittel sind bekanntlich nicht nur bei krankheitsbedingtem
Parkinsonismus, sondern auch bei dem neuroleptisch ausgelösten Parkinson-
syndrom wirksam. Während hinsichtlich der Wirksamkeit der APM auf das neuroleptische extrapyramidale Symptomenbild keine Zweifel bestehen, glauben heute
noch viele Autoren, daß die APM auf den neuroleptischen antipsychotischen Effekt
ohne Einfluß seien, wie nicht zuletzt die Einführung neuer Kombinationspräparate
aus Neuroleptika und APM (Phasein, Vesitan) zeigt.

Demgegenüber zeigten unsere Untersuchungsergebnisse, daß APM nicht nur grobmotorische extrapyramidale Symptome aufheben, sondern bei zunehmend höherer
Dosierung auch die psychisch-neuroleptische Wirkung neutralisieren, wenn sie
über mindestens mehrere Tage so hoch dosiert werden, daß auch die feinmotorisch
in der Handschrift erkennbare extrapyramidale Symptomatik aufgehoben wurde.
Darüber hinaus zeigte sich, daß die neuroleptische Schwellendosis eines Neuroleptikums durch den APM-Zusatz anstieg. (Weitere Einzelheiten hierzu s. Haase,
Zahn, Zschucke.)

Die Bedeutung der extrapyramidalen Symptomatik für die Wirkungsweise der
Neuroleptika wurde deshalb so oft verkannt, weil schwere grobmotorische Sym-
ptome und dyskinetische Reaktionen beim Patienten Mißempfindungen, Angst und
Unruhe auslösen und so den therapeutischen Erfolg schmälern, feinmotorische
Symptome aber meist nicht registriert wurden.

Ein antagonistisches Verhalten zeigen Neuroleptika und APM auch in ihren Auswirkungen auf das EEG. Bente u. Itil veröffentlichten eine Abbildung, auf der das
EEG des gleichen Patienten ohne Medikation dem EEG unter Butyrylperazin allein
und dem EEG unter Butyrylperazin mit Akineton-Zusatz gegenübergestellt wird.
Unter Butyrylperazin ist das EEG deutlich verändert, indem die Grundaktivität sehr
verlangsamt und das allgemeine Spannungsniveau erhöht erscheint. Nach Verordnung des APM Akineton unterscheidet sich das Butyrylperazin-EEG kaum noch
von dem EEG ohne Medikation. Das APM hatte die Verlangsamung und die
Erhöhung des Spannungsniveaus wieder aufgehoben.

Von Interesse sind in unserem Zusammenhang auch diejenigen Einzelfälle, bei
denen durch Behandlung eines krankheitsbedingten Parkinsonismus durch APM
Psychosen schizophrener Prägung auftreten (Haase; Matiar-Vaher).

β) Analoge Probleme zum Antagonismus bei anderen Pharmaka

Von Interesse ist in diesem Zusammenhang die Frage, wieweit es antagonistische
Beziehungen bei anderen Pharmaka gibt und wieweit diese von Bedeutung für die
therapeutische Anwendung der Medikamente sind:

Man kennt die therapeutische Ausnutzung des Antagonismus zwischen zwei Medikamenten schon aus der Gruppe der kompetitiven Inhibitoren, zu denen sich viele

Parallelen ziehen lassen. Ein kompetitiver Antagonismus besteht z. B. zwischen Atropin und Acetylcholin, Sulfonamiden und Paraaminobenzoesäure, Histaminen und Antihistaminen, Dicumarol und Vitamin K, Morphin und Nalorphin (Goodman, Gilman; Møller; Wood-Smith, Stewart). Nalorphin z. B. vermag in steigender Dosierung die Wirkungen des Morphins in umgekehrter Reihenfolge ihres Auftretens wieder aufzuheben. So findet man bei Morphin in steigender Dosis zuerst eine analgetische Wirkung, d. h. eine Erhöhung der Reizschwelle für Schmerzen, sodann die hypnotische Wirkung, schließlich eine beginnende atemdepressorische Wirkung, welche sich bis zur vollständigen Atemlähmung verstärkt. Bei akuter Atemlähmung durch Morphinvergiftung vermag die Injektion von Nalorphin die Atemlähmung zu beseitigen und die Tiefe des Komas zu verringern. Die hypnotische Wirkung des Morphins wird jedoch bei der angewandten therapeutischen Maximaldosis von 40 mg Nalorphin nicht aufgehoben, desgleichen nicht die analgetische Wirkung. Im Tierexperiment ist Nalorphin als Morphinantagonist bei Euphorie, Analgesie, Schläfrigkeit, Atemdepression, Muskelinkoordination, Erbrechen, Bradykardie, Hypothermie, Miosis u. a. nachgewiesen worden (Wood-Smith, Stewart). Andere Autoren halten die antagonistische Wirkung des Nalorphin auf die analgetische Wirkung des Morphins für gering (Greeff; Møller).

Interessant für den Vergleich mit unserer Fragestellung ist noch die bekannte Tatsache, daß bei chronischem Morphinabusus eine Injektion von beispielsweise 15 mg Nalorphin s. c. das Bild eines vollständigen Abstinenzsyndroms erzeugt. Im wesentlichen sind die Abstinenzsymptome das genaue Gegenteil der Morphinwirkungen. Die Dauer und die Intensität der Abstinenzsymptome sind abhängig von der verabfolgten Menge Nalorphin einerseits und dem Grad des Morphinismus andererseits (Wood-Smith, Stewart).

Die Beobachtung, daß klinische Überdosierungssymptome durch ein antagonistisch wirkendes Mittel aufgehoben werden können, ohne die gewünschte therapeutische Wirkung aufzuheben, macht man sich auch in der Therapie der Myasthenia gravis zunutze. Die Analogie zum hier behandelten Thema besteht in dieser klinischen Indikationsstellung, doch handelt es sich dabei nicht um einen kompetitiven Antagonismus (Greeff; Ossermann): Neostigmin bewirkt in therapeutischen Dosen eine Erhöhung der Empfindlichkeit für Acetylcholin, das bedeutet eine Normalisierung der Kontraktionskraft der Muskulatur bei an Myasthenia gravis Erkrankten. Dabei kann es zu Nebenwirkungen im Sinne einer Überdosierung kommen. Die starke Erhöhung des Darmtonus verursacht abdominelle Krämpfe und Diarrhoe, außerdem treten Schwitzen und Speichelfluß, Tränenfluß und Nausea auf. Atropin erhöht die Reizschwelle für Acetylcholin. Eine Menge von 0,3 mg Atropin hebt die genannten Nebenwirkungen auf, ohne die therapeutische Wirkung des Neostigmins zu beseitigen. Mit steigenden Dosen Atropin kann man jedoch die gesamten cholinergischen Funktionen wieder aufheben. Zuerst entsteht eine Verminderung der Speichelsekretion, dann steigert sich die Herzfrequenz, darauf beobachtet man eine Akkommodationslähmung, eine Senkung des Darmtonus, dann eine Hemmung der Magensekretion. Überschießende Gaben von Atropin würden zu einer Demaskierung der myasthenischen Symptome führen. Eine Überdosierung des Antagonisten führt auch hier in Analogie zum überdosierten Antiparkinsonmittel zur Aufhebung der therapeutischen Wirkung.

γ) Zur therapeutischen Bedeutung des Antagonismus der Antiparkinsonmittel zu Neuroleptika

Der Verbrauch von Antiparkinsonmitteln hat sich seit der Einführung der Neuroleptika vervielfacht. Er ist sehr unterschiedlich in den psychiatrischen Krankenhäusern. Bei einem uns bekannten Vergleich des Aufwandes für APM im Jahr 1963 in verschiedenen psychiatrischen Krankenhäusern zeigt sich, daß dieser weniger von der Menge der verordneten Neuroleptika abhing als von der Einstellung der Therapeuten zur Bedeutung der extrapyramidalen Symptomatik für die neuroleptische Wirkung. So betrugen die finanziellen Aufwendungen für APM bei ähnlichem Verbrauch an Neuroleptika in dem psychiatrischen Krankenhaus mit dem geringsten Aufwand an APM weniger als 2% der Summe für Psychopharmaka, dagegen in dem Krankenhaus mit dem größten Aufwand im gleichen Jahr den etwa 6fachen Prozentsatz dieser Summe.

Wir teilen grundsätzlich die Meinung, daß das Auftreten grobmotorischer extrapyramidaler parkinsonistischer Symptomatik meist den Patienten irritiert und damit einen nachteiligen Einfluß auf die therapeutisch-neuroleptische Wirkung ausübt (1955, 1960).

Andererseits zeigten unsere Untersuchungen, daß feinmotorisch erkennbare extrapyramidale Symptome eine Voraussetzung für das Einsetzen derjenigen Wirkung sind, die über eine Tranquilizer-Wirkung hinausgeht, und die man »neuroleptisch« nennt. Es empfiehlt sich daher nach unseren Erfahrungen, die Neuroleptika möglichst einschleichend unter täglicher Kontrolle der Feinmotorik zu dosieren. Sobald sich eine feinmotorisch erkennbare extrapyramidale Symptomatik in der Handschrift zeigt, sind nur relativ geringfügige Dosiserhöhungen möglich, da sonst störende parkinsonistische Symptome einsetzen. Treten trotz dieser beschriebenen Methodik die therapiestörenden parkinsonistischen Symptome unter neuroleptischer Behandlung auf, so genügt meist eine Dosisreduzierung. Nur in Einzelfällen, die sehr stark zur neuroleptischen Wirkung disponiert sind, und besonders bei dyskinetischen Reaktionen, die bekanntlich am Beginn einer Behandlung oder bei Dosiserhöhungen auftreten können, sind APM unumgänglich.

Die dyskinetischen Reaktionen treten meist als passagere Schiefhalsbildungen und Zungen-Schlund-Syndrom auf, seltener als Blickkrämpfe und Dystonien im Bereich der Arme und des Rumpfes. Sie beunruhigen und belasten den Patienten derart, daß eine unmittelbare Gabe eines APM indiziert ist.

Es bewährten sich uns u. a. besonders Akineton und Osnervan (evtl. i. v.) sowie das neu entwickelte Langzeit-APM R 16470 Dexetimide (voraussichtlicher Handelsname: Tremblex).

Treten bei längerdauernder Behandlung Überdosierungssymptome auf, so handelt es sich oft zunächst um eine Akathisie, bei der die Patienten vermutlich infolge von Muskeltonusveränderungen die Beine (evtl. auch die Arme) bewegen müssen. Sie können vor allem nicht ruhig sitzen, dagegen charakteristischerweise oft besser stehen oder liegen.

Ausgeprägter Parkinsonismus mit subjektiv störender Akinesie und Rigor treten meist oft einige Tage bis Wochen später bei anhaltender Überdosierung auf. Akathisie, die in jedem Fall subjektiv störend ist, sowie Akinesie und Rigor, die spätestens bei mittelschwerer Ausprägung meist subjektiv störend sind, erfordern in jedem Falle eine Dosisreduzierung des Neuroleptikums und evtl. eine mehrtägige Gabe eines APM.

Eine regelmäßige Zugabe von Antiparkinsonmitteln oder gar eine starre Kombination eines Neuroleptikums mit einem APM ist somit nach unseren Erfahrungen aus zwei Gründen nicht sinnvoll. Erstens lassen sich störende parkinsonistische Symptome bei neuroleptischer Behandlung durch geschickte Dosierung weitgehend vermeiden, ohne daß die therapeutisch-neuroleptische Wirkung deshalb unzureichend wäre. Zweitens zeigten die Ergebnisse unserer klinisch-experimentellen Untersuchungen, daß APM die neuroleptische Potenz verringern. Das bedeutet, daß das Neuroleptikum höher dosiert werden muß, will man die gleiche psychisch-neuroleptische Wirkung erzielen wie ohne APM-Zusatz. Schließlich besteht die Möglichkeit, daß ein APM überdosiert und damit auch die psychisch-neuroleptische Wirkung neutralisiert wird. Das APM wirkt bei zunehmend höherer Dosierung auch im psychischen Bereich antagonistisch und damit antineuroleptisch.

Das Auftreten subjektiv störender grobmotorisch extrapyramidaler Symptome kann ferner bei Notfällen durch eine sehr hohe Anfangsdosierung zumindest für einige Tage vermindert werden. Hierzu ist von Bedeutung, daß das Auftreten dieser grobmotorischen extrapyramidalen Symptome bei sehr hoher Anfangsdosierung vermutlich im Zusammenhang mit gleichzeitig dann bestehender Sedierung und Schläfrigkeit verringert wird. Dies gilt am ehesten bei intravenöser Applikation, aber bei noch höherer Dosis auch bei oraler oder intramuskulärer Applikation, und ist bei hochgradig erregten akuten Psychosen von praktisch wichtiger Bedeutung. Neben der Dosishöhe scheint hier in den ersten Tagen der Behandlung auch ein rascheres bzw. konzentrierteres Einsetzen der Wirkung, unabhängig vom Sedierungsfaktor, von Bedeutung zu sein. Jacob und Schrappe wiesen besonders darauf hin, daß Parkinson-Kranke unter dem Einfluß von Ermüdung und Schlaf, Alkohol, Narkose u. a. eine geringe Intensität ihrer extrapyramidalen Symptome zeigen. Die Parallele dieses Phänomens, zudem bei sehr hoher neuroleptischer Anfangsdosierung mit begleitender Schläfrigkeit, ist offensichtlich.

Auch der Faktor der Kumulationsfähigkeit eines Neuroleptikums hat einen Einfluß auf die therapeutische Breite. Bei ausgeprägter Kumulationsfähigkeit treten grobmotorische extrapyramidale Symptome schließlich auch bei Dosierungen auf, die weit unterhalb der neuroleptischen Schwelle liegen. Für die Praxis ist diese Tatsache sehr wichtig, denn nicht selten ist ein Patient zunächst neuroleptisch gut eingestellt. Wenige Tage später stellt sich dann evtl. bei gleicher Dosierung eine Akathisie ein, die auf Dosisreduzierung, der vielleicht zunächst ein 1tägiges Aussetzen der Dosis vorausgeht, sich meist rasch zurückbildet. Nur bei sehr ausgeprägter Akathisie ist darüber hinaus eine Verordnung von APM für einige Tage erforderlich.

Es werden somit die Grenzen der therapeutisch-neuroleptischen Wirkung vom Medikament her durch die seiner Wirkung wesensmäßig zugehörigen extrapyramidalen grobmotorischen Begleitsymptome gesetzt.

Dies gilt besonders für die mindestens mittelstark potenten Neuroleptika.

b) Zur therapeutischen Breite bei den schwach potenten Neuroleptika

Bei den schwach potenten Neuroleptika wird nur bei ungewöhnlich starker Disposition zur neuroleptischen Wirkung (s. u.) die therapeutische Breite durch das

Auftreten grobmotorischer extrapyramidaler Symptome begrenzt. Dagegen hindern hier nicht selten begleitende Müdigkeit und vegetative Symptome, besonders der Blutdruckabfall mit Kollapsgefahr, die neuroleptische Wirkung durch Dosiserhöhung derart zu intensivieren, daß ihre therapeutische Breite voll ausgenutzt werden kann. Erhält ein schwach zur neuroleptischen Wirkung Disponierter ein schwach potentes Neuroleptikum, so kann überhaupt die neuroleptische Schwelle nur knapp und therapeutisch oft unzureichend überschritten werden. Wird also die therapeutische Breite der neuroleptischen Wirkung durch das Auftreten subjektiv störender grobmotorischer extrapyramidaler Symptome begrenzt, so wird bei den schwach potenten Neuroleptika die neuroleptisch therapeutische Breite in diesem Sinne meist nicht erreicht. Dagegen wird die therapeutische Breite bei den schwach potenten Neuroleptika bestimmt durch das Auftreten subjektiv störender vegetativer Nebensymptome, sowie bei längerdauernder Behandlung durch die Belastungen des Organismus, die sich weitgehend aus der Höhe der Dosierung ergeben, die bei den schwach potenten Neuroleptika grundsätzlich höher liegt (s. S. 109).

13. Disposition zur neuroleptischen Wirkung

Die Dosierung, mit der jeweils die neuroleptische Schwelle überschritten wird, ist beim gleichen Neuroleptikum infolge unterschiedlicher Disposition zur neuroleptischen Wirkung interindividuell sehr unterschiedlich. Mit der Frage nach der Disposition zur neuroleptischen Wirkung nähern wir uns dem Problem der Grundfunktionen im Sinne von Panse (1962). Wie wichtig es ist, in der psychiatrischen Forschung Grundfunktionen zu untersuchen, wurde von Panse unterstrichen, indem er u.a. darauf hinwies, daß exakte meßbare, wiederholbare und vergleichbar erarbeitete Grundphänomene eine neue Sicht in der psychiatrischen Forschung eröffnen können.

Die bisher in der Literatur mitgeteilten Beobachtungen gehen ausschließlich von den Überdosierungssymptomen neuroleptischer Behandlung, d.h. den grobmotorischen extrapyramidalen Symptomen aus. Insbesondere wurde festgestellt, daß Frauen häufiger grobmotorische extrapyramidale Symptome unter der neuroleptischen Behandlung zeigten als Männer (Freyhan, Gratton u.a.).

Bei unseren Untersuchungen der feinmotorisch erkennbaren neuroleptischen Schwelle wurden interindividuell derartige Unterschiede der Disposition festgestellt, daß bei dem gleichen Neuroleptikum bei einem minimal zur neuroleptischen Wirkung Disponierten die 15fache Dosis erforderlich sein konnte wie bei einem maximal Disponierten. Nehmen wir zur Veranschaulichung für die unterschiedlich starke Disposition zur neuroleptischen Wirkung die Handschriften von 4 Patienten, die mit vergleichbaren Dosierungen eines Neuroleptikums (Triperidol) behandelt wurden.

Die Anfangsdosis betrug 1 mg täglich und wurde an den folgenden Tagen je nach Bedarf bis auf 1,5 mg täglich gesteigert. Vom ersten Behandlungstag an und danach jeden weiteren Tag wurden Handschriftproben unter konstanten Bedingungen angefertigt und mit den Handschriftproben, die vor der Behandlung durchgeführt worden waren, verglichen.

(a) *und weiche keinen Fingerbreit von Gottes Wegen ab.*

(b) *und weiche keinen Fingerbreit von Gottes Wegen ab.*

Abb. 32 a) vor der Behandlung; b) Schriftprobe am 1. Tag der Behandlung mit 1 mg Triperidol i. m. Schriftbild leicht verändert, enger.

(a) *und weiche keinen Fingerbreit von Gottes Wegen ab.*

(b) *und weiche keinen Fingerbreit von Gottes Wegen ab.*

Abb. 33 a) vor der Behandlung; b) Schriftprobe am 3. Tag der Behandlung mit 1,5 mg Triperidol i. m., Schriftbild stark verändert, enger und bis auf die Hälfte der Originalgröße verkleinert.

(a) *u. weiche keine Finger breit Vo— Gottes Wegen ab*

(b) *u. weiche keinen Finger breit von Gottes Wegen ab.*

Abb. 34 a) vor der Behandlung; b) Schriftprobe am 4. Tag der Behandlung mit 1,5 mg Triperidol i. m., Schriftbild mäßig verändert, merklich kleiner, enger und steifer.

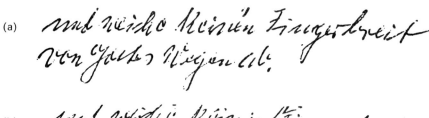

Abb. 35   a) vor der Behandlung; b) Schriftprobe am 4. Tag der Behandlung mit 1,5 mg Triperidol
i. m., Schriftbild leicht verändert, kleiner, enger und etwas steifer.

(Abb. 32–35 aus einer gemeinsam mit P. Keitel durchgeführten Untersuchungsreihe.)

Es ergab sich:

a) Infolge des konstitutionellen Faktors traten bei einem Patienten (Abb. 32) am
ersten Behandlungstag mit 1 mg Triperidol extrapyramidale Symptome auf, in
2 weiteren Fällen (Abb. 34, 35) am 4. Tag bei 1,5 mg Triperidol.

b) Patient der Abb. 33 zeigte bei einer Tagesdosis von 1,5 mg Triperidol sehr deutliche extrapyramidale feinmotorische Symptome, wogegen bei Abb. 34 mäßige,
bei Abb. 35 nur sehr leichte feinmotorische Veränderungen bei gleicher Tagesdosis auftraten.

Es zeigte sich ferner, daß sich bei manchen Frauen die Disposition während der
Menstruation erhöhte. Ferner stellten wir (gemeinsam mit Zschucke) fest, daß sich
die Disposition zur neuroleptischen Wirkung nach Absetzen sehr hoch dosierter
zusätzlich verabreichter Antiparkinsonmittel für etwa 2 Wochen erhöhte, so daß
dann also der gleiche neuroleptische Effekt mit niedrigeren Dosierungen zu erreichen
war. Für die Praxis ist von Interesse, daß bei den Patienten, bei denen mit verschiedenen Neuroleptika die neuroleptische Schwelle ermittelt wurde, die Disposition
zur neuroleptischen Schwelle die gleiche war. Bereits jetzt kann man empfehlen,
auf den Krankengeschichten zu vermerken, ob ein Patient stark, mittel oder schwach
zur neuroleptischen Wirkung disponiert ist, um bei künftigen Behandlungen mit
eventuell anderen Neuroleptika unnötige Unter- oder Überdosierungen zu vermeiden. Bisher fanden wir keine sicheren signifikanten Korrelationen zwischen der
Stärke der Disposition zur neuroleptischen Wirkung und Körpergröße, Gewicht,
dem Alter bis zu 60 Jahren, Alkoholtoleranz, Insulintoleranz (gemeinsam mit
Kapplinghaus, Ball, Koch, Keitel, Mattke, Nöcker, Ritter, Schönbeck, Zahn,
Zschucke).

Praktisch wichtig für die Behandlung besonders auch Schizophrener ist unser
Ergebnis, daß die Intensität der neuroleptischen Wirkung nicht nur vom Neuroleptikum, sondern auch von der Disposition abhängig ist. Niemand kann mehr an
neuroleptischer Wirkung geben, als er disponiert ist. Sehr schwach zur neuro-

leptischen Wirkung Disponierte können daher trotz maximaler Dosierung nur eine schwache neuroleptische Wirkung zeigen. Eine weitere Dosiserhöhung wäre bei ihnen sinnlos. Derartige Fälle weisen dann auch trotz eines vielfachen Überschreitens der Durchschnittsdosis nur feinmotorische und keine grobmotorisch erkennbaren Symptome auf. Patienten, die trotz maximaler Dosierung mit Mitteln mindestens mittelstarker Potenz keinerlei neuroleptische Wirkung erkennen ließen, wurden von uns bisher nicht beobachtet. Stark Disponierte kommen dagegen leicht in grobmotorische Überdosierungssymptome hinein.

14. Bedingungen optimaler therapeutisch-neuroleptischer Wirkung

Stets wird man sich vor Augen halten müssen, daß die neuroleptische Wirkung im Sinne der Dämpfung und damit Regulierung psychophysischer energetischer Fehlleitungen bei hellem Bewußtsein intensiv in die Psychodynamik eingreift. Wieweit es im Einzelfall zu einem optimalen therapeutischen Erfolg kommt, hängt — abgesehen von den Gesetzen des Eigenverlaufes von Psychosen — von 3 Gesichtspunkten ab:

1. Optimale Indikationsstellung unter Berücksichtigung der Ausgangslage. So kann z. B. ein nur leicht affektiv erregter bzw. gespannter Patient durch das Überschreiten der neuroleptischen Schwelle unzweckmäßig gedämpft werden, während ein stärker affektiv erregter bzw. gespannter Patient erst dann ausgeglichen wird und evtl. zur Realität zurückfindet, wenn die Schwelle überschritten wurde.

2. Optimale Dosierung, die Unterdosierungen vermeidet, sofern die neuroleptische Schwelle überschritten werden soll, die sich aber weit unterhalb der neuroleptischen Schwelle bewegt, sofern nur eine Tranquilizer-Wirkung erstrebt wird, die störende parkinsonistische Überdosierungen vermeidet, sofern eine neuroleptische Wirkung angezeigt ist, und die grundsätzlich bei einem Minimum subjektiv störender Nebensymptome eine optimale Wirkung ermöglicht.

3. Optimale Begleitbehandlung, indem man bedenkt, daß den Patienten mit diesen Psychopharmaka nur Prothesen gegeben werden. Begleitende Psychagogik und Psychotherapie zeigen dem Patienten, wie man mit diesen Prothesen »geht«.

   Psychagogik und Psychotherapie sollten bei der Behandlung abnormer Erlebnisreaktionen und Neurosen den Vorrang vor den Psychopharmaka haben, und sie sollten bei den Psychosen möglichst gleichberechtigt neben ihnen stehen.

Literatur

Bente, D., T. Itil: EEG-Veränderungen unter chronischer Medikation von Piperazinyl-Phenothiazin-Derivaten. Med. exp. *2:*132–137 (1960).

Freyhan, Fr. A.: Psychomotilität, extrapyramidale Syndrome und Wirkungsweisen neuroleptischer Therapien (Chlorpromazine, Reserpine, Prochlorperazine). Nervenarzt *28:* 504 (1957).

Goodman, L. S., A. Gilman: The Pharmacological Basis of Therapeutics. 2nd Ed. Macmillan, New York 1958.

Gratton, L.: L'Utilisation des neuroleptiques chez l'enfant. L'Union Médicale du Canada, Montréal, *89:*679 (1960).

Greeff, K.: Persönliche Mitteilung.

Haase, H.-J.: Über Vorkommen und Deutung des psychomotorischen Parkinsonsyndroms bei Megaphen- bzw. Largactil-Dauerbehandlung, Nervenarzt 25: 486–492 (1954).

Haase, H.-J.: Psychiatrische Erfahrungen mit Megaphen (Largactil) und dem Rauwolfiaalkaloid Serpasil unter dem Gesichtspunkt des psychomotorischen Parkinsonsyndroms. Nervenarzt 26: 507 (1955).

Haase, H.-J.: Extrapyramidal modification of fine movements a "conditio sine qua non" of the fundamental therapeutic action of neuroleptic drugs. Ed. Jean-Marc Bordeleau Proc. of Colloque Internat. Symposium Université de Montreal 1960.

Haase, H.-J.: Das therapeutische Achsensyndrom neuroleptischer Medikamente und seine Beziehungen zu extrapyramidaler Symptomatik. Fortschr. Neurol. Psychiat. 29, 5: 245–268 (1961).

Haase, H.-J.: Möglichkeiten und Grenzen der Psychopharmakotherapie mit Tranquilizern und Neuroleptika. Dtsch. med. Wschr. 88: 505 (1963).

Haase, H.-J., P. A. J. Janssen: The Action of Neuroleptic Drugs. North-Holland Publishing Company, Amsterdam 1965.

Haase, H.-J., M. Zahn, C. F. Zschucke: Der Einfluß der antineuroleptischen Wirkung auf die neuroleptische Schwelle. Int. J. Neuropsychiatry. 1, 3: 239–252 (1965).

Haase, H.-J.: Neuroleptika in der ambulanten Praxis. Dtsch. Ärztebl. 63: 415 (1966).

Haase, H.-J., Bartelt: Unveröffentlicht.

Haase, H.-J., E. Barth: Unveröffentlicht.

Haase, H.-J., Ball, P. Keitel, C. D. Koch, D. Mattke, G.Nöcker, R. Ritter, M. Schönbeck, M. Zahn, C. F. Zschucke, R. Kapplinghaus: Disposition zur neuroleptischen Schwelle. Pharmakopsychiatrie, Neuro-Psychopharmakologie 11: 45 (1968).

Haase, H.-J., Keitel, Nöcker: Zit. Haase u. Janssen.

Hauschild, F.: Pharmakologie und Grundlagen der Toxikologie. 3. Aufl. VEB Thieme, Leipzig 1961.

Jacob, H., O. Schrappe: Die Auswirkungen febriler Episoden bei postencephalitischem Parkinsonismus. Psychiat. Neurol. (Basel) 145: 307–320 (1963).

Knopp, W.: Exploration in the Assessment and Meaning of the Subclinical Extrapyramidal Effect of Neuroleptic Drugs. Pharmakopsychiatrie, Neuro-Psychopharmakologie 1, 1: 54 (1968).

Langner, E., E. Neumayer: Die Objektivierung der Wirksamkeit von Antiparkinsonmitteln. Wien. med. Wschr. 109: 824 (1959).

Lerner, P. F.: "Kemadrin", a new drug for treatment of parkinsonian disease. J. nerv. met., his. 123: 79 (1956).

Matiar-Vaher, H.: Über eine durch Akineton ausgelöste Psychose schizophrener Prägung. Nervenarzt 32, 10: 473–475 (1961).

Møller, K. O.: Pharmakologie als theoretische Grundlage einer rationellen Pharmakotherapie 4. Auflage, Schwabe. Basel, Stuttgart 1961.

Montuschi, E., J. Phillips, F. Prescott, A. F. Green: "Kemadrin" in postencephalitic parkinsonism with note on pharmacology of "Kemadrin", Lancet 1: 583 (1952).

Ossermann, K. E.: Über die Myasthenia gravis. Klin. Wschr. 37: 1 (1959).

Panse, F.: Der medikamentöse »Winterschlaf« (ohne Unterkühlung) in der Psychiatrie. Med. Klin. 48: 1344 (1953).

Panse, F.: Die Rückführung des Psychotischen auf funktionelle Grundvorgänge. Dtsch. Med. Wschr. 87: 1593 (1962).

A. Steuer: Klinische Prüfung eines Langzeitneuroleptikums (Fluphenazin-Dekanoat) unter besonderer Berücksichtigung der Feinmotorik. Dissertation 1972, Düsseldorf.

Wood-Smith, F. G., H. C. Stewart: Drugs in Anaesthetic Practice. Butterworth, London 1962.

a) Neuroleptika, insbesondere neuroleptische Wirkung

Für den Umgang mit Neuroleptika bewährten sich die in unserem Arbeitskreis aufgrund klinisch experimenteller Untersuchungen entwickelten folgenden Begriffe:

α) Neuroleptische Schwelle

Somatisch: Auftreten einer zumeist in der Feinmotorik (Handschrift) erkennbaren extrapyramidalen Bewegungshemmung.

Psychisch: Reduzierung des psychoenergetischen Niveaus außerhalb von Bewußtseinsstörungen bzw. Schlaf.

Wird ein Neuroleptikum unterhalb der neuroleptischen Schwelle dosiert, so kommt es zur Tranquilizer-Wirkung mit affektiver Entspannung mit mehr (bei den schwächer potenten Neuroleptika) oder weniger (bei den stärker potenten Neuroleptika) begleitender Müdigkeit bzw. Sedierung.

Die neuroleptische Schwellendosis

Dosis, bei der eine meist zunächst in der Feinmotorik (Handschrift) erkennbare extrapyramidale Bewegungshemmung ausgelöst wird. Damit wird die Mindestdosis zum Erreichen der neuroleptischen Wirkung ermittelt.

Wesentliche Indikationen der neuroleptischen Wirkung:

a) hochgradige (meist psychotisch bedingte) affektive Erregungs- oder Spannungszustände,

b) psychotische Erlebnisproduktionen (Wahnideen, Halluzinationen u. a.).

β) Die neuroleptische Potenz

Stärke der Affinität zum extrapyramidalen System. Je stärker die neuroleptische Potenz, um so niedriger ist die Dosis, mit der mit einem Neuroleptikum die neuroleptische Schwelle überschritten werden kann.

Bei schwächer potenten Neuroleptika ist die neuroleptische Wirkung psychisch mehr begleitet von Sedierung und erhöhter Schlafbereitschaft, somatisch von vegetativen Symptomen, wie Blutdrucksenkung u. a. Bei den stärker potenten Neuroleptika tritt die neuroleptische Wirkung rein und außerhalb von Sedierung und Müdigkeit in Erscheinung. Somatisch kommt es bei ihnen eher zu grobmotorischen extrapyramidalen Überdosierungssymptomen.

γ) Die neuroleptisch-therapeutische Breite

Die neuroleptisch-therapeutische Breite liegt zwischen der neuroleptischen Mindestdosis, deren Indikator die in der Handschrift erkennbare extrapyramidale Hypokinesie ist, und dem Auftreten grobmotorischer extrapyramidaler Symptome (dyskinetische Reaktionen, Akathisie, grobmotorischer Parkinsonismus).

Dyskinetische Reaktionen: Rasch einsetzende extrapyramidale muskuläre Spasmen mit evtl. Schiefhalsbildung oder Spasmen im Zungen-Schlund-Bereich.

Psychiatrisches Repetitorium

Evtl. Dyskinesien eines Armes oder auch des Rumpfes. In manchen Fällen Blickkrämpfe.

Achtung: Die Kenntnis dyskinetischer Reaktionen (Auftreten am Beginn der Behandlung oder nach Dosiserhöhung) ist sehr wichtig, da meist sehr schnelle Neutralisierung durch Antiparkinsonmittel (evtl. i. v. appliziert) möglich. Dosisreduzierung bzw. Übergang auf neuroleptisch schwächer potente Neuroleptika (nicht wenige Patienten mit dyskinetischen Reaktionen wurden mit der Fehldiagnose Tetanus, Verdacht auf Hirntumor u. a. als Notfälle in Krankenhäuser eingewiesen, statt sofort mit Antiparkinsonmittel behandelt).

Akathisie: Sitzunruhe. Der Patient muß die Beine bewegen, am deutlichsten beim Sitzen (wegen extrapyramidal bedingter Muskeltonusveränderungen). Dosisreduzierung. Akathisie kann auch bei gleichbleibender Dosierung durch Kumulation auftreten. Evtl. vorübergehend Antiparkinsonmittel. Die Akathisie kündigt oft (abgesehen von den dyskinetischen Reaktionen) die Überdosierung an, d. h. sie tritt auf, bevor grobmotorische parkinsonistische Symptome sichtbar werden.

Sofern Zweifel bestehen, ob es sich um eine Akathisie handelt, sollte man den Patienten befragen, ob die »Unruhe« beim Sitzen deutlicher ist als im Stehen oder Liegen. Im Zweifelsfalle entscheidet ein Ansprechen auf Antiparkinsonmittel oder Dosisreduzierung, ob es sich um eine Akathisie handelt.

Grobmotorischer Parkinsonismus: Verringerung der Mitbewegungen, besonders der Arme beim Gehen, bei stärkerer Ausprägung kleinschrittiger Gang. Im Unterschied zum Parkinsonismus nach Hirnschädigung (nach Enzephalitis, bei Zerebralsklerose) kann Rigor (besonders bei leichterer Ausprägung) fehlen. Tremor tritt deutlich zurück und kann gänzlich fehlen. Hypersalivation kann ebenfalls fehlen.

Dosisreduzierung, evtl. vorübergehend Antiparkinsonmittel. Evtl. Übergang auf ein schwächer potentes Neuroleptikum.

Abb. 36   **Neuroleptisch-therapeutische Breite bei durchschnittlicher Empfindlichkeit gegenüber der neuroleptischen Wirkung.**

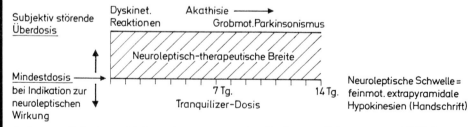

Achtung: Bei einem kleinen Prozentsatz der Patienten (bis zu etwa 10%) lassen sich dyskinetische Reaktionen (s. o.) trotz optimaler Dosierung bei Behandlungsbeginn oder Dosiserhöhung nicht vermeiden. Bei einem weiteren kleinen

Prozentsatz der Patienten ist die neuroleptisch-therapeutische Breite im Zusammenhang mit besonderer Disposition des Patienten oder Kumulationsneigung der Neuroleptika so gering, daß bei fortdauernder Behandlung trotz vorsichtiger Dosierung Akathisie und/oder grobmotorisch subjektiv störender Parkinsonismus auftreten.

δ) *Disposition zur neuroleptischen Wirkung*

Das Gehirn reagiert je nach individueller Disposition sehr unterschiedlich auf Noxen. Man weiß es besonders von der unterschiedlichen Alkoholtoleranz.
Wir fanden bisher bei jedem Neuroleptikum eine interindividuell 15fache unterschiedliche Empfindlichkeit; das heißt, liegt z. B. die durchschnittliche neuroleptische Schwellendosis bei einem Neuroleptikum bei 10–15 mg, so kann bei einem Patienten mit sehr starker Disposition mit dem gleichen Neuroleptikum evtl. schon mit 2 mg die neuroleptische Schwelle überschritten werden, während ein anderer Patient mit sehr schwacher Disposition für den gleichen Effekt und dem gleichen Neuroleptikum beispielsweise 30 mg benötigt. Mehr als $1/3$ aller Patienten sind entweder stark oder schwach zur neuroleptischen Wirkung disponiert. Das gilt beim gleichen Patienten durchgehend für alle Neuroleptika. Sie werden also mit einer für die mittlere Disposition gültigen durchschnittlichen Schwellendosis bei starker Disposition überdosiert, bei schwacher Disposition unterdosiert.
Sofern die Disposition zur neuroleptischen Wirkung nicht durch frühere neuroleptische Behandlungen bekannt ist, kann Über- oder Unterdosierung durch Anwendung des Handschrifttests weitgehend vermieden werden.
Es gibt keine Korrelation zwischen der Stärke der Disposition zur neuroleptischen Wirkung und Körpergröße, Gewicht, Alkohol- und Insulintoleranz.

b) *Antiparkinsonmittel (APM) bei neuroleptischer Behandlung*

Antiparkinsonmittel (APM) haben bei neuroleptischer Behandlung folgende Wirkungsansätze:

a) Neutralisierung grobmotorischer Überdosierungssymptome, wie dyskinetische Reaktionen (Schiefhals u. a.), Akathisie (Sitzunruhe), ausgeprägte Akinesie (reduzierte Mitbewegung der Arme, kleinschrittiger Gang), Rigor.
b) Minderung der neuroleptischen Potenz des Neuroleptikums, d. h. Erhöhung der neuroleptischen Schwellendosis.

Bei Überdosierung des APM, bei der nicht nur grobmotorische, sondern auch feinmotorische extrapyramidale Symptome aufgehoben werden, Neutralisierung des psychisch neuroleptischen Effektes. Damit wird das APM bei hoher Dosierung zum Antineuroleptikum.
Therapeutisch ergibt sich eine Aufhebung grobmotorischer extrapyramidaler Überdosierungssymptome, die von den Patienten oft subjektiv als belastend und quälend empfunden werden. Dabei ist bei den besonders unangenehmen

Psychiatrisches Repetitorium

dyskinetischen Reaktionen oft eine intravenöse Applikation angezeigt. Grundsätzlich empfiehlt sich bei Auftreten dieser Überdosierungssymptome eine Dosisreduzierung oder, falls diese nicht ausreichend ist, Übergang auf ein schwächer potentes Neuroleptikum.

Antiparkinsonmittel sind zwar im Moment nützlich, kaschieren aber auch Überdosierungen. Daher sind Dauerverordnungen von APM (die über einen Zeitraum von wenigen Wochen hinausgehen) zu vermeiden; denn es besteht die Gefahr der Überlastung der extrapyramidalen Zentren mit Auslösung extrapyramidaler Hyperkinesien (meist zunächst im Mundbereich, bei stärkerer Ausprägung im Bereich der Extremitäten und des Rumpfes).

APM sind kontraindiziert, sofern derartige extrapyramidale Hyperkinesien auftreten. Werden diese Hyperkinesien von den Patienten als sehr belastend empfunden, kommt eine erneute vorsichtig dosierte Verordnung mit Neuroleptika in Betracht (die neuroleptische Hypokinesie wirkt den extrapyramidalen Hyperkinesien entgegen). Um weitere Überlastung der extrapyramidalen Zentren zu vermeiden, müssen die Neuroleptika dann allmählich abgesetzt oder zumindest unterhalb der neuroleptischen Schwelle dosiert werden.

Eine prophylaktische Verordnung von APM ist beim Gros der Fälle sinnlos. Sie ist lediglich bei den Einzelfällen berechtigt, von denen bekannt ist, daß sie trotz optimaler Dosierung (entweder vorsichtig einschleichend oder hoch dosiert und evtl. i. v. appliziert oder Kombination mit schwachpotenten Neuroleptika) mit dyskinetischen Reaktionen und evtl. anderen extrapyramidalen grobmotorischen Symptomen reagieren. Nach unseren Erfahrungen ist es möglich, die zur Zeit entwickelten Langzeitneuroleptika (s. S. 335 ff.) oberhalb der neuroleptischen Schwelle derart zu dosieren, daß Dauerverordnungen von APM vermieden werden können.

Zur Literatur s. S. 131 f., ferner die Dissertationen unserer Mitarbeiter M. Zahn, Düsseldorf, 1965; C. F. Zschucke, Düsseldorf, 1963.

IV. TEIL

Der jetzige Stand der Pharmakotherapie der Schizophrenien

unter besonderer Berücksichtigung stationärer Behandlung und der ambulanten Nachbehandlung*

Die Erfolge und Mißerfolge der modernen Pharmakotherapie bei Schizophrenien lassen sich verstehen, wenn man sich die wichtigsten Ergebnisse von drei Forschungsrichtungen vergegenwärtigt:
1. die Erforschung der Psychopathologie der Schizophrenien,
2. die Erforschung der Ätiologie der Schizophrenien,
3. die Erforschung der klinisch-neuroleptischen Wirkung.

1. Zur Psychopathologie der Schizophrenien[1])

Es sei an die heute immer noch grundlegenden Beschreibungen E. Bleulers erinnert, der »Grundsymptome«, wie besonders Änderungen der Affektivität bei Schizophrenen, den »akzessorischen« Symptomen gegenübergestellt. Als nur »akzessorisch« kennzeichnete E. Bleuler folgende Symptome: Sinnestäuschungen (Halluzinationen), Wahnideen, die Änderungen der Sprache (gesteigerter Sprechtrieb oder Mutismus) und Schrift und die katatonen Symptome (Katalepsie, Stupor, Hyperkinese, Stereotypien, Manieren, Negativismus, Befehlsautomatismus und

---

*) Nach dem Manuskript eines Vortrages, gehalten auf der Tagung der Anglo-German Psychiatric Conference vom 14.–16.5.1964 in Edinburgh, erweitert durch einen Teil des Buches "The action of neuroleptic drugs", a psychiatric, neurologic and pharmacological investigation, von H.-J. Haase und P. A. J. Janssen, erschienen bei North-Holland Publishing Company, Amsterdam 1965, und durch eine Arbeit über Verhalten Schizophrener bei neuroleptischer Behandlung, erschienen in 6. Psychiatertagung des Landschaftsverbandes Rheinland – 123. wissenschaftl. Versammlung des Rhein. Vereins für Psychiatrie – am 14. und 15.10.1964 im Rhein. Landeskrankenhaus Süchteln, von H.-J. Haase, sowie durch statistische Untersuchungen gemeinsam mit H. W. Müller, G. Scheurle und I. Bartelt.
Für die Neufassung erweitert durch Teile eines Vortrages über die Pharmakotherapie bei chronischen Schizophrenien (Kongreß der Deutschen Gesellschaft für Psychiatrie und Nervenheilkunde am 30.8.1966, erschienen im Forum der Psychiatrie, Enke-Verlag Stuttgart, Nr.19, 1967, sowie durch Vorträge über Langzeitneuroleptika auf der Gütersloher Fortbildungswoche am 6.10.1967 und auf der Tagung der »Vereinigung Rheinisch-Westfälischer Nervenärzte (Sitz Essen)« am 9.11.1968 in Düsseldorf.
Merkblätter zur Verwendung für Patienten und Angehörige zum Auftreten und zur Behandlung von paranoiden und paranoid-halluzinatorischen Psychosen werden beigefügt und können durch den behandelnden Arzt von der Firma Janssen GmbH, Düsseldorf, Postfach 10052, mit dem Kennwort »Merkblatt zur Behandlung mit Neuroleptika« mit Angabe der erwünschten Anzahl angefordert werden (s. S. 301–304).

[1]) *Psychiatrisches Repetitorium* »Schizophrenien« s. S.171 ff.

Echopraxie, Automatismen und Impulsivität). E. Bleuler meinte mit dieser Kennzeichnung »akzessorisch« bekanntlich, daß diese Symptome bei Schizophrenien nicht notwendig aufzutreten brauchen und daß sie mittelbar aus der erregten und gespannten schizophrenen Persönlichkeit hervorgehen. Wesentliches Grundsymptom dagegen und unmittelbares Kennzeichen der schizophrenen Psychose ist die ihr eigentümliche Änderung der Affektivität. Charakteristische Verhaltensweisen, wie der Autismus, Willens- und Aufmerksamkeitsstörungen u. a., die sog. schizophrene »Demenz«, Minderung der Initiative und der Kontaktfähigkeit (die nicht mit der hirnorganischen Demenz gleichzusetzen ist, so daß man weniger mißverständlich vom schizophrenen »Defekt« spricht), werden von Bleuler als »zusammengesetzte« Funktionen von den Grundsymptomen abgegrenzt. Weitere wesentliche Grundsymptome ergeben sich nach Bleuler aus den Störungen der »Assoziationen«. Wir befinden uns damit allerdings im Bereich überholter Anschauungen der Assoziationspsychologie. Jedoch ist uns auch heute die Unterscheidung der schizophrenen »akzessorischen« Symptome von Grundsymptomen zumindest als heuristisches Prinzip nützlich und dient u. E. dem Verständnis der Symptomatologie schizophrener Psychosen.

Werden die typischen Erlebnisse Schizophrener aufgegliedert, so kam Kurt Schneider zu folgenden diagnostischen Symptomen ersten Ranges:
Gedankenlautwerden, Hören von Stimmen, die das eigene Tun mit Bemerkungen begleiten, leibliche Beeinflussungserlebnisse, Gedankenentzug und andere Gedankenbeeinflussungen, Gedankenausbreitung, Wahnwahrnehmung sowie alles andere Gemachte und Beeinflußte auf dem Gebiet des Fühlens, Strebens (der Triebe) und des Willens. Auch diese Symptome ersten Ranges, zu denen Kurt Schneider sagt: »Wo eine dieser Erlebnisweisen einwandfrei vorliegt und keine körperliche Grundstörung zu finden ist, sprechen wir klinisch in aller Bescheidenheit von Schizophrenie«, sind in diesem Sinne als *akzessorisch* anzusehen.

Wir wissen, daß es uns in erster Linie gelingt, die schizophrenen akzessorischen Symptome therapeutisch anzugehen, und daß auch die Neuroleptika primär auf diese akzessorischen Symptome einwirken. Sie sind produktiv und setzen ein psychoenergetisches Plus voraus. Wenn dagegen Erregung und Spannung ausbleiben, wenn eine akzessorische Symptomatik fehlt, wenn die Persönlichkeit ohne Dynamik der schizophrenen Psychose erliegt, dann sind unsere sämtlichen jetzigen körperlichen wie psychischen Behandlungsverfahren machtlos. Um so mehr können wir dem Schizophrenen helfen, wenn er gespannt oder erregt ist und die oben beschriebenen akzessorischen Symptome ihn gefangenhalten, so daß er abseits von der Realität und der Gesellschaft steht.

2. Zur Ätiologie der Schizophrenien

Nachdem am Beginn dieses Jahrhunderts die progressive Paralyse als eine Geisteskrankheit erkannt worden war, die eine bestimmte Ursache hat (Spirochaeta pallida), einen hirnpathologischen Befund und einen vorauszusehenden Verlauf zeigt, diente dieses Paralyseschema unglücklicherweise vielen Autoren auch zum Verständnis der Ätiologie der Schizophrenien. Als die hirnpathologischen Befunde ausblieben und die Mitwirkung genetischer Faktoren erkannt wurde, kam der Begriff der »endogenen Psychose« auf, der leider vielfach dahingehend mißverstanden wurde, daß eine exogene Auslösung einer schizophrenen Psychose nicht möglich sei. Andere, die eine Auslösung schizophrener Psychosen durch exogene, insbesondere psychische Belastung beobachteten, sprachen demgegenüber nur von »schizophrenic reaction« und übersahen, daß eine Psychose keine Neurose ist, sondern etwas Neues und letztlich Unverständliches.

Erinnern wir uns an die Untersuchungen an eineiigen Zwillingen (Kallmann u. a.), so wissen wir, daß 75–85% dieser Zwillinge gemeinsam an Schizophrenie erkrankten. Diese eineiigen Zwillinge erkranken aber meist bekanntlich nicht zum gleichen Zeitpunkt, sondern manchmal mit einem Abstand von vielen Jahren. Darüber hinaus demonstrieren die 15–25% eineiiger Zwillinge, bei denen nur ein Zwilling schizophren wird, sehr deutlich, daß neben endogenen Faktoren exogene Faktoren von wichtiger ursächlicher Bedeutung für die Auslösung einer schizophrenen Psychose sein können.

Das Milieu formt nicht nur die Persönlichkeit, sondern die Persönlichkeit bestimmt weitgehend auch ihr Milieu, indem sie auswählt, welche Eindrücke eine affektive Resonanz erhalten und wie sie verarbeitet werden. Man wird also keine spezifischen Umweltkonstellationen erwarten, die eine schizophrene Psychose auslösen können, sondern eher eine eigene Formung von Situationen, die zu einer Sackgasse für den Betreffenden führen und über eine Erregung die Psychose auslösen. So konnte Verf. bei alleinstehenden Frauen, die an einer Spätschizophrenie erkrankten, beobachten, daß bei den einen die Psychose schicksalsmäßig und ohne erkennbare äußere Belastung einbrach, während andere alleinstehende Frauen sich derartige Situationen schufen, die gerade für sie provozierend wirkten und die schizophrenen Psychosen auslösten. Von grundlegender Bedeutung ist, daß weniger die äußere Situation, d. h. das »äußere Schicksal«, dafür verantwortlich ist, ob affektive Erregung auftritt oder nicht, als vielmehr die Art und Weise, in der eine Persönlichkeit mit ihrer äußeren Situation fertig wird, d. h. also, das »innere Schicksal«. (Verf. fand z. B. bei der Berücksichtigung von 3 Aufnahmejahren keinen signifikanten Unterschied der Häufigkeit schizophrener Psychosen bei verheirateten Frauen gegenüber Witwen [s. 1963].)

Panse wies darauf hin, daß – abgesehen von wenigen Einzelfällen, bei denen extreme affektive Belastungen eine Rolle spielen – die gegenwärtige sozialmedizinische Einstellung keiner Revision bedarf.

So problematisch dieses Ineinander von Persönlichkeit und Umwelt bei schizophrenen Psychosen ist, so scheint es doch sicher zu sein, daß eine hochgradige affektive Erregung eine schizophrene Psychose bei entsprechend veranlagten Personen auslösen kann, und daß umgekehrt eine Normalisierung dieser affektiven Erregung den psychotischen Schub zum Abklingen bringen kann. Dabei kann nicht nur eine psychisch ausgelöste affektive Erregung unter Umständen einen einzelnen schizophrenen Schub auslösen, sondern auch eine körperlich ausgelöste psychische Erregung, wie sie besonders durch Weckamine verursacht werden kann. Hier bestehen möglicherweise Beziehungen zu den Auffassungen von Fish, der »funktionelle Psychosen«, zu denen er auch die Schizophrenien rechnet, mit einer Überaktivität im aufsteigenden retikulären System (»ascending reticular activating system«) in ursächlichen Zusammenhang bringt. Wir erinnern auch in diesem Zusammenhang an unsere Arbeitshypothese (1954, 1955), daß die neuroleptische Wirkung eine Hemmung im retikulär-kortikostriären Funktionskreis bewirke.

Erkennt man also die hochgradige affektive Erregung als ein »ätiologisches Zwischenglied« bei der eventuellen exogenen Auslösung schizophrener Psychosen an, so wird klar, daß äußere Maßnahmen eine derartige Psychose kompensieren können.

Im akuten schizophrenen Geschehen gelingt es bekanntlich selten, ausschließlich durch Psychotherapie die Dynamik der Psychose zu brechen. Ein gänzlicher Situationswechsel, wie die Aufnahme in die Geborgenheit eines psychiatrischen Krankenhauses, kann aber schon eher gemeinsam mit psychotherapeutischen Aussprachen eine so erhebliche Beruhigung der psychotischen Erregung mit sich führen, daß die Psychose rasch abklingt. So konnten wir bei 80 weiblichen Schizophrenen mit akuten Psychosen in den ersten 3 Tagen nach der Neuaufnahme in 5% der Fälle ohne neuroleptische Behandlung ein gänzliches Abklingen der pyschotischen Symptomatik und das Erringen voller Krankheitseinsicht beobachten (gemeinsam mit Keitel, Mattke, Nöcker, Schönbeck). Am sichersten gelingt jedoch diese Kompensation schizophrener Psychosen bisher durch die Reduzierung psychophysischer Erregung mit Hilfe der neuroleptischen Wirkung, ganz besonders, wenn sie mit einem Milieuwechsel und psychotherapeutischen Maßnahmen kombiniert wird.

3. Die klinisch-neuroleptische Wirkung und ihre Auswirkung auf die Behandlung Schizophrener

Wir kommen damit zum dritten Gesichtspunkt, der neuroleptischen Wirkung. Das Wesentliche der psychisch-neuroleptischen Wirkung scheint uns zu sein, daß sie, wie erwähnt, bei ausreichend hoher Dosierung hochgradige affektive Erregung und Spannung normalisiert, ohne das Bewußtsein des Patienten zu beeinträchtigen oder seine Kritikfähigkeit zu stören. So kann der Kranke dem Kreislauf zwischen psychotischer Symptomatik und affektiver Erregung entrinnen und zur Realität zurückfinden. Er normalisiert sein psychomotorisches Verhalten und stellt oft rasch psychotische Erlebnisproduktionen, wie Wahnideen, Halluzinationen u. a., ein, um zu seinen altgewohnten Gedanken und Einstellungen zur Umwelt zurückzufinden.
Unterhalb der neuroleptischen Schwelle kann, wie erwähnt (s. S. 5, 100), mit jedem Neuroleptikum eine Tranquilizer-Wirkung mit affektiver Entspannung und mehr oder weniger begleitender Sedierung ausgelöst werden. Erst nach Überschreiten der neuroleptischen Schwelle ermöglichen die stärker potenten Neuroleptika eine ausreichende Kompensation bzw. Normalisierung hochgradiger affektiver Erregungen und Spannungen und psychotischer Erlebnisproduktionen (Wahnideen, Halluzinationen u. a.) bei hellem Bewußtsein und unabhängig von Sedierungseffekten sowie Erhöhung der Schlafbereitschaft.
In diesem Sinne haben wir bei unseren Untersuchungsreihen mit den verschiedensten Neuroleptika festgestellt, daß durchschnittlich $2/3$ der akuten schizophrenen Psychosen, die zur Neuaufnahme kamen, spätestens 6 Wochen nach Überschreiten der neuroleptischen Schwelle voll kompensiert waren. Das heißt, der Zustand dieser Patienten unterschied sich, soweit klinisch erkennbar, nicht mehr von dem Zustand

vor Auftreten des jetzt behandelten schizophrenen Schubes. Dabei wurden jeweils Dosierungen gewählt, mit denen die neuroleptische Schwelle durchschnittlich spätestens am 2.–3. Behandlungstag überschritten wurde.

a) Pharmakotherapie und schizophrene Plussymptomatik[1])

Zum besseren Verständnis der neuroleptischen Wirkung, besonders bei chronisch Schizophrenen, sei die schizophrene Symptomatik in *Plus- und Minussymptomatik* aufgegliedert. Zur Plussymptomatik sind zu rechnen: die gesteigerte affektive Erregung und Spannung, die psychotischen Erlebnisproduktionen, wie Wahnideen, Wahnwahrnehmungen, Halluzinationen, meist akustisch, Erlebnisse des Gemachtwerdens, z. B. Gedankeneingeben, Gedankenabziehen u. a., die weitgehend identisch sind mit den Symptomen ersten Ranges im Sinne von K. Schneider und den akzessorischen Symptomen im Sinne von E. Bleuler. Die schizophrene Plussymptomatik fordert die Anwendung der neuroleptischen Wirkung. Sie erweist sich als regulierend, sofern ein Spannungsgefälle zwischen normalem und psychotischem Erleben besteht.

Zum Erleben der Kranken ließ sich in verschiedenen Untersuchungsreihen feststellen, daß psychotische Erlebnisse, wie Wahnideen und Halluzinationen, um so weniger durch normales Erleben ersetzt werden, je länger der Kranke in seiner Wahnwelt lebte und je mehr er sich damit identifizierte, das heißt, die neuroleptische Wirkung dämpfte bei diesen chronisch Wahnkranken zwar die gesamte Erlebnisfähigkeit, verhalf aber den Kranken oft nicht mehr zur Realität zurück. Selbstheilungstendenzen, Autoregulationen konnten nicht mehr wirksam werden, wenn das normale Erleben zu fern, zu weit zurücklag. Lediglich die Auseinandersetzung mit der Wahnwelt wird bei diesen im engeren Sinne des Wortes chronisch Schizophrenen gedämpft, katatone Verhaltensweisen treten zurück, und zumindest Anstaltssozialisierungen sind nicht selten. Die Gruppe dieser neuroleptisch bedingt adynam chronisch wahnkranken Schizophrenen, die sich relativ bequem und nur in Ausnahmefällen durch vereinzelte psychotische Verhaltensweisen, wie z. B. gelegentliche aggressive Durchbrüche auffallend, in die psychiatrischen Krankenhäuser einfügen, bildet im wesentlichen den Restbestand der noch anstaltsuntergebrachten schizophrenen Dauerpatienten. Verschiedene statistische Untersuchungen sprechen dafür, daß durch eine aktive und frühzeitig einsetzende Therapie mit Neuroleptika die Zahl dieser im chronischen Wahn lebenden Schizophrenen geringer wird, und es kann als erwiesen gelten, daß zumindest die Entlassungsrate dieser chronisch wahnkranken Schizophrenen seit Einführung der Neuroleptika wesentlich zugenommen hat. So war einer 1964 in niedersächsischen Landeskrankenhäusern durchgeführten statistischen Untersuchung zufolge nur noch jeder 4. Anstaltsinsasse ein Schizophrener, der sich seit mehr als 5 Jahren dort befand. Bei einer 1966 im Landeskrankenhaus Düsseldorf angestellten Erhebung war nur noch jeder 10. Patient bei rd. 1550 Betten ein Schizophrener, der sich seit mehr als 5 Jahren dort befand.

Man wird schätzen können, daß die Zahl dieser seit mehr als 5 Jahren in psychiatrischen Krankenhäusern untergebrachten Schizophrenen in Westdeutschland

---

[1]) Modelle zur Auslösung bzw. Kompensation der Plussymptomatik s. S. 174, 175.

etwa 15000–20000 Kranke, d. h. nur etwa 3–4% der Schizophrenierate der Bevölkerung, beträgt (s. Abb. 37).

Abb. 37

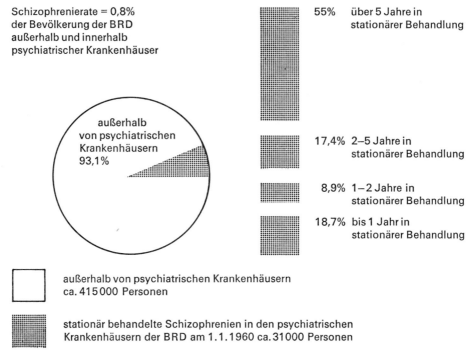

Schizophrenierate = 0,8%
der Bevölkerung der BRD
außerhalb und innerhalb
psychiatrischer Krankenhäuser

55%   über 5 Jahre in
      stationärer Behandlung

außerhalb
von psychiatrischen
Krankenhäusern
93,1%

17,4% 2–5 Jahre in
      stationärer Behandlung

8,9% 1–2 Jahre in
     stationärer Behandlung

18,7% bis 1 Jahr in
      stationärer Behandlung

☐ außerhalb von psychiatrischen Krankenhäusern
   ca. 415000 Personen

■ stationär behandelte Schizophrenien in den psychiatrischen
   Krankenhäusern der BRD am 1.1.1960 ca. 31000 Personen

Unter Zugrundelegung des statistischen Materials von H.-W. Müller u. G. Scheurle im Landschaftsverband Rheinland, übertragen auf die Gesamtbettenzahl psychiatrischer Krankenhäuser der BRD (1960)

Abb. 37 veranschaulicht das Verhältnis der außerhalb der psychiatrischen Krankenhäuser lebenden, zur Schizophrenie veranlagten Personen zu den stationär Behandelten sowie die Dauer des Aufenthaltes in den psychiatrischen Krankenhäusern. Da der Landschaftsverband Rheinland etwa 13% der psychiatrischen Krankenbetten der BRD umfaßt und mit seinen 6 Landeskrankenhäusern sowohl ländliche als auch großstädtische Einzugsgebiete hat, kann unseres Erachtens angenommen werden, daß die Übertragung dieser Daten auf die Gesamtbettenzahl in der BRD den tatsächlichen Verhältnissen einigermaßen gerecht wird. Verbindliche Aussagen werden erst möglich sein, wenn sämtliche psychiatrischen Krankenhäuser in der BRD eine entsprechende Krankenstatistik wie der Landschaftsverband Rheinland führen.
Aus der auf Abb. 37 wiedergegebenen statistischen Übersicht aus dem Jahre 1960 wird deutlich, daß zwar ein überraschend geringer Prozentsatz (nur 6,9%) der zur Schizophrenie veranlagten Personen sich in stationärer Behandlung befand, daß jedoch mehr als die Hälfte der stationär Behandelten sog. Dauerfälle waren, d. h. sich seit mehr als 5 Jahren im Krankenhaus befanden.

Es besteht zwar die Gefahr, daß ein Teil der chronisch Schizophrenen moderne, neuroleptisch bedingte Anstaltsartefakte darstellen, die bequem sind, wenig Ansprüche stellen und in sich versponnen dahinleben. Sicher könnte man noch einen Teil unter Einschaltung sämtlicher soziotherapeutischen Maßnahmen nicht nur anstaltsintern, sondern auch anstaltsextern resozialisieren, doch wird von Jahr zu Jahr diese Restgruppe der schizophrenen Krankenhausdauerpatienten kleiner, und immer mehr sind es soziologische Probleme und nicht pharmakotherapeutische Mißerfolge, die einer Entlassung Einhalt gebieten. So häufen sich bei diesen schizophrenen Dauerpatienten intellektuelle Minderbegabungen, niedere soziale Herkunft, Fehlen von aufnahmebereiten Angehörigen, kurz: Existenz-, Wohn- und Umweltprobleme.

Damit finden sich Überschneidungen zu den z.T. soziologisch zu interpretierenden statistischen Feststellungen von H. W. Müller u. G. Scheurle, wonach der prozentuale Anteil der Schwachsinnigen und Alterskranken in den Krankenhäusern des Landschaftsverbandes Rheinland 1960 höher lag als in der Vorkriegszeit (1936, Reichsdurchschnitt).

Sprechen wir nun vom Einfluß der neuroleptischen Wirkung auf die schizophrene Plussymptomatik – wie oben beschrieben –, so liegen, zumindest rein zahlenmäßig gesehen, die pharmakotherapeutisch bedingten Mißstände und Verbesserungsnotwendigkeiten weniger an dem Problem der anstaltsinternen und anstaltsexternen Resozialisierung als vielmehr auf dem Gebiet einer zweckmäßigen Behandlung des Schizophrenen in der ambulanten Praxis, insbesondere nach der stationären Behandlung.

b) Pharmakotherapie und schizophrene Minussymptomatik

Die schizophrene *Minussymptomatik*, umschrieben als energetischer Potentialverlust, dynamische Insuffizienz, psychischer Defekt u.a., äußert sich bekanntlich in Minderung der Initiative, der emotionalen Schwingungsfähigkeit, der Kontaktbereitschaft. Die neuroleptische dämpfende Wirkung ist hier naturgemäß nicht indiziert. Allenfalls kommen zeitweise Tranquilizergaben mit »reinen« Tranquilizern oder Neuroleptika, die unterhalb der neuroleptischen Schwelle dosiert werden, in Betracht. Besonders häufig verwandte »reine« Tranquilizer sind z.T.: Meprobamate (Aneural, Cyrpon, Miltaun u.a.), Benzodiazepinderivate (Adumbran bzw. Praxiten, Librium, Valium), Promethazin (Atosil u.a., s.S. 3, 4). Es gilt die Faustregel, daß beim jetzigen Stand der Therapie Psychopharmaka immer bedeutungsloser werden und soziotherapeutische und psychotherapeutische Maßnahmen in den Vordergrund zu treten haben, je mehr eine schizophrene Plussymptomatik zurücktritt, und wir es mit einer schizophrenen Minussymptomatik zu tun haben. Jeglicher Versuch, mittels Psychostimulantia (Weckamine u.a.) die Adynamie Schizophrener zu aktivieren, ist bedenklich, zumal die Gefahr besteht, daß über das »ätiologische Zwischenglied« einer auf diesem Wege provozierten affektiven Erregung neue schizophrene Schübe hervorgerufen werden.

Praktisch wichtig ist jedoch, daß vielfach eine Minussymptomatik und damit ein sog. Defekt durch den schizophrenen Autismus vorgetäuscht wird und daß sich intrapsychische Spannungen dahinter verbergen, die durchaus positiv durch eine neuroleptische oder auch Tranquilizer-Wirkung zu beeinflussen sind. Oft klärt sich erst ex juvantibus, ob die nach außen so erscheinende Adynamie, das Minus, der Defekt echt sind oder sich dahinter eine pharmakotherapeutisch angehbare energetische Fehlleitung verbirgt.

Kommen wir abschließend nach der Besprechung pharmakotherapeutischer Einflüsse auf die schizophrene Plus- und Minussymptomatik zum eigentlichen Geheimnis der Schizophrenien, dem veränderten affektiven Grundgeschehen.

c) Pharmakotherapie und affektives Grundgeschehen bei Schizophrenen

E. Bleuler unterschied, wie erwähnt, Grundsymptome und akzessorische Symptome. Als Grundsymptomatik sah er im wesentlichen die veränderte Affektivität des Schizophrenen, von den affektiven Voraussetzungen des Wahnerlebens aus über die vielfältigen »verrückt« anmutenden, verschrobenen, affektiven Einstellungen bis zur Minussymptomatik im Sinne des Verlustes affektiver Schwingungsfähigkeit. Die Antwort der Persönlichkeit auf diese durch die schizophrene Psychose veränderte Affektivität, von E. Bleuler als akzessorisch oder hier als Plussymptomatik gekennzeichnet, können wir neuroleptisch angehen. Vieles spricht dafür, daß mit einer neuroleptisch bedingten Unterbrechung des psychotisch bedingten Wechselspiels zwischen Frage und Antwort, zwischen schizophrener Grund- und akzessorischer Symptomatik, die Realitätsfindung des Kranken beschleunigt und begünstigt wird. Damit wird indirekt oft auch ein Einfluß auf die Affektivität des Kranken ausgeübt, wenn es ihm durch die neuroleptische Prothese gelingt, psychotische Erlebnisse und Verhaltensweisen aufzugeben und Krankheitseinsicht zu gewinnen. Unmittelbar aber wird die schizophrene Affektivität durch den pharmakotherapeutischen Eingriff nicht beeinflußt, und diejenigen Schizophrenen, die im Kern ihrer Persönlichkeit in der Sprache des Volkes gesagt »verrückt« fühlen, bleiben Schizophrene trotz der neuroleptischen Wirkung. Geht man durch die psychiatrischen Krankenhäuser, so erkennt man trotz evtl. neuroleptisch bedingter Anstaltssozialisierung den einzelnen dieser Kranken als Schizophrenen. Ob es jemals hier eine Pharmakotherapie geben wird, die nicht nur am »ätiologischen Zwischenglied« der affektiven Erregung angreift, wie es u. E. durch die neuroleptische Wirkung geschieht, sondern die mehr kausal in die somatischen Grundvorgänge der Schizophrenien im Sinne von Panse eingreifen kann, ist noch ungeklärt. In zahlreichen Forschungsinstituten wird an diesem Problem gearbeitet. Die therapeutische Beeinflußbarkeit depressiver Psychosen durch Antidepressiva und die Möglichkeit, zyklothyme Psychosen durch Lithium anzugehen, weist auf die Möglichkeit hin, endogene Psychosen mehr kausal behandeln zu können und nicht nur mit Hilfe eines unspezifischen psychoorganischen Syndroms, wie durch die neuroleptische Wirkung, zu kompensieren. Bis jetzt zeichnen sich derartige Erfolge erst bei den manischen und depressiven Psychosen ab, doch berechtigen sie zu der Hoffnung, daß es möglich sein wird, die neuroleptische Wirkung bei der Therapie der Schizophrenien durch eine mehr kausale Pharmakotherapie abzulösen. Eine Hoffnung, die besonders im Interesse der chronisch und im Persönlichkeitskern andauernd veränderten Schizophrenen ausgesprochen sei.

In wie vielen Fällen es erfolgversprechend ist, durch eine psychotherapeutische, insbesondere tiefenpsychologische Langstreckenbehandlung kausal zu wirken, indem die Persönlichkeitsstruktur des Schizophrenen oder wenigstens des ehemals schizophren Erkrankten zu ändern versucht wird, um wenigstens die Prognose zu verbessern, ist ebenfalls noch unzureichend geklärt.

d) Statistische Ergebnisse zur Erhöhung der Wiederaufnahmen und stationären Behandlungsnotwendigkeit Schizophrener seit Einführung der Neuroleptika

Gemeinsam mit H. W. Müller, G. Scheurle u. I. Bartelt führten wir im Landschaftsverband Rheinland statistische Untersuchungen zur Frage der stationären Behandlungsbedürftigkeit Schizophrener seit Einführung der Neuroleptika durch. Wir kamen zu folgenden vorläufigen Ergebnissen und Interpretationen:

Schon nach der Einführung der Schockbehandlungen mit ihren verschiedenen Variationen – wie der Insulinkomabehandlung – wurden umfangreiche statistische Untersuchungen zur Frage der Verlaufsbeeinflussung schizophrener Psychosen durchgeführt. Die Ergebnisse zeigten, daß es zwar oft möglich war, auf den gegenwärtigen psychotischen Zustand therapeutisch einzuwirken, daß jedoch der weitere Verlauf schizophrener Psychosen sich nicht statistisch greifbar änderte. M. Bleuler unterschied in diesem Sinne zwischen der therapeutisch beeinflußbaren »Streckenprognose« und der unbeeinflußbaren »Richtungsprognose« und ließ bald nach Einführung der Neuroleptika analoge statistische Untersuchungen durch M. Mielke an seiner Klinik durchführen. Wiederum ergab sich unter Berücksichtigung der Häufigkeit und Dauer stationärer Behandlung, daß eine neuroleptische Behandlung nicht in der Lage war, die Notwendigkeit weiterer stationärer Aufnahmen nach der Entlassung aus neuroleptisch durchgeführter stationärer Behandlung bei schizophrenen Psychosen zu verringern. Wenn auch die Daten über die Häufigkeit und Dauer stationärer Behandlungen Schizophrener nur sehr grobe Anhaltspunkte geben und viele Ungenauigkeiten in sich bergen, so sind sie doch leicht greifbar. Daher wurden inzwischen zahlreiche entsprechende statistische Untersuchungen durchgeführt, die in der Mehrzahl erkennen ließen, daß sich seit Einführung der Neuroleptika die Dauer der stationären Behandlung Schizophrener im Durchschnitt zwar etwas verkürzte, die Zahl der Wiederaufnahmen jedoch nicht nur nicht verringert, sondern erhöht ist. Man sprach daher anschaulich von einer Drehtürpsychiatrie. (In unserem Bereich, d.h. dem Landschaftsverband Rheinland, wurden bisher weitere statistische Untersuchungen zum Problem der stationären Behandlung von Auch; H. W. Müller und Scheurle; Panse und von Lauber durchgeführt.) Geht man von der Tatsache aus, daß etwa 0,8% der Bevölkerung mindestens einmal im Leben an einer schizophrenen Psychose erkranken und setzt die Bevölkerungszahl der BRD (1960) zu der Einweisung Schizophrener in psychiatrische Krankenhäuser in der BRD im gleichen Jahr in Beziehung, so macht Abb. 38 deutlich, daß nur ein relativ kleiner Prozentsatz der zur Schizophrenie veranlagten Personen erstmals zur stationären Behandlung eingewiesen wurde, während die Wiederaufnahmen deutlich mehr als $2/3$ der Gesamtaufnahmen ausmachten.

Zum Problem der Nachbehandlung nach stationärer Behandlung bei Schizophrenen sind die Daten der Wiederaufnahmen trotz ihrer vielfältigen Interpretationsmöglichkeiten von besonderer Bedeutung. Wir haben daher die Daten der Erst- und Wiederaufnahmen Schizophrener aus dem Gebiet des gesamten Landschaftsverbandes Rheinland aus den Aufnahmejahren 1950/51, also vor Einführung der Neuroleptika, verglichen mit den entsprechenden Daten der Jahre 1960/61, d.h. nach Einführung der Neuroleptika. Wir wählten die genannten Jahre, um möglichst verbindliche Relationen zu den Bevölkerungszahlen der Einzugsgebiete herstellen zu können. Diese Bevölkerungszahlen wurden bekanntlich bei Volkszählungen der Jahre 1950 und 1961 ermittelt.

Abb. 38

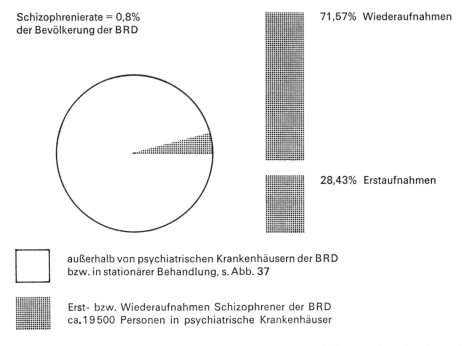

Schizophrenierate = 0,8%
der Bevölkerung der BRD

71,57% Wiederaufnahmen

28,43% Erstaufnahmen

außerhalb von psychiatrischen Krankenhäusern der BRD
bzw. in stationärer Behandlung, s. Abb. 37

Erst- bzw. Wiederaufnahmen Schizophrener der BRD
ca. 19 500 Personen in psychiatrische Krankenhäuser

Unter Zugrundelegung der statistischen Ermittlungen von H.-W. Müller und G. Scheurle sowie bezüglich der Relation der Erst- zu Wiederaufnahmen von H.-W. Müller, H.-J. Haase, G. Scheurle u. I. Bartelt im Landschaftsverband Rheinland übertragen auf die Gesamtbettenzahl psychiatrischer Krankenhäuser der BRD (1960).

Die Aufnahmedaten aus den Jahren 1960/61 erhielten wir aus der statistischen Abteilung des Landschaftsverbandes Rheinland, während die Daten aus den Jahren vor Eröffnung dieser statistischen Abteilung durch H. M. Müller u. G. Scheurle 1950/51 von I. Bartelt anhand der Krankenkartei zusammengestellt wurden.

Während die ermittelten Einzeldaten an anderer Stelle gemeinsam mit Müller, Scheurle u. Bartelt wiedergegeben wurden, war das wesentlichste und praktisch bedeutsame Ergebnis dieser statistischen Untersuchungen folgendes:

Es wurde zur Frage der Aufnahmen festgestellt, daß die Erstaufnahmen 1960/61 nur um 11% höher lagen als der Bevölkerungsanstieg des Einzugsgebietes, während die Wiederaufnahmezahl im Vergleich zu 1950/51 um 315% mehr angestiegen war als die Bevölkerungsanzahl.

Folgende Interpretationsmöglichkeiten dieser Ergebnisse bieten sich u. E. an:

α) Soziologische Gesichtspunkte

Ein Schizophrener, der in den Jahren unmittelbar vor 1960/61 erstmals stationär behandlungsbedürftig wurde, wird nach erfolgreicher neuroleptischer Behandlung auf einer modernen psychiatrischen Abteilung nach der Entlassung bei einer erneuten Verschlechterung seines Zustandes eher zur Wiederaufnahme bereit sein als ein Schizophrener, für den 10 Jahre vorher diese Bedingungen nicht zutrafen. Zumindest würden die Personen seiner Umgebung wie die für seine stationäre Einweisung Verantwortlichen nach erfolgreicher Behandlung, über die vom Kranken positiv berichtet worden war, gegebenenfalls eher eine erneute Einweisung veranlassen. Hierzu kann die bekannte Erfahrung angeführt werden, daß die Zahl der psychiatrischen Krankenhausbetten wie der stationär Behandelten in den verschiedenen Ländern – abgesehen von der Bedeutung anderer Faktoren – mit zunehmender Höhe des psychiatrischen Niveaus und der Aufgeschlossenheit der Bevölkerung ansteigen. Ferner dürfte wahrscheinlich für die stationäre Behandlung die allgemeine Besserung der sozialen Bedingungen auch von Bedeutung sein.

Einen eindrucksvollen statistischen Beleg für die Zunahme der Aufnahmen bieten die auf Abb. 39 wiedergegebenen Ergebnisse von P. Christe, die Panse in seinem Buch »Das psychiatrische Krankenhauswesen« besonders berücksichtigt. Damit wird die soeben angeführte Zunahme an Erst- und Wiederaufnahmen in den verschiedenen Ländern mit zunehmender Aufgeschlossenheit der Bevölkerung statistisch belegt. Für unser Thema besonders beachtenswert ist, daß bei der Untersuchung von P. Christe lediglich bei der Diagnose *Schizophrenie* und manisch-depressive Erkrankung ab 1954 eine erhebliche Zunahme der Wiederaufnahmen gegenüber den Erstaufnahmen zu verzeichnen ist. Dabei sind die Zahlenergebnisse von P. Christe in bezug auf die Schizophrenie eindeutig und decken sich weitgehend mit unseren Ergebnissen, während die Gesamtzahl der Wiederaufnahmen mit Depressionen im Vergleich zu den Erstaufnahmen, wie aus Abb. 39 zu ersehen ist, nicht angestiegen ist.

Erst bei der Aufgliederung der Depressionen in reaktive, endogene und andere zeigte sich bei den Untersuchungen von P. Christe (aus Abb. 39 nicht ersichtlich), daß die Wiederaufnahmen der endogenen Depressionen im umgekehrten Verhältnis mehr anstiegen als die Erstaufnahmen. Ein derartiger Anstieg der Wiederaufnahmen auch bei depressiven Psychosen gegenüber depressiven Erlebnisreaktionen seit 1954 bedarf noch weiterer statistischer Bearbeitung, um so mehr, als es bekanntlich bei vielen Einzelfällen schwierig ist, diagnostisch zu entscheiden, ob es sich um eine depressive Erlebnisreaktion handelt oder um eine depressive Psychose (s. u.). Es sei jedoch betont, daß es durchaus unserem klinischen Eindruck entspricht, daß sich auch bei endogenen Depressionen die Zahl der Wiederaufnahmen seit Einführung einer Behandlung mit Psychopharmaka erhöht hat.

Außerhalb des Landschaftsverbandes Rheinland sind hierzu im deutschen Sprachbereich die statistischen Ergebnisse von J. E. Meyer, G. Simon u. D. Stille interessant, die besonders auf eine Zunahme der Frühwiederaufnahmen bei Schizophrenien wie auch bei endogener Depression seit Einführung der Psychopharmaka hinweisen.

Kann man also feststellen, daß ein gemeinsamer Anstieg von Erst- und Wiederaufnahmen bei den verschiedensten Diagnosen weitgehend soziologisch zu inter-

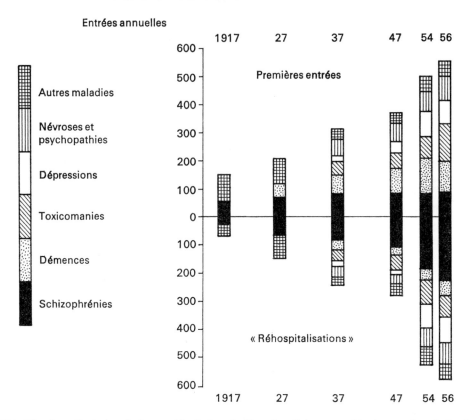

Abb. 39   Aus »Evolution de la psychiatrie hospitalière: La clinique psychiatrique universitaire de
Bâle de 1917 à 1956« von Pierre Christe (Bâle): Schweiz. Arch. Neurol., Neurochir.
Psychiat. *85:* 213 (1960).

pretieren ist, gestattet der sehr deutliche Anstieg der Wiederaufnahmen gegenüber
den Erstaufnahmen bei den Schizophrenien und in geringerem Umfang wahrscheinlich auch bei den depressiven Psychosen seit den Jahren der Einführung der
Psychopharmaka die berechtigte Annahme, daß dieses Phänomen zu einem Teil mit
dieser modernen Therapie in Zusammenhang zu bringen ist. Bevor wir damit auf die
Besprechung der psychopharmakologischen Gesichtspunkte kommen, sei noch ein
besonderes Ergebnis angeführt, das unterstreicht, daß bisher wenig Ansätze für rein
soziologische Interpretationen des Anstiegs der Wiederaufnahmen von Schizophrenien gegenüber den Erstaufnahmen seit Einführung der Psychopharmaka
gegeben sind:

Spezielle eigene statistische Untersuchungen (1964) zeigten, daß die Erst- und
Wiederaufnahmen 1960 bei schizophrenen unverheirateten Frauen in gleicher
Weise prozentual häufiger waren wie bei schizophrenen verheirateten Frauen im
gleichen Jahr. Die Ergebnisse stützen die Vermutung, daß weder eine häusliche noch
eine berufliche Verschlechterung der Situation (zumindest bei Frauen) für die
Zunahme der *Wiederaufnahmen* gegenüber 1950/51 entscheidend war.

β) Psychopharmakologische Gesichtspunkte

Die neuroleptische Wirkung reduziert die Psychodynamik schizophrener Psychosen durch Verminderung des psychoenergetischen Niveaus bei hellem Bewußtsein. Durch diese Reduzierung von Erregung bzw. Spannung wird die schizophrene Psychose kompensiert, der Kranke kann bei optimaler Wirkung rasch zur Realität zurückfinden. Angesichts der hohen Wiederaufnahmezahl muß daran gedacht werden, daß ein schizophrener Schub, der nicht seinem Eigenverlauf überlassen wurde, dessen paranoid-halluzinatorische Erlebnisse der Kranke u. U. schon wenige Tage nach Behandlungsbeginn unter dem Einfluß der neuroleptischen Wirkung aufgab, den Kranken gesünder erscheinen läßt, als er ist. Wieweit hat sich bei dem Kranken die affektive Bereitschaft zum paranoiden Erleben wirklich normalisiert, und wieweit hat er durch die neuroleptische Wirkung nur die Kraft zu derartigen schizophrenen Erlebnissen und zu dem Nach-außen-Projizieren verloren? Wieweit ist eine derartige Zeitraffung schizophrenen Erlebens durch die neuroleptische Wirkung für den Kranken von anhaltendem Vorteil? Wieweit erhöht sie bei erneut herantretender affektiver Belastung, besonders nach der Entlassung (mit unzureichender Dosierung), die Bereitschaft, nachzuholen, durchzuerleben, was nicht durchgestanden wurde, sondern durch einen künstlichen, d. h. neuroleptisch bedingten, Eingriff in die Psychodynamik aufgegeben wurde?
Wir wissen hierzu, daß bisher statistisch kein Beweis dafür erbracht wurde, daß Phasen bzw. Schübe endogener Psychosen durch ein körperliches Behandlungsverfahren verkürzt werden können.

Statistisch stellte I. Bartelt fest, daß die stationäre Aufenthaltsdauer Schizophrener, die innerhalb eines Jahres aufgenommen und entlassen wurden, nach Einführung der Neuroleptika (1960/61) im Durchschnitt nur unwesentlich kürzer war als vor ihrer Einführung (1950/51).

Hierzu ist allerdings sehr wichtig, daß sich die Prozentsätze der 1960/61 aus stationärer Behandlung entlassenen Schizophrenen relativ zur Zahl der Gesamtaufnahmen deutlich erhöhten.
Diese deutliche Verminderung der Differenz zwischen Aufnahmen und Entlassungen Schizophrener nach Einführung der Neuroleptika erklärt, daß es trotz der starken Erhöhung der Wiederaufnahmen nicht zu einer Zunahme, sondern eher zu einer Abnahme des Prozentsatzes Schizophrener in den Landeskrankenhäusern kam. So betrug der Prozentsatz Schizophrener 1936 im Reichsdurchschnitt 47% sämtlicher Patienten, während er 1960 in den Rheinischen Landeskrankenhäusern nur 36,6% betrug. Wenn man zu diesen Prozentsätzen wiederum daran erinnert, daß die Diagnose einer Schizophrenie bis 1945 aus den erwähnten Gründen zögernder gestellt wurde, ist die Tendenz zum Rückgang des prozentualen Anteils Schizophrener innerhalb der Krankenhäuser besonders deutlich. Andererseits ist einem Hinweis von Panse entsprechend zu berücksichtigen, daß der Anteil von Schizophrenen in psychiatrischen Krankenhäusern mit der Besserung der Behandlungsbedingungen absinkt, da dann auch häufiger andere Fälle, die nicht an endogenen Psychosen leiden, zur Aufnahme kommen. So liegt der Anteil von Schizophrenen in psychiatrischen Krankenhäusern unterentwickelter Länder wesentlich höher (bei etwa 60–70%).

4. Zur Nachbehandlung Schizophrener

Kompensation garantiert nicht Abkürzung der Dauer der Psychose, das Erlangen von Symptomfreiheit nicht Aufgabe der Bereitschaft zu erneutem psychotischen Erleben. Je mehr man den Schizophrenen als kranke Persönlichkeit sieht, um so eher wird klar, daß eine neuroleptische Regulierung seiner Psychodynamik ergänzender Psychotherapie und Soziotherapie bedarf. Und zwar nicht nur als Begleittherapie nach der Aufnahme in stationäre Behandlung, sondern mindestens in gleicher Weise, nachdem er die schizophrenen Erlebnisse aufgegeben hat, und erst recht, wenn er wieder den affektiven Belastungen des Alltags gegenübertritt, d. h. aus stationärer Behandlung entlassen wird. Daraus ergibt sich, daß die Nachbehandlung Schizophrener nach stationärer Behandlung ein ganz besonderes Gewicht erhält.

Wurde nun eine schizophrene Psychose stationär in diesem Sinne kompensiert, so muß nach den Erfahrungen eine Dosierung *über* der durch feinmotorische extrapyramidale Symptome erkennbaren »neuroleptischen Schwelle« so lange aufrechterhalten werden, bis die Bereitschaft zu hochgradiger affektiver Erregung oder Spannung sowie zu psychotischen Erlebnissen nicht mehr besteht. Die Entlassung aus stationärer Behandlung erfolgt jedoch in vielen Fällen *vor* diesem Zeitpunkt. Mit der Entlassung steigt aber naturgemäß die affektive Belastung, so daß die neuroleptische Dosis manchmal sogar erhöht werden sollte. Auf keinen Fall sollte die Dosis bei diesen Fällen mit der Entlassung derart herabgesetzt werden, daß die neuroleptische Schwellendosis unterschritten wird. Leider geschieht dies nicht selten, indem der Patient selbst die Mittel reduziert, evtl. nicht mehr regelmäßig einnimmt oder der nachbehandelnde Arzt unterschwellig dosiert. Der Patient wird dazu veranlaßt, weil er Symptomfreiheit mit Gesundung verwechselt, weil ihn bei »schwach potenten Neuroleptika« die oft begleitende Sedierung und Müdigkeit stören und weil ihn bei stark potenten Neuroleptika evtl. begleitende neuroleptisch-parkinsonistische Überdosierungssymptome behindern. Der Patient neigt um so mehr dazu, die Mittel abzusetzen oder nur noch neuroleptisch unterschwellig, d. h. im Tranquilizer-Bereich, zu dosieren, als er mit dem Unterschreiten der neuroleptischen Schwellendosis sich subjektiv psychomotorisch befreit fühlt. Bei der Minderdosierung dürfte bei den Ärzten u. a. die Sorge um die Einhaltung des Regelbetrages, bei den Patienten eine Abneigung gegen Arzneieinnahmen, besonders in höherer Dosierung, eine Rolle spielen. Man sollte den Patienten u. E. im Interesse der Nachbehandlung bei der Entlassung darüber unterrichten, daß eine vorzeitige »Befreiung« von der neuroleptischen Wirkung einige Tage bis Wochen später die Gefahr einer erneuten Dekompensation der Psychose in sich birgt. Wir empfehlen daher, dem Patienten ein entsprechendes Informationsblatt zu übergeben (s. S. 301). Im gleichen Sinne sollte selbstverständlich der nachbehandelnde Arzt über diese Problematik der Unterdosierung nach Entlassung aus der stationären Behandlung informiert sein und ihr Rechnung tragen.

Zur Frage, ob unzureichende, zu hoch dosierte oder fehlende medikamentöse Nachbehandlung eine Wiederaufnahme in stationäre Behandlung mitverursacht hatte, wurden von R. Kapplinghaus je 100 Außendienstkarteikarten laufend von ihm vornehmlich im Bereich unserer Klinik betreuter männlicher und weiblicher Schizophrener durchgesehen, die in den Jahren 1963 – 1965 zur Wiederaufnahme gekommen waren.

Zusammenfassend stellte Kapplinghaus bei den Wiederaufnahmen von 200 Schizophrenen in etwa 45% der Fälle eine *unterlassene* medikamentöse Nachbehandlung fest, die sicher bei einem Teil dieser Fälle für die Wiederaufnahme verantwortlich war. Ferner war bei Männern in etwa 15%, bei Frauen in etwa 30% ein Mitwirken unzureichender (unter dem neuroleptischen Schwellenwert liegender oder mit ungeeigneten Medikamenten durchgeführter) medikamentöser Nachbehandlung anzunehmen. Zu hoch dosierte medikamentöse Nachbehandlung führte nur in Einzelfällen (bei 2 Frauen und einem Mann) zur Wiederaufnahme. Bei etwa 40% der Männer und 25% der Frauen wurde die Wiederaufnahme trotz zureichender medikamentöser Nachbehandlung erforderlich.

Die statistischen Ergebnisse lassen eine eindeutige Erhöhung der Wiederaufnahmen Schizophrener (1960/61) gegenüber einer Zeit vor Einführung der Neuroleptika erkennen. Wir wissen, daß gerade der Kranke, dessen schizophrene Psychose stationär neuroleptisch kompensiert wurde, einer intensiven psychotherapeutischen, soziotherapeutischen und psychopharmakotherapeutischen Nachbehandlung bedarf.

Im Landschaftsverband Rheinland wird die Realisierung der Richtlinien des modernen psychiatrischen Krankenhauswesens angestrebt, indem fließende Übergänge von der stationären zur ambulanten Nachbehandlung geschaffen werden. In diesem Sinne wurden Tag- und Nachtkliniken eingerichtet und Patientenklubs für entlassene Patienten gegründet. In diesem Sinne bemühen sich in der Außenfürsorge Ärzte und Fürsorgerinnen um die entlassenen Patienten. Und dennoch stieg die Zahl der Wiederaufnahmen Schizophrener erheblich an.

Unsere Außenfürsorgeärzte sind nur berechtigt, die Kranken nachzuuntersuchen, und können keinen direkten Einfluß auf die Nachbehandlung ausüben. Darüber hinaus steht einer nur geringen Zahl von Außenfürsorgeärzten eine sehr große Zahl von Schizophrenen, die der Nachbehandlung und Betreuung bedürfen, gegenüber. Die Zahl der niedergelassenen Ärzte, die sachlich und zeitlich in der Lage sind, eine differenzierte pharmako-, sozio- und psychotherapeutische Nachbehandlung durchzuführen, ist begrenzt. Erscheint der Kranke wegen Verschlechterung seines Zustandes nicht in der Sprechstunde, so wird der niedergelassene Arzt oft gerade dann überfordert, wenn die genannten therapeutischen Maßnahmen von besonderer Wichtigkeit wären. Andererseits wäre der Kranke in vielen Fällen gern bereit, sich gerade von dem Arzt, der ihn von der Qual der Psychose während des stationären Aufenthaltes befreite, nach der Entlassung weiterbehandeln zu lassen, der wiederum aus rein organisatorischen Gründen meist dazu nicht in der Lage ist.

Es ergibt sich also zum Problem der gestiegenen Häufigkeit der Wiederaufnahmen Schizophrener die dringende Notwendigkeit einer Umorganisation und Intensivierung der Nachbehandlung. Sei es, daß Nachbehandlungszentren gebildet werden, die eine Zwischenstellung zwischen psychiatrischem Krankenhaus und öffentlichem Leben darstellen, sei es, daß die Nachbehandlung für das Gros der rezidivgefährdeten Kranken $1/2–1$ Jahr nach der Entlassung von den psychiatrischen Krankenhausärzten und gegebenenfalls ihrem Fürsorgedienst durchgeführt wird.

Zahlreiche nachahmenswerte Beispiele aus anderen Ländern zum Nachfürsorge-
und Nachbehandlungsproblem sind bekannt. Welcher Weg auch beschritten werden mag, der jetzt so oft praktizierte schroffe Wechsel der Behandlungsbedingungen
nach stationärer Behandlung hat sich zumindest bei Schizophrenen in vielen Fällen
nicht bewährt, wie die statistischen Ergebnisse zeigen. Durch die Initiative von
Kulenkampff wurde daher 1967 in unserer Klinik eine Ambulanz für Schizophrene
nach stationärer Behandlung errichtet, bei der wir bisher unter Einsatz eines neu-
entwickelten Langzeitneuroleptikums (s. S. 154) positive Erfahrungen sammeln
konnten.

Durch eine den Erfordernissen einer modernen Psychiatrie angepaßte Umorganisation der Nachbehandlung wird den Kranken und ihrer Umgebung viel Leid, den
Kostenträgern Geld und den Ärzten und Fürsorgerinnen Enttäuschung erspart
bleiben.

Von besonderem Interesse zur Problematik der Nachbehandlung wie auch zur
Behandlung chronisch Schizophrener sind Langzeitneuroleptika.

5. Langzeitneuroleptika

Eine Einführung von sog. Langzeitneuroleptika, die nicht mehrmals täglich, sondern
höchstens einmal pro Woche zu verabreichen sind, erscheint aus folgenden Gründen zur Behandlung Schizophrener wünschenswert: Sofern die Applikation
parenteral erfolgt, ist eine exakte Dosierung durch die Hand des Arztes bzw. des
Pflegepersonals auch über längere Zeiträume gesichert. Bei der stationären Behandlung entfällt die ständige Kontrolle der Medikamenteneinnahme krankheitsunein-
sichtiger Patienten, durch die nicht selten das Verhältnis zwischen den Ärzten und
dem Pflegepersonal einerseits und den Patienten andererseits belastet wird. Ferner
zieht nach unseren bisherigen Feststellungen ein erheblicher Prozentsatz der Patienten eine einmalige Injektion pro Woche oder seltener einer täglichen, womöglich
mehrmals täglich durchgeführten Applikation in Tabletten- oder Tropfenform vor.
Schließlich ist für das Pflegepersonal eine seltenere Verabreichung der Medikamente zeitsparend.

Ganz besonders erwünscht sind Langzeitneuroleptika bei der ambulanten Nachbehandlung Schizophrener nach stationärer Behandlung. Die hohe Zahl der von
J. E. Meyer u. Mitarb. statistisch nachgewiesenen Frühwiederaufnahmen Schizophrener nach stationärer Behandlung dürfte z. T. damit zusammenhängen, daß eine
neuroleptische Dosisreduzierung vom Patienten häufig zunächst als befreiend und
subjektiv angenehm empfunden wird. Selbst völlig krankheitseinsichtige und die
medikamentöse Behandlung bejahende Patienten neigen daher nicht selten dazu –
wie oben erwähnt –, zur Besserung ihrer Leistungsfähigkeit die Neuroleptika nach
Entlassung aus der stationären Behandlung vorzeitig zu reduzieren oder abzusetzen. Wenige Tage oder Wochen später kann dann über eine Reaktivierung des
»ätiologischen Zwischengliedes«, d. h. über eine Steigerung der affektiven Erregungslage, eine Dekompensation der Psychose eintreten.

Zwei Möglichkeiten der Langzeitwirkung sind, pharmakologisch gesehen, gegeben:
der direkte Weg einer Langzeitwirkung von der Substanz her oder die Bindung des
Wirkstoffes an eine Trägersubstanz. So ist das bereits klinisch eingeführte Fluphena-

zinönanthat (Dapotum) an eine Trägersubstanz (Sesamoil) gebunden. Auf einem von Flügel geleiteten Symposion wurde über Erfahrungen mit diesem Depotpräparat berichtet. Es wurde bei dem Präparat eine Wirksamkeit von 1–3 Wochen pro Injektion (je nach Disposition zur neuroleptischen Wirkung $1/2$–$1 1/2$ ml pro Injektion, 1 ml = 25 mg Fluphenazin) festgestellt. Mit diesem Präparat wurde ein erster Schritt in Richtung auf die Entwicklung von Dauerneuroleptika getan. Jedoch wurde die praktische Anwendung u. E. besonders durch folgendes Ergebnis beeinträchtigt, das wir gemeinsam mit Koester u. Wahl bei einer Untersuchungsreihe von chronisch Schizophrenen unter feinmotorischer Kontrolle erhielten:

Bei gleichen Patienten wirkte die gleiche Dosis nicht immer gleichmäßig in bezug auf das Einsetzen und die Dauer der neuroleptischen Wirkung. So kam es vereinzelt zum Auftreten einer grobmotorischen Überdosierungssymptomatik bei einer Dosis, die sich bei einer weiteren oder vorhergegangenen Injektion beim gleichen Patienten als optimal erwies. Ferner schwankte wiederholt die Dauer der neuroleptischen Wirkung um etwa 30%. Vermutlich dürfte eine ungleichmäßige Resorption der öligen Lösung für diese ungleichmäßige Wirkung verantwortlich sein.

Neuerdings wurde das Fluphenazin-Decanoat (Dapotum D, Lyogen-Depot) als Langzeitneuroleptikum mit intraindividuell gleichmäßigerer Wirkung eingeführt.

Wir wandten uns Präparaten zu, bei denen vom Tierversuch her die Substanz selbst eine längere Wirkung versprach. So fanden wir – abgesehen von dem Thioxanthenderivat Chlorperphentixen (Ciatyl) – eine gleichmäßige neuroleptische Wirkung bei einer einmaligen Gabe, verabreicht in Abständen von 48 Stunden, bei dem Butyrophenonderivat *Clofluperol* und einem Butyrylphenylderivat *Pimozide* (ORAP) – gemeinsam mit Koester, Neuhaus, Wahl und La Roche.

Gegenüber den Butyrophenonen fehlt am 4C-Atom die Ketogruppe und ist durch einen Fluorophenylrest ersetzt. Wie wir in einer oben erwähnten Untersuchungsreihe mit einem Butyrylphenylderivat (gemeinsam mit Koester und La Roche) sahen, ist dieser Substanz selbst eine 48stündige Dauerwirkung eigen. Diese substanzeigene Dauerwirkung ist wahrscheinlich auf die Einfügung des Fluorophenylrestes anstelle der Ketogruppe am 4C-Atom zurückzuführen, da es sich ohne Fluorophenylrest aber mit Ketogruppe um das sehr viel kürzer wirkende Benperidol handeln würde. Die verlängerte Wirkdauer beruht vermutlich auf einer Hemmung der oxydativen N-Dealkylierung vom 8N-Atom (Soudijn, Wijngaarden, Allawin). Eine wesentliche Verlängerung der Dauerwirkung ergab sich, als mit einer wäßrigen Suspension des mikronisierten Präparates gearbeitet wurde. Die in Wasser unlöslichen Substanzteilchen wurden auf die Größe von 1–2 Mikron verkleinert und in Wasser suspendiert. Die wichtigsten Ergebnisse lieferte hier der Anti-Apomorphintest bei Hunden.

Eine intraindividuell gleichmäßige neuroleptische Wirkung, die nach einmaliger Applikation mindestens eine Woche anhält, zeigte eine Neuentwicklung von Janssen u. Mitarb., die wir seit 1967 in drei verschiedenen Untersuchungsreihen bei bisher 85 Schizophrenen klinisch-experimentell untersuchten, und zwar bei chronisch Schizophrenen gemeinsam mit Frank u. Lehnhardt (23 Fälle, Männer), bei akut Schizophrenen, die zur Aufnahme kamen, gemeinsam mit Richter-Peill u. Lehnhardt (35 Fälle, Frauen), bei Schizophrenen, die nach der Entlassung ambulant

nachbehandelt und zum Teil aus den vorhergehenden Untersuchungsreihen übernommen wurden, gemeinsam mit Knaack (Einzelheiten hierzu s.S.339ff.). Es
handelt sich um Fluspirilene, das nur noch eine entfernte Verwandtschaft mit den
Butyrophenonen zeigt (R 6218). Handelsname IMAP, d.h. intramuskuläres Anti-
psychotikum, mit einer Wirkdauer von 7 Tagen.

Klinisch experimentell kamen wir zur Dosierung, zur Verträglichkeit, zum Applikationsintervall und zur Verlaufsbeeinflussung bei schizophrenen Psychosen durch
Langzeitneuroleptika zu Ergebnissen, die unter Berücksichtigung der Literatur auf
Seite 335 ff. mitgeteilt werden, und die es u. E. ermöglichen, Kurzzeitneuroleptika
nunmehr zunehmend durch Langzeitneuroleptika abzulösen.

6. Verhalten Schizophrener unter neuroleptischer Behandlung

Die Verhaltensforschung, der Behaviorismus amerikanischer Prägung, lehnt in ihrer
extremen Richtung bekanntlich jeden Rückschluß vom Verhalten auf Bewußtseins-
inhalte als mehr oder weniger willkürliche Deutung ab. So kann z. B. ein aggressives
Verhalten entsprechend dieser Auffassung zwar beschrieben und als Aggression in
seinen Auswirkungen eindrucksmäßig erfaßt werden, doch könne beim Tier nichts
darüber ausgesagt werden, welches Erleben dieser Aggression zugrunde liege. Es
könne diese Aggression reflektorisch erfolgen, sie könne in Beziehung zu sexueller
Triebhaftigkeit stehen, oder es könne diese Aggression z. B. auch als eine Notwehr-
reaktion aufzufassen sein. Letztlich sei nicht einmal sicher, ob dieses aggressive
Verhalten beim Tier überhaupt von einem bewußten Erleben begleitet sei. Ernst
Kretschmer brachte das anschauliche Beispiel von der Amöbe. Würde diese Amöbe
ihre Winzigkeit verlieren und existierte in gleicher Gestalt, aber etwa in der Größe
eines Elefanten, wir würden geneigt sein, die gleichen Bewegungen dieser Amöbe
im letzteren Falle von Bewußtsein begleitet zu sehen. Konsequenterweise sprechen
viele Forscher, die das Verhalten von Tieren beobachten, nur vom motorischen Verhalten, nicht vom psychomotorischen Verhalten dieser Tiere. In diesem Sinne wird
dann auch von einer Verhaltensphysiologie, nicht von einer Verhaltenspsychologie
gesprochen. Es wird damit verständlich, wie schwierig es ist, Erkenntnisse der Verhaltensforschung beim Tier nutzbringend auf die Verhaltensforschung beim Menschen zu übertragen.

Beim situationsadäquaten Verhalten des Menschen wird man dagegen keine
Bedenken haben, nicht nur von motorischem Verhalten, sondern auch von psycho-
motorischem Verhalten zu sprechen. Dabei bedarf es einer kurzen begrifflichen
Besinnung auf die Tatsache, daß der Begriff des Verhaltens weiter ist als derjenige
der Psychomotorik. Als psychomotorisches Phänomen kann im strengen Sinne des
Wortes alles Geschehen bezeichnet werden, bei dem ein psychischer Vorgang zu
einem motorischen Erfolg führt. Also z. B. die Erhöhung der Pulsfrequenz durch
psychische Erregung oder etwa Änderungen der Darmperistaltik aus gleichem
Grund. Erröten, Erblassen könnten in diesem Sinne von Fall zu Fall als psychomotorische Phänomene anzusehen sein. Kurz, der Begriff des Verhaltens ist um-
fassender. Die Verhaltensforschung klammert zunächst einmal aus, wieweit diese
Bewegungsänderungen bewußt oder außerbewußt sind, wieweit sie spontan oder
reaktiv bedingt sind, wieweit sie psychisch motiviert oder kausal verursacht sind.

Während der Ausdrucksforscher untersucht, wie einer sich räuspert und wie er spuckt, interessiert den konsequenten Verhaltensforscher zunächst nur, daß er sich räuspert oder spuckt. Fragt der Verhaltensforscher, warum er sich räuspert oder spuckt, überschreitet er bereits die Grenzen seiner Forschungsrichtung. Die Arbeiten von Ploog u. a. haben gezeigt, daß der Verhaltensforscher trotzdem auch gern nach dem Warum fragt und dann neurophysiologische, psychologische, soziologische (z. B. gruppendynamische) u. a. Forschungsrichtungen hinzuzieht.
Registrieren wir das autistische und weltabgewandte Verhalten eines Schizophrenen, so sagen wir im Rahmen der Verhaltensforschung nichts über die Motive und Ursachen dieses Verhaltens aus. Unterstellt man etwa in der Rating scale nach Lorr dem stuporösen Verhalten Selbstaufgabetendenzen oder sieht man hinter einer Erregung mit beschleunigter Sprechweise und Motilität in der gleichen Rating scale eine defensive Flucht des Patienten in die Aktivität, so mag man im Einzelfall etwas Richtiges treffen, doch ist es ganz unbefriedigend, Stupor oder Sprech- und Motilitätserregung bei Psychosen generell in diesem Sinne zu interpretieren.

a) Spezielle Untersuchungen

Damit haben wir kurz einige Probleme der Verhaltensforschung angedeutet und hoffen, verständlich gemacht zu haben, weshalb wir uns in unserem Untersuchungsprogramm über Verhaltensänderungen Schizophrener unter neuroleptischer Behandlung in konsequenter Weise auf eine sehr einfache Methodik beschränkt haben. Untersucht wurden von uns 85 Schizophrene, die mit 5 verschiedenen Neuroleptika behandelt wurden (Chlorpromazin, Prochlorperazin, Trifluoperazin, Fluphenazin und Thioproperazin). Das Verhalten dieser Schizophrenen wurde quantitativ im Hinblick auf Gehaktivität, Sprechaktivität und Handlungsaktivität von uns erfaßt. Durch Beobachtung der Patienten und – damit übersteigen wir bereits die Grenzen der Methodik einer ausschließlichen Verhaltensforschung – nach Rücksprache mit den Patienten und dem Pflegepersonal wurde täglich festgestellt, ob und welche Änderungen in der Aktivität des Gehens, Sprechens und Handelns unter der Behandlung zu beobachten waren.

Die Behandlungsdauer betrug im Durchschnitt 48 Tage. In jedem Fall wurde das Verhalten zunächst vor Behandlungsbeginn erfaßt. Konnte der Patient nicht entlassen werden oder benötigte er eine Erhaltungsdosis über längere Zeit, so erfolgte die Registrierung bis zum 95. Behandlungstag. Aus statistischen Gründen wurde die Behandlungszeit, die insgesamt 4055 Tage umfaßte, in 811 Fünf-Tage-Abschnitte aufgeteilt. Bei der Registrierung wurde davon ausgegangen, daß die eintretenden Änderungen an mindestens drei von fünf Tagen bestehen mußten.

Vorweg noch die Frage: Weshalb ist die neuroleptische Wirkung von besonderem Interesse im Hinblick auf Verhaltensänderungen?
Die neuroleptische Wirkung gibt sich bereits im Tierversuch dadurch zu erkennen, daß sie die Motorik der verschiedenen Tiere hemmt. Siamesische Kampffische werden unter der neuroleptischen Wirkung weniger aggressiv. Mäuse, Katzen, Hunde, kurz die verschiedensten Tierarten, laufen unter neuroleptischer Wirkung weniger intensiv und schnell. Bei entsprechend hoher Dosierung neuroleptischer Medikamente kann die Motorik der Tiere mit höher differenziertem motorischen System bis in einen Zustand sog. kataleptischer Starre hinein gehemmt werden, unter

Umständen ohne daß sie bewußtseinsgestört sind. Dementsprechend werden neue Stoffe auf eine neuroleptische Wirkung geprüft, indem man feststellt, ob sie das motorische Verhalten von Tieren hemmen können. Die naheliegende Frage lautet daher: Wie reagiert der Mensch und insbesondere der Schizophrene mit seinem so häufig abartigen Verhalten auf diese neuroleptische Wirkung?

Kann man hier überhaupt Häufungen oder Gesetzmäßigkeiten erwarten? Sind nicht die Initiative zur Tätigkeit, die Gehaktivität und die Sprechaktivität derart dissoziiert, daß sie völlig unabhängig voneinander eine Steigerung oder Verringerung erfahren? Beschränken wir uns hier auf die Ergebnisse der entsprechenden prozentualen Berechnungen:

α) *Gehaktivität und Sprechaktivität gingen bei einer Steigerung oder Verminderung auffallend häufig parallel und nur in Ausnahmefällen entgegengesetzt.*

β) *Die Tätigkeit wurde am häufigsten gesteigert, wenn das Gehen zu normaler Aktivität gebracht wurde, ganz gleich, ob es von mehr als normal (Unruhezustand) zu normal reduziert oder von weniger als normal (gespannte Inaktivität) zur Normallage gesteigert wurde.*

γ) *Umgekehrt hierzu wurde die Tätigkeit am seltensten gesteigert und wiederholt verringert, wenn das Gehen aus der Normallage heraus entweder zu mehr als normal gesteigert oder zu weniger als normal vermindert wurde.*

Heben wir die wichtigsten Ergebnisse hervor, so wurde abnormes Verhalten Schizophrener normalisiert, indem sowohl psychomotorische Erregungszustände gedämpft als auch zurückgezogene Schizophrene nach außen aktiviert und damit auch sozialisiert wurden. Aus den bisher berücksichtigten Prozentzahlen ist dabei nicht ersichtlich, wieweit die Verhaltensänderungen die Folge des Eigenverlaufs der schizophrenen Psychose waren und wieweit es sich dabei um eine Folge der neuroleptischen Behandlung handelte. Haben wir trotzdem den Eindruck, daß ein wesentlicher Teil der oben statistisch erfaßten Verhaltensänderungen Folge der neuroleptischen Behandlung war, so aus folgenden Gründen:

1. Es fanden sich deutliche zeitliche Abhängigkeiten der Verhaltensänderungen vom Behandlungsbeginn und, wie erwähnt, von Dosisänderungen.

2. Die Exploration der Patienten zeigte häufig, daß die therapeutisch erstrebte neuroleptische antriebsregulierende Wirkung vom Patienten als solche erlebt wurde.

b) Neuroleptischer Wirkungsmechanismus und Verhaltensänderung

Wir haben anhand recht trockener Statistik (Einzeldaten und Berechnungen hierzu s. 1962a, b) darzulegen versucht, welche Gesetzmäßigkeiten sich bei der Beobachtung des Verhaltens Schizophrener unter neuroleptischer Behandlung zeigten. Es soll nun noch auf die interessante Frage eingegangen werden, worauf diese Verhaltensänderungen beruhen – soweit man einen Zusammenhang mit der neuroleptischen Wirkung erkennen kann. Zu dieser Frage können wir wiederum von der Tatsache ausgehen, daß neuroleptische Potenz identisch ist mit einer bestimmten Affinität eines Medikamentes zum extrapyramidalen System. Genauer formuliert, konnten wir – wie erwähnt (s. o.) – nachweisen, daß die Neuroleptika dann ihre

wesentliche psychische Wirkung (außerhalb von affektiver Entspannung, Sedierung und Erhöhung der Schlafbereitschaft) zeigten, wenn sich feinmotorisch, d. h. in der Handschrift, eine extrapyramidale Hypokinese einstellte. Es zeigte sich, daß eine Reduzierung des psychisch-energetischen Niveaus in enger Relation zu dieser feinmotorischen Hypokinese stand, und daß sich die neuroleptische Wirkung weitgehend aus dieser Reduzierung des psychisch-energetischen Niveaus ableiten ließ. Wir hatten dieses klinisch-experimentell gewonnene Ergebnis seinerzeit (1954) dahingehend interpretiert, daß die neuroleptische Wirkung dort ansetzt, wo Antrieb sich in Bewegung umsetzt. Bezüglich der Hirnlokalisierung hatten wir von einer Hemmung innerhalb eines retikulär-kortikostriären Funktionskreises gesprochen (1955). Eine Reduzierung des psychisch-energetischen Niveaus und eine extrapyramidal bedingte Verminderung von Intensität und Ausmaß der Massenbewegungen sind die beiden Seiten des neuroleptischen Syndroms, das sich bei Mensch und Tier in gleicher Weise auslösen läßt. Wie sich dieses Syndrom auswirkt und wieweit es therapeutisch nützlich ist, hängt von der jeweiligen Ausgangslage ab. Psychomotorische Erregungszustände werden in jedem Fall gedämpft, sofern nur die neuroleptische Dosierung ausreichend ist. Entfaltet sich dagegen ein neuroleptisches Syndrom außerhalb von Somnolenz in einem gespannt katatonen Schizophrenen, so kann das gleiche Syndrom dazu führen, daß er aufgeschlossener und psychomotorisch aktiver wird, sofern nicht zu hoch dosiert wird. Man übersieht oft bei diesem scheinbar paradoxen Effekt, ein wieviel höheres energetisches Niveau vorliegt, wenn die Umwelt aktiv verneint anstatt bejaht wird. Das Essen zu verweigern, nach außen hin uninteressiert evtl. über Stunden in einer Ecke zu stehen, anhaltend psychotische Erlebnisse zu produzieren und sich mit ihnen auseinanderzusetzen, mag von außen gesehen Inaktivität vortäuschen und bedeutet doch oft höchste psychisch-energetische Anspannung. Die neuroleptische Reduzierung des nach innen unökonomisch verbrauchten Antriebs kann bei solchen Schizophrenen zur Regulierung des psychisch-energetischen Niveaus führen, so daß an die Stelle autistisch-gespannten Verhaltens entspanntes, der Umweltsituation sich anpassendes Verhalten treten kann. *Die Reduzierung psychokinetischen Antriebs auf niederer Ebene ermöglicht auf höherer Ebene die Normalisierung der Persönlichkeit.*
Obwohl die Feinmotorik in der Handschrift bei diesen Patienten zu erkennen gibt, daß sie neuroleptisch hypokinetisch sind, und obwohl sie oft über das Erleben von Schwere und Hemmung beim Gehen berichten, können sie in ihrem Verhalten aktiver werden, sofern bei Behandlungsbeginn ihr energetisches Niveau gleichsam nach innen fehlgeleitet war. Trifft dagegen ein neuroleptisches Syndrom z. B. auf einen stumpfen, affektiv nicht gespannten, inaktiven Schwachsinnigen, so wird dieser folgerichtig in jedem Fall noch stumpfer und inaktiver werden.
Wir haben daher vorgeschlagen und möchten das hier wiederholen, das therapeutisch erstrebte neuroleptische Syndrom als extrapyramidales psychokinetisches Antriebsregulationssyndrom zu bezeichnen. Dämpfung und Reduzierung sind nicht das therapeutische Endziel neuroleptischer Behandlung, sondern sollen dem Ausgleich und der Regulation dienen.
Dosiert man ein Neuroleptikum unterhalb der Schwelle, bei der sich am ehesten, wenigstens vorübergehend, eine erkennbare feinmotorische extrapyramidale Hypokinese einstellt, so fehlt auch die wesentliche neuroleptische Wirkung, das heißt es

gelingt außerhalb affektiver entspannender Tranquilizer-Wirkung, Sedierung und Förderung der Schlafbereitschaft weder abnormes Verhalten unmittelbar und rasch zu beeinflussen noch paranoid-halluzinatorisches Erleben in diesem Sinne zu normalisieren. Unterhalb dieser neuroleptischen Schwelle lassen sich Tranquilizer-Wirkung mit affektiver Entspannung, Sedierung und evtl. erhöhter Schlafbereitschaft und gelegentlich auch schwach antidepressive Wirkungen beobachten (s. o.). Diese Tranquilizer-Wirkung ist bei den Neuroleptika um so stärker, je schwächer die neuroleptische Potenz ist, und steht bei den schwach potenten Neuroleptika oft im Vordergrund ihrer therapeutischen Wirkung.

Wir können annehmen, daß die neuroleptische Wirkung kausal über eine Erregungsminderung eingreift und es vielen Schizophrenen so ermöglicht, zur Realität zurückzufinden. Dies gilt sowohl für diejenigen Fälle, bei denen sich Erregung nach außen entlädt, wie bei anderen, bei denen sie sich vorwiegend intrapsychisch aufstaut. Wichtig ist eine optimale Dosierung, die zwar feinmotorisch extrapyramidale Symptome erkennen läßt, bei der jedoch ein grobmotorischer Parkinsonismus noch nicht ausgelöst wird. Dieser grobmotorische Parkinsonismus ist für die Mehrzahl der Fälle als Überdosierungssymptomatik aufzufassen. Viele Kranke fühlen sich durch eine grobmotorische Akinesie eingeengt, die meisten werden durch eine extrapyramidal bedingte Sitzunfähigkeit, die Akathisie, beunruhigt. Mit dem Auftreten dieser grobmotorischen parkinsonistischen Symptome wird somit bei der Mehrzahl der Patienten einer erstrebten Normalisierung des Verhaltens psychoreaktiv bedingt entgegengewirkt. Um so wichtiger ist eine Dosierung, die das Auftreten subjektiv störender grobmotorischer parkinsonistischer Symptome möglichst vermeidet.

Wir haben somit zwar viele Neuroleptika, jedoch nur ein *neuroleptisches Achsensyndrom*. Es kann in unterschiedlicher Weise von körperlichen Nebensymptomen oder auch, besonders bei schwächeren Neuroleptika, von psychischer Sedierung und Müdigkeit begleitet sein. Der unmittelbare Eingriff der neuroleptischen Wirkung in das Verhalten zeigte bei den von uns bisher insgesamt klinisch-experimentell untersuchten 25 verschiedenen Neuroleptika keine grundsätzlichen Unterschiede. Entscheidend ist bei der neuroleptisch erzielten Verhaltensänderung die Ausgangslage. Ist sie – wie beim Gesunden – normal, so kommt es lediglich zur allgemeinen Verhaltensdämpfung. Handelt es sich um eine gesteigerte bzw. fehlgeleitete affektive Erregung, wie sie zumindest bei allen akuten Schizophrenien vorliegt, so kann die gleiche neuroleptische Wirkung abnormes Verhalten normalisieren. Dies um so eher, je mehr wir dem Patienten helfen, durch begleitende Psychotherapie zur Realität zurückzufinden. Die Notwendigkeit einer derartigen Psychotherapie wird unterstrichen durch die Erfahrung, daß bereits ein Milieuwechsel – wie die Aufnahme in die Geborgenheit eines psychiatrischen Krankenhauses – bei einzelnen Schizophrenen über eine Beruhigung zu einer Normalisierung des Verhaltens führen kann. Wir alle wissen außerdem, wie weit allein schon die Zuwendung zum Kranken die Entwicklung abnormer Verhaltensweisen bei Schizophrenen verringert. So hatte sich bekanntlich das Bild psychiatrischer Krankenhäuser schon vor der neuroleptischen Ära wesentlich gewandelt, soweit man die Schizophrenen nicht mehr sich selbst überließ. Der Vorteil, durch die neuroleptische Wirkung das Verhalten Schizophrener günstig beeinflussen zu können, darf daher nicht dazu führen, daß der Therapeut die notwendige Zuwendung zum Patienten vernachlässigt.

7. Erleben der neuroleptischen Wirkung bei schizophrenen Psychosen

Ein nicht minder wichtiges Problem ergibt sich bei der Frage, wie der Patient die Wirkung psychotroper Medikamente erlebt. Janz formulierte in diesem Zusammenhang treffend, man solle nicht nur fragen: »Was macht das Medikament mit der Psyche?«, sondern auch: »Was macht die Psyche mit dem Medikament?«

Engelmeier untersuchte die Erlebnisse von Patienten, die eine Änderung ihres Zustandes unter antidepressiver medikamentöser Behandlung erfahren. Gemeinsam mit unserem Mitarbeiter Nöcker untersuchten und behandelten wir 20 schizophrene Frauen, die wegen akuter schizophrener Schübe mit einem neuroleptisch mittelstark potenten Neuroleptikum behandelt wurden, und berücksichtigen im folgenden die Erlebnisschilderungen dieser Patientinnen. Wir wählten das Medikament aus, weil es im Unterschied zu stärker potenten Neuroleptika in den ersten Tagen der Behandlung vor Übergang auf die neuroleptische Wirkung in unserem Sinne eine Tranquilizer-Wirkung mit ausgeprägter Sedierung und erheblicher Schlafbereitschaft zeigt, auf die man in manchen Fällen bei der Behandlung akuter schizophrener Schübe in den ersten Tagen nicht gern verzichten wird. Wir haben daher die Möglichkeit, die Ergebnisse dieser »Somnolenzphase« mit denen der einige Tage später einsetzenden neuroleptischen Wirkung zu vergleichen.

Schon beim Chlorpromazin war ja bekanntlich diese Zweiphasigkeit aufgefallen, die Verf. 1954 zu folgendem Vergleich mit Funktionssyndromen der Encephalitis lethargica bewog:

> »Es mag sein, daß die Minderung der Schläfrigkeit sich durch eine rasche Gewöhnung (Tachyphylaxie) zum Teil erklärt, doch werden wir so der Veränderung des Zustandes nicht ausreichend gerecht, denn es folgt nicht nur eine Abschwächung des Syndroms, sondern ein Übergang von der anfänglichen Schläfrigkeit zur psychomotorischen Antriebsarmut, wie wir sie in gleicher Weise vom Parkinsonsyndrom kennen. Nehmen wir noch die Einzelfälle hinzu, bei denen es zu paradoxen Reaktionen mit Unruhe und Schlaflosigkeit kommt, so drängt sich ein wenig der Vergleich mit den Syndromen derjenigen Encephalitis auf, die nach Löffler und Lüthy als einzige ein progredientes Parkinsonsyndrom zur Folge hat, d. h. der Encephalitis lethargica. Unterscheiden wir mit Stern bei der Encephalitis lethargica die hypersomnisch-ophthalmoplegische von der irritativ-hyperkinetischen Form, aus denen sich in mehr oder weniger großem Zeitabstand ein Parkinsonsyndrom entwickelt, so könnte man also zu dem entfernten Vergleich neigen, daß die Megaphenbehandlung gleichsam im Zeitraffertempo diese Funktionssyndrome der Somnolenz bzw. gelegentlich der irritativ-hyperkinetischen Form mit dem anschließenden Parkinsonismus an uns vorbeiziehen läßt. Zum Glück besteht bisher noch kein Anlaß, bei der bisher üblichen Dosierung der Kur einen Übergang vom zerebral-funktionellen zum läsionell bedingten, d. h. irreversiblen Syndrom anzunehmen, so daß also ebenfalls nur entfernt funktionelle Beziehungen zum Verlauf der Encephalitis lethargica bestehen könnten.« [Zitat s. Nervenarzt *25:*486 (1954).]

Wählen wir nunmehr einige charakteristische Äußerungen der Patientinnen nach folgenden Gesichtspunkten aus:

a) Erleben der Somnolenzphase,
b) Erleben der unmittelbaren neuroleptischen Wirkung,
c) Erleben der neuroleptischen Wirkung in ihrer Beziehung zur paranoid-halluzinatorischen Symptomatologie.

a) Erleben der Somnolenzphase (vor Übergang auf die neuroleptische Wirkung)

Wörtliche Zitate verschiedener schizophrener Patientinnen:

1. »Ich bin so müde und hinfällig.«
2. »Ich schlafe den ganzen Tag, und wenn ich wach werde, bin ich immer so zerschlagen.«
3. »Ich bin kolossal müde, und mir ist so schrecklich schwindelig.«
4. »Ich bin so müde und hinfällig. Ich meine immer, ich müßte jetzt sterben, ich käme gar nicht wieder auf die Beine.«
5. »Macht sehr müde, bedrückt ein bißchen und dämpft. Ich schlafe ja den ganzen Tag.«
6. »Der ganze Körper ist so geschwächt. Ich bin immer so müde, so schlapp, so müde. Ich könnte den ganzen Tag schlafen.«
7. »Man kann ja nicht so, wie man gerne möchte, wenn man so müde ist, so schläfrig ist.«
8. »Ich bin in einem furchtbaren Schwächezustand.«
9. »Bisher habe ich nur gemerkt, daß ich ruhiger und ein bißchen schläfrig geworden bin. Ich finde, daß ich zu ruhig bin.«

Die Zitate der Patientinnen lassen erkennen, daß nicht nur über Müdigkeit und Schläfrigkeit berichtet wird, sondern die Mehrzahl der Fälle auch davon spricht, daß sie sich matt, zerschlagen und schwach fühle. Diese Schwäche wird unmittelbar körperlich erlebt. Immer wieder klingt Besorgnis in den Äußerungen der Patientinnen an, sofern sie sich gelähmt und überwältigt fühlen. Es wird einsichtig, wie wichtig es ist, die Kranken darüber aufzuklären, daß es sich bei dieser Schwäche um notwendige Begleitwirkungen der medikamentösen Behandlung handelt. Der notwendige Kontakt mit den Kranken schon in dieser Somnolenzphase wird um so verständlicher, wenn man bedenkt, daß die Kranken in diesem Stadium außerhalb des Schlafes einerseits meist immer wieder unter dem Einfluß psychotischer Erlebnisse (Wahnideen, Halluzinationen) stehen, andererseits werden ihre Abwehrmechanismen derart gedämpft, daß sich die Kranken nicht selten als hilflos und ausgeliefert erleben. Man wird dementsprechend eine derartige »Heilschlafphase« nur auslösen wollen, wenn vorhergehende Schlafstörungen von sehr wesentlicher Bedeutung waren, wenn der Kranke körperlich erschöpft wirkt, wenn er nach Schlaf verlangt, wenn er affektiv sehr beteiligt und insbesondere ängstlich ist, wenn er derartig erregt ist, daß eine Anfangsbehandlung mit stärkeren Neuroleptika mit direktem Übergang auf die neuroleptische Wirkung eine so rasch ansteigende Dosierung verlangt, daß das Risiko des Auftretens störender grobmotorischer extrapyramidaler Symptome (bes. dyskinetischer Reaktionen) zu groß erscheint. Als Kompromißlösung empfiehlt es sich daher vielfach, ein schwaches bis mittelstarkes Neuroleptikum mit einem stärkeren Neuroleptikum wenigstens in den ersten Tagen der Behandlung zu kombinieren, um die Somnolenzphase nicht ganz zu missen und andererseits so rasch wie möglich auf die neuroleptische und damit antipsychotische Wirkung außerhalb von Bewußtseinsstörungen und Sedierung übergehen zu können.

b) Erleben der unmittelbaren neuroleptischen Wirkung

Wörtliche Zitate verschiedener schizophrener Patientinnen:

Aus den folgenden Äußerungen ist ersichtlich, daß sich die Patientinnen entspannter fühlen und die dämpfende Wirkung als wohltuend empfinden:

10. »Ich bin nicht mehr so schläfrig. Die Medizin beruhigt, aber das hat jetzt nichts mit Schläfrigkeit zu tun oder mit Müdigkeit. Innerlich ruhiger, entspannter.«
11. »Erfrischt die Nerven. Ich fühle mich munterer, entspannter.«
12. »Es ist besser, ein bißchen gedämpft. Also ich fühle mich wohler, gedämpfter, innerlich geordnet.«

Aus den folgenden Zitaten ist ersichtlich, daß die Patientinnen einerseits deutlich die neuroleptische psychomotorische Hemmung zwar registrieren, aber nicht als nachteilig erleben:

13. »Meine Arme sind mitunter so, als wenn sie einem gar nicht zugehörten. Gelähmt kann man das nicht nennen. Nervös bin ich ja nicht mehr.«
14. »Ich bin langsamer geworden. So beim An- und Ausziehen ist alles ein wenig schwerer. Ich bin nicht mehr so müde und schläfrig.«

Diese psychomotorische Hemmung wird zwar als ichfremd abgehoben, doch hingenommen. Nachdem Verf. während eines Zeitraumes von einem Jahr täglich 20 bis 30 Patientinnen und Patienten im Hinblick auf ihr Erleben der unmittelbaren neuroleptischen Wirkung befragt hat, läßt sich ergänzend hierzu sagen:

Bei ausreichender Fähigkeit zu selbstkritischer Beobachtung erlebt jeder Gesunde oder Kranke die neuroleptische Wirkung als wenigstens leichte psychomotorische Hemmung, die entweder als direktes Schweregefühl in Armen oder Beinen geschildert wird oder auch als Verlangsamung und Hemmung bei psychomotorischen Abläufen. Ist die Dosierung der neuroleptischen Wirkung optimal und fehlen also Überdosierungssymptome, wird der Patient von der Notwendigkeit dieser Begleitwirkung informiert, so hindert dieses Phänomen die Behandlung nicht, um so weniger, als sich der Behandelte bei optimaler Dosierung daran gewöhnt und infolge Umstellung seines Körperschemas die neuroleptische psychomotorische Hemmung nicht mehr als solche erlebt. Der Betreffende stellt dann jedoch nach Dosisreduzierung oder Absetzen der neuroleptischen Wirkung gewöhnlich überrascht sowohl eine Erleichterung in Armen und Beinen, besonders beim Gehen, wie auch eine Hebung seines psychisch-energetischen Niveaus fest.

Es folgen nunmehr Zitate von Patientinnen, die sich durch die unmittelbare psychomotorische neuroleptische Wirkung zunehmend gehemmt und beeinträchtigt fühlen. Die Beispiele unterstreichen die Bedeutung der Wechselwirkung zwischen Intensität neuroleptischer Wirkung und Reaktion der Persönlichkeit und leiten über zu den Problemen der Überdosierung:

15. »Ich bin furchtbar langsam im Denken. Ja, im Anfang haben sie mich direkt zu Boden geworfen. Jetzt machen sie mich so klein, so nachgiebig, so zahm. Das ist direkt der Widerspenstigen Zähmung, wie sich das im Augenblick vollzieht. Ich bin im Denken wirklich so langsam.«

16. »Die hemmen meine Energie, meine Dynamik.«
17. »Mir ist alles so furchtbar gleichgültig. Meine Beine und Arme sind schwer.–
    Meine Zunge ist doch so schwer.«
18. »Mir fällt auf, daß ich beim Gehen so schwerfällig bin. Meine Beine gehorchen
    mir einfach nicht mehr. Das ist ein Gefühl, als ruhten Zentner auf ihnen.«
19. »Ja, das langsame Gehen, das stört mich doch ganz erheblich.«

In den folgenden Zitaten ist noch deutlich ersichtlich, daß eine zu hohe Dosierung
mit zunehmend stärker auftretenden grobmotorischen extrapyramidalen Symptomen den Patienten beunruhigen kann. Es bedarf keiner besonderen Erläuterung, daß
im Zusammenhang mit einer derartigen Reaktion auf Überdosierungserscheinungen
der therapeutisch erwünschte regulierende Eingriff in die Psychodynamik des
psychotisch Erkrankten wesentlich beeinträchtigt werden kann. In den ersten beiden
Beispielen berichten die Patienten mehr über eine störende Akinesie, im letzten
Beispiel steht die Akathisie (s. u.) im Vordergrund:

20. »Meinen Sie, daß die Lähmung wieder zurückgeht? Ich merke das Essen und
    Gehen. Das geht alles so langsam.«
21. »Ich bin so schrecklich steif. Ich weiß gar nicht, wie das ist. Kann man nichts
    dagegen bekommen? Ich muß mich ja von anderen an- und ausziehen lassen.«
22. »Herr Doktor, helfen Sie mir doch! Ich kann nicht sitzen, ich kann nicht liegen,
    ich kann nicht gehen. Ich weiß nicht mehr, was ich machen soll. Bitte, helfen
    Sie mir doch!«

Schließlich zeigen die folgenden Zitate, wie Kranke trotz der neuroleptischen Wirkung nicht den Anschluß an die Realität gewinnen und von ihrem paranoiden
Erleben gefangen bleiben. Darüber hinaus bauen diese Kranken die neuroleptische
Wirkung in ihre Wahnwelt ein. Die neuroleptische Wirkung wird dann nicht auf die
verabreichten Medikamente bezogen, sondern ordnet sich dem schizophrenen
Erleben des »Gemacht-Werdens« unter. Nicht die ärztliche Therapie, sondern
unbekannte Mächte lösen dann die psychomotorische Hemmung aus:

23. »Ich kann kein Glied rühren. Die nehmen mir die ganze Energie weg. Das
    machen alles die elektrischen Anoden.«
24. »Mein ganzes Nervensystem wird aufgehalten. Mein Trommelfell ist ausge-
    laugt, was passive Laute nach außen ergibt. Es vibriert zwar noch und deswegen
    gehen die Funkdrähte auf mich über. So kann man mein ganzes Nervensystem
    aufhalten.«
25. »Wie Sie wissen, bin ich einer Tragödie zum Opfer gefallen, welche vertuscht
    werden soll. Da nun alles wieder beigelegt ist, soll man aber nicht hingehen und
    mir das gesamte Nervensystem sperren, so daß ich völlig hilflos bin. Beim Essen
    sowie beim Gehen werde ich eingehalten. Ich muß mich morgens waschen
    lassen wie ein kleines Kind.«

Aus den bisherigen Beispielen war ersichtlich, wie unterschiedlich der einzelne
Kranke die unmittelbare neuroleptische Wirkung erlebt. So kann je nach Ausgangslage, je nach prämorbider Persönlichkeit, je nach Intensität der psychischen oder
somatischen Seite der neuroleptischen Wirkung die unmittelbare psychosomatische
neuroleptische Wirkung im Erleben zurücktreten, neutral registriert werden oder

beherrschend und gar beunruhigend im Vordergrund stehen. Alle Beispiele unterstreichen, wie berechtigt es ist, wenn man sagt, daß der Arzt dem Patienten mit der neuroleptischen Wirkung eine Prothese gibt und ihm helfen muß, damit zu gehen.

c) Erleben der neuroleptischen Wirkung in ihrer Beziehung zur Minderung bzw. Beseitigung paranoid-halluzinatorischer Symptomatologie

Es kann jeder durch die Exploration der Patienten wie durch Selbstversuche feststellen, daß die psychisch neuroleptische Wirkung im wesentlichen aus einer selbstkritisch zu erlebenden Reduzierung des psychisch-energetischen Niveaus besteht. Wenn nun oben ausgeführt wurde, daß diese neuroleptische Reduzierung des psychophysisch-energetischen Niveaus je nach Ausgangslage evtl. zur kompensierenden Normalisierung von Psychosen führen kann, so ist dies leicht verständlich, wenn äußere psychomotorische Erregungszustände wie innere affektive Spannungen in diesem Sinne zur weniger erregten bzw. gespannten Normallage gebracht werden. Daß jedoch auch psychotische Erlebnisproduktionen, wie Wahnideen, Halluzinationen u. a., durch dieses neuroleptische Prinzip gemindert oder beseitigt werden, bereitet zunächst Verständnisschwierigkeiten. Zunächst waren es Indizien, die diese Annahme stützen konnten, wie die mit dem neuroleptischen Effekt in Einzelfällen vergleichbaren Einwirkungen von grundlegenden Milieuänderungen auf paranoid-halluzinatorische Psychosen; die – wenn auch geringe – Möglichkeit, durch andere antriebsmindernde hirnlokale Psychosyndrome auf diese Psychosen einzuwirken; die gegensätzliche Auslösung oder Verstärkung derartiger Psychosen über eine Steigerung psychophysischer Erregung durch Weckamine. Es muß den Neurophysiologen, den Biochemikern u. a. überlassen bleiben zu klären, welche somatischen Veränderungen die Grundlage für diese Zusammenhänge zwischen psychophysischer Erregungslage (außerhalb von Bewußtseinsstörungen und Stimmungsänderungen) und paranoid-halluzinatorischem Erleben bilden. Als Kliniker können wir hinsichtlich der neuroleptischen Wirkung lediglich über Korrelationen zu somatischen Begleitsymptomen (extrapyramidale, feinmotorisch erkennbare Hypokinesie u. a.) auf die hirnlokalisatorische Zuordnung zur neuroleptischen Wirkung schließen.

Über Indizien (s. o.) schließen wir Kliniker auf die Zusammenhänge zwischen unmittelbarer psychosomatischer neuroleptischer Wirkung und antipsychotischem Effekt, und über die Exploration der Patienten versuchen wir, dieses Verständnis für die neuroleptische Wirkung von der psychischen Seite her zu vertiefen. In diesem Sinne unterstreichen die folgenden Zitate von schizophrenen Patienten die Annahme, daß auch die Minderung oder Beseitigung paranoid-halluzinatorischer Erlebnisweisen durch die neuroleptische Wirkung über eine selbstkritisch zu erlebende Reduzierung des psychisch-energetischen Niveaus ermöglicht wird. Die folgenden Schilderungen wurden von schizophrenen Patientinnen innerhalb weniger Tage bis Wochen abgegeben, nachdem sie mit Hilfe der neuroleptischen Wirkung eine paranoid-halluzinatorische Symptomatik überwunden hatten. Aus den ersten Zitaten ist ersichtlich, wie selbstkritisch die Patientinnen darüber berichten, daß die neuroleptische Wirkung ihre Empfindsamkeit vermindere, und machen verständlich, daß sich deshalb paranoide Eigenbeziehungen nicht mehr entwickeln konnten.

26. »Ich bin innerlich entspannter, nicht mehr so verkrampft. Dadurch fühle ich mich munterer, frischer. So bin ich nicht mehr in der Stimmung, auf die unangenehmen Gedanken zu kommen, meine ich. Deswegen denke ich gar nicht mehr an die ganze Geschichte. Ich bin gleichgültig geworden. Wenn mich einer angreift, einer stichelt, da störe ich mich nicht daran. Die Sachen sind mir zu gleichgültig geworden.«

27. »Ich fühle mich leichter, beschwingter. Die Tabletten haben meine innere Spannung, Verkrampfung gelöst und dadurch meine Gedanken wieder geordnet. – Wissen Sie, was ich meine, was die Tabletten noch gemacht haben? Sie sorgen dafür, daß man nicht so empfindsam ist, wenn einer mal etwas sagt. Ich war sonst sehr empfindlich.«

28. »Ich bin gelassen, gleichbleibend. Und ich schlafe bestens. Wenn das Nervensystem in Ordnung ist, ist der ganze Mensch in Ordnung, sage ich mir. Man grübelt nicht mehr so sehr über alles nach. Ich bin jetzt viel zuversichtlicher. Ich sage mir: Es wird nichts so heiß gegessen, wie es gekocht wird.«

Noch einen Schritt weiter in ihren Erklärungen gehen folgende Patientinnen unmittelbar nach durch neuroleptische Wirkung abgeklungener paranoid-halluzinatorischer Symptomatik:

29. »Ich bin hochgradig nervös gewesen. Dadurch gingen meine Gedanken so wirr durch den Kopf. Anfangs habe ich dann gedacht, meine Gedanken wären richtig gelähmt. Dadurch, daß ich innerlich ruhiger geworden bin, nehme ich an, hat die Medizin meine krankhaften Gedanken abgetötet. Das habe ich so empfunden. Das ging so nach und nach.«

30. »Ich bin nicht mehr so müde wie anfangs. Ich bin wieder hellwach geworden. Jetzt meine ich, hat mir die Medizin die bösen Gedanken weggenommen.«

31. »Die Medizin hat mir gut geholfen. Ein anregendes Medikament hätte meine Gedanken nicht ordnen können. Durch innere Erregung kommen die Gedanken nicht zur Ruhe, sondern sie kommen wieder in den Vordergrund. Jetzt aber bin ich wieder vollkommen ausgeglichen. Ich wurde hier ruhiger, und damit verschwanden gleichzeitig die wirren Gedanken. Auch der Verfolgungswahn. Heute lache ich darüber. Zu Hause habe ich mich ja immer durch Kaffee und Zigaretten angeregt, um intensiv lesen zu können. Dann habe ich mich so sehr damit beschäftigt, daß ich anfing zu spinnen. Hier bin ich durch die Medizin ruhiger geworden und dadurch mußten dann ja die wirren Gedanken verschwinden.«

32. »Die Tabletten dämpfen, daß mein Temperament nicht durchkommt. Jetzt ist mir alles so gleichgültig, so egal. Mir ist ganz gleichgültig, wo ich bin, ob ich hier oder anderswo bin. Früher habe ich gesagt, ich wäre kaiserliche Raumpflegerin. Aber das war ja alles Blödsinn. Das waren meine Hirngespinste.«

33. »Daß das Gehirn allmählich ruhiger arbeitete und das Sprunghafte verschwunden ist. Damit meine ich das abgehackte Denken. – Dann ist mir die Erkenntnis gekommen, daß doch alles Einbildung war mit den Stimmen, mit den Gedanken. Meine Energie war während meiner ganzen Krankheit auf einem Nullpunkt. Jetzt kehrt sie allmählich wieder. Ich kann mir das nur so erklären, daß sie falsch verbunden war, so daß sie mir dann eigentlich fehlte.«

Diese wörtlichen Äußerungen unterstreichen eindrucksvoll, wie die Kranken erleben, daß die neuroleptische Wirkung ihrem psychotischen Erleben, ihren wahnhaften Ängsten und Wünschen die Dynamik nimmt und es ihnen ermöglicht, zur Realität zurückzufinden. Eine Patientin betont es besonders, und fast alle geben es auf Befragen zu, daß ein Medikament mit psychisch erregender Wirkung eher das Gegenteil bewirkt hätte. Gleichzeitig ist die weit überwiegende Mehrzahl der Kranken davon überzeugt, daß sie in der besonderen Weise psychischer regulierender Dämpfung der neuroleptischen Wirkung die wesentliche Hilfe zu sehen haben, die ihnen diese Behandlung brachte.

d) Erleben der neuroleptischen Wirkung bei schwächer und stärker potenten Neuroleptika

Es ist bekannt, daß schwach potente Neuroleptika nicht nur den Nachtschlaf fördern, sondern auch am Tage eher Sedierung und Müdigkeitsgefühle auslösen. Sofern Schlafmangel und innere Unruhe den Patienten sehr belasten, kann die Sedierung am Tage vom Patienten als subjektiv angenehm erlebt werden. Dies gilt besonders am Beginn einer stationären Behandlung, bei der diese Wirkung in manchen Fällen im Sinne des sog. Heilschlafes genutzt wird. Sobald jedoch das Schlafdefizit ausgeglichen ist und die innere Unruhe sich verringert hat, empfinden die Patienten in der Mehrzahl der Fälle ein schwach potentes Neuroleptikum als zu ermüdend, sofern es in einer Dosis oberhalb der neuroleptischen Schwelle gegeben werden muß. Die Patienten ziehen in diesem Fall ein stärker potentes Neuroleptikum vor. Konkretes Material zu diesem Gesichtspunkt sammelten wir gemeinsam mit H. Th. Kemperdick, Ch. Nieling u. A. Steinig:

Es wurden unter ständiger Kontrolle der Feinmotorik (Handschrift) 31 Patienten, die wegen einer schizophrenen Psychose zur stationären Aufnahme gekommen waren, zunächst mit einem schwach potenten Neuroleptikum behandelt. Bei allen 31 Patienten ließen die feinmotorischen hypokinetischen Symptome der Handschrift die neuroleptische Wirkung des schwach potenten Neuroleptikums erkennen. Nach durchschnittlich 4wöchiger Behandlungsdauer wurde unter weiterer Kontrolle der Feinmotorik das schwach potente Neuroleptikum abgesetzt und im einfachen Blindversuch eine äquivalente Dosis eines stark potenten Neuroleptikums gegeben. Die Äquivalenz ließ sich aus dem gleichen Schweregrad der feinmotorischen extrapyramidalen Symptome in der Handschrift bestimmen. Sodann wurden die Patienten gefragt, wie sie die Wirkung der Tropfen (= stark potentes Neuroleptikum) im Vergleich zu den vorher erhaltenen Tabletten (= schwach potentes Neuroleptikum) erlebten. 30 der 31 Patienten empfanden das stark potente Neuroleptikum (unabhängig vom Geschmack, der keine Bedeutung hatte) für eine Dauerbehandlung am Tag als subjektiv angenehmer. Dabei klagten 4 Patienten über Verschlechterung des Nachtschlafes unter der Wirkung des stark potenten Neuroleptikums, zogen es aber dennoch im ganzen vor. Nur 1 Patient zog das schwach potente Neuroleptikum vor. Wir bringen hierzu einige wörtliche Stellungnahmen der Patienten (Tabletten = schwach potentes Neuroleptikum, Tropfen = stark potentes Neuroleptikum):

F. 6: »Die Tabletten haben mich beruhigt, die Tropfen machen mich lebhafter und interessierter.«

F. 7: »Durch die Tropfen bin ich tagsüber angeregter. Nach den Tabletten habe ich sehr gut und viel geschlafen. Ich wurde nicht mehr so schreckhaft wach wie früher. Die Tabletten nahmen mir zwar die Unruhe, aber ich war danach in allen Gliedern schlapp.«

F. 8: »Ich schlaf mich noch kaputt nach den Tabletten. Nach den Tropfen fühle ich mich noch gesünder als an den Vortagen.«

F. 9: »Nach den Tabletten fühlte ich mich viel phlegmatischer. Ich fiel ins Bett und war weg. Nach den Tropfen bin ich aufgemunterter, beschwingter und aktiver...«

F. 11: »Nach den Tropfen fühle ich mich frischer...«

F. 12: »Die Tabletten haben mir sehr gut geholfen. Aber nach den Tropfen bin ich aktiver und wacher. Ich kann allerdings abends schlechter einschlafen. Sonst habe ich jetzt mehr Initiative als früher.«

F. 14: »Die Tabletten haben hundertprozentig zur Heilung verholfen. Nach den Tropfen ist die lähmende Müdigkeit weg.«

F. 17: »Durch die Tabletten kann ich mich wieder konzentrieren und habe die Kraft, die unnormalen Vorstellungen zu unterdrücken. Nach den Tabletten war der Schlaf bedeutend besser. Seitdem ich die Tropfen bekomme, muß ich mich zum Schlaf quälen. Tagsüber fühle ich mich jetzt aber viel munterer. Meine Gedanken sind wieder wie vor der Krankheit...«

F. 18: »Seitdem ich die Tropfen bekomme, kann ich schlechter einschlafen als nach den Tabletten und bin nachts mehrmals wach. Aber sonst habe ich viel mehr Energie. Ich fühle mich so froh und unbeschwert wie ein Fisch im Wasser und könnte die ganze Welt umarmen. Nach den Tabletten war ich tagsüber so schwerfällig, als ob ich Blei in den Oberschenkeln gehabt hätte.«

Diese Untersuchungsreihe läßt einen Teil der schon erwähnten (s. S. 105 ff.) Vorteile und Nachteile schwach potenter Neuroleptika erkennen. Insbesondere zeigen die Stellungnahmen der Patienten, daß die Mehrzahl für eine Dauerbehandlung ein stark potentes Neuroleptikum wegen der geringeren begleitenden Sedierung vorzieht, sofern sie nicht in eine parkinsonistische Überdosierung hineingerät.

Zur Förderung des Nachtschlafes sowie zum Ausgleich eines Schlafdefizits am Beginn einer stationären Behandlung und zur Minderung innerer Erregung bewähren sich die schwach potenten wie auch ein Teil der mittelstark potenten Neuroleptika. Besonders kann sich hier – auch für eine länger dauernde Behandlung – eine Kombination von schwach potenten mit stärker potenten Neuroleptika bei entsprechenden Fällen bewähren. Werden schwach potente Neuroleptika allein über der neuroleptischen Schwelle dosiert, so sind oft derart hohe Dosierungen erforderlich, daß die dann in vermehrtem Umfang auftretenden vegetativen Nebensymptome, wie besonders Blutdruckabfall (Kollapsgefahr) u. a. (s. S. 108), die Behandlung behindern. Außerdem kann besonders bei schwach zur neuroleptischen Wirkung disponierten Patienten die neuroleptische Schwelle in manchen Fällen nicht hoch genug überschritten werden, um eine akute schizophrene Psychose mit hochgradiger Erregung zu kompensieren. Schließlich gewannen wir bei der Beachtung der Erlebnisse der Patienten den Eindruck, daß im Durchschnitt die schizophrenen, insbesondere die paranoid-halluzinatorischen Erlebnisse von den Kranken etwas langsamer aufgegeben wurden. Im Vergleich zu stärker potenten Neuroleptika fand sich hier allerdings nach mehr als 6wöchiger Behandlungszeit in bezug auf das Aufgeben psychotischer Erlebnisse kein eindeutiger Unterschied mehr, sofern die erforderliche Dosis des schwach potenten Neuroleptikums verträglich war.

Es sei abschließend nochmals betont, daß sich mit diesem *Verstehen* der Zusammenhänge zwischen psychisch-neuroleptischer Wirkung und antipsychotischem Effekt wie dem Registrieren notwendiger somatischer Begleitsymptome zwar die Methodik des Klinikers zu erschöpfen scheint, doch bleibt es anderen Forschungsrichtungen vorbehalten, weitere somatische und kausale Zusammenhänge zu *erklären*.

8. Grenzen der neuroleptischen Wirkung bei Schizophrenen

Es wurde oben ausgeführt, daß die neuroleptische Wirkung bei Schizophrenen dort ansetzt, wo es gilt, einen Überschuß oder eine Fehlleitung von Erregung psychophysisch zu regulieren. Das bringt folgende Begrenzung mit sich:

1. Ist der Betroffene gleichsam im Kern der Persönlichkeit schizophren affektiv verändert, wie es besonders bei schweren chronischen Schizophrenien der Fall ist, so erreicht die neuroleptische Wirkung diese Affektivitätsstörung nicht. Der Betreffende mag ausgeglichener und angepaßter werden, aber er bleibt ein Schizophrener. Fehlt in diesem Sinne gleichsam ein Spannungsunterschied zwischen gesunden und psychotisch veränderten Persönlichkeitsstrukturen, so können psychotische Erlebnisproduktionen nicht mehr zugunsten normaler Erlebnisproduktionen sistieren.

2. Stehen Antriebsminus und Defekt bei Schizophrenen im Vordergrund und werden sie nicht nur infolge einer gespannten Abwendung von der Realität vorgetäuscht, so wird eine neuroleptische Wirkung ein deratiges Antriebsminus ähnlich verstärken, wie auch ein stumpf Schwachsinniger, wie auch jeder mit einem echten Antriebsdefizit durch eine neuroleptische Wirkung noch inaktiver würde.

Die neuroleptische Wirkung entfaltet sich nach unseren Erfahrungen optimal bei bester Verträglichkeit. Die Dosierung setzt meist so vorsichtig wie möglich ein, um bei schwachen Neuroleptika besonders die Kollapsgefahr und bei stärkeren Mitteln extrapyramidale dyskinetische Reaktionen zu umgehen. Von Notfällen abgesehen, ist die Dosierung, die keine Bettruhe erfordert (Thrombosegefahr) und eine begleitende Psychotherapie ermöglicht, wünschenswert. Eine neuroleptische Streßtherapie mit einem raschen Absetzen nach starker neuroleptischer Wirkung, wie Delay u. Mitarb. beschrieben, kann in Einzelfällen wegen der einer ausgeprägten Hemmung folgenden Enthemmung mit eventueller Euphorisierung vorübergehend therapeutisch günstig wirken, belastet aber den Patienten körperlich und psychisch sehr. Demnach bleibt die Wirkung weitgehend an die Gabe der Neuroleptika gebunden. Allerdings kann es nach dem Absetzen der Mittel noch 4 bis 6 Wochen dauern, wie unsere Untersuchungen der Feinmotorik zeigen, bis die unmittelbare neuroleptische Wirkung vollends abgeklungen ist. Mittelbar kann es psychoreaktiv bedingt zu einem weiteren Anhalten der Wirkung kommen, ähnlich wie auch Milieuwechsel oder psychotherapeutische Maßnahmen schizophrene Psychosen mitunter nachhaltig beeinflussen können.

Mancher Schizophrene könnte aus der stationären Behandlung in psychiatrischen Krankenhäusern entlassen werden, und die Zahl der Wiederaufnahmen würde sich verringern, würden die Patienten außerhalb der Station die Neuroleptika regelmäßig und in ausreichender Dosierung einnehmen.

Daher sind Neuroleptika sehr wünschenswert, deren neuroleptische Wirkung voll erhalten bleibt, auch wenn sie nicht mehrmals täglich, sondern wesentlich seltener verabreicht werden. Hierzu ist von Interesse, daß sich vorwiegend bei schwachen Neuroleptika und bei relativ niedriger Dosierung bei Dauerbehandlung wiederholt ein Nachlassen der neuroleptischen Wirkung bzw. ein Rückgang auf Tranquilizer-Wirkung beobachten läßt. Dagegen finden sich bei stärker potenten Neuroleptika häufiger kumulierende Wirkungen, so daß sich trotz Dosisreduzierung die neuroleptische Wirkung verstärken kann. Sucht man also nach Medikamenten mit ausgeprägter neuroleptischer Dauerwirkung, so ist der Gesichtspunkt der Nachhaltigkeit der Wirkung auf das extrapyramidale System, abgesehen von der Intensität dieser Wirkung (neuroleptische Potenz), besonders zu beachten.

Die neuerdings entwickelten Langzeitneuroleptika (s. S.152ff.) berücksichtigen diesen Gesichtspunkt und lassen neue Fortschritte auf dem Gebiet der Pharmakotherapie der Schizophrenien erkennen.

Nochmals sei betont, daß die neuroleptische Wirkung bei Schizophrenen dort ansetzt, wo es gilt, einen Überschuß oder eine Fehlleitung von Erregung psychophysisch zu regulieren.

Es wird somit einsichtig, daß wir dem Kranken mit der neuroleptischen Wirkung eine Prothese geben und daß wir ihm helfen müssen, mit ihr zu gehen. Begleitende Psychotherapie und Beschäftigungstherapie sind bei der Behandlung von Schizophrenen weiterhin unumgänglich.

Die Neuroleptika greifen wirkungsvoll und elementar in die Psychodynamik schizophrener Psychosen ein. Die psychosomatischen neuroleptischen Wirkungen sind leicht zu übersehen. Wieweit sie sich therapeutisch günstig auswirken, hängt von der wohlüberlegten Handlungsweise des Therapeuten ab, dem Möglichkeiten und Grenzen dieser therapeutischen Mittel bekannt sind.

Literatur

Auch, W.: Beeinflußt die Psychopharmakotherapie die Aufnahmeentwicklung, die stationäre Behandlungsdauer und den Verlauf endogener Psychosen? – Eine Untersuchung am Aufnahmekrankengut des Rheinischen Landeskrankenhauses Bonn der Jahre 1946–1960. Fortschr. Neurol. Psychiat. *31:* 548 (1963).

Bleuler, E.: Dementia praecox oder Gruppe der Schizophrenien. In: G. Aschaffenburg, Handbuch der Psychiatrie. Deuticke, Leipzig, Wien 1911.

Bleuler, E.: Lehrbuch der Psychiatrie. 10. Aufl. Springer 1960.

Christe, P.: Evolution de la psychiatrie hospitalière: La clinique psychiatrique universitaire de Bâle de 1917–1956. Arch. Suiss. Neurol. *85:* 213 (1960).

Delay, J., P. Deniker, R. Ropert, H. Beek, R. Barande, M. Eurieult: Syndromes neurologiques experimentaux et thérapeutique psychiatrique. I. Effects neurologiques d'un nouveau neuroleptique majeur, ie 7843 RP. Presse Méd., *67:* 123 (1959).

Engelmeier, M.-P.: Zum Erlebnis der Behandlung und der Besserung bei depressiven Kranken. Therapeutische Gespräche Deutscher und Französischer Psychiater, Lyon Hôpital du Vinatier 21.–22. November 1959. Special issue of La Revue Lyonnaise de Médicine, Sept. 1960, 81.

Fish, F.: The unitary psychosis – a neurophysiological modell. Confin. psychiat. (Basel) 6: 156–170 (1963).

Flügel, F.: Dapotum, klinische Erfahrungen mit einer Depot-Injektion. Bericht über das Symposion am 10.1.1966 (Fa. Heyden).

Haase, H.-J.: Intensität und Äquivalenz neuroleptischer Wirkung und ihre therapeutische Bedeutung. Nervenarzt 33: 213 (1962 [a]).

Haase, H.-J.: Psychomotorisches Verhalten Schizophrener unter neuroleptischer Behandlung. »Neurolepsie und Schizophrenie«, Symposium der Universitäts-Nervenklinik Mainz. 23. bis 24. März 1962 (b) Bad Kreuznach. Hsgb. H. Kranz u. K. Heinrich. Thieme, Stuttgart 1962.

Haase, H.-J.: Möglichkeiten und Grenzen der Psychopharmakotherapie mit Tranquilizern und Neuroleptika. Dtsch. med. Wschr. 88: 505 (1963).

Haase, H.-J.: Verhalten Schizophrener unter neuroleptischer Behandlung. Vortrag auf der 6. Psychiatertagung des Landschaftsverbandes Rheinland am 14. und 15. Okt. 1964. Herausgegeben von der Abteilung Gesundheitspflege Köln. S. 116.

Haase, H.-J.: Zur Psychodynamik und Pathoplastik paranoider und paranoidhalluzinatorischer Psychosen bei alleinstehenden Frauen. Fortschr. Neurol. Psychiat. 31: 308 (1963).

Haase, H.-J.: Soziopsychiatrische Untersuchungen an alleinstehenden Frauen. Fortschr. Neurol. Psychiat. 32: 279 (1964).

Haase, H.-J.: Der jetzige Stand der Pharmakotherapie der Schizophrenien. Deutsch-Engl. med. Rundschau 2: 652 (1965).

Haase, H.-J., M. Bergener, H. Hasselmeyer: Klinisch-neuroleptische Prüfung eines Thioridazin-Derivates (TPN 12) unter besonderer Berücksichtigung der neuroleptischen Schwelle. Med. Welt (Stuttg.) 18 (N. F.): 542–548 (1967).

Haase, H.-J., M. Bergener, L. Sauerland: Klinisch-neuroleptische Prüfung von Tiotixen, einem Thiaxanthen-Derivat, unter besonderer Berücksichtigung der neuroleptischen Schwelle. Arzneimittel-Forsch. (Drug Research) 17: 1043–1047 (1967).

Haase, H.-J., P. A. J. Janssen: The action of neuroleptic drugs, a psychiatric, neurologic and pharmacological investigation. North-Holland Publishing Company, Amsterdam 1965.

Haase, H.-J., P. Keitel, G. Nöcker: Zit. Haase and Janssen.

Haase, H.-J.: Über Vorkommen und Deutung psychomotorischen Parkinsonsyndroms bei Megaphen bzw. Largactil-Dauerbehandlung. Nervenarzt 25: 486 (1954).

Haase, H.-J., H. Koester, G. Wahl: Klinisch-experimentelle Untersuchungen von Chlorofluperidol. Med. Welt (Stuttg.) 18 (N. F.): 2652 (1967).

Haase, H.-J., H. Th. Kemperdick, Ch. Nieling, A. Steinig: Unveröffentlicht.

Haase, H.-J., H. Koester, J. La Roche: Klinisch-experimentelle Untersuchungen eines Butyrylphenylderivates (R 6238). Unveröffentlicht.

Haase, H.-J., P. Keitel, D. Mattke, G. Nöcker, M. Schönbeck: Unveröffentlicht.

Haase, H.-J., Th. Frank, M. Knaack, Ch. Lehnhardt, H. Richter-Peill: Klinische Prüfung eines neuen Langzeitneuroleptikums (Fluspirilene) unter besonderer Berücksichtigung der neuroleptischen Schwelle. Nervenarzt 39: 275–279 (1968).

Hippius, H., E. Renfordt: Pigment-Veränderungen an Haut und Augen nach Phenothiazin-Therapie. Pharmakopsychiatrie – Neuropsychopharmakologie 1: 65 (1968).

Janz, H. W.: Medikamentöse Beeinflussung der Psyche – ein Problem unserer Zeit. Sonderdruck aus Ärztlichen Mitteilungen – Deutsches Ärzteblatt, Nr. 23 vom 6.6.1959. Deutscher Ärzteverlag, Köln/Berlin.

Kallmann, F. J.: Heredity in Health and Mental Disorder. Norton & Co., New York 1953.

Kapplinghaus, R.: Persönliche Mitteilung.

Keitel, P.: Klinische Untersuchungen zur neuroleptischen Wirksamkeit von Triperidol unter besonderer Berücksichtigung der extrapyramidalen Feinmotorik. Med. Welt (Stuttg.) 1963: 1380 bis 1384.

Kemperdick, H. Th., Ch. Nieling, A. Steinig: Behandlung schizophrener Psychosen mit schwach potenten Neuroleptika. Med. Klin. 62: 1512 (1967).

Kretschmer, E.: Körperbau und Charakter. Springer, Berlin 1944.

Kulenkampff, C.: Persönliche Mitteilung.

Lauber, H.: Studie zur Frage der Krankheitsdauer unter Behandlung mit Psychopharmaka. Nervenarzt 35: 488 (1964).

Lorr, M.: Multidimensional scale for rating psychiatric patients. Neuropsych. Research Unit., Washington, D.C., U.S.A. Technical Bulletin (1953).

Löffler, W., F. Lüthy: Handbuch der Inneren Medizin. Bd. 1. Springer, Berlin, Heidelberg 1952/53.

Meyer, H.-H.: Die Therapie der zyklothymen Manie. Med. Welt. (Stuttg.) *18:* 538 (1967).

Meyer, J. E., G. Simon, D. Stille: Die Therapie der Schizophrenie und der endogenen Psychosen zwischen 1930 und 1960. Vergleichende statistische Untersuchungen an einer Universitätsklinik und einem Nervenkrankenhaus. Arch. Psychiat. Nervenkr. *206:* 165 (1964).

Mielke, M.: Anamnese und Katamnese reserpinbehandelter Schizophrener (gleichzeitig ein Beitrag zur Methodik der Arzneimittelprüfung in der Psychiatrie). Nervenarzt *28:* 111 (1957).

Müller, H. W., G. Scheurle: Statistische Erhebungen über stationär untergebrachte psychisch Kranke. I. u. II. Nervenarzt *32:* 374, 418 (1961).

Müller, H. W., H.-J. Haase, G. Scheurle, I. Bartelt: Vorläufige vergleichende statistische Untersuchungen zur stationären Behandlungsbedürftigkeit Schizophrener vor und nach Einführung der Neuroleptika (1950/51; 1960/61) im Landschaftsverband Rheinland. In »Der entlassene Anstaltspatient in der psychiatrischen Rehabilitation«. Hsgb. K. Heinrichs. Alma-Mater-Verlags-GmbH, Konstanz 1966.

Nöcker, G.: Klinisch-experimentelle Untersuchungen mit Chlorperphentixen, Dissertation 1963.

Panse, F.: Das psychiatrische Krankenhauswesen. Thieme, Stuttgart 1964.

Panse, F.: Der medikamentöse »Winterschlaf« (ohne Unterkühlung) in der Psychiatrie. Med. Klin. *48:* 1344 (1953).

Panse, F.: Die Rückführung des Psychotischen auf funktionelle Grundvorgänge. Dtsch. med. Wschr. *87:* 1593 (1962).

Ploog, D.: Verhaltensforschung als Grundlagenwissenschaft für die Psychiatrie. Vortrag auf der 6. Psychiatertagung des Landschaftsverbandes Rheinland am 14. und 15. Oktober 1964. Herausgegeben von der Abteilung Gesundheitspflege Köln. S. 93–115.

Schneider, K.: Beiträge zur Psychiatrie, II. Aufl. Thieme, Stuttgart 1948.

Soudijn, W., I. Wijngaarden, F. Allawin: Distribution, excretion and metabolism of neuroleptics of the butyrophenone type. Part I. European J. of Pharm. 47–57 (1967).

Stern, F.: Die epidemische Encephalitis. Springer, Berlin 1928.

Psychiatrisches Repetitorium

Schizophrenien

Etwa 0,8% der Bevölkerung, d. h. rund eine halbe Million Einwohner der BRD, erkranken zeitweise oder dauernd an Schizophrenien. Mehr als 90% der zu Schizophrenien Veranlagten befinden sich z. Z. in der BRD außerhalb psychiatrischer Krankenhäuser. Nur rund 3% sind langjährig in psychiatrischen Krankenhäusern hospitalisiert. Nur rund jeder zweite zur Schizophrenie Veranlagte bedarf nach bisherigen Schätzungen mindestens einmal in seinem Leben einer stationären Behandlung in einem psychiatrischen Krankenhaus.

Symptomatik: Kein organisches Psychosyndrom, d. h. keine Hirnleistungsschwäche, keine (zerebral-organischen) Gedächtnisstörungen.

Unverständlicher Knick des Lebenslaufes und Änderung des Fühlens (der Affektivität), des Denkens (z. B. unrealistisch, evtl. faselig bis zerfahren) und des Handelns (unverständliche Handlungen, meist Nachlassen im Niveau, z. B. in der Schule, im Beruf u. a.), oft Rückzug von der Umwelt (Autismus).

Plussymptomatik = bei hellem Bewußtsein hochgradig psychotisch bedingte affektive Erregung oder Spannung, psychotische Erlebnisproduktionen wie besonders die diagnostisch nach K. Schneider wichtigen Symptome: Gedankenlautwerden, Hören von Stimmen, die das eigene Tun mit Bemerkungen begleiten, leibliche Beeinflussungserlebnisse, Gedankenentzug und andere Gedankenbeeinflussungen, Gedankenausbreitung, Wahnwahrnehmung und alles von anderen Gemachte und Beeinflußte auf dem Gebiet des Fühlens, Strebens (der Triebe) und des Willens.

Minussymptomatik = Minderung der Initiative, der emotionalen Schwingungsfähigkeit, der Kontaktbereitschaft. Benannt als psychischer Defekt, energetischer Potentialverlust, dynamische Insuffizienz u. a. Sofern eine Minussymptomatik nicht vorgetäuscht wird und sich hinter einer Zurückgezogenheit (Autismus) affektive Spannungen verbergen, wird eine Minussymptomatik durch die das Energiepotential verringernden Neuroleptika verstärkt.

Faustregel: Beim jetzigen Stand der Therapie werden Psychopharmaka immer bedeutungsloser, je mehr wir es mit einer schizophrenen Minussymptomatik zu tun haben. Soziotherapeutische und psychotherapeutische Maßnahmen treten dann in den Vordergrund.

Bei Auftreten psychotischer Erlebnisse (s. Plussymptomatik s.o.) handelt es sich zentral um den Einbruch der Außenwelt in das Ich (Anm.: Bildhaft kann man bei schizophren Veranlagten von einer Ich-Schwäche sprechen, d. h. das Ich eines schizophren Veranlagten ist in der Psychose zu schwach, um gegenüber dem Druck der Umwelt zu bestehen). In diesem Sinne stehen paranoide Ideen, bes. Beeinträchtigungs- und Verfolgungsideen, verschiedene Erlebnisse des »Gemachtwerdens« sowie bei den Sinnestäuschungen (Halluzinationen) »von außen durch Stimmen angesprochen werden« im Vordergrund. (Ein Ich-Bewußt-

Psychiatrisches Repetitorium

sein ist Voraussetzung). Idioten (wie auch Tiere) können demnach nicht schizophren werden.

a) Formen der Schizophrenien

Die folgenden Unterscheidungen kennzeichnen im wesentlichen jeweils eine im Vordergrund stehende Symptomatik, die weitgehend von der prämorbiden Persönlichkeit, dem Erkrankungsalter und der Akuität abhängig ist:

Schizophrenia simplex: Schleichende unverständliche Veränderung der Persönlichkeit meist mit Minussymptomatik. Psychotische Erlebnisse fehlen gänzlich oder weitgehend. U. E. können hier auch diejenigen Fälle eingeordnet werden, die (wie wir es in anderer Weise, so häufig auch bei Neurosen und depressiven Psychosen, sehen) sich auf ihr Körpererleben zurückziehen. Skurrile Körpersensationen können das Zustandsbild beherrschen, während produktive paranoide Erlebnisse fehlen können.

Hebephrenie: Bei Erkrankungen im Jugendalter (Jugendirresein) handelt es sich entsprechend der unausgereiften Persönlichkeitsentwicklung vorwiegend um verzerrte pubertäre Symptome, wie besonders läppisches Verhalten. Psychotische Erlebnisproduktionen treten zurück oder können fehlen.

Katatonie: Oft keine gesonderte Verlaufsform, sondern Hervortreten psychomotorischer Symptome, die weitgehend die schizophren veränderte Affektivität zum Ausdruck bringen. Sie reichen vom »Zuviel« (Erregungszustände) über »ganz anders« (verschroben, ständige Wiederholungen = Stereotypien, skurrile Wiederholungen = Manieren) zum »Zuwenig« (katatoner Stupor, Katalepsie = z. B. von außen veränderte Armhaltung wird über längere Zeit beibehalten u. a.). Konsequenterweise müßten auch andere schizophrene Ausdruckssymptome, wie Veränderungen der Sprache (Neologismen u. a.) und der Schrift, zu den katatonen Symptomen gerechnet werden. Katatone Symptome häufen sich bei schizophrenen Erkrankungen im jugendlichen und mittleren Lebensalter und sprechen (wie die psychotischen Erlebnisproduktionen) meist gut auf neuroleptische Behandlung (oberhalb der neuroleptischen Schwelle dosiert) an. In einzelnen Fällen mit im Vordergrund stehender katatoner Symptomatik kann wegen vitaler Gefährdung (Störung vegetativer Funktionen, evtl. Fieber, anhaltende Nahrungsverweigerung u. a.) eine Elektroschockbehandlung auch heute noch unumgänglich sein.

Paranoide bzw. paranoid-halluzinatorische Form: Die oben geschilderte Kernsymptomatik des Einbruchs der Außenwelt in das Ich fehlt selten bei Patienten, die einer stationären Behandlung bedürfen. Tritt eine schizophrene Erkrankung bei ausgereifter Persönlichkeit im mittleren und späteren Lebensabschnitt (etwa 15% erkranken erstmals nach dem 40. Lebensjahr) auf, so können paranoide bzw. paranoid-halluzinatorische Symptome den gegenwärtigen Zustand völlig beherrschen, auch nach dem Abklingen können Minussymptome weitgehend fehlen bzw. zurücktreten.

Pfropfschizophrenie: Kombination von Schizophrenie mit Schwachsinn.

b) Zum Verlauf

Schleichend (therapeutisch und prognostisch oft ungünstiger Verlauf) oder akut beginnend (bei akutem Beginn bei $^2/_3$ der Fälle in etwa 6 Wochen neuroleptische Kompensation). Der weitere Verlauf kann stationär, chronisch progredient oder in Schüben sein. Im Hinblick auf die Verläufe schizophrener Psychosen kann grundsätzlich gesagt werden, daß (im Unterschied zu den Psychosen des manisch-depressiven Formenkreises) häufig ein Persönlichkeitsdefekt im Sinne der oben beschriebenen Minussymptomatik (s. o.) entsteht, und zwar oft um so ausgeprägter, je früher der Betreffende erkrankt, je mehr die Erkrankung schleichend einsetzt. Durch die Einführung der Neuroleptika und die u. E. bald zu erwartende weitgehende Einstellung auf Langzeitneuroleptika sowie die zunehmende Nutzung von soziotherapeutischen Maßnahmen, wie Übergangs- und Spezialeinrichtungen (Tag- und Nachtkliniken, Wohnheime, beschützende Werkstätten u. a.), wird man mit immer höheren Prozentsätzen bei der Resozialisierung Schizophrener rechnen können.

c) Ätiologie der Schizophrenien

Voraussetzung: Angeborene Anlage. Es häufen sich leptosomer Körperbau und eine introvertierte schizoide Persönlichkeitsstruktur, besonders bei Früherkrankungen. Bei Späterkrankungen finden sich eher Pykniker. Es bestehen nicht selten Konflikte gegenüber den Eltern (vorwiegend gegenüber der Mutter »overprotective mother«). (Manche Schizophrene werden besonders in der Psychose evtl. sehr aggressiv gegen die Eltern). Rein endogene Entstehung oder nicht selten Auslösung durch situative Belastung. Bei eineiigen Zwillingen spricht zwar die gemeinsame Erkrankung bei (je nach Autor) bis zu 75–85% der Zwillingspaare für die Bedeutung der Anlage. Andererseits weist auf die Bedeutung von Umweltfaktoren hin, daß die Zwillinge oft in sehr verschiedenem Alter erkranken und bei (je nach Autor) 15–25% der eineiigen Zwillingspaare nur ein Zwilling an Schizophrenie erkrankt.

Zu unserer Hypothese von der Bedeutung der psychophysischen Erregung als ätiologisches Zwischenglied bei der Auslösung und Kompensation schizophrener Psychosen siehe skizzierte Darstellung (s. Abb. 40 u. 41).

Psychiatrisches Repetitorium

Abb. 4 ˈ **Modell zur Ätiologie und Kompensation schizophrener bzw. schizo-
phrenienaher Plussymptomatik.**

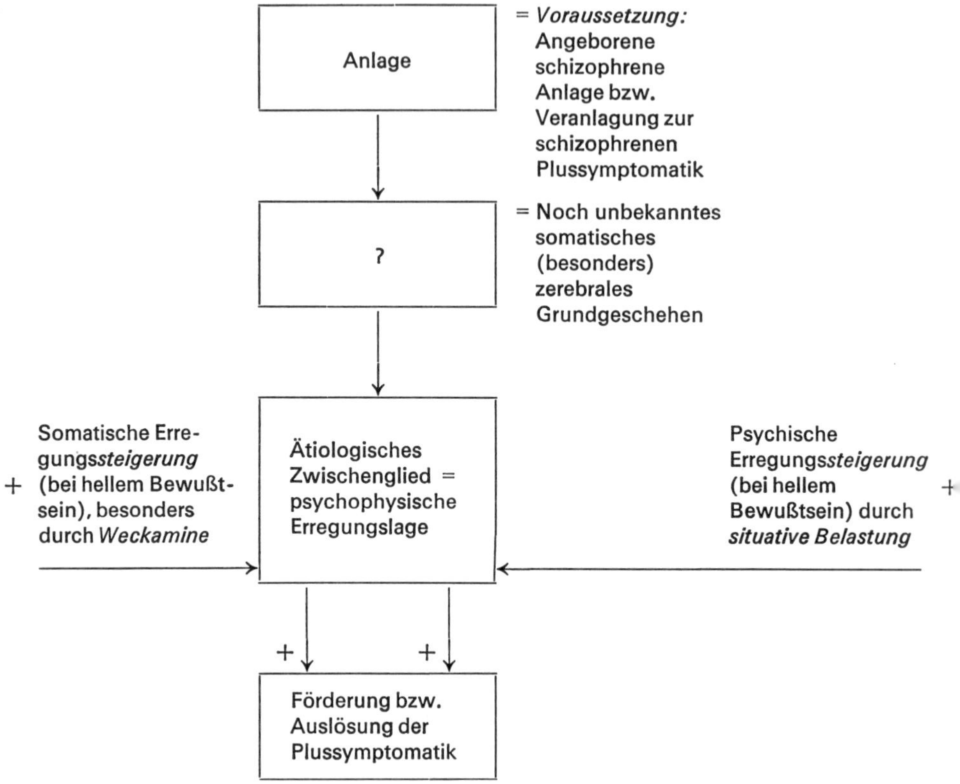

Anlage

= *Voraussetzung:*
Angeborene
schizophrene
Anlage bzw.
Veranlagung zur
schizophrenen
Plussymptomatik

?

= Noch unbekanntes
somatisches
(besonders)
zerebrales
Grundgeschehen

Somatische Erre-
gungs*steigerung*
+ (bei hellem Bewußt-
sein), besonders
durch *Weckamine*

Ätiologisches
Zwischenglied =
psychophysische
Erregungslage

Psychische
Erregungs*steigerung*
(bei hellem
Bewußtsein) durch   +
situative Belastung

+   +

Förderung bzw.
Auslösung der
Plussymptomatik

1. Modell zur Auslösung bzw. Förderung der Plussymptomatik

Psychiatrisches Repetitorium

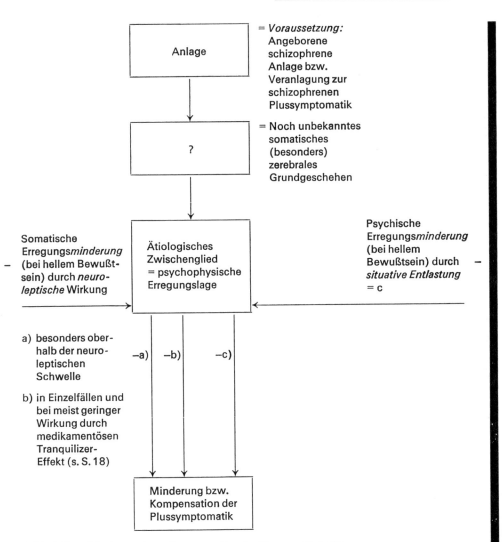

Anlage

= *Voraussetzung:*
Angeborene
schizophrene
Anlage bzw.
Veranlagung zur
schizophrenen
Plussymptomatik

?

= Noch unbekanntes
somatisches
(besonders)
zerebrales
Grundgeschehen

Somatische
Erregungs*minderung*
(bei hellem Bewußt-
sein) durch *neuro-
leptische* Wirkung

Ätiologisches
Zwischenglied
= psychophysische
Erregungslage

Psychische
Erregungs*minderung*
(bei hellem
Bewußtsein) durch
situative Entlastung
= c

a) besonders ober-
halb der neuro-
leptischen
Schwelle

–a)   –b)   –c)

b) in Einzelfällen und
bei meist geringer
Wirkung durch
medikamentösen
Tranquilizer-
Effekt (s. S. 18)

Minderung bzw.
Kompensation der
Plussymptomatik

2. Modell zur Minderung bzw. Kompensation der Plussymptomatik

Anmerkung

Die somatische (neuroleptische) Kompensation (a) ist der psychisch bedingten (situativen) Entlastung (c) zwar deutlich überlegen, doch beobachtet man immerhin, daß viele Kranke nur durch Aufnahme in die Geborgenheit einer Station ihre Plussymptomatik vermindern und in Einzelfällen sogar in wenigen Tagen unter Gewinnung von Krankheitskritik (ohne neuroleptische Therapie) völlig verlieren (s. S. 140).

Zur Literatur s. S. 168 ff.

V. TEIL

Psychopharmaka bei körperlichen Beschwerden und körperlichen Erkrankungen

Die Psychopharmaka interessieren zwar ganz besonders den Psychiater, doch gibt es kein Fachgebiet der Medizin, in dem sie nicht längst vielfach Anwendung gefunden haben, wie u. a. die in diesem Kapitel wiedergegebenen Übersichten deutlich machen. Zur Frage des Einsatzes von Psychopharmaka bei körperlichen Beschwerden und körperlichen Erkrankungen wird der behandelnde Arzt aufgerufen, den Blick vom Symptom zum Symptomträger, von der Krankheit zum Kranken zu lenken, eine Aufgabe, die bis heute im medizinischen Ausbildungsgang noch gänzlich vernachlässigt wird. So werden Psychopharmaka außerhalb der Psychiatrie zwar zunehmend häufig verwandt, doch besteht beim Fehlen klarer Konzeptionen zur Problematik leib-seelischer Beziehungen die Gefahr, daß Psychopharmaka entweder nicht eingesetzt werden, wo sie indiziert wären, oder es besteht die Möglichkeit des Mißbrauches, wenn z. B. vom Arzt eine psychische Fehlhaltung des Patienten erkannt wird, er sich jedoch mit einem chemischen Tranquilizer-Effekt begnügt. So können sowohl eine organmedizinische Behandlung als auch eine dringend notwendige Psychotherapie (von der eingehenden Aussprache bis zur psychoanalytischen Langstreckenbehandlung) vernachlässigt werden.

Es sei daher gestattet, zunächst eine Übersicht zum Leib-Seele-Problem bei körperlichen Beschwerden und körperlichen Erkrankungen zu bringen, die einem sinnvollen Einsatz von Psychopharmaka in der Medizin dienen soll.

A. Zum Leib-Seele-Problem bei körperlichen Beschwerden und körperlichen Erkrankungen[1])

Es bedeutet eine erhebliche Erschwerung des ärztlichen Berufs, daß es kaum eine Klage über körperliche Beschwerden gibt, die nicht sowohl vorwiegend organisch als auch vorwiegend psychogen, d. h. bei neurotischen oder psychotischen Störungen, auftreten kann. Die Doppelgesichtigkeit der Symptome zwingt nicht nur dazu, jeden offensichtlich neurotisch oder psychotisch Kranken organisch durchzuuntersuchen, sondern auch zur psychodiagnostischen Untersuchung jedes offensichtlich organisch Erkrankten, um sich ein möglichst vollständiges Bild über seine äußere und innere Lebensgeschichte sowie über seine gegenwärtige Situation zu machen. Ob der Patient ganz allgemein z. B. über Ermüdbarkeit, Schwäche, Nachlassen der Leistungsfähigkeit, Gewichtsänderung, Schlafstörungen oder mehr lokalisiert über Schmerzen oder Mißempfindungen in bestimmten Körperbereichen oder über Funktionsstörungen im Bereich der verschiedensten Organsysteme klagt — es gibt

---

[1]) Psychiatrisches Repetitorium s. S. 194 ff.

kaum ein Einzelsymptom, das nicht in diesem Sinne doppeldeutig sein kann. Eine Krankheit mag darüber hinaus noch so eindeutig organisch determiniert sein, stets lohnt es sich, nicht nur zu fragen, *was* ist erkrankt, sondern *wer* ist erkrankt? Wieweit ist es erforderlich, dem Erkrankten psychotherapeutisch, psychagogisch und evtl. psychopharmakologisch zu helfen? Es bedeutet eine erhebliche Erschwerung für den Kranken, wenn er angesichts der Doppelgesichtigkeit der Symptome nicht weiß, ob etwa ein Kopfschmerz die Folge einer Erkrankung der Nasennebenhöhlen, der Zähne, der Halswirbelsäule, einer Intoxikation, eines erhöhten Hirndruckes, einer zerebralen Durchblutungsstörung, oder ob der Kopfschmerz psychisch bedingt ist. So kann bekanntlich Kopfschmerz Folge einer depressiven Verstimmung oder z. B. die Folge einer psychisch bedingten Fehlanspannung der Muskeln im Bereich des Nackens oder des Kopfes sein.

Es bedeutet eine erhebliche Erschwerung, Kranke zu behandeln, wenn man sich nicht stets besinnt, daß auch ein eindeutig organisch Erkrankter nicht nur einen kranken Körper hat, sondern stets auch ein leiblich Veränderter ist; das heißt, ein Kranker registriert nicht nur z. B.: ich habe ein gebrochenes Bein, sondern er ist auch ein Nicht-gehen-Könnender, ein je nach Persönlichkeit Nicht-arbeiten-Könnender oder ein endlich mal Ruhe-Habender, ein sich wegen des Unfalls Vorwürfe-Machender oder ein gleichgültig Hinnehmender, ein je nach Persönlichkeit Hilfe und Pflege Fordernder oder Nicht-annehmen-Könnender usw. Ein Kranker übernimmt bekanntlich z. B. nicht nur die ärztliche Diagnose einer Herz- und Kreislaufinsuffizienz, sondern er ist ein Kurzatmiger, körperlich wenig Belastbarer, Alternder, evtl. Resignierender, schlecht Schlafender oder etwa ein Bagatellisierender, unbedingt Leben-Wollender usw. Ein Kranker registriert nicht nur eine Magenschleimhauterkrankung, ein Gallenleiden, sondern er ist ein Schmerzen- oder Übelkeit-Habender, ein im Lebensgenuß Gestörter usw.

Selbst schwerste organische Erkrankung braucht nicht als äußeres Schicksal bestimmend zu wirken. Hierzu untersuchte Verf. 45 Patienten, bei denen wegen eines Karzinoms der Kehlkopf operativ entfernt worden war. Alle Kranken hatten vor sich die ungewisse Zukunft, ob die Krebserkrankung ausgeheilt sei, sie hatten in der Gegenwart die äußerst schwierige Aufgabe zu bewältigen, sich mit einer neu zu erlernenden Sprache (durch Herausrülpsen von Luft aus dem Magen) verständlich zu machen, Berufs- und Familienprobleme zu lösen. Der weitere Lebensverlauf dieser Kranken zeigte, daß nicht die Krankheit bzw. der Kehlkopfverlust entscheidend waren, sondern die Persönlichkeit des Patienten. Nicht, was erlebt wurde, sondern wie erlebt wurde, nicht das äußere Schicksal, sondern das innere Schicksal wurde bestimmend. Es gab Patienten, die nicht die Energie zur Erlernung der neuen Sprache aufbrachten, die sich völlig zurückzogen. Manche blieben im Bett, andere wurden mißtrauisch, andere depressiv usw. Auf der anderen Seite stand das Gros derjenigen, die nicht nur zur sprachlichen Verständigung mit großer Energie zurückfanden, evtl. im eigenen Geschäft Kunden bedienten, sogar Telefongespräche führten, sondern im ganzen ein frohes und erfülltes Leben fortführten.

Die Geschichte der Medizin zeigt, daß fatalistische Hinnahme von Krankheit oder der Glaube an magische Praktiken oder numinose Hilfe die Einstellung der Kranken zur Krankheit völlig beherrschen konnten. Gläubige Hingabe an göttliche Hilfe zur Gesundung veranlaßte in vergangenen Jahrhunderten, die Betten in Krankensälen mit Blick auf die Kanzel auszurichten (ein Beispiel eines derartigen Krankenhauses aus dem Mittelalter kann heute noch in Béaune in Frankreich besichtigt werden). Dieser Blick auf numinose Hilfe wird heute mehr und mehr abgelöst durch den Blick auf das Medikament. Hierzu heißt es zwar, daß bei den Kranken unseres Landes und unserer Zeit zunehmend ein sachliches Wissen um Krankheit getreten sei. Es sei charakteristisch, daß sie ihre Leistungsfähigkeit im Wettbewerb erhalten wollen, daß sie nicht leiden wollen und von der Gesellschaft und damit von Ärzten und Versicherungen Behandlung, Gesundheit und Sicherheit fordern. Die oft übergroße Bereitschaft zum Tabletteneinnehmen bzw. zur »Spritze« findet hier ihre vielfältige Bedingtheit. Jedoch bedarf es keiner besonderen Betonung, daß auch heute Wünsche und Befürchtungen der Patienten das Einnehmen von Medikamenten weit mehr leiten und begleiten als kühl sachliche, kritische Einstellungen. Es sei hier er-innert an die in vielen Untersuchungen nachgewiesenen überraschend häufigen Plazeboeffekte oder an die Wirkung des »Wortzaubers« mancher Medikamenten-namen. Es findet sich sowohl die Bereitschaft, der Schulmedizin auszuweichen, wie auch die Vorteile ihrer Medikamente zu überschätzen sowie ihre möglichen Nach-teile durch Neben- und Begleitwirkungen nicht zu beachten.

Die Entwicklungspsychologie lehrt uns, daß magisches Denken im Sinne einer gefühlsmäßigen Beziehungsstiftung nicht nur eine interessante Durchgangsphase in der Entwicklungsgeschichte der Völker, sondern immer wieder in der Entwick-lung jedes einzelnen ist. Das magische Denken, das zumindest bis zum 8. Lebens-jahr vorherrschend ist, wird viel weniger durch naturwissenschaftliches Kausali-tätsdenken abgelöst, als bewußt ist. Magisches Denken ist bekanntlich charakteri-siert durch die gefühlsmäßige Beziehungsstiftung im Sinne des »Wenn . . ., dann . . .«. Wenn der Totenvogel ruft, dann stirbt einer im Dorf. Wenn ich im Zeichen des Steinbocks geboren bin, dann habe ich in diesen Tagen gute Erfolge bei geschäft-lichen Abschlüssen; wenn ich ein Amulett im Wagen habe, bin ich weniger gefähr-det; wenn ich diese Medikamente nehme, dann werde ich gesund.

Den psychotropen Medikamenten, insbesondere den Psychopharmaka, die auf die psychische Befindlichkeit des Kranken einwirken, kommt eine Sonderstellung zu. Sie haben ihre Wirkung meist jetzt und heute unter Beweis zu stellen. Weit mehr als bei anderen Medikamenten gehen sie nicht nur mit der Krankheit um, sondern der Patient geht mit ihnen um. Geht es um die Behandlung körperlicher Beschwer-den und körperlicher Erkrankung, so wird sie bald eher vom Kranken verworfen, wenn sie nicht hilft, und führt weit eher zum Mißbrauch, wenn sie den Leidens-druck aufhebt und der Kranke Beschwerdefreiheit mit Gesundung verwechselt.

Fragt man nach Zusammenhängen zwischen körperlichen Erkrankungen und Be-schwerden und Psychischem, so finden sich nach der Vernachlässigung dieses Gesichtspunktes in der Vergangenheit heute die unterschiedlichsten Ansätze:

Bei den verschiedensten Erkrankungen wird der Psychogenie nicht nur eine wesent-liche Bedeutung eingeräumt, sondern es tauchen besonders im amerikanischen Schrifttum Begriffe auf wie »psychosocial diseases« »comprehensive medicine« (Alexander). Es heißt, daß der Begriff der Psychogenie nur die dualistische Betrach-tungsweise der Gegenüberstellung von Körper und Seele fortsetze und man von einer ganzheitlichen Reaktionsart des Menschen als psychophysische Totalität zu sprechen habe. So heißt es bei Alexander, daß es keine speziellen psychosomatischen Erkrankungen gäbe. Emotionelle Faktoren seien nicht nur bei den klassischen psychosomatischen Erkrankungen (Asthma bronchiale, Ulcus ventriculi et duodeni usw.) besonders wichtig, sondern seien grundsätzlich bei Erkrankungen von wesentlicher Bedeutung. Damit nähert man sich dem Bereich mißverständlicher Überspitzungen, die Krankengeschichte und Lebensgeschichte gleichsetzen oder Zufälle bzw. Schicksal bei Krankheitsentstehungen generell ausschalten.

Neben dem einengenden und oft eingleisigen Suchen nach der materialistischen oder psychogenen Kausalität von Krankheiten kamen finale Betrachtungen nach dem Sinn von Krankheit auf, die in ihrem globalen Ansatz zum Teil mehr Verwirrung als Erkenntnisgewinn zur Folge hatten. Zunächst entsteht Verwirrung, wenn die oft fruchtbare Frage nach dem *Symbolsinn* von Krankheitssymptomen gleichgesetzt wird mit dem *Zwecksinn*. Versteht man unter einem Symbol ein Zeichen für etwas, so enthüllen viele körperliche Beschwerden und Symptome bei psychotischen, neurotischen und psychosomatischen Erkrankungen ihren Sinn, wenn man sich ihnen nicht erklärend, sondern anthropologisch verstehend zuwendet. So kann eine Atembeklemmung in einer beengenden Situation auftreten, eine Gangstörung mit Unsicherheit in den Beinen, Schwindelgefühl, Angst vor dem Hinstürzen u. a., wenn psychotisch oder neurotisch bedingt kein fester Boden mehr unter den Füßen liegt. Der *Symbolsinn* der körperlichen Beschwerden kann in derartigen Fällen verstanden werden. Anders ist es, wenn man nach dem *Zwecksinn* von Krankheiten gefragt wird. Es geht noch an, das zweckvolle und damit sinnvolle biologische Miteinanderwirken einzelner Körpersymptome zu sehen und vom Adaptationssyndrom, vom Erfordernishochdruck, von Notfallsfunktionen, vom sinnvollen Synergismus bei sympathikoton-ergotropen und vagoton-trophotropen Reaktionsweisen des Organismus, vom sinnvollen Miteinander entzündlicher Abwehrvorgänge usw. zu sprechen. Jedoch wird es höchst problematisch, wenn ohne weitergehende Differenzierung vom »Sinn der Krankheit« die Rede ist. Glatzel spricht von einer gefährlichen Versuchung, die die Frage nach dem Sinn von Krankheit in sich birgt. Während einige Extremisten formulieren, daß der Mensch seine Krankheit mache, äußert sich z. B. K. Schneider zurückhaltend:»Es kann einen lebensgeschichtlichen Sinn haben, daß jemand in einer bestimmten Situation irgendeine Störung hat, wobei das Wie der Störung keinen Sinn zu haben braucht.«

Kommen wir nach diesen sehr weit gefaßten Formulierungen zu mehr konkreten Aussagen über die Beteiligung psychischer Faktoren bei körperlichen Beschwerden und körperlichen Erkrankungen. Es geht darum, weitere Gesichtspunkte für die Berechtigung bzw. Notwendigkeit einer je nach Fall ausschließlichen oder zumindest begleitenden psychotherapeutischen und evtl. psychopharmakologischen Behandlung nahezubringen. Es bieten sich folgende Gesichtspunkte an, die zur Verdeutlichung voneinander abgehoben seien, obwohl sie sich vielfach zum Teil überschneiden:

1. Somatogen-psychoreaktives Verhalten[1])

Trotz äußerlich gleicher Diagnosen bedingen folgende Faktoren gänzlich verschiedene Reaktionsweisen des Patienten: mangelnde medizinische Kenntnis, die

---

[1]) Psychiatrisches Repetitorium »Somatogen-psychoreaktives Verhalten« s. S. 194.

Persönlichkeitsstruktur des Betroffenen, Wünsche oder Befürchtungen des Patienten und seiner Umgebung, der Stellenwert, den die Erkrankung in der beruflichen, familiären und soziologischen Situation einnimmt, die Arten und Möglichkeiten der Behandlung, die angeboten werden. Wie bei der Besprechung der Verhaltensweisen einer Gruppe von Kehlkopfexstirpierten (s. o.) erwähnt wurde, steht dem zunächst äußeren Schicksal der Erkrankung das innere Schicksal des Erkrankten, dem äußeren Ereignis das Wie der Einordnung in den Lebensablauf gegenüber. Je mehr der Arzt die vielfältigen Hintergründe und Folgen einer Erkrankung untersucht, um so eher wird er Psychotherapie und Psychopharmaka sinnvoll einsetzen. Neben der weitgefaßten Sicht des Problems der psychoreaktiven Verarbeitung körperlicher Beschwerden und Erkrankungen finden sich ganz konkret die Fragen: Wann wird eine körperliche Empfindung zur körperlichen Beschwerde? Wann und wie wird auf eine körperliche Empfindung reagiert? Wann wird ein körperlich Empfindender zum Patienten?

Da findet sich zunächst das Reagieren auf Anomalien von Funktionsabläufen, seien sie durch körperliche Erkrankung oder rein funktionell bedingt. Angesichts der außerordentlichen *Regelmäßigkeit* organischer Funktionsabläufe wird reagiert auf subjektiv empfundene *Unregelmäßigkeiten*. Vielfach sind es Änderungen und Besonderheiten motorischer Funktionsabläufe (Spasmen, Obstipation, Diarrhoe) oder im Herz-Kreislauf-System, Besonderheiten des Blutdruckes (Hypotonie, Hypertonie, Kreislaufregulationsstörungen) oder der Herzfrequenz (Extrasystolen, Tachykardien, Bradykardie), die bewußt werden. Subjektiv empfundene Beeinträchtigungen der Atmung sowie auch Änderungen der regelmäßigen Abläufe des Urogenitaltrakts (Zyklusanomalien, Störungen des Wasserlassens, Oligurie, Polyurie) kann man hier nennen. Hinzu kommen sekretionsbedingte Anomalien an den schleimhautbesetzten Organsystemen (z. B. bei Asthma bronchiale, Colitis mucosa u. a.) wie an der Haut (Änderungen der Transpiration), die zu subjektiv empfundenen und beachteten Funktionsstörungen führen können. Das Besondere ist in unserem Zusammenhang, daß ein Leidenszustand sich häufig nicht aus der objektiven Funktionsbeeinträchtigung ergibt, sondern aus der Einstellung zum Symptom, das wiederum bei rein vegetativ funktionell bedingten Symptomen durch diese Einstellung evtl. verstärkt wird.

Während der seelisch gesunde, harmonische Mensch vertrauensvoll von seinem Körper weg zentrifugal in die Außenwelt hineinlebt und -wirkt, zieht sich der zu ängstlichen oder depressiven Verstimmungen neigende auf seinen Körper zurück. Damit treten nicht nur funktionelle Anomalien in das Bewußtsein, sondern können auch zum Ansatzpunkt vielfältiger Befürchtungen und Ängste werden. Nicht selten werden diese Befürchtungen gefördert durch eine medikamentöse Organbehandlung, wo Psychotherapie oder Psychopharmaka zur Korrektur von psychischen Fehleinstellungen am Platze wären. Von Interesse ist ferner die außerordentliche Bedeutung, die dem Gesamtbefinden durch körperlich bedingte Beschwerden oder Funktionsstörungen zukommt. Man denke an prämenstruelle Spannungszustände, an Verstimmungen auf dem Boden von Schmerzen oder Mißempfindungen u. a. K. Schneider sprach von »Hintergrund«-Verstimmungen, die sich aus dem Erleben körperlicher Beschwerden ergeben, und grenzte sie von freisteigenden »Untergrundverstimmungen« ab. Psychopharmaka können im Rahmen einer Tranquilizer- oder antidepressiven Wirkung hier sehr nützlich sein, weil durch Verstimmungen Schmerzen und Mißempfindungen meist quälender empfunden werden.

2. Somatopsychische Symptomatik = hirnorganische Psychosyndrome[1])

Alle körperlichen Vorgänge, die in irgendeiner Form die Gehirnfunktionen beeinflussen, können psychische Veränderungen zur Folge haben. Dabei können die Gehirnfunktionen von *außen* (allogen im Sinne von Kleist) durch Noxen verschiedenster Art (Intoxikationen, Trauma u.a.) beeinträchtigt werden. Auch die therapeutisch genutzte Umstellung durch Psychopharmaka kann besonders bei der Tranquilizer- und neuroleptischen Wirkung hier eingeordnet werden. Die antidepressive Wirkung, wie auch z.B. die von Lithium, wird zwar auch von außen in Gang gesetzt, läßt aber erst im Krankheitsfall (depressive oder manische Psychosen) ihre spezifischen psychischen Wirkungen erkennen. Im weiteren Sinne indirekt kommt es vom Körper aus (somatogen − Kleist) zur Beeinflussung der Gehirnfunktionen. Zu nennen sind das endokrine Psychosyndrom (nach M. Bleuler) mit Änderungen der Antriebsfunktionen und der Gestimmtheit, sehr auffällig beim Morbus Basedow, beim Myxödem oder Morbus Addison oder auch deutlich bei den verschiedensten endokrinen Störungen (z.B. in der Gravidität, bei hypophysären Erkrankungen u.a.).

Vom Körper ausgehend können auch Intoxikationen (z.B. bei Nierenerkrankungen, Ileus u.a.) die Gehirnfunktionen beeinträchtigen und psychische Symptome auslösen. Zu nennen sind hier auch z.B. fieberhafte Infekte, die evtl. ein Fieberdelir und nicht selten in den Wochen nach der Erkrankung einen hyperästhetisch-emotionellen Schwächezustand (Bonhoeffer) zur Folge haben. Die pseudoneurasthenische »reizbare Schwäche« am Beginn oder als Folge von Hirnschädigungen der verschiedensten Ursache steht diesem postinfektiösen Schwächezustand sehr nahe. Gesteigerte innere Erregbarkeit mit Schlafstörungen durch Hypoxämie des Gehirns (z.B. bei Herz- und Kreislaufinsuffizienz oder bei Zerebralsklerose) oder eine gesteigerte Erregbarkeit bei einem Mangel an ionisiertem Calcium, bei Tetanie bzw. tetanoider Reaktionslage (evtl. gefördert oder ausgelöst durch Hyperventilation), gehören ebenfalls in diese Gruppe, um nur die geläufigsten somatopsychischen Syndrome anzuführen.

Schließlich kann das Gehirn selbst (neurogen nach Kleist) durch Entwicklungshemmung, Mißbildung, Tumor, Gefäßleiden usw. primär getroffen sein, wodurch die verschiedensten psychischen Syndrome (Schwachsinn bei Erkrankung vor oder während der Geburt bzw. im Kindesalter, hirnlokales Psychosyndrom, hirndiffuses amnestisches Psychosyndrom bei Erkrankung im Erwachsenenalter) verursacht werden. (Übersichten hierzu s. Kleist, M. Bleuler, die Monographie des Verf. »Amnestische Psychosyndrome« u.a.)

Die erwähnten Gesichtspunkte (allogen, somatogen, neurogen) überschneiden sich teilweise und lassen viele Fragen über die Genese der psychischen Symptome und Syndrome offen. Sie weisen aber gemeinsam auf das Betroffensein des Gehirns, d.h. des Werkzeuges bzw. des Instrumentes hin, ohne das Psychisches nicht in

---

[1]) *Psychiatrisches Repetitorium* »Somatopsychische Symptomatik = hirnorganische Psychosyndrome« s. S. 194.

Erscheinung treten kann. Ganz allgemein wird man sagen können, daß Psychopharmaka und im weiteren Sinne psychotrope Medikamente bei den somatopsychischen Symptomen in möglichst vorsichtiger Dosierung anzuwenden sind, da
diese psychotropen Medikamente enzephalotrop sind und die somatopsychischen
Symptome über eine Beeinträchtigung von Gehirnfunktionen entstehen. Von
besonderem Interesse sind in diesem Bereich Stoffe, von denen die z. Z. gebräuchlichsten auf Tab. 34, S. 279 ff., zusammengefaßt wurden.

3. Leiblich-seelisches Erleben[1])

Von besonderer Bedeutung zur Frage des Einsatzes von Psychopharmaka bei psychisch bedingten körperlichen Beschwerden ist das so vielfältige leibliche Erleben
psychischer Störungen, das nicht nur bei Psychosen (besonders bei depressiven
Psychosen) beobachtet wird, sondern auch fast stets bei Neurosen. Von Mensch
zu Mensch findet sich eine unterschiedliche Fähigkeit, Seelisches in Körperliches
zu transformieren, wie z. B. aus den Übungen des autogenen Trainings (Auslösung
von Schwereempfindungen in den Armen usw.) bekannt ist. Bei ängstlichen und
depressiven Verstimmungen, seien sie psychotisch oder neurotisch bedingt, drückt
sich die Verstimmung mehr oder weniger leiblich aus. So wird etwa ängstliche
Beengung als kloßiges Gefühl im Hals oder Beklemmung in der Brust, so werden
psychische Unsicherheiten als Schwäche in den Beinen oder Schwindelgefühl beim
Gehen erlebt, so äußern sich etwa Ablehnung und Widerstand gegen eine Situation
als Völlegefühl im Magen, Appetitlosigkeit, Übelkeit, Erbrechen usw. Es will scheinen,
daß der Körper in der ängstlichen und depressiven Verstimmung seine Selbstverständlichkeit und Unmerklichkeit verliert. War er in der Gesundheit dienendes
Werkzeug und Gehäuse, so wird er beim ängstlichen und depressiven Rückzug der
aggressiven Strebungen mehr oder weniger beherrschender Mittelpunkt. Die säuber-
liche sprachliche Trennung in Körper und Seele schafft künstliche Abstraktionen,
die bei der Einbuße der menschlichen Freiheit in Neurosen und Psychosen Verständnisschwierigkeiten schaffen, wenn das Erleben auch Körperliches umgreift.
Man kommt dieser Einbeziehung des Körpers näher, wenn man sich zurückbesinnt
an die bildhafte, anschauliche Sprache des Erlebens. Sie wird nicht nur deutlich im
Traum, nicht nur in der Ausdruckskunde, sondern auch plastisch in der Weise, wie
Neurosen und Psychosen vielfach leiblich erlebt werden. Die Organe verlieren ihre
rein materielle Zweckbestimmung, wenn sich Appetitlosigkeit oder Übelkeit nicht
primär auf Nahrungsmittel, sondern auf eine widerwärtige Situation beziehen, wenn
sich etwa Enge oder Beklemmung nicht auf Luftmangel, sondern auf eine beengende
Situation zurückführen lassen.
Das Körperliche ist Teilausdruck der psychischen Störung, wenn beispielsweise
Lebensangst als Herzangst oder z. B. abnorm gesteigerter Durst als Ersatz für ver-
sagten Lebens- und Liebesdurst auftreten oder abnorm gesteigerter Hunger als
Ersatz für mangelnde Befriedigung (Sättigung) in anderen Bereichen des Lebens-
genusses. Es ist in diesem Zusammenhang von einer Organsprache, einem symbolischen Aussagewert der Organe, die Rede. An die Stelle der distanzierenden Feststellung: Ich habe einen Körper, tritt die Aussage: Ich bin ein Leib (Zutt u. a.).

---

[1]) *Psychiatrisches Repetitorium* »Leiblich-seelisches Erleben« s. S. 200 f.

Äußert sich ein neurotischer Konflikt vorwiegend organisch, etwa durch Magen-oder Herzbeschwerden, so wird dementsprechend mit dem Terminus »Organneurose« nur ein äußeres Symptom erfaßt. Dies nur als Hinweis, um deutlich zu machen, wie unbefriedigend es ist, wollte man derartige Beschwerden im Körper vorrangig mit Psychopharmaka behandeln, statt in erster Linie zu helfen, äußere und innere Lebenssituationen zu bereinigen, sofern sie neurotisch[1]) bedingt sind. Treten dagegen derartige leib-seelische Symptome bei psychotischen Verstimmungen auf, so hat die Behandlung der Psychose durch Psychopharmaka den Vorrang.

Seelisches wird in diesem Sinne leiblich erlebt, drückt sich leiblich aus. Dabei finden sich fließende Übergänge zu dem, was als *Konversionssymptomatik* einer besonderen Abgrenzung bedarf.

Die sog. Konversionssymptome werden meist »hysterisch« im Sinne von demonstrativ, rational-planlos, irrational-wunschgeleitet genannt. Bei ihnen tritt ein seelischer Konflikt als körperliches Symptom nach außen in Erscheinung. Hier finden sich Funktionsbeeinträchtigungen meist in Bereichen, die der willkürlichen Innervation (Ausnahme z. B. Stigmata) zugänglich sind, d. h. im Bereich des Bewegungsapparates und der Sinnesleistungen. Die Symptomatik reicht von vorwiegend motorischen Funktionsstörungen (z. B. grobschlägiges Zittern – Kriegszitterer –, Schreibkrampf, Sprachstörungen u. a.) über Schwäche in den Bewegungsorganen bis zum völligen Funktionsausfall (besonders psychogene Lähmungen, Hinstürzen im Sinne des Totstellreflexes [E. Kretschmer], psychogene Berührungs- und Schmerzunempfindlichkeit, psychogene Sehunfähigkeit u. a.).

Es leuchtet ein, daß gerade bei diesen sog. Konversionssymptomen die Psychotherapie dem Patienten helfen muß, seine Konflikte zu bewältigen und sich der Realität zu stellen. Eine medikamentös ausgelöste Tranquilizer-Wirkung kann u. U. dazu führen, daß der Patient sich mit dem Problem, »die Geister, die ich rief, die werd' ich nun nicht los«, abfindet und Symptome fixiert werden, die sonst auch bei schwersten Fällen meist reversibel sind. Wir erinnern uns hierzu an eine 28jährige Patientin, die im Sinne einer Konversionssymptomatik seit 7 Jahren völlig geh- und stehunfähig war und mit ausgeprägten, durch die Inaktivität bedingten Muskelatrophien in unsere Klinik kam. Unabhängig von der Wirkung von Psychopharmaka konnte sie durch psychotherapeutische Behandlung nach einigen Monaten gehfähig entlassen werden.

Fragt man nach den Gemeinsamkeiten und Unterschieden zwischen leib-seelischem Erleben und sog. »Konversionssymptomen«, so ist ihnen gemeinsam der leibliche Ausdruck einer psychischen Störung. Mit dem leiblichen Ausdruck gilt der Betroffene vor sich und anderen nicht als seelisch oder geistig gestört, sondern als körperlich erkrankt. Gemeinsam ist ein äußerer Krankheitsgewinn durch die Funktionsstörung. Bei den hysterischen Konversionssymptomen überwiegt der Appell nach außen, wird ein Wunsch im Symptom durchsichtig. Entsprechend der Änderung der Gesellschaftsstruktur haben sich die Neurosen »verkrochen« und verfeinert. An die Stelle des groben Appells trat mehr und mehr die Sprache innerer Organe. Die

---

[1]) *Psychiatrisches Repetitorium* »Neurosen« s. S. 201, »Abnorme Erlebnisreaktionen« s. S. 203, »Psychopathien« s. S. 206, »Sexualanomalien« s. S. 206, »Paranoide Entwicklungen und Reaktionen« s. S. 208.

Anonymität unserer Gesellschaft bietet weniger Mitleid und persönliche Zuwendung, dagegen mehr somatische Diagnostik und Therapie an.

Bemerkenswert ist die Abnahme des unmittelbaren Ausdruckscharakters der leiblichen Symptomatik von der hysterischen Konversionssymptomatik über das leibliche Erleben ängstlicher oder depressiver oder anderer neurotischer Zustände zum leiblichen Erleben depressiver Psychosen. Es ist noch ungeklärt, warum die gleichen Patienten wiederholt auftretende depressive Psychosen meist in gleicher Weise leiblich, d.h. mit Druckgefühlen im Kopf oder im Brustraum oder im Bauchraum (s. S. 66 ff.), erleben, sowie ob und welche Beziehungen zwischen der prämorbiden Persönlichkeit und der Art des leiblichen Erlebens der depressiven Psychose bestehen.

4. Psychosomatische Symptome und Erkrankungen[1])

Beim leib-seelischen Erleben eines Konfliktes bzw. einer ängstlichen oder depressiven Verstimmung liegt der Akzent auf dem Subjekt. Ein seelischer Zustand wird leiblich erlebt; will man ihn körperlich objektivieren, bleiben oft greifbare Befunde aus oder sind unbedeutend. Spricht man von psychosomatischer Symptomatik, so wird im allgemeinen in erster Linie ausgesagt, daß körperliche Symptome, seelisch verursacht oder bedingt, objektiv sichtbar sind bzw. sichtbar gemacht werden können.

Gemeinsam ist dem leib-seelischen Erleben psychischer Störungen und den psychosomatischen Erkrankungen, daß an die Stelle des Leidens unter einem Konflikt das Leiden unter einer Krankheit getreten ist. Psychisches wird also in irgendeiner Form somatisiert. Bei den psychosomatischen Symptomen ist der Erlebniszusammenhang oft nicht mehr zugänglich bzw. kann nur mühsam erarbeitet werden. Man denke zur Veranschaulichung an das leib-seelische Erleben einer sexuellen Erregung des Mannes. Das begleitende somatische Symptom der Erektion kann sich verselbständigen und statt von sexueller Erregung von Schmerz begleitet sein.

Stokvis, der darauf hinweist, daß Heinroth schon 1818 den Terminus »psychosomatisch« verwandte, betont, daß eine rein psychologische Untersuchung psychosomatischer Probleme ein »gestriger«, der materialistische, rein physische Blickwinkel ein »vorgestriger« sei. Der Mensch sei als »psychophysische Ganzheit mit freiem Geist« zu sehen. In zahlreichen Untersuchungen wurden psychisch verursachte oder bedingte somatische Symptome objektiviert. So finden sich eingehende Studien motorischer Phänomene, wie röntgenologische Untersuchungen des Zwerchfells, der Magen-Darm-Peristaltik, Untersuchungen des Blutdruckes oder peripherer Gefäßreaktionen (die Vasolabilität wurde als Psychobarometer gekennzeichnet), der elektrischen Muskelerregbarkeit (latente Tetanie) bei »nervöser Übererregbarkeit«, der Pupillenreaktionen u.a. Oder es wurden z.B. sekretorische Phänomene untersucht, voran die Studien Pawlows zur Magensekretion beim bedingten Reflex, Untersuchungen des Speichelflusses, des Gallenflusses, der Schweißsekretion (psychogalvanisches Phänomen) usw.

Vielfach gesichert wurden körperliche Begleiterscheinungen affektiver Vorgänge. Jedoch wurden diese Zusammenhänge nicht im Sinne eines zeitlichen Nachein-

---

[1]) *Psychiatrisches Repetitorium* »Psychosomatische Symptome und Erkrankungen« s. S. 209.

anders, sondern eines Gleichzeitigkeitskorrelates gesehen. Er ist nicht traurig, *weil* er weint, sondern *indem* er weint. Er ist nicht erregt, weil er einen erhöhten Blutdruck hat, sondern indem er erregt ist, kann sein Blutdruck erhöht sein. Nicht weil er sich fürchtet, hat er Herzklopfen, sondern indem er sich fürchtet. Jedoch gibt es auch Furcht ohne Herzklopfen und Freude oder andere Gefühlsregungen mit Herzklopfen. Es gibt jedoch kein psychisch bedingtes Herzklopfen ohne Erregung. Wenn es heißt, daß Freude und Trauer die Galle im Experiment lebhafter fließen lassen und Ärger den Fluß evtl. vermindert, so sieht man hier ähnlich weitgefaßte und wenig spezifische Zuordnungen zwischen Affekten und körperlichem Geschehen wie z. B. beim Kreislauf. Im übrigen erinnern diese Ergebnisse an die Temperamentenlehre der Antike, deren Melancholiker und Choleriker wesentlich von der Art ihres Gallenflusses bestimmt waren. Demgegenüber wissen wir, daß eine Persönlichkeit stets nur multifaktoriell zu erfassen ist und körperliche Bedingtheiten von Verhaltensweisen stets vielfältig determiniert sind.

Gesichert ist in diesem Zusammenhang in erster Linie eine Beziehung zwischen der Intensität von Affekten und somatischen Begleiterscheinungen. Das ist in unserem Zusammenhang von Interesse, denn eine unspezifische Herabsetzung affektiver Erregungen durch gewisse psychotherapeutische Maßnahmen (z. B. autogenes Training) oder Psychopharmaka hat erwartungsgemäß auch einen Einfluß auf die somatischen Begleiterscheinungen.

Nach den verschiedenen Gesichtspunkten wurden psychosomatische Symptome und Erkrankungen zusammengefaßt. Vorwiegend sympathikoton sind demnach Hyperthyreose, paroxysmale Tachykardie, funktionelle Hypertonie, spastische Gefäßstörungen. Als vorwiegend parasympathikoton werden gekennzeichnet: allergisch-anaphylaktische Symptome, Heufieber, Serumkrankheit, Asthma bronchiale, Colitis mucosa, Gastritis, Ulkuskrankheiten, spastische Obstipation, dyskinetische Cholezystopathien. Wenn es auch keiner besonderen Erläuterungen bedarf, daß nie ein einzelnes Organ neurotisch ist, sondern stets der ganze Mensch, interessiert doch immer wieder, warum gerade dieses Organ betroffen ist. *Die Zuordnung zum vegetativen System mit seiner Einordnung in die Gesamtleistungsvollzüge ergotrop (Leistungsentfaltung–Dissimilation) und trophotrop (Aufbau–Ruhe–Assimilation) neben der Beachtung von Orten verminderter Widerstandskraft (Locus minoris resistentiae) oder überhöhter funktioneller Beanspruchung (Punctum majoris irritationis nach Stokvis, z. B. Kopfschmerz bei geistiger Überbeanspruchung) wird den verschiedenen Erscheinungsformen psychosomatischer Symptome und Erkrankungen noch nicht gerecht*[1]*). Sehr viel weiter kommt man mit der Besinnung auf die Tatsache, daß Körperliches sowohl biologisch zweckvoll abläuft wie auch dieses Zweckes entkleidet dem Ausdruck dienen kann.* Wegen der Wichtigkeit dieses Gesichtspunktes sei kurz zur Veranschaulichung ein konkretes Beispiel angeführt. So dienen z. B. zweckvolle Innervationen der Muskeln im Bereich des Auges oder des Mundes auch dem Ausdruck. Blindgeborene benötigen die Muskulatur im Bereich der Augen nicht für Zweckbewegungen und haben auch keinen mimischen Ausdruck im Augenbereich. Haben jedoch Blindgeborene einen Sehrest,

---

[1]) Siehe hierzu die neuerdings erschienene gesichtspunktreiche Monographie von W. Thiele: »Psycho-vegetatives Syndrom«, herausgegeben von Sandoz.

indem sie noch Hell und Dunkel unterscheiden können, so verengen sie bei sehr hellem Licht die Lidspalte, um abzublenden, um den Blick zu konzentrieren. Verf. konnte beobachten (bei Untersuchungen in den Blindenanstalten Düren und Neuwied)[1]), daß nur diese Blindgeborenen mit Hell-Dunkel-Sehrest auch bei konzentriertem Zuhören in gleicher Weise die Lidspalten verengten und die entsprechenden ausdrucksvollen Falten über der Nasenwurzel erkennen ließen, während die Mimik der Blindgeborenen ohne Hell-Dunkel-Sehrest im Augenbereich stumm war.

Die Besonderheit der *psychosomatischen* Symptomatik ist nur, daß ihre psychische Determiniertheit oft nur mühsam entschleiert werden kann, und daß bei den psychosomatischen Erkrankungen der somatische Anteil des Leidens oft ganz vordergründig ist. So denke man z.B. an die Errötungsfurcht oder etwa an die Ejaculatio praecox oder an die Frigidität. Die Furcht, bei gewissen Gedanken und Gefühlsregungen ertappt zu werden, kann sich im Erröten ausdrücken, wird deutlich sichtbar.

Furcht und Unsicherheit, nicht potent zu sein, drücken sich somatisch in der beeinträchtigten Erektion, in der Ejaculatio praecox aus. Hingabestörungen können bei der Frau Frigidität bedingen und sich psychosomatisch in der Unfähigkeit zum Orgasmus ausdrücken. Sehr deutlich ist jeweils der somatische Vordergrund, während der psychische Hintergrund oft erst entschlüsselt werden muß.

Mit der Rückbesinnung auf die *zweckvolle Funktion von Organen*, die im Rahmen psychosomatischer Erkrankungen betroffen sind, findet sich ein besonders fruchtbarer Gesichtspunkt, der unseres Erachtens wesentlich mehr zum Verständnis beiträgt als eine eingleisige Suche nach spezifisch auslösenden Situationen oder nach spezifisch begleitenden Affekten.

»*Spezifische Situationen*« gibt es immer nur in bezug auf besondere Persönlichkeitsstrukturen. Nicht, was erlebt wird, sondern wie erlebt wird, ist entscheidend. So findet man z.B. relativ häufig die Auslösung depressiver Verstimmungen durch einen Verlust. Nicht selten wird aber z.B. auch eine Herzphobie durch einen Verlust ausgelöst. Erst wenn man das äußere Ereignis des Verlustes differenziert und in Beziehung setzt zur Persönlichkeitsstruktur des Betroffenen, finden sich auslösende Situationen, die »relativ spezifisch« sind. So kann der Verlust einer nahestehenden Person bei depressiv strukturierten Personen (s. S. 87) aus den verschiedensten Motivationen heraus abnorme exomorphe oder auch endomorphe Depressionen auslösen, weil die aufgerissene Lücke nicht ausgefüllt werden kann, weil z.B. ein Mangel an Ichfülle dazu führt, daß neue Impulse nicht realisiert werden können. Es kann aber z.B. bei starker Identifikation mit einem Verstorbenen, der den Herztod erlitt, ein Verlust zur Todesangst in Form einer Herzphobie führen, oder es kann z.B. Herzangst als Folge abgewehrter und verdrängter Wut auftreten, wenn ein Partner von dem anderen Partner gegen seinen Willen verlassen wird. Die Situation des Alleinstehens, die evtl. Folge eines Verlustes sein kann, wird je nach Persönlichkeit genossen oder als bedrückend oder als bedrohlich, beängstigend erlebt. In der Situation des Alleinstehens können mehr materiell-existentielle oder mehr seelisch-geistige Probleme verborgen sein. Nur so ist es zu verstehen, daß ein Verlust nicht spezifisch ist für die Auslösung von einer bestimmten Neurose oder Psychose,

---

[1]) Im Film festgehalten, unveröffentlicht.

sondern daß wir nach Verlusten klinisch alle Möglichkeiten psychischer Dekompensation zu sehen bekommen. Erst die Persönlichkeitsstruktur mit ihren eingeborenen und erworbenen Reaktionsbereitschaften entscheidet, ob ein Verlust evtl. eine schizophrene Psychose, eine Manie, eine abnorme depressive Erlebnisreaktion oder depressive Psychose oder eine Angstneurose oder eine Sucht auslöst. Man wird also auch nicht erwarten, daß eine von außen gesehen ganz bestimmte Konfliktsituation eine bestimmte psychosomatische Krankheit zur Folge hat. Es hat daher in unserem Schrifttum bisher wenig Anklang gefunden, wenn amerikanische Forscher für die Auslösung bestimmter psychosomatischer Erkrankungen die Bedeutung von Konfliktsituationen auf dem Gebiet der Abhängigkeit, des Zärtlichkeitsbedürfnisses, der Feindschaft und der Sexualität betonen.

Schon ergiebiger ist die Suche nach Persönlichkeitsmerkmalen, die bei bestimmten psychischen oder psychosomatischen Erkrankungen beobachtet werden. Stokvis bringt hierzu folgende Aufstellung aus der anglo-amerikanischen Literatur:

1. Migraine: unusually, ambitious, meticulous, exacting.[1])
2. Hayfever: in addition to these traits, shut-in hypersensitive.
3. Asthma, Prurigo: inwardly emotionally insecure, overdependent narcissistic, outwardly full of drive, restless, over-ambitious.
4. Hypertension: inoffensive, accommodating, convivial, hard-working but afraid of positions of responsibility.
5. Coronary occlusion: hard-working, revel in positions of responsibility.
6. Peptic ulcer: tense, anxious, have high standards of achievement and of independence.
7. Chronic constipation, colitis: orderly, overtidy, over-clean, hoarding tendencies.
8. Rheumatoid arthritis: martyrs.
9. Fractures: irresponsible, lacking in foresight and in capacity for planning.
10. Dysmenorrhoea: repudiate their feminine role or are unwilling to give up their childish dependence on their parents.

Stokvis konnte bei den verschiedenen Kranken mit psychosomatischen Erkrankungen keine dieser Übersicht entsprechenden verschiedenen Persönlichkeitsmerkmale feststellen und fand aufgrund von Testergebnissen, daß die Unreifheit, die sexuelle Unerwachsenheit und die Infantilität ganz allgemein im Vordergrund stehen, wenn es zu psychosomatischen Erkrankungen kommt.

Insgesamt wird eine getrennte Suche nach auslösenden spezifischen Persönlichkeitseigenschaften nicht zu befriedigenden Ergebnissen führen, wenn geklärt werden soll, warum wer in bestimmter Weise psychosomatisch erkrankt. *Nur eine Berücksichtigung multikonditionaler Faktoren, die das Ineinander von besonders gearteter Persönlichkeitsstruktur und auslösender Situation berücksichtigt und sich insbesondere auf die Zweckfunktion des betroffenen Organbereiches besinnt, wird zu überzeugenden und lebensnahen Ergebnissen kommen.*

Im Sinne des Arbeitskreises von Schultz-Hencke werden tiefenpsychologisch die verschiedenen betroffenen Antriebsbereiche erfaßt und die somatischen Begleiterscheinungen in einer Weiterführung der Ansätze von Freud besonders berück-

---

[1]) Deutsche Übersetzung siehe Psychiatrisches Repetitorium, S. 210.

sichtigt. So gilt z. B. als erwiesen, daß Zurückhaltungstendenzen sich auch in der Art
der Hergabe des Kots, d. h. als Obstipation, zu erkennen geben können, wie es bei
materiell sparsamen Geizhälsen oder Pfennigfuchsern oder auch bei Ehrgeizlingen
oder Hingabegestörten, Frigiden beobachtet werden kann. Es wird von somatischen
»Antriebssprengstücken« gesprochen, wenn z. B. eine Obstipation Teilerscheinung
einer Störung des Hergebens und Abgebens im weiteren Sinne des Wortes ist oder
Appetitlosigkeit oder Magen-Darm-Störungen somatische Teilsymptome von
Gehemmtheiten oraler Impulse sind, zu denen nicht nur die Nahrungszufuhr, sondern im weiteren Sinne das Nehmen, Haben-Wollen, Genießen oder passives
Erwarten u. a. rechnen.

Geht man von diesem Ansatz aus, so wird verständlicher, wenn bei *Magenulkus-
kranken* erarbeitet wurde, daß es sich dabei oft um Personen handelt, die mehr
(haben) wollen als sie (erhalten) können. Im einzelnen wurden dem Ulkuskranken
folgende Persönlichkeitseigenschaften zugeschrieben: Empfindsamkeit, Scheu und
Verletzbarkeit, starke Gefühlserregbarkeit, überdurchschnittliche Bewußtheit, Fehlen innerer Wärme, Schwäche, Hemmung und Unsicherheit im natürlich Trieb-
haften, geringe Ausdrucksfähigkeit, Tendenz dazu, Verstimmung, Ärger und Kummer
unverarbeitet zu verschließen (Anm. d. Verf.: zu verschlucken), Geltungsstreben,
Ehrgeiz, Leistungswillen (Anm. d. Verf.: Haben-Wollen).

Für diejenigen, die eine Ulkuskrankheit im wesentlichen auf eine Fehlernährung
zurückführten, erwähnt Glatzel in seiner umfassenden Übersicht die Tatsache, daß
Ulkuserkrankungen in gehobener Position oder in Gefangenschaft eindeutig zurückgehen, da in beiden Fällen die konflikterzeugenden Situationen ihre Kraft verloren haben.

Ein anderer Prototyp psychosomatischer Störungen ist die *Anorexia nervosa*. Sofern
es sich um junge Mädchen mit den charakteristischen Eßstörungen handelt, drückt
das Krankheitsbild den Rückzug von der Welt, die Verneinung, in die frauliche Rolle
hineinzuwachsen, aus, wobei individuell zu erarbeiten ist, welche Persönlichkeitsstruktur in welcher Konfliktsituation sich derart verhält. Die Einzelsymptome der
Anorexia nervosa sind diesem Gesamtverhalten untergeordnet. Weder die alten
Leib-Seele-Theorien eines psychophysischen Parallelismus noch einer psychophysischen Wechselwirkung können den Symptomen eines derartigen Verhaltens
gerecht werden. Die Organe, die hier betroffen werden, stehen sowohl im Dienste
biologischer Zwecke wie auch menschlicher Sinnbezüge (Th. von Uexküll).

Christian betont bei seiner Übersicht über psychosomatische Vorgänge bei der
Herz- und Kreislauftätigkeit und der Atmung, daß das Verhalten sowohl objektiviert
werden kann durch physiologische Analysen als auch sinnvoll greifbar werden kann
im Hinblick auf handelnde und sich ausdrückende Subjekte.

Wiederum ist eine Rückbesinnung auf den Zwecksinn von Organfunktionen zum
Verständnis erforderlich. So kann die *Herz- und Kreislauftätigkeit* als Hilfsmittel für
die Verwirklichung von Leistungen, bei denen das Subjekt bestimmend ist, begriffen
werden. So ist bei der sog. Notfallreaktion die Kreislaufsteigerung in der Leistung
enthalten und wird von dieser bestimmt. In der Angst des Menschen ist die Steigerung der Kreislauftätigkeit nicht Bestandteil einer Initialhandlung, sondern Ausdruck einer inneren Situation (Buytendijk). Aktivität und Ruhe, Bereitstellung,
seelische Bewegtheit, auch geistige Regungen, sind mit wirksamen Kreislauf-

umstellungen verknüpft. Es ist eine Abstraktion, den Kreislauf aus der Gesamt-leistung des Organismus herauszunehmen (Christian). In einem geschlossenen Regelkreis beeinflussen sich alle Vorgänge fördernd und hemmend. Alle wesent-lichen Kreislaufvorgänge stehen in gegenseitiger Abhängigkeit. Es ist wenig er-giebig, den Einfluß psychischer Faktoren getrennt auf Blutdruck, Pulsfrequenz, Blutverschiebung zu untersuchen (Christian). Ein somatisches Geschehen kann stellvertretend für ein nicht vollzogenes Handeln stehen (von Weizsäcker). Krank-heitssymptome sind bei psychosomatischen Störungen nicht als ein »vegetatives Gleichzeitigkeitskorrelat« (Alexander) in dem Sinne aufzufassen, daß der Kreislauf bei Erregungszuständen mitreagiert, sondern stellvertretend steht der Kreislauf als Pars pro toto für die nicht vollzogene Leistung der »Resignierten« oder antizipiert, was die »Anpeitscher« tun wollen (von Weizsäcker).

Das *Asthma bronchiale* wird ebenfalls bekanntlich im engeren Sinne zu den psycho-somatischen Erkrankungen gerechnet. Wiederum wird beim Asthma-bronchiale-Anfall ein biologisch zweckvoller Vorgang symbolisch eingesetzt, sofern es sich um ein psychosomatisches Geschehen handelt. Aus der Literaturübersicht und Dar-stellung von Bräutigam u. Christian kann man entnehmen, daß Mackenzie schon 1886 beschrieb, daß eine Dame nicht nur auf den Anblick einer Rose mit Heu-schnupfen-Asthma reagierte, sondern auch auf den Anblick einer künstlichen Rose. Es wurde erarbeitet, daß das Asthma bronchiale nicht nur somatisch als zweckvoller Abwehrvorgang auf Allergene in Gang kommen kann, sondern auch durch ein sub-jektives Reagieren auf die Bedeutung, die einer Reizsituation zukommt. Wie bei allen psychosomatischen Erkrankungen kann man die rein körperlichen Vorgänge getrennt untersuchen, objektivieren und behandeln. Es werden drei funktionelle Vorgänge gefunden: Partialbronchiolarspasmus, sekretorische und entzündliche Vorgänge, Zwerchfellkrampf (exspiratorischer Krampf). Man kann diese einzelnen körperlichen Vorgänge zur Gesamtleistung eines rein körperlichen Abwehrvorgan-ges zusammenfassen; man kann aber auch beobachten, daß dieser Abwehrvorgang nicht nur im Sinne eines somatischen Reiz-Reaktions-Schemas abläuft, sondern auch auf höherer Ebene symbolisch zur Abwehr von Situationen gegebenenfalls eingesetzt werden kann. Ein Allergen kann den Atemraum besetzen und diesen unannehmbar machen, es kann dies aber auch durch Situationen (»dicke Luft«) geschehen. In diesem Falle ist es nicht mehr das Asthma, sondern der asthmatisch reagierende Kranke, der sich die Welt vom Leibe hält und sie nicht annehmen kann, sich abschließt. Mit Bräutigam u. Christian ist der Asthma-bronchiale-Anfall, sofern er nicht rein somatisch allergisch abläuft, kein emotioneller Atemaffekt wie die Angstatmung, die Seufzeratmung, die dyspnoischen Atemformen beim nervösen Atemsyndrom, sondern die sinnvolle Antwort auf besondere Situationen und affek-tiv herausgehobene Lagen des Menschen.

Wie weit aber sind die Grenzen psychosomatischer Erkrankungen zu ziehen? Nimmt man als Kriterium den symbolischen Einsatz körperlicher Vorgänge, an denen die Persönlichkeit beteiligt ist, bieten sich naturgemäß die Funktionsbereiche des Magendarmtraktes, des Kreislaufs und der Atmung besonders an. Zahlreiche weitere derartige psychosomatische Erkrankungsmöglichkeiten auf dem Gebiet des Uro-genitaltraktes, der Haut, der Sinnesorgane und weiterer Gebiete der Medizin bedür-fen aber noch weiterer Bearbeitung, ehe überzeugende Kenntnisse vorliegen.

Die Schwierigkeiten werden um so größer, je weniger gesichert ist, wieweit ein Erkrankter auf eine Erkrankung nicht nur reagiert, sondern wieweit seine Einstellungen, insbesondere seine Wünsche, Hoffnungen und Befürchtungen das Krankheitsbild beeinflussen und wieweit der symbolische Aussagewert von Erkrankungsformen reicht. So ist zwar z.B. bekannt, daß manche infektiöse Erkrankungen in besonderen Lebenssituationen evtl. eher auftreten oder einen ungünstigen Verlauf nehmen können, aber wieweit darf man davon sprechen, daß die»Widerstandskraft« des Organismus nicht nur somatisch, sondern psychosomatisch für diese infektiösen Erkrankungen und ihren Verlauf entscheidend war? Wo liegen hier die wissenschaftlichen Verbindlichkeiten? Und wo liegen die therapeutischen Konsequenzen, die sich daraus ergeben, wenn eine Erkrankung nicht nur als somatisch oder somatopsychisch, sondern als psychosomatisch bezeichnet wird? Man kann und muß diese Fragen angesichts des erstaunlich umfangreichen Einsatzes von Psychopharmaka auf den verschiedensten Gebieten der Medizin stellen. Wir dürfen hoffen, daß von der Empirie her, d.h. durch den nutzbringenden Einsatz von Psychopharmaka, nicht nur Leiden der Patienten gemindert werden, sondern unsere Kenntnisse von den Zusammenhängen zwischen körperlichen Beschwerden und körperlichen Erkrankungen und Zusammenhängen zur Persönlichkeit des Patienten eine Bereicherung erfahren.

Es wurden oben die bekanntesten»psychosomatischen Erkrankungen« kurz skizziert und verdeutlicht, daß ein zweckvolles körperliches Geschehen, an dem die Persönlichkeit in irgendeiner Form beteiligt ist, symbolisch eingesetzt wurde. Darüber hinaus wurde darauf hingewiesen, daß es zahlreiche»psychosomatische Symptome« gibt, bei denen eine enge Beziehung zwischen der Intensität von Affekten und einem somatischen Korrelat gesichert ist. Treten körperliche Beschwerden oder Symptome in Zusammenhang mit psychischen Störungen auf, so tritt jeweils an die Stelle des Leidens an einer Situation bzw. Konflikts das Leiden an einer körperlichen Erkrankung oder körperlichen Beschwerden. Damit rückt das Leiden in die Kategorie des Materiellen und fordert eine Mehrgleisigkeit der Behandlung. Die niedere Kategorie des Somatischen spielt auch oft bei sicheren und im engeren Sinne des Wortes psychosomatischen Störungen eine derart dominierende und evtl. sich verselbständigende Rolle, daß ihr auf zunächst gleicher Ebene somatotherapeutisch begegnet werden muß. Auch Psychosen erfahren ungeachtet einer evtl. Auslösung durch psychische Konflikte eine Verselbständigung ihres Zustandes, der auf eine Somatisierung schließen läßt und vorwiegend mit körperlichen Behandlungsverfahren zu beeinflussen ist.

Hinsichtlich der Behandlung psychosomatischer Erkrankungen bedeutet es schon einen Fortschritt, wenn neben einer Organtherapie die Persönlichkeit des Patienten und seine Lebenssituation therapeutisch berücksichtigt werden. Es bedeutet einen Fortschritt, wenn über eine chemisch ausgelöste Tranquillitas eine Distanz zur Konfliktsituation gewonnen wird. Wieweit darüber hinaus körperliche Symptome somatischer und psychosomatischer Erkrankungen durch Psychopharmaka zu beeinflussen sind, kann und soll hier nicht im einzelnen diskutiert werden. Die in den folgenden Tabellen zusammengefaßten Indikationen für Psychopharmaka auf den verschiedensten Gebieten der Medizin sprechen ihre eigene Sprache. Dabei handelt es sich naturgemäß meist um eine Begleit- bzw. Nebenbehandlung, die sich zur Somatotherapie hinzugesellt. Von Interesse sind in diesem Zusammenhang auch Präparate, bei denen Psychopharmaka mit anderen Medikamenten kombiniert wurden (Tab. 34).

Die Psychopharmaka ermöglichen es, bei sinnvoller Anwendung eine Brücke zu schlagen von einer reinen Organtherapie zur Psychotherapie. Wieweit noch neben der Behandlung körperlicher Beschwerden und Symptome psychotherapeutische Maßnahmen ein besonderes Gewicht erhalten, wird von Fall zu Fall zu entscheiden sein. Oft sind nicht nur bei Neurosen, sondern auch bei psychosomatischen Erkrankungen tiefenpsychologische Langstreckenbehandlungen, die den Besonderheiten des Einzelfalles Rechnung tragen, indiziert. Dabei ist es wesentlich, daß eine chemisch ausgelöste Tranquilizer-Wirkung den Weg für eine derartige Psychotherapie bahnt und nicht verschüttet.

Literatur

Alexander, F.: Psychosomatic medicine. Its prinziples and applications (including a chapter in »The functions of the sexual apparatus and their disturbances« by Therese Benedikt). New York 1950.

Alexander, F.: Psychosomatische Medizin. Berlin 1951.

Bleuler, M.: Endokrinologische Psychiatrie. Stuttgart 1954.

Bleuler, E.: Lehrbuch der Psychiatrie. 10. Aufl. Von Manfred Bleuler, Springer, Berlin, Göttingen, Heidelberg 1960.

Bonhoeffer, K.: Die symptomatischen Psychosen im Gefolge von Infektionskrankheiten. Aschaffenburgs Handbuch. Wien 1910.

Bräutigam, W., P. Christian: Atmung bei Asthma bronchiale. Handbuch der Neurosenlehre und Psychotherapie. Bd. II: Spezielle Neurosenlehre, S. 531. Urban & Schwarzenberg, München, Berlin 1959.

Buytendijk, F. J. J.: Zit. Christian.

Christian, P.: Herz und Kreislauf. Handbuch der Neurosenlehre. Bd. II, S. 495. Urban & Schwarzenberg, Berlin, München 1959.

Christian, P.: Atmung. Handbuch der Neurosenlehre. Bd. II, S. 517. Urban & Schwarzenberg, Berlin, München 1959.

Freud, S.: Gesamtausgabe. Bd. 1–18. Imago. London.

Glatzel, H.: Ernährung (Neurotische Störungen im Bereich der Verdauungsorgane). Handbuch der Neurosenlehre. Bd. II, S. 428. Urban & Schwarzenberg, München, Berlin 1959.

Haase, H.-J.: Endokrinologische Psychiatrie. Med. Klinik 52: 1416 (1957).

Haase, H.-J.: Amnestische Psychosyndrome. »Reihe der Monographien«. Springer, Berlin, Heidelberg, New York 1959.

Haase, H.-J.: Psychologie und Psychopathologie Kehlkopfexstirpierter. Zur Bedeutung von Persönlichkeitsanlage, Erlebnis und Milieu. Fortschr. Neur. Psychiat. 28: 253 (1960).

Haase, H.-J.: Zum Verständnis paranoider und paranoid-halluzinatorischer Psychosen am Beispiel alleinstehender Frauen. Nervenarzt 7: 315 (1963).

Heinroth, J. C.: Zit. Stokvis.

Klages, L.: Grundlegung der Wissenschaft vom Ausdruck. 5. Aufl. Leipzig 1936.

Kleist, K.: Fortschritte der Psychiatrie. Aus: Aufsätze und Reden der Senckenbergischen Naturforschenden Gesellschaft. Kramer, Frankfurt a. Main 1947.

Kretschmer, E.: Hysterie, Reflex und Instinkt. 5. Aufl. Stuttgart 1948.

Kretschmer, E.: Der sensitive Beziehungswahn. Ein Beitrag zur Paranoiafrage und zur psychiatrischen Charakterlehre. Springer, Berlin, Göttingen, Heidelberg 1950.

Linden, J.: Der Suizidversuch. Versuch einer Situationsanalyse. Enke, Stuttgart 1969.

Mackenzie, J. N.: Zit. Noelpp.

Noelpp, I. B.: Asthma bronchiale. In: Handbuch Innere Medizin. 4. Aufl. IV/2. Springer, Berlin, Göttingen, Heidelberg 1956.

Panse, F.: Psychopathologie der Entstellung. Med. Kosmetik H.8, 228 (1958).

Schneider, K.: Klinische Psychopathologie. 3. Aufl. Stuttgart 1950.

Schultz, J. H.: Das autogene Training. 6. Aufl. Thieme, Stuttgart 1950.

Schultz-Hencke, H.: Analytische Psychotherapie. Stuttgart 1951.

Stokvis, B.: Psychosomatik. In: Handbuch der Neurosenlehre. Bd. III: Spezielle Psychotherapie I. S. 435. Urban & Schwarzenberg. München, Berlin 1959.

Thiele, M., Zit. K. Schneider: Die psychopathischen Persönlichkeiten. I. Ausg. Deuticke, Leipzig, Wien 1923.

Uexküll, Th. v.: Möglichkeiten und Grenzen psychosomatischer Betrachtung. Vortr. Jahresversammlung d. Ver. Bayerischer Psychiater. 26. 6. 1955. Würzburg, Ref. Nervenarzt, 26: 377 (1955).

Walther-Büel, H.: Die Psychiatrie der Hirngeschwülste. Springer, Wien 1951.

Weizsäcker, V. v.: Der kranke Mensch. Eine Einführung in die medizinische Anthropologie. Stuttgart 1951.

Zutt, J.: Über den tragenden Leib. Jahrbuch der Psychologie und Psychotherapie 6: 166 (1958).

Psychiatrisches Repetitorium

Wie zahlreiche Kollegen im Examen berichteten, machte sie das Kapitel »Zum Leib-Seele-Problem . . .« darauf aufmerksam, daß sie im Studium gemäß dem jetzigen Ausbildungsgang zwar sehr viel über die Lehre von den Krankheiten, aber sehr wenig über die Lehre vom kranken Menschen gelernt hatten. Das Kapitel soll versuchen, eine Ausbildungslücke ein wenig auszufüllen und soll entsprechend den Richtlinien der zukünftigen Ausbildung das Interesse am Leib-Seele-Problem erweitern und Überlegungen und Kenntnisse mitteilen, die verständlich machen, daß Psychopharmaka in allen Fachbereichen der Medizin bei der Behandlung von Patienten außerordentlich wirksam sein können.

1. Somatogen-psychoreaktives Verhalten

Auf noch so vergleichbares körperliches Geschehen wird individuell unterschiedlich reagiert. Das innere subjektiv empfundene Schicksal der Kranken ist oft gewichtiger als das objektiv äußere Ereignis der Krankheit (s. hierzu im Text z. B. das unterschiedliche Schicksal einer Gruppe von Kehlkopfexstirpierten, S. 178).

Der Leidensdruck kann bei körperlichen Beschwerden durch Psychopharmaka über eine Minderung der affektiven Beteiligung (Tranquilizer-Wirkung) oft gemindert werden. Über die Verordnung von Psychopharmaka ist im Einzelfall bei körperlichen Beschwerden zu entscheiden, denn ihre Wirkung kann nachteilig sein, wenn z. B. die für Diagnose und Therapie wichtigen Symptome einer Erkrankung verschleiert werden oder eine psychische Konfliktsituation nicht gesehen und behandelt wird.

2. Somatopsychische Symptomatik = hirnorganische Psychosyndrome

Eine Beeinflussung der *Gehirnfunktionen* kann auf 3 Wegen zu somatopsychischer Symptomatik führen:
a) Von außen (allogen nach Kleist), besonders Intoxikationen, Psychopharmaka (bes. Tranquilizer- und neuroleptische Wirkung), Trauma u. a.
b) Vom Körper aus (somatogen nach Kleist), z. B. endokrin (bes. Morbus Basedow, Myxödem, Morbus Addison, Gravidität u. a.).
   Somatogene Intoxikationen (bes. Nierenerkrankungen, Lebererkrankungen, fieberhafte Infekte u. a.).
   Stoffwechseländerungen, z. B. gesteigerte Erregbarkeit bei Tetanie. Herz- und Kreislaufstörungen mit Hypoxämie des Gehirns.
c) Vom Gehirn aus (neurogen nach Kleist) Entwicklungsstörungen des Gehirns, Tumor, Gefäßleiden u. a.

Zur Symptomatik und zum Auftreten der organischen Psychosyndrome

a) Als Achsensyndrom von Hirnschädigungen findet sich eine *Hirnleistungsschwäche* mit »reizbarer Schwäche« (neurasthenisches Syndrom), auch

»hyperästhetisch-emotioneller Schwächezustand« (Bonhoeffer) genannt. Es besteht eine geringe affektive Belastungsfähigkeit mit leichter Erregbarkeit, evtl. Rührseligkeit, eine rasche, besonders geistige Ermüdbarkeit mit Konzentrationsstörungen und Nachlassen der Leistungsfähigkeit. Meist besteht eine verminderte Alkoholtoleranz und oft eine Herabsetzung der sexuellen Potenz. Diese Leistungsschwäche ist am deutlichsten zu beobachten, wenn die Hirnschädigung einen gewissen Schweregrad nicht überschritten hat, z. B. bei leichterem Altersabbau oder im Prodromalstadium von organischen Hirnprozessen, z. B. als Vorstadium bei progressiver Paralyse u. a. bzw., wenn schwere akute Schädigungen abgeklungen sind (z. B. nach Hirntrauma, nach schwerer Intoxikation, nach Infektionskrankheiten u. a.).

b) Das Gemeinsame *akuter* erheblicher Beeinträchtigung der Hirnfunktionen ist eine Bewußtseinstrübung bzw. Bewußtseinsveränderung (akuter exogener Reaktionstyp nach Bonhoeffer). Je nach Ursache und Disposition können fakultativ begleitend auftreten:

α) Meist rein hirnorganisch-exogene Syndrome, wie Delirien, evtl. szenenhafte visuelle Halluzinationen, meist psychomotorische Unruhe, oft situative Verkennung (u. a. auch bei hochdosierten Antidepressiva).

β) Dämmerzustände: Bewußtseinsstörung mit traumhaften, evtl. wahnhaft bedingten Handlungen (besonders bei Anfallsleiden).

γ) Selten beobachtet man Syndrome, die sonst nur von endogenen Psychosen bekannt sind, wie depressive, manische, paranoide bzw. paranoid-halluzinatorische Psychosen. Diese endogenen Syndrome können alle im Sinne »rein endogener Reaktionstypen« ohne begleitende Bewußtseinsstörungen auftreten oder sich mit Bewußtseinsstörungen bzw. einem organischen Psychosyndrom kombinieren. Sie sind am häufigsten beschrieben beim Altersabbau des Gehirns (Alterspsychosen, s. S.59) und besonders als manische oder depressive Syndrome bei der progressiven Paralyse. Andererseits wurden z. B. bei an Hirntumoren Erkrankten endogene Syndrome nicht häufiger als in der Durchschnittsbevölkerung beobachtet. Art, Lokalisation, Tempo und Intensität der Hirnschädigung einerseits, prämorbide Persönlichkeit und evtl. Veranlagung zu endogenen Psychosen andererseits sind jeweils zu berücksichtigen.

c) Bei dauerhaften Schädigungen des Gehirns, die vor der Geburt oder in der frühen Kindheit einsetzen, kommt es evtl. zum *Schwachsinn* (s. S.23ff.).

d) Bei dauerhafter, mehr *lokaler* Schädigung des Gehirns im Erwachsenenalter = evtl. *hirnlokales Psychosyndrom* bes. mit Antriebsstörungen. Dabei handelt es sich in erster Linie um Antriebsminderungen mit evtl. rasch auftretenden Verstimmungen. Keine Gedächtnisstörungen (sofern nicht mit einem amnestischen Psychosyndrom kombiniert). Bei Schädigung des Orbitalhirns Färbung durch Enthemmung (evtl. Witzelsucht, Euphorie u. a.).

Psychiatrisches Repetitorium

e) Nach M. Bleuler entsprechen die bei endokrinen Störungen auftretenden Symptome des endokrinen Psychosyndroms den Antriebsminderungen und Verstimmungszuständen des hirnlokalen Psychosyndroms.

Umfassende Übersicht über die endokrinen Psychosyndrome s. M. Bleuler: Endokrinologische Psychiatrie. 1. Aufl. Thieme, Stuttgart 1954, sowie kurzgefaßtes Sammelreferat H.-J. Haase, Endokrinologische Psychiatrie, Med. Klinik *52:* 1416 (1957).

Es gibt verschiedene endokrine Psychosyndrome, die über eine hormonale Substitutionstherapie (z. B. Myxödem) oder andere therapeutische Maßnahmen zu beeinflussen sind. Ihre Behandlung wird meist von Endokrinologen bzw. speziell orientierten Fachinternisten durchgeführt.

Eine Ausnahme machen die *endokrinen Psychosyndrome* im Klimakterium der Frau und des Mannes. Sie spielen zahlenmäßig eine große Rolle und werden oft von praktischen Ärzten wie Kollegen der verschiedensten Fachrichtungen behandelt.

Diese endokrinen Psychosyndrome, die im Klimakterium der Frau und des Mannes auftreten, äußern sich mit leichter Ermüdbarkeit, Reizbarkeit, Schlafstörungen, Stimmungsschwankungen, Antriebsstörungen sowie mit Verminderung der Libido und der Potenz. Sie bedürfen häufig einer hormonalen Substitutionstherapie, die dann oft erfolgversprechend ist.

Bei der Frau treten sie vor allem in der Postmenopause auf, beim Mann – als Folge einer reduzierten Testosteronproduktion – manchmal schon im 4. Lebensjahrzehnt.

Behandlungsvorschläge
Psychische Störungen in der Postmenopause = Östrogene, z. B. Östrogynal, Ovaribran, Ovestin, Presomen, Presomen spezial, Progynova. Bei diesen Kuren wird jeweils 3 Wochen täglich 1 Drag. verabreicht. Dann wird 1 Woche Pause eingeschaltet oder
alle 3–6 Wochen 1 Amp. z. B. Primodian-Depot (Androgen-Östrogen-Kombination), insbesondere bei ausgeprägten psychischen Symptomen.

Klimakterium virile
z. B. anfangs 3 × 1 Tabl. Proviron zu 25 mg, später 1–2 Tabl. zu 25 mg täglich, oder
alle 2–3 Wochen 50–100 mg Testoviron-Depot i. m. Empfehlenswert sind wiederholte Kuren über 4–8 Wochen (mit 4 wöchigen Pausen), die sich bei Bedarf über Jahre erstrecken können.

Kontraindikationen
Für Östrogene :   bestehendes oder behandeltes Mamma- oder Korpuskarzinom, Myom, Mastopathia cystica, Endometriose, akute und schwere chronische Leberkrankheiten.
Für Androgene :   klinisch manifestes Prostatakarzinom (bei Frauen ist auf Virilisierungssymptome zu achten).

f) *Diffuse* Hirnschädigungen führen evtl. zum *amnestischen Psychosyndrom* mit bes. Merkschwäche für neue Eindrücke und meist relativ gut erhaltenem Altgedächtnis, bei stärkerer Ausprägung mit unzureichender zeitlicher Orientierung, weniger deutlich und seltener unzureichende örtliche Orientierung, evtl. Konfabulationen. Psychopathologisch identisch mit dem Korsakow-Syndrom. Klinisch wies Korsakow auf die Kombination mit Polyneuritis, sofern ein amnestisches Psychosyndrom toxisch (meist durch chronischen Alkoholabusus) bedingt ist.

g) *Organische Demenz:* Aufgrund einer Hirnschädigung erworbene Beeinträchtigung der allgemeinen geistigen Fähigkeit zur Anpassung an *neue* Aufgaben und Bedingungen des Lebens mit deutlicher Kritik- und Urteilsschwäche; im Zusammenhang mit einem organischen Psychosyndrom.

Besondere Färbungen organischer Psychosyndrome im Zusammenhang mit speziellen Gehirnerkrankungen

a) *Senile Demenz:* Neben den (im Abschnitt Psychopathologie des Alterns, s. S. 59) beschriebenen Charakterveränderungen mit besonderem Hervortreten der Selbsterhaltungstriebe (Besitz, Nahrung) und Zurücktreten von sozialen Tendenzen, Auftreten eines amnestischen Psychosyndroms mit Merkschwäche usw. und deutlicher Beeinträchtigung der Kritik- und Urteilsfähigkeit. Später Beginn im 7. und 8. Lebensjahrzehnt. Im äußeren Verhalten kann eine lebhafte oberflächliche Geschwätzigkeit bei relativ gut erhaltener »Fassade« stehen.

b) *Arteriosklerotische Demenz:* Die Abgrenzung gegenüber der senilen Demenz ist rein psychopathologisch nicht möglich. Abgesehen von dem oft früheren Beginn sprechen für einen *pathologischen Gefäßprozeß* subjektive Beschwerden, wie Kopfschmerzen, evtl. neurologische Symptome und Schwindelgefühl. Evtl. rascher Beginn oder Verschlimmerung im Zusammenhang mit Insulten. Objektivierbare Gefäßsklerosen, besonders am Augenhintergrund. Ferner psychische Herdsymptome wie bes. Aphasien: *Sensorische Aphasie* = Worttaubheit, das Wortklangbild geht verloren, der Patient versteht nichts und spricht unverständliche Worte (Paraphasien). *Motorische Aphasie* = Wortstummheit. Der Patient versteht, kann aber nicht sprechen, da ihm der Wortentwurf nicht zur Verfügung steht. Apraxien.

c) Ein ungewöhnlich früh im Präsenium auftretendes amnestisches Psychosyndrom bei oft ausgesprochen lebhaften Persönlichkeiten wurde als *Alzheimersche Erkrankung* von der senilen Demenz abgegrenzt. Pathologisch-anatomisch handelt es sich im Vergleich zur senilen Demenz um quantitative Unterschiede mit besonders zahlreichen Drusen und Alzheimerschen Neurofibrillenveränderungen bei atrophischen Veränderungen der Hirnrinde. Der rasche und relativ frühzeitig einsetzende und intensive Verlauf dürfte beson-

---

Psychiatrisches Repetitorium

ders dafür verantwortlich sein, daß das amnestische Psychosyndrom dieser präsenilen Demenz durch Herdsymptome wie besonders aphasische Störungen mit Verwechseln und Versprechen von Worten kombiniert sein kann.

d) Ebenfalls im Präsenium (evtl. schon im 5. Lebensjahrzehnt auftretend) kommt es bei der *Pickschen Krankheit* vorwiegend zu hirnlokalen Psychosyndromen. Dementsprechend fehlen zumindest am Beginn Gedächtnisstörungen wie diffuse Hirnrindenveränderungen, während atrophische Veränderungen im Stirnhirn, Schläfenlappen und Scheitellappen (evtl. nur in einem dieser Bereiche) auftreten. Rasch kommt es zur Demenz mit Beeinträchtigungen der Urteilsbildung. Der »Stirnhirn-Pick« kann ein zunächst paralyseähnliches Bild mit Enthemmung bieten, während beim »Schläfenlappen-Pick« sensorisch aphasische Störungen (mit Worttaubheit und Paraphasien) auftreten. Beim (seltenen) »Scheitellappen-Pick« kann die Demenz mit apraktischen und agnostischen Symptomen kombiniert sein.

e) *Bei Krampfanfallsleiden* (hereditär oder durch erworbene Hirnschädigung bedingt) kann es zu dauerhaften organischen Wesensänderungen wie zu passageren psychischen Störungen kommen (Einzelheiten über Genese, Form und Therapie der Anfälle siehe die entsprechende Literatur).
   Das organische Psychosyndrom, das bei mindestens $1/3$ der Betroffenen fehlt, kann bei Anfallsleiden eine besondere Färbung haben wie: Verlangsamung, Umständlichkeit, Egozentrizität, hypersoziales Verhalten, Haften, Süßlichkeit. Diese charakteristische Färbung der Wesensänderung scheint weniger von der Anfallshäufigkeit abhängig zu sein als das unspezifische organische Psychosyndrom.
   Passager kann es anstelle von Anfällen (Anfallsäquivalente) evtl. im Zusammenhang mit medikamentöser Anfallsunterdrückung »forcierte Normalisierung« zu Verstimmungszuständen mit oft ausgeprägter Gereiztheit kommen oder zu Dämmerzuständen mit Bewußtseinsveränderungen, die wie auch die Verstimmungen zu gefährlichen aggressiven Handlungen führen können. Ferner können Erregungszustände auftreten und unkontrollierte dranghafte Handlungen ausgeführt werden.

Zur Therapie

Valium je nach Bedarf, evtl. SEE, Distraneurin-Infusionen, Neuroleptika, Tegretal und im Hinblick auf die evtl. »forcierte Normalisierung« u. U. Absetzen der antikonvulsiven Therapie.

f) *Progressive Paralyse:* Bei einer Inkubationszeit von durchschnittlich 12 Jahren erkranken 4–7% der an Lues Infizierten an progressiver Paralyse. Beginn mit einer Hirnleistungsschwäche bzw. ausgeprägtem organischen Psychosyndrom. Im Zusammenhang mit einem besonderen Betroffensein des Stirnhirns häufig frühzeitig Kritik- und Urteilsschwäche und enthemmtes Verhalten. Im Gehirn kommt es zu infiltrativen Gefäßveränderungen mit einem weitverbrei-

Psychiatrisches Repetitorium

teten Degenerationsprozeß des nervösen Parenchyms. Die Intensität der Pia- und Gefäßveränderungen nimmt vom Stirn- bis zum Okzipitalhirn ab. Infolge zahlreicher Herde, die auch das Stammhirn und das Cerebellum betreffen, kommt es zur frühzeitigen Störung motorisch koordinativer Leistungen, die sich in einer Verwaschenheit der Sprache (artikulatorische Sprachstörung), Störungen des Schriftbildes, mimischer Schwäche mit evtl. Beben um die Mundwinkel (paralytisches Wetterleuchten) äußern, sowie zu zentral beding- ten vegetativen Störungen, wie Schweißausbrüchen, Schwankungen des Körpergewichts u. a.

Bei rund 90% der Fälle besteht Pupillenstarre bei Lichteinfall. Bei einem Teil dieser Fälle auch Pupillenstarre bei Akkommodation = absolute Pupillenstarre. Bei einem anderen Teil reagieren die Pupillen zwar nicht auf Licht, aber auf Akkommodation = reflektorische Pupillenstarre (Argyll-Robertsonsches Phä- nomen). WaR in Blut und Liquor sind praktisch bei Unbehandelten immer positiv. Im Liquor Zellerhöhung (meist Lymphozyten). Eiweißvermehrung mit charakteristischer Globulinerhöhung. Die stark kolloidfällende Wirkung des Paralyseglobulins führt zur typischen Paralysezacke mit maximalem Ausfall in den ersten Röhrchen mit starker Konzentration.

Es gibt eine maniforme, depressive und stumpfdemente Verlaufsform. Unbe- handelt führt die Erkrankung in wenigen Jahren zum Tode.

Zur Therapie

Wagner von Jauregg brachte durch Fieberbehandlung (Malariakur) die Krankheit zum Stillstand, indem er die Beobachtung aufgriff, daß sich mancher psychisch Kranke durch fieberhafte Erkrankungen im Hinblick auf seine psychischen Störungen besserte. Er erhielt für seine Leistung den Nobel- preis. Da Penicillin im Unterschied zum Salvarsan die Blut-Liquor-Schranke überwindet, werden heute vielfach nur noch Penicillinkuren durchgeführt (pro Tag 800 000 Einheiten für 2 Wochen) mindestens 2malige Wieder- holung im Abstand von etwa 4 Wochen. Nur in besonders schweren Fällen wird mit Fieberzacken kombiniert, bei denen jetzt meist nicht mehr die Infek- tion mit Malaria angewandt wird, sondern Pyrifer-Injektionen durchgeführt werden. Im Liquor weist zunächst die Minderung der Zellzahl auf das Nachlas- sen der Akuität des Prozesses hin. Evtl. begleitende Behandlung maniformer oder depressiver Zielsyndrome durch vorsichtig dosierte Neuroleptika oder Antidepressiva.

g) *Chorea Huntington:* Dominant vererbtes Leiden mit Erkrankung vorwiegend nach dem 30. Lebensjahr. Evtl. zerebral organische Wesensänderung mit Enthemmung und leichter Erregbarkeit. Zunehmend organische Demenz. Sofern die choreatischen Hyperkinesien zu einer Beeinträchtigung koordina- tiver Leistungen führen (beim Gehen, beim Essen, An- und Auskleiden u. a.), können diese mit gutem Erfolg durch eine neuroleptische Hypokinesie

Psychiatrisches Repetitorium

gehemmt werden. Dabei ist eine vorsichtige Dosierung (Handschrifttest) oberhalb der neuroleptischen Schwelle wesentlich, da nach unseren (klinisch-experimentellen) Erfahrungen eine zu hohe Dosierung mit zu ausgeprägter neuroleptischer Hypokinesie die koordinativen Leistungen nicht mehr verbessert, sondern sogar verschlechtert. Es empfehlen sich stärker potente Neuroleptika, um unnötige Sedierungseffekte zu vermeiden.

h) Bei der *multiplen Sklerose* steht beim evtl. Auftreten eines organischen Psychosyndroms nicht selten eine flache Euphorie im Vordergrund.

Weiteres zum Thema organische Psychosyndrome siehe auch Psychopathologie des Alterns (S. 59).

3. Leiblich-seelisches Erleben

»Ich habe einen Körper. Ich bin ein Leib« (nach Zutt u. a.). Es besteht eine (individuell sehr unterschiedliche) Fähigkeit, Seelisches in Körperliches zu transformieren. Bei der Einbuße der menschlichen Freiheit in Neurosen und Psychosen verliert der Körper oft seine Selbstverständlichkeit und wird zum subjektiv störend erlebten Leib. Körperliches bzw. Organisches verliert seine rein materielle Zweckbestimmung und wird ausdrucksvoll in das Erleben einbezogen. So kann sich z. B. Übelkeit nicht auf Nahrungsmittel, sondern auf eine widerwärtige (nicht schmeckende) Situation beziehen usw. Seelisches wird somit leiblich erlebt, drückt sich leiblich aus. (Der Terminus »Organneurose« ist mißverständlich und zielt nur auf ein Symptom.)

Es finden sich von hier aus fließende Übergänge zur »Konversionssymptomatik«, meist »hysterisch«. Der Begriff »*Hysterie*« meint ein rational planloses, irrational wunschgeleitetes und oft demonstratives Erleben und Verhalten. Hysterische Verhaltensweisen können manchen instinktiven Verhaltensweisen von Tieren nahestehen, bes. der »Totstellreflex«, der »Bewegungssturm«. Irrational geleitete Mechanismen können außerhalb des Einflusses von Willen und Verstand (= hypobulische und hyponoische Mechanismen) das Zustandsbild beherrschen (s. hierzu E. Kretschmer = Hysterie, Instinkt und Reflex).

Bei der Konversionssymptomatik tritt ein seelischer Konflikt als körperliches Symptom nach außen in Erscheinung, meist in Bereichen, die der willkürlichen Innervation zugänglich sind (d. h. Bewegungsapparat, Sinnesleistungen).

Bei leiblichem Erleben der Psychosen (bes. depressive Psychosen werden weitgehend leiblich erlebt) hat die Therapie mit Psychopharmaka den Vorrang vor der Psychotherapie. Bei leiblichem Erleben der Neurosen geht es in erster Linie darum, psychotherapeutisch Konfliktsituationen zu bereinigen. Psychopharmaka können nur helfen, den Leidensdruck zu mindern. Muskelrelaxierende und spasmolytische Effekte der Tranquilizer-Wirkung können nützlich sein, wenn das leiblich-seelische Erleben von entsprechenden funktionellen und sich verselbständigen körperlichen Vorgängen begleitet wird.

Bei den rein »hysterischen« Konversionssymptomen können Psychopharmaka (Tranquilizer) den Patienten hindern, zur Realität zurückzufinden, so daß Symptome fixiert werden (»die Geister, die ich rief, werd' ich nun nicht los«).

A. Neurosen

Definition: Folge einer Störung von Erlebnisverarbeitungen.

Bei entsprechender Disposition (z. B. stärkere Bereitschaft bei ausgeprägter Sensibilität bzw. Empfindsamkeit, Angstbereitschaft u. a.) zunächst entscheidender Einfluß der Umweltprägung in den ersten Lebensjahren. Nicht Einzelerlebnisse, sondern Dauerkonstellationen sind wesentlich, z. B. ständige Härte, Lieblosigkeit, Willkür, Verwöhnung durch die Umwelt in der Kindheit schaffen Gehemmtheiten in den Antriebsbereichen von Geben und Nehmen, der Aggressivität, des Geltungsstrebens, Liebe und Sexualität. Hinzu kommen die prägenden Einflüsse der männlichen (Vater oder Vaterfigur) und weiblichen (Mutter oder Mutterfigur) Leitlinien. Optimal ist liebevolle gegenseitige Beziehung zwischen Kind und Umwelt (ein Kind, das sich nicht geliebt fühlt, fühlt sich wertlos; häufigste Folgen = Minderwertigkeitsgefühle) mit ausreichender Distanzierung zu den prägenden Umweltpersonen. Nachteilig ist unzureichende Verselbständigung des Kindes mit Fixierung an beiden, häufiger an einem Elternteil (bzw. Ersatzpersonen) oder Bindungslosigkeit (z. B. evtl. bei Heimerziehung u. a.) (häufigste Folgen: Partnerprobleme, Anpassungsprobleme an die Gesellschaft). Abgesehen von dieser sicher wesentlichen Bedeutung der ersten Lebensjahre sollte der Einfluß der späteren Kindheit, insbesondere der Pubertät, für eine neurotische Entwicklung nicht unterschätzt werden. Bei den Neurosen können die Gehemmtheiten in den verschiedenen Antriebsbereichen im Vordergrund stehen oder sekundäre Verarbeitungen, wie Überkompensation oder Haltung (i. S. von Schultz/Hencke), d. h. Wirkungen von Antriebssprengstücken, wie z. B. zu starke Gehemmtheit im freien Nehmen bzw. Fordern bei übergroßen Erwartungen gegenüber der Gebebereitschaft der anderen. In diesem Sinne illusionäre Fehlerwartungen, Riesenansprüche u. a. Ganz allgemein ist psychodynamisch wichtig, daß gewisse Situationen Antriebsbereiche mobilisieren, über deren Bewältigung der durch unbewußte Angst- oder Schuldreflexe gefesselte neurotische Mensch nicht frei entscheiden kann. Bedeutet eine Situation eine Versuchung (Versuchungssituation) oder Versagung (Versagungssitation) für bestimmte Antriebsbereiche, z. B. Aggressivität, Sexualität usw., so kann der neurotische Mensch nicht frei entscheidend den Umgang mit dieser Situation bejahen oder verneinen; denn es werden die entsprechenden Impulse statt dessen angstvoll oder schuldhaft abgewehrt. Der Neurotiker ist unfrei. Die psychoanalytische Methodik soll dem Patienten helfen, Einsicht in unbewußte Vorgänge zu gewinnen. Zur analytischen Therapie: Dauer im Durchschnitt 150–200 Sitzungen zu je etwa 45–50 Minuten (evtl. Doppelsitzung). Meist 2–5 Sitzungen pro Woche. Frei aufsteigende Einfälle (am besten entspannt auf

Psychiatrisches Repetitorium

der Couch kommen lassen), d. h. der Patient soll alles aussprechen, auch das vermeintlich Unwichtige, Unsinnige oder Peinliche. Die Einfälle kommen zu Gegenwarts- oder Vergangenheitserlebnissen frei aufsteigend oder anknüpfend an Details von Träumen und werden bei möglichster Zurückhaltung des (hinter dem Patienten sitzenden) Therapeuten analysiert. Die Einfälle beziehen sich auch auf den Therapeuten, auf den in der Kindheit entwickelte Einstellungen übertragen werden. Diese Einstellungen werden besprochen und bearbeitet (Übertragungsanalyse).

Die *Verhaltenstherapie* setzt am Symptom an und versucht im wesentlichen, sich gegen die oft automatisierten Angst- und Schuldreflexe u. a. Fehleinstellungen zu wenden, indem neue, positiv bedingte Reflexe bzw. neue Verhaltensweisen in erster Linie durch subjektiv angenehme Eindrücke gebahnt werden (Belobigungen und Belohnungen, Entspannungsübungen z. B. im Sinne des autogenen Trainings (nach J. H. Schultz) mit Vorstellungen der belastenden Situationen = Desensibilisierung usw.). Eine Kombination beider therapeutischer Ansätze, besonders der Verhaltenstherapie nach analytischer Behandlung, erscheint z. Z. durchaus diskutabel (weiteres s. die entsprechenden Lehrbücher).

Zur Einteilung der Neurosen

Psychoneurosen (somatische Symptome treten zurück). Depressive Neurosen (s. S. 95). Zur Behandlung der depressiven Neurosen-Psychotherapie. Bei stärkerer Ausprägung mit sekundärer Vitalisierung im Sinne endomorpher Depression = Antidepressiva, Tranquilizer, evtl. ES-Behandlung.

Angstneurosen

Meist weniger diffuse Ängstlichkeit als Angst in bestimmten Situationen, die Versuchungs- oder Versagungssituationen darstellen, z. B. unbewußte Angst auf der Straße (Fortlaufen = Wegläufertendenz); vor sexuell unkontrolliertem Verhalten (Dirnenproblematik u. a.) = Straßenangst; vor Kontrollverlust gegenüber anderen Personen oder vor Kontrollverlust der anderen = Angst bei Menschenansammlungen z. B. im Kaufhaus, Theater, in der Straßenbahn u. a. Angst gegenüber unkontrolliertem und willkürlichem Verhalten des eigenen Organismus, z. B. Herzphobie u. a. Zur Psychotherapie s. o. Vorsicht mit Tranquilizern, da durch evtl. Scheinlösung unbewußter Konflikte der Patient die Bereitschaft zur Psychotherapie verliert und tranquilizerabhängig wird. Wegen der oft psychisch unmittelbar aktivierenden und damit selbstsicherheitsfördernden Wirkung hat sich uns als Begleitbehandlung zur Psychotherapie das Antidepressivum Jatrosom im Sinne der Minderung der Angstbereitschaft unter Beachtung der Kontraindikationen wiederholt bewährt.

Zwangsneurosen

Im Zusammenhang mit krankhaft übersteigerter Gewissensbildung und Selbstkontrolle (Pedanterie, Geiz, Störungen der Genußfähigkeit mit oft sexueller

Symptomatik, wie Frigidität u. a.) bei meist bestehender Selbstunsicherheit drängen sich zwangshaft wiederholend und quälend Gedanken oder Vorstellungen auf, die den Patienten befürchten lassen, er könne etwas Verbotenes oder Gefährliches tun.

Der ganze Mensch kann zwangshaft eingeengt sein und andauernd oder zeitweise an Wiederholungszwängen leiden. Er kann aber auch partiell zwangshaft sein neben willkürlichen ganz ungeordneten Verhaltensweisen. Oder Willkürhandlungen können das Zwangshafte sporadisch durchbrechen. Es fehlt in jedem Fall weitgehend die gute Mitte der freien, abwägenden realistisch angepaßten Willensentscheidung im Hinblick auf Pflichten und Rechte. Während der Patient z. B. weiß, daß er in der Kirche nie etwas Unanständiges rufen, nie einen anderen mit dem Messer verletzen würde usw., kommt er von dem Wiederholungszwang nicht los, er könne es tun. Der Zwangsgedanke bzw. die Zwangsvorstellungen führen naturgemäß nie zu Handlungen. Der Patient wird nie tun, was er zwangshaft befürchtet. *Zwangshandlungen* dienen der Überkontrolle, z. B. Waschzwang zur Abwehr des Zwangsgedankens, man könne durch Unreinheit andere oder sich gefährden.

Der Drang findet ein Ziel (z. B. dranghaftes Fortlaufen bei Jugendlichen, dranghaft aggressive Handlungen bei manchen Hirngeschädigten, besonders bei Anfallskranken in Verstimmungszuständen), *der Trieb sucht sein Ziel* (z. B. Nahrungstrieb, Sexualtrieb usw.), *der Wille setzt sich ein Ziel* (Thiele) (mit dem subjektiven Erlebnis der Willensfreiheit). *Im Zwang fürchtet der Betreffende ein ihm aufgezwungenes Ziel* (Zwangsgedanke, Zwangsvorstellung, z. B. man könnte etwas Verbotenes, Gefährliches usw. tun oder Zwangshandlung zur Abwehr von Zwangsgedanken, besonders Waschzwang, Kontrollzwänge) mit dem quälenden Erlebnis der Unsinnigkeit und Unfreiheit. Es sind sowohl Erfolge der analytischen Psychotherapie wie der Verhaltenstherapie beschrieben. Im Hinblick auf die Psychopharmaka ist wichtig, daß Zwangsgedanken nicht selten durch endomorph depressive Verstimmungen verstärkt oder auch evtl. erstmals auftreten, zumal diese Depressionen larviert auftreten können und die Zwangsgedanken (bei stets prämorbiden, eher überkontrollierten Personen) ganz im Vordergrund stehen können. Es sollte daher bei begründetem Verdacht auf Phasenhaftigkeit ein therapeutischer Versuch mit Antidepressiva evtl. auch mit ES-Behandlung gemacht werden.

Zu den hysterischen Neurosen (s. S. 200 f., im Text S. 184).
Zu den sog. Somatoneurosen (s. S. 200 f., im Text S. 183 ff.).

B. Abnorme Erlebnisreaktionen

Im Unterschied zu den Neurosen und den durch Erlebnisse ausgelösten Psychosen meint man mit dem Begriff abnorme Erlebnisreaktion relativ kurzdauernde (Dauer meist Stunden, Tage bis Wochen) Reaktionen, bei denen (abgesehen von den hysterischen Reaktionen) unbewußte innere Konfliktsituationen zurück-

Psychiatrisches Repetitorium

treten, die aber nach Intensität und Symptomatik in einem Mißverhältnis zum auslösenden Ereignis stehen und jenseits des den gegenwärtigen Sitten und Gebräuchen entsprechenden Verhaltens stehen. Die abnorme Erlebnisreaktion ist entweder inadäquat (Gruhle) im Hinblick auf den Anlaß und/oder die vergleichbaren soziokulturell bedingten Erlebnisreaktionen anderer Personen. Eine abnorme Erlebnisreaktion setzt nicht unbedingt eine abnorme Persönlichkeitsstruktur voraus, denn viele Menschen haben eine Toleranzgrenze gegenüber belastenden Erlebnissen. Erst wenn die Symptomatik der Erlebnisreaktion nicht nach einigen Wochen (spätestens einigen Monaten) abgeklungen ist, wird man auf neurotische Erlebnisverarbeitungen in Verbindung mit einer entsprechend abnormen Persönlichkeitsstruktur schließen können.

a) Alle heftigen Gemütsbewegungen können zur abnormen Erlebnisreaktion führen, wie bes. *Ärger, Zorn, Wut, Schreck, Verzweiflung.*

b) Bei den abnormen reaktiven Erlebnisreaktionen kann es im Zusammenhang mit einer gegen sich selbst gerichteten Aggressivität zum Suizidversuch oder Suizid kommen. Nicht selten stellt der Suizidversuch eine Kurzschluß- oder wenig vorbereitete Handlung mit Appellcharakter an die Umgebung dar (Arrangement der Suizidversuchshandlung – meist Schlaftabletten – oft mit der evtl. Möglichkeit, durch andere Personen aufgefunden zu werden, s. hierzu Linden). Ist die Aggressivität vorwiegend nach außen gerichtet, spricht man von aggressiver Verzweiflung.

c) Die *Primitivreaktionen* können vorwiegend durch eine unzureichende psychische Verarbeitung bedingt sein und häufen sich bei minderbegabten Personen (wie auch bei anthropoiden Affen z. B. kann es zur Abreaktion mit Tobsucht kommen). Dienen die Symptome mehr oder weniger unbewußten Wunschtendenzen, so ordnet man sie den hysterischen Reaktionen bzw. Verhaltensweisen zu (s. S. 200).

d) Treten im Anschluß an Unfälle oder erlittene Schädigungen bzw. von außen erzwungene psychische Belastungen mehr oder weniger anhaltende psychische Störungen auf, die nicht hirnorganisch bedingt sind, so gibt es verschiedene Möglichkeiten: a) abnorme Erlebnisreaktionen nach heftiger Gemütsbewegung (s. o.), b) Dekompensation einer neurotischen Persönlichkeitsstruktur, c) irrationale Wunschtendenzen, d. h. hysterische Reaktionen können neue Symptome schaffen oder Symptome einer abnormen Erlebnisreaktion bzw. einer neurotischen Dekompensation verstärken oder aufrechterhalten. Bei den Wunschtendenzen können Rentenwünsche (Rentenneurose), Wünsche »sein Recht zu bekommen« (Rechtsneurose), Wünsche nach Vermeidung einer erzwungenen Wiederholung der Situation (z. B. Kriegszitterer nach dem 1. Weltkrieg) und überhaupt alle Wunschtendenzen, die bei seelischen Reaktionen und Neurosen eine Rolle spielen, von Bedeutung sein.

Psychiatrisches Repetitorium

e) Bei der *nervösen Erschöpfung* handelt es sich stets um die Folge länger dauernder Belastungen. Bei diesen Belastungen sind unlustbetonte Einstellungen z. B. zur Arbeit bzw. zu den Ereignissen und eventueller Schlafmangel entscheidend. Also nicht die Quantität der Arbeit oder der Ereignisse sind wesentlich (sofern sie nicht zum deutlichen Schlafdefizit führen), sondern die lust- oder unlustbetonte Einstellung dazu, wenn es zur nervösen Erschöpfung kommt. Auch andauernder Lärm kann (sofern er nicht ein ungewöhnliches Ausmaß erreicht und evtl. auch den Nachtschlaf beeinträchtigt) erst über eine entsprechende Einstellung dazu zur Belästigung werden und dann eine nervöse Erschöpfung auslösen. Stets wird man fragen müssen, wieweit der Akzent auf der von außen erzwungenen Überlastung liegt (z. B. Urlaubsvertretung). Meist kommt es zu nervösen Erschöpfungen bei Personen, die sich überfordern lassen oder sich im Hinblick auf zu hoch gestellte Ziele selbst überfordern, die im Sinne depressiver oder zwangshafter Persönlichkeitsstrukturen schlecht »nein« sagen können, ihr Recht nicht gut fordern können, es mit den Aufträgen zu genau nehmen.

Im Vordergrund der Symptomatik stehen »reizbare Schwäche« im Sinne der Neurasthenie mit leichter Erregbarkeit, Konzentrationsstörungen, rasche Ermüdbarkeit u. a. und evtl. vegetativer Symptomatik, wie wir sie durchaus vergleichbar von der »Hirnleistungsschwäche« (s. S. 194 f.) kennen. Evtl. kommt es zur depressiven Färbung des Zustandes, der in eine vitalisierte, d. h. sich verselbständigende endomorphe Depression münden kann (Erschöpfungsdepression nach Kielholz).

f) Zu enge und zu intensive mitmenschliche Beziehungen können wie auch fehlende oder mangelnde mitmenschliche Beziehungen abnorme Erlebnisreaktionen auslösen. Daher kann es natürlich auch entsprechend den Ergebnissen der Soziopsychiatrie je nach individueller Veranlagung und Reaktionsbereitschaft auch zur Auslösung oder Verschlimmerung von besonders endogenen Psychosen, Neurosen und Sucht durch einen Überdruck oder Unterdruck im Rahmen mitmenschlicher Beziehungen kommen. Zu intensive Beziehungen können beim Miteinanderleben in zu großer Gemeinschaft, bes. in Gefangenenlagern (Stacheldrahtkrankheit) wie auch in bestimmten Wohngemeinschaften, belastend sein. Heftige Reaktionen mit zumindest sprachlichem oder tätlichem Aufeinanderlosgehen können die Folgen sein. Umgekehrt kann die Isolierung von den Mitmenschen bei Alleinstehenden (s. hierzu Haase: Soziopsychiatrische Untersuchungen an alleinstehenden Frauen), in sprachfremder Umgebung, in der Einzelhaft (»Haftknall«) u. a. zu ängstlichem und evtl. paranoidem bzw. paranoischem Syndrom (s. S. 208) führen.

Zur Therapie der abnormen Erlebnisreaktionen

Trotz der Vielfalt der Möglichkeiten haben psychotherapeutische Maßnahmen grundsätzlich den Vorrang. Lediglich bei sehr heftigen, anfallsähnlich auf-

> ## Psychiatrisches Repetitorium
>
> tretenden abnormen Erlebnisreaktionen kommt zunächst eine medikamentöse Ruhigstellung in Betracht, bei der vor Einführung der Psychopharmaka oft 0,5–1 mg Hyoscini (= Scopolamini) verwandt wurden, während heute am ehesten reine Tranquilizer (z. B. 10 mg Valium i. m. oder i. v.) oder schwach potente Neuroleptika (z. B. 50–100 mg Neurocil peroral oder i. m. in Kombination mit Kreislaufmitteln und Beachtung der evtl. Kreislaufkollapsgefahr) evtl. mit Wiederholung nach einigen Stunden gegeben werden.
>
> ### C. Charakterneurosen – Psychopathien
> Ist ein Mensch in seiner Charakterstruktur, d. h. in den Bereichen des Gemüts- und Willenlebens, derart abnorm, daß er und/oder andere darunter leiden, so taucht die Frage auf, ob milieubedingt erworben oder angeboren. Im Zuge einer Abwehrhaltung wurden besonders von der älteren Psychiatrie oft diejenigen, unter denen die Umwelt leidet, eher als abnorm veranlagt und damit weniger beeinflußbar gekennzeichnet. Bisher stehen jedoch die Beweise dafür aus, daß die charakteristischsten Persönlichkeitstypen dieser Richtung, wie Querulanten, Fanatiker, Gemütskalte, Geltungssüchtige, Haltlose, in diesem komplexen Sinne veranlagt sind. Vielmehr findet man hier meist ungünstige Familienkonstellationen in der Kindheit. Diejenigen, die an sich selbst leiden und damit auch eher zum Therapeuten gehen, wie Selbstunsichere, Kontaktgestörte evtl. Schizoide, Depressive, die früher als veranlagt im Sinne von psychopathisch abgestempelt wurden, sind inzwischen in die Einteilungsschemata der Neuroselehren eingeordnet. Aber auch bei den Eigenschaften des Temperaments, d. h. der persönlichen affektiven Schwingungskurve, die man weitgehend auf Veranlagung zurückführt (man denke an die traditionelle 4-Säfte-Lehre der Antike), sind äußere Faktoren wesentlich dafür, ob der Betreffende oder die Umgebung unter einem hyperthymen, sanguinischen, leicht erregbaren, schwerblütigen u. a. Temperament leidet. Der Leidensbegriff und die Behandlungsbereitschaft des Patienten jedoch sind entscheidend für unser Thema, nicht die Frage, inwieweit abnormes Verhalten angeboren oder erworben bedingt ist.
> Es ist selbstverständlich, daß psychotherapeutische und psychagogische Maßnahmen bei der Behandlung neurotischer bzw. psychopathischer Fehlentwicklungen im Vordergrund stehen. Psychopharmaka können nützlich sein bei der Stabilisierung affektlabiler, leicht erregbarer, leicht verstimmbarer Personen. Abgesehen von der evtl. Verordnung von reinen Tranquilizern im Bedarfsfall kann nach neueren Erfahrungen die laufende Applikation von Langzeitneuroleptika unterhalb der neuroleptischen Schwelle als Langzeittranquilizer nützlich sein. Auch eine affektiv-stabilisierende Wirkung von Lithiumsalzen wurde (außerhalb des manisch-depressiven Formenkreises) beschrieben.
>
> ### D. Sexualanomalien bzw. Sexualneurosen
> Außerhalb von Perversionen kommt es zu Sexualanomalien, z. B. im Zusammenhang mit sexueller Fehlerziehung, bei der die Sexualität nur als verboten, evtl.

schmutzig hingestellt wurde, oder zumindest als geheimnisvoll verschwiegen wurde. Häufigste Folge: Onanieskrupel (besonders bei Männern, die normalerweise in der Pubertät ausnahmslos onanieren) mit Störungen des Selbstbewußtseins (»ich bin schwach«, »ich bin schmutzig«). Diese Einstellung zu sich selbst kann sich nach der Pubertät verselbständigen, auch wenn die Onanie keine Rolle mehr spielt. Weitere Folgen: Beeinträchtigungen des sexuellen Genusses. Bei Überverpflichteten, besonders Pedantischen, besteht meist eine tiefgehende *Beeinträchtigung der Genußfähigkeit*, die auch zur Herabsetzung der sexuellen Genußbereitschaft bzw. Genußfähigkeit führt. Häufigste Folge: bei Frauen Frigidität mit fehlendem oder seltenem Orgasmus, bei Männern relativ seltener, evtl. kurz dauernder und wenig variierter Geschlechtsverkehr.

Bei den Potenzstörungen können allgemeine Selbstunsicherheit von Bedeutung sein, die z. B. Erwartungsängste mit Übererregbarkeit bedingen und zur Ejaculatio praecox führen können. Es kann aber auch die Unsicherheit gegenüber nur einer bestimmten als überlegen empfundenen Partnerin dazu führen, daß z. B. die Erektion zu kurze Zeit anhält. Der Volksmund sagt, »er ist ein Schlappschwanz, steht nicht seinen Mann«. Der Betroffene wird seine Unsicherheit um so eher bei der männlich sexuellen Aggression zeigen, je fordernder die Partnerin ist. Setzt man das männlich sexuelle Verhalten eher in Beziehung zur Aggressivität und die weibliche Sexualität eher in Beziehung zur Hingabe, so gibt es doch viele Überschneidungen. Mangelnde Hingabebereitschaft des Mannes kann, abgesehen von ausbleibenden Zärtlichkeitsimpulsen, sowohl die Erektion beeinträchtigen als auch zur (unbewußten) Zurückhaltung der Ejakulation führen. Dahinter können z. B. Ängste gegenüber dem Partner, Ängste gegenüber der künftigen Verantwortung für evtl. Nachwuchs, Fixierungen an den gegengeschlechtlichen Elternteil usw. stehen. Umgekehrt können Frauen nicht nur eine mehr oder weniger bewußte fehlende Bereitschaft zur Bejahung der Frauenrolle (Anorexia nervosa) zur sexuellen Hingabe (Vaginismus, ausbleibender Orgasmus u.a.) haben, sondern sie können ihre Sexualität einem männlich aggressiven, auf Leistung eingestellten Verhalten unterordnen. Der Mann wird bei diesem (phallischen) Typ der Frau zum Rivalen.

Ein anderer Gesichtspunkt ist die mangelnde Bindungsfähigkeit, die relativ häufig zu sexuellen Problemen führt. Die mangelnde Bindungsfähigkeit kann im Zusammenhang mit Fixierung an einen Elternteil bestehen. Sie kann aber z. B. auch im Zusammenhang mit negativ getönten Eindrücken in der Kindheit im Hinblick auf Bindung verständlich werden oder z. B. bei unausgereifter, oft im Selbstwertgefühl beeinträchtigter Persönlichkeit dazu führen, daß ständig neue Partnereroberungen zur Selbstbestätigung gebraucht werden, so daß es zum Don-Juanismus bei Männern bzw. zur Nymphomanie bei Frauen mit ständigem Partnerwechsel und Unfähigkeit zur sexuellen Dauerbefriedigung bei einem Partner kommen kann.

Psychiatrisches Repetitorium

Damit sollen nur andeutungsweise einige besonders wichtige Gesichtspunkte zur Genese von Sexualanomalien gebracht werden. Jeweils wird im Einzelfall zu analysieren sein, welche (meist unbewußte) Motive die Anomalien genetisch verständlich machen.

Perversionen werden diejenigen Sexualanomalien genannt, bei denen es zur sexuellen Befriedigung außerhalb des heterosexuellen Verkehrs kommt. Es werden unterschieden: Exhibitionismus, Sadismus-Masochismus, Nekrophilie, Pädophilie, Sodomie, Fetischismus, Transvestitismus, Homosexualität.

Zur Therapie

Die Sexualanomalien sind am ehesten außerhalb der Perversionen einer Psychotherapie (psychoanalytische Einzelbehandlung, Gruppenbehandlung, besonders Ehepaarbehandlungen, Verhaltenstherapie) zugänglich. Psychopharmaka können mit Hilfe der Tranquilizer-Wirkung Erwartungsängste bzw. die für die Sexualität nachteiligen affektiven Spannungen herabsetzen, können aber auch im Hinblick auf die bei höheren Dosierungen zu beobachtende Minderung von Libido und Potenz nachteilige Wirkungen haben. Wiederholt bewährten sich zur Herabsetzung der Erregbarkeit schwach potente Neuroleptika (neben der Psychotherapie) bei der Ejaculatio praecox.

Bei nicht oder weniger durch psychische Fehleinstellungen bedingter, hormonal geleiteter, meist mit fortschreitendem Alter auftretender, subjektiv belastender Herabsetzung der sexuellen Triebstärke können wiederholte mehrwöchige Kuren nützlich sein (s. S. 196).

Bei den Perversionen kommt es durch die perverse Handlung zur Befriedigung. Es besteht daher in diesem Zusammenhang kein unmittelbarer Leidensdruck, so daß psychotherapeutische Maßnahmen wenig Ansätze und Aussichten haben, es sei denn, es handelt sich um die psychotherapeutische Bearbeitung ungünstiger Folgezustände der Perversion. Kommt es infolge der Perversion zu kriminellen sexuellen Delikten, so besteht naturgemäß sehr ernste Wiederholungsgefahr. Im Interesse einer Vermeidung dieser Gefahr ist daher die Frage einer chemischen (Cyproteronacetat) oder operativen Ausschaltung der Sexualität in jedem Falle zu überprüfen. Andererseits ist eine Dauerinternierung oft unumgänglich.

E. Paranoide bzw. paranoische Entwicklungen und Reaktionen

Ein besonderes diagnostisches und therapeutisches Problem stellen die paranoiden Entwicklungen und Reaktionen dar. Mit ihnen befinden wir uns im Grenzgebiet. Psychodynamisch handelt es sich oft um die Folge einer Störung von Erlebnisverarbeitungen im Sinne neurotischer Entwicklungen. Im Hinblick auf die Symptomatik steht ein qualitativ neuartiges, formal nicht verständliches und damit psychotisches Erleben vor uns. Es ist wichtig zu wissen, daß tiefgehende Beeinträchtigungen der Selbstsicherheit und des Selbstbewußtseins dazu führen können, daß an die Stelle des Erlebens: »Ich bin unsicher«, »Ich bin schwach«, »Ich fühle mich minderwertig«, nach außen in die Umwelt projiziert wird: »Die andern sind sicher, stark, mir überlegen, sind gegen mich, wollen mir etwas antun«. Diese Beeinträchtigungen der Selbstsicherheit und des Selbstbewußtseins können den Boden für paranoide Erlebnisse bereiten, sofern wir darunter Eigenbeziehungen *mit* (äußerem oder innerem) Anlaß verstehen.

Es lassen sich Gemeinsamkeiten finden für paranoides Erleben sowohl auf der Grundlage von neurotischen Fehlentwicklungen wie auch bei hirnorganisch Geschädigten und endogen psychotisch Erkrankten.

Bei hirnorganisch bedingtem Absinken der Leistungsfähigkeit, besonders bei Bewußtseinsstörungen und bei amnestischen Psychosyndromen, dürfte es eher die Einbuße der Selbstsicherheit sein, die z.B. den Vergeßlichen zum Paranoiden werden läßt. Es dürfte auch eher von Einbrüchen in die Selbstsicherheit her zu verstehen sein, wenn es bei Störungen der»sichernden«Verständigung mit anderen, wie bei Schwerhörigen oder in sprachfremder Umgebung, zu paranoiden Syndromen kommt. Bedenkt man, wie eng das Erleben der Selbstsicherheit und das Selbstwertgefühl aneinander geknüpft sind, so wird klar, daß es sich nicht um grundsätzliche Unterschiede handelt, sondern, daß die Störungen des Selbstgefühls, die abnorme Eigenbeziehungen mit Anlaß auslösen, auf einen gemeinsamen Nenner zu bringen sind. Dabei sind es nur Akzentverschiebungen, wenn»wahnhafte« paranoide Syndrome in der Haft bei dem einen eher durch die Beeinträchtigung des Selbstwerterlebens durch Selbstvorwürfe, bei dem anderen mehr durch den Verlust des sichernden Kontaktes infolge Isolierung (z.B. auch paranoide Psychosen bei alleinstehenden Frauen, s. Haase) ausgelöst werden. Auch bei der Impotenz wird man beide Gesichtspunkte anführen können. Erst bei dem Syndrom, das letztlich durch das Erlebnis»beschämender Insuffizienz« ausgelöst wurde, d.h. beim sensitiven Beziehungswahn E. Kretschmers, wird man den Akzent eher auf die Beeinträchtigung des Selbstwerterlebens setzen, auch bei den äußerlich Entstellten, auf deren häufige sensitiv-paranoide Reaktionen Panse hinwies. Will man ein derartiges paranoides Syndrom verstehen, wird man jeweils die Beziehungen der Trias: Erlebnis − Milieu − Charakter, zueinander berücksichtigen, wie E. Kretschmer es uns beim sensitiven Beziehungswahn zeigte.

4. Psychosomatische Symptome und Erkrankungen

Der Begriff »psychosomatische Symptomatik« umfaßt körperliche Symptome, die seelisch verursacht oder bedingt objektiv sichtbar sind bzw. sichtbar gemacht werden können. Dabei ist der Erlebniszusammenhang oft nicht mehr zugänglich bzw. kann nur mühsam erarbeitet werden. In zahlreichen Untersuchungen wurde eine Beziehung zwischen der Intensität von Affekten und somatischen Begleiterscheinungen (besonders motorischer und sekretorischer Phänomene), dagegen weniger überzeugend zwischen *spezifischen* Affekten (z.B. Wut, Trauer usw.) und somatischen Begleiterscheinungen nachgewiesen.

Psychiatrisches Repetitorium

Gesichtspunkte zur Frage des Betroffenseins bestimmter Organe bzw. Organsysteme bei psychischen Vorgängen:

a) *Funktionseinheiten:* z. B. vegetatives System mit Einbau in Leistungsvollzüge, ergotropes System = Leistungsentfaltung, trophotropes System = Aufbau – Ruhe.

b) *Orte verminderter Widerstandskraft* (locus minoris resistentiae, z. B. psychogene Armlähmung nach früherer organisch bedingter Bewegungsbeeinträchtigung des Armes u. a.).

c) *Orte überhöhter funktioneller Beanspruchung* (z. B. Kopfschmerz bei geistiger Beanspruchung:»Das Problem macht mir Kopfschmerzen«).

d) *Körperliches* läuft nicht nur biologisch zweckvoll ab, sondern kann auch als Ausdruck für psychisches Geschehen dienen (z. B. die Kontraktionen der Muskeln im Bereich der Augen können sowohl der Abschirmung von Licht dienen als auch als Ausdruckssymptom bei Konzentration auf einen »Blickpunkt« auftreten).

Spezifische Situationen gibt es nur im Hinblick auf besondere Persönlichkeitsstrukturen. Nicht, was erlebt wird, sondern wie erlebt wird, ist entscheidend. So kann ein Verlust einer Person je nach Persönlichkeitsstruktur und Veranlagung z. B. eine exomorphe oder endomorphe Depression, eine Manie, eine Herzphobie, eine Sucht, eine schizophrene Psychose u. a. auslösen.

Ergiebiger ist die Suche nach besonderen *Persönlichkeitsmerkmalen,* die bei folgenden Erkrankungen, die als psychosomatische Erkrankungen auftreten können (nicht auftreten müssen), beschrieben wurden und die allerdings u. E. weiterer Ergänzungen und Bestätigungen bedürfen:

Migräne:	ungewöhnlich ehrgeizig, sehr genau
Heuschnupfen:	zusätzlich zu diesen Zügen verschlossen und überempfindlich
Asthma, Prurigo:	innerliche emotionale Unsicherheit, übermäßig abhängig, narzißtisch, äußerlich sehr aktiv, rastlos, übermäßig ehrgeizig
Hoher Blutdruck:	gutartig, anpassungsfähig, gesellig, fleißig, aber Angst vor verantwortungsvollen Positionen
Koronararterienverschluß:	fleißig, lieben verantwortungsvolle Positionen
Magengeschwür:	gespannt, ängstlich, stecken sich hohe Ziele und legen großen Wert auf Unabhängigkeit
Chronische Verstopfung und Colitis:	übermäßig ordentlich, übermäßig sauber, Tendenz zum Sparen und Horten

| **Psychiatrisches Repetitorium** |

Rheumatische Arthritis:	Märtyrer
Gehäufte Frakturen:	verantwortungslos, Mangel an Voraussicht, Mangel an Fähigkeit zur Planung
Dysmenorrhoe:	lehnen ihre weibliche Rolle ab oder möchten die kindliche Abhängigkeit von den Eltern nicht aufgeben

Entscheidend wichtig ist zum Verständnis psychosomatischer Symptome und Erkrankungen eine Zusammenstellung multikonditionaler Faktoren, die das Ineinander von besonders gearteter Persönlichkeitsstruktur und auslösender Situation berücksichtigt und insbesondere die Zweckfunktion des betreffenden Organbereiches berücksichtigt (z. B. die Muskulatur im Bereich der Augen dient dem Zweck des Sehens, Herz und Kreislauf dienen zweckvoll den Leistungsvollzügen usw.). So können z. B. Zurückhaltetendenzen bzw. Nichtabgeben, Nichthingebenkönnen, sich somatisch in den entsprechenden Organbereichen äußern: Obstipation bei Sparsamen, Impotenz, Frigidität bei Hingabegestörten usw. Diese Gesichtspunkte lassen sich in erster Linie bei psychosomatischen Erkrankungen im Bereich des Magendarmtraktes, des Kreislaufs und der Atmung anwenden, lassen sich aber auch auf zahlreiche andere Organfunktionen übertragen.

Der wirkungsvolle Einsatz von Psychopharmaka bei den verschiedensten »Organbeschwerden« unterstreicht eindrucksvoll die Berechtigung und Notwendigkeit, eine oft einseitige Krankheitslehre zur Lehre vom Kranken zu erweitern.

Zur Literatur s. S. 192 f.

B. Anwendung von Psychopharmaka in den verschiedenen Gebieten der Medizin

Aus der Allgemeinen Anästhesieabteilung der Städtischen Krankenanstalten Bremen (Direktor: Dr. med. W. F. Henschel)

1. Zur Anwendung von Psychopharmaka in der Anästhesiologie

W. F. Henschel

Auch in der Anästhesiologie haben Psychopharmaka in den letzten Jahren immer mehr an Bedeutung gewonnen. Sie haben heute einen festen Platz in der Skala der Möglichkeiten, die dem Anästhesisten zur Prämedikation, zur eigentlichen Anästhesie, zur postoperativen Schmerzbekämpfung, in der Schocktherapie und auch auf dem Sektor der Intensivtherapie zur Verfügung stehen.

Die Angst und Spannung lösende Wirkung der Tranquilizer, ihr psychisch und neurovegetativ normalisierender und stabilisierender Effekt und die psychomotorische Ruhigstellung durch Neuroleptika werden in breitestem Maße zur Prämedikation genutzt.

Ihre die Wirkung von Sedativa, Hypnotika, Narkotika, Analgetika und auch Muskelrelaxanzien potenzierenden Eigenschaften machen es möglich, durch sinnvolle Kombination die Dosen dieser für die Narkose gebräuchlichen Pharmaka zu reduzieren und somit deren Toxizität wesentlich zu verringern (»Kombinationsnarkose« »balanced anaesthesia«, »potenzierte Narkose«).

Durch die Entwicklung außerordentlich stark und relativ rasch wirkender Neuroleptika und vor allem Analgetika wurde es schließlich sogar möglich, unter völligem Verzicht auf Hypnotika und Narkotika eine Allgemeinanästhesie zu erzielen. Diese Anästhesiemethode, bei der das Primäre die Gabe eines stark wirkenden Neuroleptikums und eines hochpotenten Analgetikums ist, hat inzwischen unter dem Terminus Neuroleptanalgesie eine feste Stellung in der Anästhesiologie eingenommen.

Für die postoperative Schmerzbekämpfung haben sich dem Anästhesisten die Tranquilizer und Neuroleptika als recht brauchbar erwiesen, da sie – wenn sich auch keine eigentlichen analgetischen Eigenschaften dieser Substanzen nachweisen lassen – aufgrund ihrer potenzierenden Wirkung eine niedrigere Dosierung und seltenere Gabe von Analgetika ermöglichen und mitunter sogar an deren Stelle treten können[1]).

In der Schocktherapie können sie vor allem – allein oder in Kombination mit einem Analgetikum – zur Bekämpfung des neurogenen Schocks eingesetzt werden. Die einigen von ihnen eigene gefäßdilatierende Wirkung (Alpha-Blockade) kann zur Behandlung einer Zentralisation genutzt werden (allerdings nur unter sorgfältigster Kontrolle und Auffüllung des Kreislaufvolumens!).

---

[1]) Der antiemetische Effekt der meisten Tranquilizer und Neuroleptika läßt diese zur Behandlung postnarkotischer Nausea und postoperativen Erbrechens sehr nützlich sein.

Tab. 18

Anwendungsgebiet	Allgemein gut bewährte Psychopharmaka	ED	Wirkungsweise	Kontraindizierte Psychopharmaka
I. Prämedikation				
a) Am Vorabend der Op.	Chlordiazepoxyd (Librium®)	10–50 mg		Rauwolfia-alkaloide
	Diazepam (Valium®)	5–20 mg		
	Meclizin	100–150 mg		
	Meprobamat (Calmonal®)	500–1000 mg		
	(Cyrpon®, Miltaun®)			
	Mogadan®	5–20 mg		
	Promethazin (Atosil®)	25–50 mg		
	oft in Kombination mit einem Barbiturat			
	Triflupromazin (Psyquil®)	10–50 mg		
b) 30–60 min vor Anästhesiebeginn	Chlorpromazin (Megaphen®, Largactil®)	50–200 mg i.m. i.v.		
Meistens in Kombination mit einem Analgetikum, z. B. 50–100 mg Pethidin, **immer** mit 0,25 bis 1,0 mg Atropinum sulfur.	Diazepam (Valium®)	10–20 mg i.m. i.v.		
	Promazin (Verophen®)	20–50 mg i.m. i.v.		
	Promethazin (Atosil®)	25–50 mg i.v. i.m.		
	Prothipendyl (Dominal®)	50–200 mg i.v. i.m.		

Tab. 18   (Fortsetzung)

Anwendungsgebiet	Allgemein gut bewährte Psychopharmaka	ED	Wirkungsweise	Kontraindizierte Psychopharmaka
	Triflupromazin (Psyquil®)	20–50 mg i.v. i.m.		
	Dehydrobenzperidole® in der Regel (ausgenommen neurochir. Eingr. bei intrakranieller Druckerhöhung) in Kombination mit dem Analgetikum Fentanyl® als Thalamonal®	5–10 mg i.v. i.m. 1–2 ml = 2,5–5,0 mg Dehydrobenzperidol + 0,05–0,1 mg Fentanyl i.v. i.m.		

II. Anästhesie

a) Allgemeinanästhesie

Anwendungsgebiet	Allgemein gut bewährte Psychopharmaka	ED	Wirkungsweise	Kontraindizierte Psychopharmaka
1. »Potenzierte Narkose« zusammen mit Barbiturat, N_2O/O_2, Relaxans	Chlorpromazin (Megaphen®) + Promethazin (Atosil®) } »Cocktaillytique«	50 mg 50 mg } als »Mischspritze«, davon 2–4 ml i.v.		
	+ Pethidin	100 mg } (evtl. b. Bed. 2 ml nachinjiz.)		
	Prothipendyl (Dominal®) Dehydrobenzperidol® + Fentanyl® als Thalamonal®	50–200 mg i.v. 1–3 ml i.v.		

Tab. 18

Anwendungsgebiet	Allgemein gut bewährte Psychopharmaka	ED	Wirkungsweise	Kontraindizierte Psychopharmaka
2. »Neuroleptanalgesie«	Dehydrobenzperidol®	15–max. 25 mg i. v. z. Einleitung	Neurolepsie	
	Fentanyl®	0,3–0,7 mg i. v. z. Einleitung 0,05–0,2 mg i. v. z. Aufrechterhaltung	Analgesie	
	(dazu Beatmung mit N_2O/O_2 = Gemisch 3:1 od. 2:1, Relaxierung nach Bedarf)			
b) Zusätzlich zur Lokalanästhesie	»Cocktail lytique« (s. o.)			
	Prothipendyl (Dominal®)	2–4 ml i. v. 50–200 mg i. v.		
	Thalamonal® (s. o.)	1–2 ml i. v.		
III. Postoperative Nachbehandlung				
a) Schmerzbekämpfung	Dipidolor®	2 ml i. m.		
	Thalamonal® (s. o.)	1–2 ml i. m.	Analgetischer Effekt des Fentanyl	
	Promethazin (Atosil®) × Pethidin, 50 mg	25–50 mg i. m.	Potenzierung der Wirkung von Analgetika	
b) Prophylaxe und Behandlung von postnarkotischer Nausea und Erbrechen	Dehydrobenzperidol®	5–10 mg i. v. i. m.	Antiemetischer Effekt	
	Triflupromazin (Psyquil®)	10–50 mg i. v. i. m.		

Tab. 18 (Fortsetzung)

Anwendungsgebiet	Allgemein gut bewährte Psychopharmaka	ED	Wirkungsweise	Kontraindizierte Psychopharmaka
c) Therapie postoperativer Unruhezustände	Dehydrobenzperidol®	5–10 mg i.v. i.m.		
	Diazepam (Valium®)	5–20 mg i.v. i.m.		
	Promethazin (Atosil®) evtl. im Cocktail lytique, s. o.	25–50 mg i.v. i.m.		
	Prothipendyl (Dominal®)	50–200 mg i.v. i.m.		
	Triflupromazin (Psyquil®)	20–50 mg i.v. i.m.		
IV. Schocktherapie (Immer zusätzlich zu anderen Maßnahmen, in erster Linie Volumenauffüllung – Blut, Plasmaexpander –, O_2-Gabe – Beatmung, NNR-Präparate	»Cocktail lytique« (s. o.)	1–3 ml i.v. i.m.	Zentrale Dämpfung, vegetative Stabilisierung, Analgesie, antiemetische Wirkung, Gefäßerweiterung, daher Durchbrechen der Zentralisation → bessere Gewebsperfusion → Vermeidung einer metabolischen Azidose	
	Thalamonal®	1–2 ml i.v. i.m.		

Tab. 18 (Fortsetzung)

Anwendungsgebiet	Allgemein gut bewährte Psychopharmaka	ED	Wirkungsweise	Kontraindizierte Psychopharmaka
V. Intensivtherapie				
a) Ruhigstellung motorisch unruhiger Patienten (z. B. Schädel-Hirn-Traumen)	»Cocktail lytique« (s. o.)	2–4 ml i.v. i.m.		
	Dehydrobenzperidol®	5–10 mg i.v. i.m.		
	Prothipendyl (Dominal®)	50–200 mg i.v. i.m.	Neurovegetative, zentrale Dämpfung relaxierender Effekt	
b) Adaptation an den Respirator	»Cocktail lytique« (s. o.)	2–4 ml i.v.		
	Diazepam (Valium®)	10–30 mg i.v.		
	Thalamonal® (s. o.)	1–2 ml i.v.	Neurolepsie, atemdepressiver Effekt des Fentanyl	
c) Tetanus	Diazepam (Valium®)	20–40 mg i.v. i.m. bis zu 300 mg pro die!	Zentrale Dämpfung, relaxierender Effekt	
	Thalamonal® (s. o.)	2 ml i.v. i.m. bis zu 10–15 ml pro die!	Neurolepsie, analgetischer Effekt	

Schließlich bietet die Intensivtherapie für Tranquilizer und Neuroleptika gute Anwendungsmöglichkeiten. Den Anästhesisten interessiert dabei besonders die Dämpfung unruhiger Kranker, die bessere Anpassung eines Patienten an den Respirator oder die Ruhigstellung und Krampfunterdrückung beim Tetanus.

In Tab. 18 sind die Psychopharmaka, die sich auf dem Gebiet der Anästhesiologie allgemein bewährt haben, zusammengestellt (ohne Anspruch auf Vollständigkeit erheben zu wollen).

Literatur

Die Neuroleptanalgesie. Bericht über das II. Bremer Neuroleptanalgesie-Symposium am 30. und 31. Mai 1964. Herausgegeben von Walter F. Henschel. Springer, Berlin, Heidelberg, New York 1966.

Neuroleptanalgesie, Klinik und Fortschritte. Bericht über das III. Bremer Neuroleptanalgesie-Symposium am 21. und 22. Mai 1966. Herausgegeben von Walter F. Henschel, Bremen. Schattauer, Stuttgart 1967.

Anschrift des Verfassers:

OMR Dr. W. F. Henschel,
Allgem. Anästhesieabteilung der Städtischen Krankenanstalten, 28 Bremen, St.-Jürgen-Straße.

Aus der Chirurgischen Universitätsklinik Düsseldorf
(Direktor: Professor Dr. Dr. h. c. E. Derra)

2. Psychopharmaka in der Chirurgie
W. Ringler

Die zunehmende Anwendung psychotroper Arzneimittel in der klinischen und ambulanten Praxis führt dazu, daß der Chirurg heute damit rechnen muß, konsiliarisch zu einem unter der Einwirkung von Psychopharmaka stehenden Kranken zugezogen zu werden. Bei der Vielfalt der in Frage kommenden Medikamente und der Differenziertheit ihrer Wirkungen ist hier die enge Zusammenarbeit mit dem Psychiater notwendig und unseres Erachtens nur im Notfall durch chirurgische Eigeninitiative zu ersetzen. Die für die Beurteilung eines chirurgischen Krankheitsbildes wichtigen Angaben aus der Vorgeschichte und zum Schmerzcharakter können unter dem Einfluß psychotroper Pharmaka verändert, ja sogar nicht mehr erhältlich sein. Die Frage der Fortführung der psychotropen Medikation im Rahmen einer chirurgischen Intervention, die Abstimmung der Prämedikation zur Narkoseeinleitung auf das benutzte Psychopharmakon, die Einschätzung respiratorischer, kardiovaskulärer, intestinalmotorischer und den Wasser- und Elektrolythaushalt betreffender Nebenwirkungen des Medikamentes müssen für den einzelnen Patienten und das jeweilige Arzneimittel individuell abgewogen werden.

Tritt, was in einer chirurgischen Abteilung nicht selten beobachtet werden kann, in der postoperativen Phase eine psychische Alteration zum erstenmal auf, dann sollte, wenn irgend möglich, auch hier die Wahl der psychotropen Droge erst nach einer Diagnosestellung durch den Psychiater erfolgen.

Tab. 19. **Tabellarische Übersicht.**

Indikation	Autor	Medikation	Bemerkung
Postoperative Schmerz- bekämpfung	(17)	60–90 mg Taractan i. m. am Operationstag. 15–30 mg Taractan am 1. postoperativen Tag.	150 Patienten, Verschlafen der postoperativen Schmerzen. Gute lokale und allgemeine Verträglich- keit.
Phantomschmerz nach Gliedmaßen- amputationen	(11)	Leichte Fälle: Kombinationsbehandlung mit Valium, Taractan und gelegentlichen Schmerz- mittelgaben. Schwere Fälle: Bei gleichzeitig bestehen- dem Schmerzmittelabusus Schlafkur mit Taractan u. Valium. Individuelle Dosierung.	62 Patienten. »Entpersönlichung des Schmerzes« (Linke). Durch- führung auch bei Asthma und anderen allergischen Manifesta- tionen möglich.
	Eigen- beobachtung	Valium, oral, 4 × 10 mg/die	4 Patienten mit Manifestation in der unmittelbaren postoperativen Phase. Einsparung von Alkaloiden. Dämpfung quälender Mutilations- vorstellungen.
Langzeitbehand- lung schwerer chronischer Schmerzzustände	(4)	Basistherapie mit Pheno- thiazinen: 3 × 1 Drag. (25 mg) Megaphen und 3 × 1 Drag. (25 mg) Atosil oder 1–2 × täglich 25 mg Megaphen u. 25 mg Atosil i. m.	Potenzierung von Dolantin. Potenzierung von Opiaten.
	(23)	Hohe Megaphendosen (400 mg/die). 20 mg Psyquil u. 50 mg Dolantin i. m. wenn Erbrechen und Übelkeit. Tofranil 1 Amp. (25 mg) morgens u. abends. Später perorale Medikation: 1–3 × 1 Drag. (25 mg).	Neben Schmerzlinderung Re- sensibilisierung für zytostatische Wirkung.

Tab.19   (Fortsetzung)

Indikation	Autor	Medikation	Bemerkung
Zervikalsyndrom bei Osteochondrose u. Spondylose der Halswirbelsäule, Schulter-Arm-Syndrom, kombiniertes Mastalgie-Zervikalsyndrom	(2)	Valium, oral 4 × 2 mg/die.	Bei 187 Patienten in 130 Fällen volle Beschwerdefreiheit nach 10- bis 18tägiger Behandlung.
Bandscheibenvorfall	(20)	10 mg Valium i. m. 30 min vor Behandlungsbeginn. 10 mg Valium langsam i. v. vor der Manipulation.	138 durch Justierung und Strecken der Wirbelsäule konservativ behandelte Patienten.
Frakturreposition	(20)	10 mg Valium i. m. vor Repositionsbeginn u. Epontol-Kurznarkose.	Dämpfung der Erwartungsangst, Relaxation der Muskulatur, Nachlassen der Schmerzen. Häufig Verzicht auf weitere Muskelrelaxanzien wie Kurare oder Succinylcholin möglich.
Wirbelfrakturen, Aufrichtung im ventralen Durchhang nach Böhler	(20)	10 mg Valium i. m. 30 min vor Behandlungsbeginn, 10 mg Valium langsam i. v. unmittelbar vor der Reposition.	
Spastische Lähmung bei Querschnittsläsion infolge Kompressionsfraktur der Hals- oder Brustwirbelsäule	(11)	4 × 10 mg Valium/die.	14 Patienten. Beginnende Spastik: Frühzeitig einsetzende Spasmolyse soll Ausbildung von Gelenkkontrakturen soweit wie möglich verhindern. Manifeste Spastik: Reduktion auf $1/3$ der Ausgangssituation möglich. Erleichterung krankengymnastischer Bewegungstherapie und Kontrakturbehandlung.
Spinale Spastik nach kompletter oder subtotaler Verletzung des Rückenmarks	(27)	15–40 mg Valium/die. In Einzelfällen bis 100 mg Valium/die. Behandlungsdauer 9–16 Monate.	50 Patienten mit schweren, überwiegend traumatischen Rückenmarksschäden. 36 gute bis sehr gute Ergebnisse. Günstige Beeinflussung des Gesamtverhaltens der Paraplegiker. Keine wesentlichen Nebenerscheinungen.

Tab. 19   (Fortsetzung)

Indikation	Autor	Medikation	Bemerkung
Sudecksches Syndrom (regionäre Osteoporose), generalisierte Osteoporose, präsenile u. senile Involutions-porose	(11)	5 × 2 mg–4 × 10 mg Valium/die.	Neurovegetative Dämpfung führt zu wesentlich besseren Behandlungsergebnissen in morphologischer und funktioneller Hinsicht. Relaxation des reaktiven Hypertonus der Rückenmuskulatur bei der generalisierten Osteoporose.
Posttraumatische Gelenksteife nach Handverletzungen und handchirurgischen plastischen Eingriffen (z. B. Dupuytrensche Kontraktur)	(29)	Librium oral, 30–50 mg/die oder Valium oral, 15–30 mg/die.	217 Patienten. In 65% der Fälle sowohl Linderung der subjektiven Beschwerden als auch zunehmende Besserung der schmerzhaften Bewegungseinschränkung der Gelenke.
Posttraumatische Gelenksteife (Raideur, dystrophische Osteoarthritis)	(19)	Bei erethischer Stimmungslage des Verletzten Neuroplegika: Librium oder Valium oral, 3 × 10 mg/die. Bei depressiver Tendenz Thymoleptika: z. B. Niamid.	Kombinationstherapie: Psychopharmaka mit am Albumin/Globulin-Index orientierter Gabe von anabolen oder katabolen Hormonen.
Angiographie der unteren Extremitäten	(8)	Kombination von 10 mg Valium u. 2,5 g Novalgin als intravenöse Mischspritze.	144 Patienten. Individuelle Dosierung von Valium bei alten Patienten mit hirnorganischen Veränderungen. Die geeignete Dosis führt nahe an einen Schlafzustand heran.
Prämedikation bei Endoskopie (Ösophagoskopie, Gastroskopie, Ösophagogastro-skopie)	(31)	Unmittelbar vor Untersuchungsbeginn i. v. Injektion. Junge Erwachsene: 5–10 mg Valium u. 75–100 mg Meperidin. Alte Patienten u. Schwerkranke: 1–4 mg Valium u. 20–50 mg Meperidin. Alkoholiker: 10–15 mg Valium u. 75–100 mg Meperidin.	260 Patienten. Gute bis ausgezeichnete Relaxation und psychische Wirkung in 87,7% der Fälle.

Tab.19   (Fortsetzung)

Indikation	Autor	Medikation	Bemerkung
Psychisch-vegetativ überlagerte Folgezustände nach abdominellen Eingriffen. Stumpfgastritis, Roemheld-Syndrom, Postcholezystektomie-Syndrom, Dyskinesien der Gallenwege	(14)	Tranquo-Buscopan: 10 mg Oxazepam, 10 mg Buscopan.	Zentrale Entspannung im psychischen Bereich, periphere Ruhigstellung im Organbereich.
Persistierende, externe Gallenfistel bei Spastik des M. sphincter Oddi	(12)	3 × 10 mg Valium i. m.	In Einzelfällen promptes Versiegen der Gallenabsonderung nach außen.
Kardioversion auch nach kardiochirurgischen Eingriffen	(21)	5–30 mg Valium i. v.	Bei 31 von 34 Kranken war eine komplette Amnesie für den Schock und den damit verbundenen Schmerz zu beobachten.
Psychiatrische Reaktionen nach Eingriffen am offenen Herzen, insbesondere nach Klappenersatz	(24)	2,5–5,0 mg Valium i. v. 4stündlich zusätzlich zur Standardsedierung.	Frequenz psychiatrischer Komplikation in unbehandelter Kontrollgruppe 35,7%, in der behandelten Gruppe (42 Patienten) 4,7%. Keine ungünstigen Nebenwirkungen.
Septischer Schock	(18)	Lytische Kombination als Mischspritze 100 mg Dolantin 50 mg Atosil 50 mg Megaphen in Verbindung mit Oberflächenhypothermie (32 °C Körpertemperatur), Volumenersatz u. Antibiotikatherapie.	Physikalische und pharmakologische Hibernation (Laborit und Huguenard) bringt Zeitgewinn für Antibiotikaanwendung.
Tetanus, Muskelrelaxation	(13)	Kinder: 10 mg Valium oral, alle 6–8 Stunden. Neugeborene: 2,5 mg Valium oral, 2 × täglich.	Erster Bericht über Verwendung von Valium beim Tetanus.

Tab. 19   (Fortsetzung)

Indikation	Autor	Medikation	Bemerkung
Tetanus	(32)	10 mg Valium 6stünd- lich. 60 mg Phenobarbital 6stündlich.	Schwere Verlaufsform bei 17 kg schwerem Knaben. Den geringen Barbituratmengen sei kein wesent- licher Anteil am Behandlungserfolg zuzuschreiben.
Tetanus	(30)	10 mg Valium i. v., 6stündlich.	Vollständige Kontrolle der Krämpfe des 15 Jahre alten Knaben. Keine respiratorische Depression. Intakte Leber- und Nierenfunktion. Kein hämatologischer Effekt. Erhebliche Sedierung bis zur extremen Lethargie.
Tetanus	(9)	Initial: 10 mg Valium i. v. 20 mg Valium-Sirup durch Magenschlauch stündlich. Erhaltungsdosis: Valium-Sirup 30 mg stündlich (= 720 mg/die!).	Höchste bei der Tetanusbehand- lung bisher beschriebene Valium- Dosierung. Regelrechte Laborato- riumswerte.
Tetanus	(16)	20 mg Valium i. v. je nach Schwere des Falles stündlich bis 4stündlich. Wenn notwendig zusätzlich 2–3 i. v. Dauer- infusionen mit 60 mg Valium.	23 Patienten über 8 Jahre. Heil- quote 73,9%. Auch Dosen von 360 mg/die haben sich als gänzlich unschädlich erwiesen.
Tetanus	(22)	10 mg Valium i. v. 3stündlich (ca. 1,5 mg/kg/die) u. 50% Magnesiumsulfat 2–5 ml/die.	
Tetanus	(25)	5–10 mg Valium i. v. 4stündlich.	Schwerer Tetanus, 64jähriger Mann. Inhibierung der schweren Krämpfe. Sedierung bei leichter Erweckbarkeit.

Tab. 19   (Fortsetzung)

Indikation	Autor	Medikation	Bemerkung
Tetanus	(10)	Durchschnittliche Dosis entsprechend dem Schweregrad I, II, III (Einteilung nach Jenkins u. Luhn, 1962). Leichte Verlaufsform: 2,5 mg/kg/die Valium. Mittelschwere Form: 4,3 mg/kg/die Valium. Schwere Verlaufsform: 9,3 mg/kg/die Valium, 10 mg Valium i. v. als Initialdosis, dann Übergang auf Sirup, oral, durch nasogastrische Sonde oder Gastrostomietubus.	42 Patienten von 8–50 Jahren. Kaum Nebenwirkungen. Bei 3 von 42 Kranken waren die reflektorischen Krämpfe durch Diazepam nicht zu unterbrechen, diese 3 starben. Behandlungsdauer 2–6 Wochen. Kein toxischer Effekt auf Knochenmark, Leber und Niere. Gelegentlich reversible Wesensveränderungen, wie Euphorie, akinetischer Mutismus, Halluzinationen
Tetanus	(15)	Orale Gabe von Valium 4,4 mg/kg/die. Nach Meinung der Autoren i. m. oder i. v. Applikation kein Vorteil.	149 Patienten (104 Neugeborene, 45 ältere Kinder). Bei Neugeborenen Temperatursenkung auf 35° C. Deutliche Hemmung des tonischen Muskelspasmus bei fraglicher Wirkung auf konvulsive Krämpfe. Beseitigung von Trismus und Opisthotonus in der Mehrzahl der Fälle. Keine Beeinflussung der Mortalität in der Neugeborenengruppe. Wahrscheinlich günstiger Einfluß auf die Mortalität in der Gruppe der älteren Kinder.

Tetanus	(1)	Valium in Kombination mit Chloralhydrat u. Barbituraten mit oder ohne künstliche Beatmung.	Vergleich der Erfolgsquote mit und ohne Diazepam bezogen auf die 3 Schweregrade (Klassifikation nach Mollaret)

				mit	ohne
			I	83%	78,9%
			II	100%	37,8%
			III	36%	14,7%

Tetanus	(5)	Kombinationsbehandlung, Kurarisierung u. 5 mg Valium 5–8stündlich parenteral oder über Magenschlauch.	Erwünschter tranquilisierender und leicht amnestischer Effekt. Keine respiratorische Depression.

Tab. 19   (Fortsetzung)

Indikation	Autor	Medikation	Bemerkung
Tetanus	(28)	Mittlerer Schweregrad: Valium 2–3 mg/kg oral u. Phenobarbital 10–20 mg/kg. Fulminante Form: Valium 10 mg i. v. alle 30–60 min und Kurarisierung.	Die Diazepamgabe erlaubte auch bei schweren Formen gelegentlich den Verzicht auf die Kurarisierung. Kurarisierung bei alten Patienten wegen Nebenwirkung auf Puls und Blutdruck aufgegeben.
Tetanus	(7)	Erwachsene: 10 mg Valium i. v. Kinder unter 10 Jahren: 5 mg Valium 3stündlich, bei länger währender Inhibierung der Krämpfe nach Bedarf.	10 Patienten, 6–25 Jahre. Die durch die Einzeldosis von Diazepam erreichten spasmusfreien Intervalle variierten von 30 min bis 12 Stunden. Keine Nebenwirkung.
Tetanus	(26)	20 mg Valium durch Magenschlauch, 2stündlich (240 mg/die).	25 kg schwerer, 10 Jahre alter Knabe. Erfolgreiche Diazepambehandlung nach komplettem Versagen konventioneller Maßnahmen.
Tetanus	(6)	Tetanus-Hyperhumanglobulin u. 40–240 mg Valium/die im Dauertropf je nach Schwere des Falles.	25 Patienten. Nur geringe Dämpfung der Atmung. Senkung der Kliniksterblichkeit von 40–50% auf 20%. Seltener Tracheotomie. Seltenere Anwendung der großen Tetanustherapie mit Dauerrelaxierung und Beatmung.

Grundsätzlich gilt das auch für die Behandlung postoperativ zu beobachtender Verwirrtheitszustände auf dem Boden des Alkoholentzuges oder zerebralsklerotischer Irritationen in der Alterschirurgie, wobei, wie die Praxis zeigt, hier der Chirurg am ehesten Psychopharmaka einsetzen muß, ohne auf psychiatrische Hilfe warten zu können.

In den psychotropen Drogen stehen aber auch Mittel zur Verfügung, die für spezielle chirurgische Problemstellungen Bedeutung erlangt haben. Sehen wir von der Anwendung der Psychopharmaka im Rahmen der modernen Kombinationsnarkose, als Beispiel sei nur die Neuroleptanalgesie aufgeführt, ab, dann bleiben noch Indikationsstellungen zum Teil rein somatischer Natur, die in tabellarischer Form kurz zusammengestellt werden, wobei der derzeitige Stand der Entwicklung eine endgültige Wertung der zitierten Therapievorschlägeoch nnicht gestattet.

Literatur

(1) Andrieu, G., L. Lareng, M. F. Jorda: Le diazepam dans le traitment du tétanos a propos de vingt-cinq observations. Ann. Chir. (Paris) *20:* 1175 (1966).

(2) *Bayer, R.:* Klinische Erfahrungen mit einer Valium-Behandlung beim Zervikalsyndrom und beim lumbalen Wurzelreizsyndrom der Frau. Wien. med. Wschr. *115:* 1016 (1965).

(3) Berndt, H.: Langzeit-Behandlung schwerer, chronischer Schmerzzustände. Münch. med. Wschr. *106:* 2016 (1964).

(4) Carol, W.: Langzeit-Behandlung schwerer, chronischer Schmerzzustände. Münch. med. Wschr. *106:* 2015 (1964).

(5) Christensen, N. A.: Important concepts of tetanus that form the basis for current treatment. In L. Eckmann: "Principles on Tetanus". Proc. of the Intern. Conf. on Tetanus, Bern, Schweiz, 15.–19. 7. 1966. p. 455, Huber, Bern 1967.

(6) Clauberg, G., W. Schneider, W. Brändle: Erfolgreiche Tetanusbehandlung mit Tetanus Hyperimmun-Humanglobulin und Valium. Med. Welt (Stuttg.) *47:* 2811 (1967).

(7) Das, A. K., R. K. Gupta, S. De: Diazepam in tetanus. J. Indian. med. Ass. *49:* 130 (1967).

(8) Elke, M., H. Ludin, H. E. Schmitt: Prämedikation bei der Arteriographie der unteren Extremitäten. Fortschr. Röntgenstr. *105:* 3 (1966).

(9) Femi-Pearse, D., S. A. Fleming: Tetanus treated with high dosage of diazepam. J. trop. Med. Hyg. *68:* 305 (1965).

(10) Femi-Pearse, D.: Experience with diazepam in tetanus. Brit. med. J. *2:* 862 (1966).

(11) Grimmeisen, H.: Ein Beitrag zur Therapie spastischer Lähmungen, des Sudeck-Syndroms, der Osteoporose, zur Schlaftherapie und Operationsvorbereitung. Berl. Med. *16:* 86 (1965).

(12) Grewe, H. E.: Persönliche Mitteilung.

(13) Guadalupe, A. L.: A propósito de cuatro casos de tétanos tratados con Valium. Dia med. urug. *30:* 4901 (1963).

(14) Heine, R.: Chirurgische Indikationen für Tranquo-Buscopan. Med. Mschr. *20:* 569 (1966).

(15) Hendrickse, R. G., P. M. Sherman: Tetanus in childhood: Report of therapeutic trial of diazepam. Brit. med. J. *2:* 860 (1966).

(16) Higuera, F. J.: Valium intravenoso en el tratmiento del tétanos. Rev. méd. Hosp. gen. (Mex.) *28:* 235 (1965).

(17) Hürlimann, F.: Postoperative Schmerzbekämpfung mit »Taractan«, einem neuen Thioxanthen-Derivat. Praxis *50:* 223 (1961).

(18) Irmer, W., F. H. Koss: Experimentelle Voraussetzung und praktische Anwendung der pharmakologischen Blockierung und der Hypothermie. In H. Kilian, H. Weese: »Die Narkose«. Thieme, Stuttgart 1954.

(19) Iselin, M.: Forderungen nichtoperativer Natur in der plastischen Chirurgie der Hand. Mschr. Unfallheilk. *71:* 54 (1968).

(20) Janik, B.: Muskelentspannung zur Frakturreposition. Ärztl. Prax. *XVIII:* 1640 (1966).

(21) Kahler, R. L., G. N. Burrow, Ph. Felig: Diazepam-induced amnesia for cardioversion. J. Amer. med. Ass. *200:* 189 (1967).

(22) Kazim, E.: Diazepam in tetanus. Lancet *1:* 1162 (1965).

(23) Lührs, W.: Langzeit-Behandlung schwerer, chronischer Schmerzzustände. Münch. med. Wschr. *106:* 2016 (1964).

(24) McClish, A., D. Andrew, L. Tetreault: Intravenous diazepam for psychiatric reactions following open-heart surgery. Canad. Anaesth. Soc. J. *15:* 63 (1968).

(25) Moriarty, J., L. Bertolotti: Control of tetanic spasms with diazepam. J. med. Soc. N. J. *62:* 403 (1965).

(26) O'Donohoe, N. V.: Tetanus treated with diazepam (Valium). J. Irish med. Ass. *LX:* 89 (1967).

(27) Paeslack, V.: Medikamentöse Beeinflussung spinaler Spastik. Verh. dtsch. Ges. inn. Med. *71:* 665 (1965).

(28) Pocidalo, J. J., V. Vic Dupont: The treatment of tetanus at the Hôpital Claude-Bernard and the role of prolonged curarization. In L. Eckmann: "Principles on Tetanus". Proc. of the Intern. Conf. on Tetanus, Bern, Schweiz 15.–19. 7. 1966. p. 485. Huber, Bern 1967.

(29) Seiffert, K. E., P. Schindler: Zur Prophylaxe und Therapie der posttraumatischen Gelenksteife mit Librium und Valium »Roche«. Fortschr. Med. *85:* 885 (1967).

(30) Shershin, P. H., S. S. Katz: Diazepam in the treatment of tetanus: report of a case following tooth extraction. Clin. Med. *71:* 362 (1964).
(31) Ticktin, H. E., N. P. Trujillo: Evaluation of diazepam for pre-endoscopy medication. Amer. J. Dig. Dis. *10:* 979 (1965).
(32) Weinberg, W. A.: Control of the neuromuscular and convulsive manifestations of severe systemic tetanus. Clin. Pediatrics *3:* 226 (1964).

Anschrift des Verfassers:

Priv.-Doz. Dr. W. Ringler,
Chirurgische Klinik der Universität,
4 Düsseldorf, Moorenstraße 5.

Aus der Hautklinik der Universität Düsseldorf
(Direktor: Prof. Dr. A. Greither)

3. Psychopharmaka in der Dermatologie

A. Greither, H. Ippen und I. Schlüter

Die Haut ist Schauplatz psychogener Reaktionen. Der Ablauf psychischer Einflüsse und der Ausdruck seelischer Vorgänge lassen sich an ihr wie in keinem anderen medizinischen Fachgebiet verfolgen und beobachten. Hierbei kann einerseits die Haut als Ausdrucksmittel dem Konflikt des Patienten entgegenkommen, andererseits kann eine konstitutionell disponierte Haut durch entsprechende seelische Belastung manifest erkranken. Haut und Nervensystem stammen beide aus dem Ektoderm, wodurch eine gegenseitige Beeinflussung naheliegend ist. Die dermatologischen Effloreszenzen (Fleck, Quaddel, Papel, Blase, Pustel und Nekrose) können nicht nur im Verlauf idiopathischer Dermatosen vorkommen, sondern auch – in klinischer und histologischer Übereinstimmung – durch Suggestion experimentell erzeugt werden. Wenn einerseits durch Einwirkung des Nervensystems Reaktionen an der Haut entstehen können, so ist es naheliegend, daß andererseits auch eine Beeinflussung von gewissen Veränderungen durch das Nervensystem möglich ist. Die optimale Therapie in solchen Fällen ist die Psychotherapie. Die Neuro-Psychopharmaka bedeuten eine wertvolle Hilfe in der Behandlung dermatologischer Erkrankungen. Von der unterstützenden Wirkung der hier empfohlenen Mittel haben wir uns überzeugen können, mit hier nicht angegebenen Medikamenten haben wir keine Erfahrung. Besonders zu erklären ist die Anwendung von Neuroleptika und Thymoleptika; diese haben wir nur bei strenger Indikation, aber dann auch mit Erfolg, eingesetzt. Da bisher in der Literatur kaum exakt analytisch untersuchte Fälle publiziert sind, ist bis heute noch nicht zu sagen, ob gleichen Dermatosen auch ähnliche psychische Konstellationen zugrunde liegen. Dadurch versteht es sich, daß bei Erkrankungen, bei denen die Hautveränderung ein psychosomatisches Symptom einer übergeordneten Störung ist, eine allgemeinverbindliche Psychopharmakotherapie nicht angegeben werden kann. Die empfohlenen Medikamente müssen jeweils individuell verordnet werden. Darüber hinaus aber bedeuten die Psychopharmaka als symptomatische Therapie in der Dermatologie eine große Bereicherung der therapeutischen Möglichkeiten, indem wir zum Beispiel bestimmte Wirkungen zur symptomatischen Behandlung benutzen: Wirkung auf Juckreiz, Angst, Unruhe, Aggression, Wahn und echte Psychosen. Unter anderem haben bestimmte Psychopharmaka histamin-antagonistische, sympathikolytische, parasympathikolytische und serotoninantago-nistische Eigenschaften. Die Neuroleptika wenden wir im allgemeinen unterhalb der neuroleptischen Schwelle an.

Psychopharmaka, die bei dermatologischen Erkrankungen eingesetzt werden:
Atosil (5, 29), Distraneurin (10, 15, 49), Haloperidol-Janssen, Librium (4, 19, 33, 34, 35, 40, 43, 45, 61, 62), Megaphen (5, 10, 11, 15, 24, 29, 49), Miltaun (13), Repeltin, Truxal (56), Valium, Verophen.

Anwendungsgebiete:

Endogenes Ekzem (23, 37, 41, 53, 55), Pruritus (5, 34, 49, 53, 55), Verbrennungen, Quincke-Ödem, Urtikaria (33, 49, 55), präoperative Versorgung, zur Eingewöh-nung von Kindern, Hyperhidrose (50, 56), anstelle von Hypnotika bei Arzneimittel-allergien (10), Serumkrankheit, Penizillinurtikaria (33), Prurigo simplex subacuta (25), Zoster (49), Herpes simplex, Pityriasis rosea, Acne vulgaris (21, 22), Rosacea (63), Heuschnupfen (33), Psoriasis vulgaris (25, 55), Cutis marmorata, Akrozyanose, Sklerodermie, Morbus Raynaud, Erythromelalgie, Dermatite liché-noide purpurique et pigmentée (Gougerot-Blum), Prurit en culotte Dugois (Onanie-komplex), Erythrodermien (10), Lichen ruber planus, Lichen ruber pemphigoides, Urticaria pigmentosa, Dermatitis herpetiformis Duhring (10, 20), Kraurosis vulvae, Pruritus genitalis (5, 10, 24, 25, 55), Dermatozoenwahn, Verrucae vulgares, Arte-fakte (Masochismus, Hysterie), Juckreiz bei Lymphogranulomatose (Morbus Hodgkin-Paltauf-Sternberg) (25, 55), Alopecia areata (30), Trichotillomanie, chro-nisch rezidivierende habituelle Aphthen, Hirsutismus mit psychischer Genese, Mor-sicatio buccarum bzw. Pareiophagie, Hämorrhagien und Ecchymosen mit psychi-scher Genese, »vegetative Gesichtsmaske«.

Literatur

(1) Amantea, L., et al.: Use of neuroleptic drugs and narcotherapy in peripheral obliterating arteriopathies. Riforma Med. *78:*375 (1964).
(2) Binazzi, M., M. Tomassini: Sperimentazione di farmaci antimonoaminoossidasici nel tratta-mento di alcune dermopatie. Dermatologia (Napoli) *13:*10 (1962).
(3) Binda, G.: Primi risultati sull'impiego in medicina interna di un nuovo farmaco ad azione sedativa: Il meta-amino-diazepossido. Minerva med. *51:*4329 (1960).
(4) Bluefarb, S. M.: Librium as adjunctive therapy in dermatodes. Skin *1:*265 (1962).
(5) Borelli, S.: Welche Bedeutung besitzen die Phenothiazine für die Behandlung von Haut-krankheiten? Derm. Wschr. *134:*1248 (1956).
(6) Borelli, S.: Dermatologie (als Grenzgebiet). Handbuch der Neurosenlehre und Psycho-therapie. B. V, 311. Urban & Schwarzenberg, München 1960.
(7) Chiafitelli, C.: Emprêgo da Iproniazida no tratamento da psoriase. O Hospital *55:*677 (1959).
(8) Choudhury, S. N.: Tranquilizer in skin diseases. Indian J. Derm. *10:*140 (1965).
(9) Daley, P. J.: Allergy and psychiatry. Practitioner *196:*795 (1966).
(10) Dorn, H.: Erfolge und Begleiterscheinungen der Heilschlafbehandlung in der Dermatologie. Z. Haut- u. Geschl.-Kr. *20:*397 (1956).
(11) Dugois, M. M. P., P. Amblard, J. Boucharlat: Prurit en culotte d'origine purement psycho-gène. Bull. Soc. franç. Derm. Syph. *74:*372 (1967).
(12) Ede, M.: Psychogenic aspects of dermatology: a clinical trial of Norpramin. Psychosomatics *6:*376 (1965).
(13) Edelstein, A. J.: Meprobamate in dermatology. Penn. med. J. *62:*1680 (1959).

(14) Eisenberg, B. C.: Role of tranquilizing drugs in allergy. J. Amer. med. Ass. *163:* 934 (1957).

(15) Emmrich, R., H. Petzold: Der medikamentöse Heilschlaf in der Behandlung der Sklerodermie und ihr verwandter Krankheitsbilder. Dtsch. med. Wschr. *79:* 1003 (1954).

(16) Finnerty, E. F.: The role of depression in skin diseases. Conf. Mass. Dept. Mental Health Waltham, Mass. *20:* 67 (1960).

(17) Fontan Balestra, E.: Variaciones de la histamina y la serotinina con diversas drogas. Sem. méd. *120:* 498 (1962).

(18) Grayson, L. D.: A new psychotherapeutic drug in dermatology. Gen. Pract. Clin. *25:* 9 (1962).

(19) Hines, L. R.: Methaminodiazepoxide (Librium), a psychotherapeutic drug. Curr. ther. Res. *2:* 227 (1960).

(20) Johnson, M. E. K.: Treatment of dermatitis herpetiformis. J. Amer. med. Ass. *166:* 1259 (1958).

(21) Kärgel, H.: Erfahrungen aus der Praxis. Zeitgemäße Akne-Behandlung. Ärztl. Praxis *16:* 499 (1964).

(22) Kenyon, F. E.: Psychosomatic aspects of acne. Brit. J. Derm. *78:* 344 (1966).

(23) Koch, F., J. Hussong: Über Schlafbehandlung des endogenen Ekzems. Z. Haut- u. Geschl.-Kr. *18:* 221 (1955).

(24) Korschofsky, F.: Megaphen bei Pruritus vulvae. Ther. Berichte Bayer *28:* 161 (1956).

(25) Laugier, P.: La cure de sommeil dans les dermatoses prurigineuses. Premiers résultats. Bull. Soc. franç. Derm. Syph. *60:* 341 (1953).

(26) Lester, E. P.: Phenotropic drugs in psychosomatic disorders (skin). Amer. J. Psychiat. *119:* 136 (1962).

(27) Levan, P., E. T. Wright: Use of tranquilizers in diseases of the skin. Calif. Med. *85:* 87 (1956).

(28) Levy, S. W.: A psychosomatic approach to the management of recalcitrant dermatoses. Psychosomatics *4:* 334 (1963).

(29) Linke, H.: Erfahrungen in der Behandlung akuter und chronischer Schmerzzustände mit den Phenothiazinkörpern Megaphen und Atosil. Münch. med. Wschr. *97:* 1689 (1955).

(30) Marron, Gasca J.: Treatment of alopecia with psychopharmaca. Acta Dermo-Sifiliogr. (Madr.) *54:* 467 (1963).

(31) Matanic, V.: Psychopharmaka bei psychosomatisch bedingten Dermatosen. Ars Medici *54:* 27 (1964).

(32) May, R. H., J. A. Adams, N. D. Bylenga: Changes in skin reactivity during ethyltryptamine therapy. J. Neuropsychiat. *2:* 110 (1961).

(33) McGovern, J. P.: Erfahrungen mit Chlordiazepoxyd bei verschiedenen allergischen Erkrankungen. Ann. Allergy *18:* 1193 (1960).

(34) Musaph, H., M. v. Loggem: Research of Chlordiazepoxide (Librium) into normal subjects and neurotics with pathological itching states. Psychiat. Neurol. Neurochir. (Amst.) *65:* 402 (1962).

(35) Olansky, S., M. Olansky: Role of chlordiazepoxide in dermatoses. J. med. Ass. Georgia *51:* 349 (1962).

(36) Oreo, G. A., R. B. Stoughton: Monoamine oxidase and catechol o-methyl transferase inhibitors. Arch. Derm. *84:* 972 (1961).

(37) Palitzsch: Propaphenin beim kindlichen Ekzem. Dtsch. Gesundh.-Wes. *12:* 77 (1957).

(38) Petzold, H., J. Huth: Klinische Erfahrungen mit dem Zweiphasen-Heilschlaf und mit Phenothiazin-Derivaten. II. Mitteilung. Z. ges. inn. Med. *9:* 742 (1954).

(39) Pisani, M., L. Izzo: Prime experience in campo dermatologico con un derivato del tioxantene. Bibliografia celere *232:* 8 (1961).

(40) Privat, Y.: Le chlordiazépoxide (Librium) en dermatologie. Sud. méd. chir. *99:* 10524; 10526 (1963).

(41) Racz, S., Z. Gallai: Angaben zur Rolle des Largactils bei der Behandlung einiger Hautkrankheiten. Derm. Wschr. *134:* 770 (1956).

(42) Ratschow, M.: Wirkungen der Phenothiazinderivate auf den Kreislauf. Dtsch. med. Wschr. *80:* 1234 (1955).

(43) Robinson, R. C. V.: Adjunctive therapy of dermatoses with Librium. Dis. nerv. Syst. *21:* 43 (1960).

(44) Robinson, R. C. V., H. M. Robinson jr.: Control of emotional tension in dermatoses. South. med. J. *51:* 509 (1958).

(45) Rosenstein, I. N., C. W. Silverblatt: Chlordiazepoxide as a broad-spectrum psychosedative. 10. Kongr. d. Pan. Amer. med. Ass., Mexico-City, 2.–11.5.1960.

(46) Rusell, J. C. H.: Methaminodiazepoxide in general practice. General Pract. *24:* 7 (1961).

(47) Sapuppo, A.: Aspetti clinici del trattamento di aclune dermatosi con l'isopropil derivato dell'idrazide dell'acido isonicotinico. Minerva derm. *31:* 11 (1956).

(48) Schnir, R. E., L. Gershanik, P. A. Viglioglia: Ensayo therapéutico, en dermatologica, de un nuevo psicosedante derivado de los tioxantenos. Orientación méd. *416:* 722 (1960).

(49) Schoog, M.: Das Prinzip des Winterschlafs bei dermatologischen Erkrankungen. Z. Haut- u. Geschl.-Kr. *15:* 176 (1953).

(50) Segal, A. E., J. R. Rogin: Dyshidrosis. A dual therapeutic approach. Skin *2:* 223 (1963).

(51) Segal, A. E., J. R. Rogin: Management of the psychogenic factors in dermatoses by use of chemotherapy. Med. Times *92:* 113 (1964).

(52) Seiffert, K. E.: Wound healing and psychopharmacologic agents. Bruns' Beitr. klin. Chir. *211:* 288 (1965).

(53) Shapiro, I.: Controlled study of the effects of tybamate on the neurotic component in dermatoses. Curr. Ther. Res. *8:* 99 (1966).

(54) Stern, F. H.: Pruritus hiemalis: a frequent disturbance among the elderly. Psychosomatics *7:* 248 (1966).

(55) Strasser, E.: Klinische Erfahrungen mit einem neuartigen Psychopharmakon bei der Behandlung des Juckreizes. Med. Welt (Stuttg.) *1961:* 243.

(56) Sylvest, B.: Truxal som antihidrotikum. Mskr. Laeger *122:* 1786 (1960).

(57) Tramier, G., M. Peyron, A. Murisasco: Tentatives thérapeutiques dans le psoriasis a la clinique dermatologique universitaire. Bull. Soc. franç. Derm. Syph. *61:* 167 (1954).

(58) Tzanck, A.: Intolérance grave aux piqures d'abeilles. Presse méd. *57:* 824 (1949).

(59) Voegele, G. E.: Psychotropic drugs in general medicine. Delaware med. J. *37:* 106 (1965).

(60) Wandrey, D., V. Leutner: Neuro-Psychopharmaca in Klinik und Praxis. Schattauer, Stuttgart 1967.

(61) Wexler, L.: Chlordiazepoxide in selected dermatoses. A clinical evaluation. Curr. ther. Res. *3:* 383 (1961).

(62) Wilkinson, D. S.: Some hazards of trials of tranquilising agents in dermatology, with especial reference to a trial of chlordiazepoxide (Librium). Excerpta medica, International Congress Series. No. 55.

(63) Wolke, O.: Therapie der Rosazea. Tägl. Praxis *2:* 395 (1961).

(64) Wright, W.: Use of tranquilizers in dermatology. J. Amer. med. Ass. *171:* 1642 (1959).

Anschrift der Verfasser:

Prof. Dr. Dr. A. Greither, Prof. Dr. H. Ippen, Frau O. A. Dr. I. Schlüter, Hautärztin und Psychotherapeutin,
Hautklinik der Universität Düsseldorf,
4 Düsseldorf, Moorenstraße 5.

Aus der Universitäts-Frauenklinik Mainz
(Direktor: Prof. Dr. V. Friedberg)

4. Zur Anwendung von Tranquilizern und Neuroleptika in der Geburtshilfe

L. Beck

a) Tranquilizer und Neuroleptika bei der medikamentösen Geburtserleichterung

Es entspricht einer alten geburtshilflichen Erfahrung, daß Angst und affektive Spannung die Geburtsschmerzen vergrößern und häufig die Ursache eines pathologischen Geburtsverlaufes mit uteriner Dysfunktion und prolongierter Geburt darstellen. Tranquilizer und Neuroleptika können die Bemühungen von Hebamme und Arzt zur Beruhigung und Entspannung der Kreißenden unterstützen. Die Medikamente sollen jedoch die Herz- und Kreislauffunktion, die Wehentätigkeit und die Atmung des Neugeborenen post partum nicht beeinflussen. Weiterhin darf die Mitarbeit der Kreißenden nicht beeinträchtigt werden. Von den reinen Tranquilizern eignen sich hierzu vor allem die Diazepine (Librium, Valium u. a.) und Meprobamate (Miltaun, Aneural). Neuroleptika werden zur Erzielung einer Tranquilizer-Wirkung in einer Dosierung unterhalb der neuroleptischen Schwelle (s. S. 677 ff.) verabreicht. Die Anwendung der Medikamente ist auf die verhältnismäßig kurze Zeit während der Geburt beschränkt, so daß die Gefahr einer Akkumulation weitgehend entfällt. Die in Tab. 20 angegebene Übersicht stützt sich auf eigene Beobachtungen mit einer beschränkten Zahl von Stoffen sowie auf andere Erfahrungsberichte bei der medikamentösen Geburtserleichterung. Die Applikation erfolgt fast ausschließlich intramuskulär oder langsam intravenös, da die Resorption durch den Magendarmtrakt während der Geburt unsicher ist.

Tab. 20. Tranquilizer und Neuroleptika zur Geburtserleichterung.

Chemische Bezeichnung	Warenzeichen	Durchschnittliche Dosis bei einer Geburtsdauer von 4–8 Stunden (Körpergewicht 60–80 kg)
Meprobamat (2)	Aneural Cyrpon Miltaun	800 –1200 mg (p. o.)
Benzodiazepinderivate (22)	Librium Valium	15–30 mg i. m. 10 mg i. m.
Hydroxyzin (11)	Atarax	20–30 mg i. m.
Promethazin (7, 8, 21)	Atosil	25–50 mg i. m.
Promazin (7, 8, 21)	Verophen	25 mg i. m.
Triflupromazin (4)	Psyquil	10 mg
Prochlorperazin (19)	Compazin Nipodal	
Perphenazin (10, 16)	Decentan Trilafon	20–25 mg i. m.
Butyrylperazin (7)	Randolectil	10 –15 mg i. m.
Haloperidol (3, 6, 7, 8)	Haloperidol-Janssen	2,5 mg

Bei der medikamentösen Geburtserleichterung werden Tranquilizer und Neuroleptika häufig mit Analgetika wie Pethidin (Dolantin) kombiniert. Über die Beeinflussung des analgetischen Effektes bei gleichzeitiger Anwendung von Pethidin durch Tranquilizer und Neuroleptika liegen nur wenige Angaben vor. Nach Untersuchungen von Dundee u. Mitarb. (1963) ist bei einer Reihe von Phenothiazinderivaten eine geringgradige analgetische bzw. antianalgetische Wirkung, abhängig von der Dosis und dem Zeitpunkt der Applikation, festzustellen. Meprobamate, Benzodiazepine und Butyrophenonderivate sind nach der Dundee-Methode nicht untersucht worden: sie besitzen nach bisheriger Kenntnis keine antianalgetische Wirkung. Wir verwenden an der Universitäts-Frauenklinik Mainz zur medikamentösen Geburtserleichterung das Benzodiazepinderivat Valium in einer Dosierung von 5–10 mg i.m. oder das Butyrophenonderivat Haloperidol in einer Dosierung von 2,5 mg i.m., in Kombination mit Pethidin als Analgetikum oder/und dem parazervikalen Block als Leitungsanästhesie zur Schmerzminderung in der Eröffnungsperiode.

b) Tranquilizer und Neuroleptika zur Eklampsiebehandlung (Tab. 21)

Zur Behandlung der Eklampsie werden Medikamente gegeben, bei denen der sedierende und hypnotische Effekt im Vordergrund steht. Es kommen daher vor allem Tranquilizer und Neuroleptika mit schlafmachender bzw. schlafanstoßender Wirkung in Frage. Eine gleichzeitige blutdrucksenkende Wirkung ist im Gegensatz zur medikamentösen Geburtserleichterung nicht unerwünscht. Zur Dosierung (Tab. 21) kann kein festes Schema angegeben werden; die Medikamente werden meistens miteinander kombiniert und müssen nach Wirkung gegeben werden, bis eine Ruhigstellung der eklamptischen Schwangeren eintritt. Außer Tranquilizern und Neuroleptika werden vor allem bei schweren Fällen von Eklampsie zur Einleitung der Behandlung auch Barbiturate (z. B. Pernocton i.v.) sowie Magnesiumsulfat i.m. verabreicht. An zahlreichen Kliniken wird auch die Kombination von Promethazin (Atosil) (50 mg), Promazin (Verophen) (25 mg) und Pethidin (Dolantin) (100 mg) als lytischer Cocktail verabreicht. Wir verwenden im Falle einer Eklampsie Reserpine (Serpasil) und Promethazin (Atosil) sowie Magnesiumsulfat i. m. und – falls erforderlich – zur weiteren Blutdrucksenkung das Hydrozinophthalazinderivat Nepresol als Dauertropfinfusion. Die sedierende und blutdrucksenkende Behandlung muß je nach Schwere des Falles 48–72 Stunden durchgeführt werden, bis der Status eclampticus abgeklungen ist.

Tab. 21. **Tranquilizer und Neuroleptika zur Eklampsiebehandlung** (1, 5, 13, 14).

Chemische Bezeichnung	Warenzeichen	24-Stunden-Dosis als Dauertropfinfusion oder fraktioniert intramuskulär
Promethazin	Atosil	50–200 mg
Promazin	Verophen	50–200 mg
Reserpin	Sedaraupin Serpasil	10–20 mg
Diazepinderivat	Valium	30–60 mg

Literatur

(1) Anselmino, K. J.: Die Behandlung der Hypertension und Spätgestose mit blutdrucksenkenden Mitteln unter Berücksichtigung der Eklampsie. Geburtsh. u. Frauenheilk. *20:* 1097 (1960).
(2) Anselmino, K. J.: Geburtserleichterung und Geburtsbeschleunigung mittels Muskelrelaxierung durch Meprobamat. Medizinische (Stuttg.) *1957:* 1450.

(3) Anselmino, K. J., L. Beck, H. Pletzer: Über die medikamentöse Geburtserleichterung an unserer Klinik mit kritischen Bemerkungen zur psychologischen Geburtserleichterung. Geburtsh. u. Frauenheilk. *26:* 1223 (1966).

(4) Bayer, R.: Sedierung und Geburtenbeschleunigung mit Triflupromazin. Med. Klin. *61:* 726 (1966).

(5) Beck, L.: Die Therapie der Spätgestosen mit blutdrucksenkenden Arzneimitteln. Geburtsh. u. Frauenheilk. *17:* 1010 (1957).

(6) Beck, L.: Haloperidol zur Geburtserleichterung. Geburtsh. u. Frauenheilk. *22:* 1519 (1962).

(7) Beck, L.: Methoden der Geburtserleichterung. Die medikamentöse Analgesie und Anästhesie. In: Geburtshilfe und Gynäkologie. Bd. II. Hrsg. von Käser, Friedberg, Ober, Thomsen, Zander. Thieme, Stuttgart 1967.

(8) Beck, L.: Geburtshilfliche Anästhesie und Analgesie. Thieme, Stuttgart 1968.

(9) Berger, M., W. Neuweiler: Relaxation und Sedation des menschlichen Uterus. Geburtsh. u. Frauenheilk. *22:* 1275 (1962) und Fortschr. Geburtsh. Gynäk. *16:* 3 (1963).

(10) Bräutigam, H. W.: Über die Anwendung eines Neurolepticum zum geburtshilflichen Dämmerschlaf. Zbl. Gynäk. *81:* 2034 (1959).

(11) Brelje, M. C., R. Garcia-Bunuel: Meperidine-Hydroxyzine in obstetric analgesia. Obstet. and Gynec. *27:* 350 (1966).

(12) Crawford, J. S.: Effect of hypnotic and analgesic drugs on the fetus. Acta anaesth. scand. Suppl. *25* (1966).

(13) Dundee, J. W., W. J. Love, J. Moore: Alterations in response to somatic pain associated with Anesthesia. XV: Further Studies with Phenothiazine Derivatives and similar Drugs. Brit. J. Anaesth. *35:* 597 (1963).

(14) Friedberg, V.: Die Schwangerschafts-Spättoxicosen. In: Klinik der Frauenheilkunde. Bd. III. Hrsg. von H. Schwalm, G. Döderlein, Urban & Schwarzenberg, München 1965.

(15) Friedberg, V., E. Hochuli: Schwangerschaftstoxicose. In: Gynäkologie und Geburtshilfe. Bd. II. Hrsg. von Käser, Friedberg, Ober, Thomsen u. Zander. Thieme, Stuttgart 1967.

(16) Gordon, E. M., H. B. Nelson: Double blind study of the effect tranquilizers during labor. Amer. J. Obstet. Gynec. *92:* 299 (1965).

(17) Harer, W. P.: Tranquilizer in obstetrics and gynecology, studies with Trilafon. Obstet. and Gynec. *11:* 273 (1958).

(18) Hodges, R. J., J. R. Bennedt: Some contraindications to the use of Chlorpromazine with particular reference to obstetric, analgesia and anaesthesia. J. Obstet. Gynaec. Brit. Emp. *66:* 91 (1959).

(19) Janssen, P.: Persönliche Mitteilungen.

(20) Kappelmann, M. P.: Prochlorperazine in labor and delivery. Obstet. and Gynec. *19:* 118 (1962).

(21) Kliger, B., H. B. Nelson: Analgesia and fetal depression with intravenous meperidine and propriomazine. Amer. J. Obstet. Gynec. *92:* 850 (1965).

(22) Kretschmer, H. E.: Anesthesia in obstetrics. In: Anesthesiology. 2. Aufl., Hrsg. von D. E. Hale. Blackwell, Oxford 1963.

(23) Wagner, H.: Grundlagen und Probleme der medikamentösen Geburtserleichterung. Therapiewoche *11:* 607 (1961).

Anschrift des Verfassers:

Prof. Dr. L. Beck,
Universitäts-Frauenklinik Düsseldorf.

Aus der II. Universitäts-Frauenklinik in Wien
(Vorstand: Prof. Dr. H. Husslein)

4a. Psychopharmaka in der Geburtshilfe

K. Baumgarten

Tab. 22

Indikationsgebiete und Einzelindikationen[1]	Präparate und Dosierung	Anmerkungen
A. Frühschwangerschaft		
1. Emesis und Hyperemesis grav. (12, 25, 34, 47, 51, 62, 63, 67, 68)	Meprobamat 400–600 mg p. os Valium 3×10 mg p. os Librium 3×10 mg p. os	
2. Zervixinsuffizienz (10, 12, 34, 47, 62, 63, 67)	Meprobamate Librium 3×5–10 mg p. os Valium 3×5–10 mg p. os	Zur operativen Vorbereitung und postop. Nachbehandlung.
3. Abortus imminens (7, 10, 12, 18, 33, 69, 76, 78, 81)	Valium 3×10–20 mg p. os Librium 3×10–20 mg p. os	
4. Abortus im Gange (10, 18, 84)	Valium 20 mg i. m. oder i. v.	Bei bes. psychischem Streß (Kinderwunsch).
B. Spätschwangerschaft		
1. Präeklampsie (leichte und schwere Formen) (8, 11, 13–17, 25, 51, 58)	Valium 3×20 mg p. os	
2. Eklampsie (8, 11, 13–17, 25, 51, 58, 72)	Valium 20 mg i. v. und 3×20 mg i. m., ev. Valium im Dauertropf (0,5 mg/kg)	Zusatztherapie zum lytischen Cocktail.
3. Vorzeitiger Blasensprung (12, 62, 63, 64, 81)	Librium 10, Meprobamate Valium 5, 5, 10	Dauermedikation
4. Vorzeitige Plazentalösung (12, 58, 62, 63, 67)	Valium i. m. oder i. v.	(Mit Vorbehalt, s.[1])
5. Placenta praevia (12, 58, 62, 63, 64, 67, 84)	Librium 3×10–20 mg p. os Valium 5, 5, 10 mg p. os Meprobamate 3×200 mg p. os	Bei Blutungen oder Gefahr derselben, zur Erleichterung des Ertragens der Bettruhe.
C. Geburtserleichterung		
1. Vorbereitung zur Geburt (3, 12, 24, 29, 34, 38, 39, 46, 62, 63, 67, 68, 81)	Meprobamate 600 mg p. os Valium 5, 5, 10 mg p. os Librium 10, 10, 10 mg p. os	Bei Primiparae allgemein. Bei Multiparae, wenn in früherer Gravidität Komplikationen die Geburt erschwert hatten.
2. Wehenbeginn[2] (46)	Valium 20 mg i. m. Meprobamate 600 mg p. os	Zur Dämpfung bei Vorbereitung im Kreißsaal.
3. Eröffnungsperiode[2]	Valium 20 mg i. m. in 3stdl. Intervallen	Sedierung muß sehr frühzeitig einsetzen.

Tab. 22 (Fortsetzung).

Indikationsgebiete und Einzelindikationen[1])	Präparate und Dosierung	Anmerkungen
4. Austreibungsperiode[2])	Valium 20 mg i. v.	Nur bei sehr ungebärdigen Frauen.
5. Operative Geburtsleitung (46)	Meprobamate 600 mg p. os Librium 20 mg i. m.	Siehe Anmerkung[1])
D. Wochenbett		
1. Hypogalaktie (10, 12, 34, 62, 63, 67, 81)	Valium 5, 5, 5 mg p. os Librium 10, 10, 10 mg p. os	
2. Schwergehende, schmerzhafte Brüste (10, 12, 34, 62, 63, 67, 81)	Valium 5, 5, 5 bzw. 10, 10, 10 mg oral Librium 10, 10, 10 mg oral Meprobamate	
3. Mastitis (10, 12, 24, 34, 62, 63, 67, 81)	Valium 10, 10, 10 mg oral Librium 10–20, 3mal tgl. Meprobamate	
4. Laktationspsychose (24, 34)	Valium i. m. oder i. v. (0,5 mg/kg im Dauertropf)	

[1]) Siehe Anhang!
[2]) 5–10, 13–17, 18–21, 28–31, 35, 40, 42, 47, 48–52, 56, 57, 61, 65, 70, 71, 74, 77, 81–84.

Anmerkungen

Ursprünglich wurden Psychorelaxanzien (in erster Linie Valium und Librium) als Uterusspasmolytika verabreicht (s. Tab. 22, C5). Wir konnten zeigen, daß eine Relaxation des Uterus mit den vorgeschlagenen Dosen aber keineswegs erreicht werden kann (5, 8, 10, 41).
Unsere Untersuchungsergebnisse sind mittlerweile vollauf bestätigt worden (Saameli, Caldeyro-Barcia, Bepko). Dennoch halten wir die Anwendung von Psychorelaxanzien bei der angeführten Indikation durchaus für gerechtfertigt und vertretbar, da die psychische Sedierung eine wesentliche Rolle in der Therapie spielt, auch wenn ein direkter Angriffspunkt am Uterus nicht erwartet werden darf.
Unter der Geburt kommt man mit analgesierenden Drogen besser und sparsamer zu Rande, wenn die Sedation der Gebärenden rechtzeitig einsetzt. Zur Erklärung dienen die Hypothesen von G. D. Read und Husslein.
In allen Anwendungsformen und Indikationsbereichen müssen Psychopharmaka somit als Nebentherapie betrachtet werden, wenn auch ein kausaler Zusammenhang nicht geleugnet werden darf.
Neben Valium, Librium und Meprobamaten ist in jüngster Zeit eine Reihe von Psychorelaxanzien für die Geburtshilfe empfohlen worden. Wenn diese hier nicht angeführt werden, so geschieht dies aus zwei Gründen:

1. Die genannten Medikamente sind in bezug auf die Harmlosigkeit für den Feten in jahrelanger Erfahrung an großem Material von uns und anderen Autoren

untersucht worden. Ein evtl. teratogener Effekt darf nach dem heutigen Stande unserer Kenntnisse negiert werden, wenn er auch im Tierversuch in wesentlich höherer Dosis erwiesen scheint.

2. Ist eine operative Geburtsleitung in Vollnarkose geplant, soll von Valium-Medikation nach Tunlichkeit Abstand genommen werden. Eigene Erfahrungen lassen einen kumulativen Effekt in Kombination mit Barbituratnarkotika beim Feten zumindest nicht unbedingt ausschließen.

Literatur

(1) Artner, J.: Vegetative Querschnittsuntersuchungen nach Medikation mit Benzodiazepin-derivaten, in Relaxation und Sedation des menschlichen Uterus. II. Symposium, Bern 1963. Karger, Basel.

(2) Artner, J.: Die vegetative Rhythmik der geschlechtsreifen Frau und ihre Störungen. Monographie Mephana, Wien 1963.

(3) Astrup, C.: Klinische und experimentelle Untersuchungen bei Valium-Therapie. »Funktionsabläufe unter emotionellen Belastungen«, Symposium, Wien 1963. p. 203. Karger, Basel, New York 1964.

(4) Baron, F., M. Briottet, M. Lemaire, Y. Michiels: Le Valium en Obstétrique, erreurs préliminaire. Colloque de Valium Dijon, 1964.

(5) Baumgarten, K.: Über den Wirkungsmechanismus von Diazepam (Valium) auf die Geburt. II. Intern. Kongreß f. psychom. Med. in der Gebh. und Gyn., Wien 1965.

(6) Baumgarten, K.: »Librium« und »Valium« in der Schwangerschaft und unter der Geburt. Wien. klin. Wschr. 75: 263 (1963).

(7) Baumgarten, K.: Die klinische Bedeutung der Behandlung des Abortus imminens und der drohenden Frühgeburt mit Valium, »Relaxation und Sedation des menschlichen Uterus«. II. Symposium, Bern 1963. Karger, Basel.

(8) Baumgarten, K.: Kritik zur Spannungsgestose und ihrer Behandlung mit Relaxantien, »Relaxation und Sedation des menschlichen Uterus«, II. Symposium, Bern 1963. Karger, Basel.

(9) Baumgarten, K.: »Die Beeinflussung der Uterusmotilität« (Monographie). Hollinek, 1967.

(10) Belafsky, H. A., S. Brescow, J. E. Shangold: Meprobamate in pregnancy. Obstet. Gynec. 9: 703 (1957).

(11) Benjamin, F., C. J. T. Craig: Uterine distension and Pre-Eclamptic Toxaemia. J. Obstet. Gynaec. Brit. Cwlth. 68: 5 (1961).

(12) Bepko, F., E. Lowe, B. Waxman: Relief of emotional factor in labor with parenterally administered Diazepam. Obstet. Gynec. 26: 852 (1965).

(13) Berger, M., W. Neuweyler: Medikamentöse Relaxation des menschlichen Uterus. II. Weltkongr. FIGO, Wien 1961. Wiss. Ausstellung.

(14) Berger, M.: Die Wirkung von Librium in hoher Dosierung auf den Uterus. Gynaecologia 152: 292 (1961).

(15) Berger, M., H. Beutler: On the Causal Therapy of Toxemia of Pregnancy Clinical Results. Intern. Fed. Gyn. Obst., Wien, 3.–9. September 1961.

(16) Berger, M.: In: I. Jenny und M. Berger: Untersuchungen über die medikamentöse Relaxation des menschlichen Uterus. Fortschr. Geburtsh. Gynäk. 16: 2 (1963).

(17) Berger, M.: Untersuchungen der Wirkungsqualität von Valium am Uterus. In: Relaxation und Sedation des menschlichen Uterus. II. Symposium, Bern 1963. Karger, Basel.

(18) Boden, W.: Tokographische Untersuchungen über den Einfluß von Valium bei drohender Frühgeburt. Fortschr. Geburtsh. Gynäk. 19: 356 (1964).

(19) Brunner, G.: Erfahrungen mit Benzodiazepin-Derivaten unter der Geburt. »Relaxation und Sedation des menschlichen Uterus«. II. Symposium, Bern 1963. Karger, Basel.

(20) Büchele, F., U. Hermann: Beitrag zur spasmolytischen Wirkung von Valium unter der Geburt. Gynaecologia 156: 7 (1963).

(21) Caldeyro-Barcia, R.: Table ronde sur l'action de Valium en Obstetrique. XXI. Congr. Fed. Soc. Gyn. Obst. de langue française, Lausanne 6.9.1965.

(22) Cavanagh, D., C. S. Condo: Diazepam – a pilot study of drug concentrations in maternal blood, amniotic fluid and cord blood. Curr. ther. Res. *6:* 122 (1964).

(23) Cavanagh, D., E. A. Albores, J. Todd: Comperative effects of two benzodiazepine compounds on isolated human myometrium. Amer. J. Obstet. Gynec. *1:* 6–13 (1966).

(24) Cerletti, A., M. Taeschler: Pharmakologie des vegetativen Nervensystems. In: Monnier, M.: Physiologie und Pathologie des vegetativen Nervensystems. Bd. II. 799–814. Hippokrates, Stuttgart 1963.

(25) Cobo, E.: La actividad contractil del utera humano gravida en la toxemia del embarazo. Res. Colomb. Obst. Gyn. *14:* 203 (1963).

(26) Cooper, C. D.: Comperative effects of diazepam, chlormezanone and carisoprodol in musculoskeletal disorders. West. Med. *4* (Suppl. 1) : 34 (1963).

(27) De Silva, J. A. F., L. D'Arconte, L. Kaplan: The determination of blood levels and the placental transfer of diazepam in humans. Curr. ther. Res. *6:* 115 (1964).

(28) Dessarzin, D., J. C. Ducrey, R. Bigler, O. Stamm: Utilisation de myorelaxants au cours de l'accouchement. »Relaxation und Sedation des menschlichen Uterus«. II. Symposium, Bern 1963. p. 260. Karger, Basel.

(29) Duckman, S.: Double-blind study of chlordiazepoxide in obstetrics. Amer. J. Obstet. Gynec. (Im Druck.)

(30) Ducrey, J. C., B. Volet: Etude du Librium at doses dérivés en obstetrique. Gynaecologia *155:* 123 (1963).

(31) Ducrey, J. C., B. Volet: L'administration parenterale du Librium au cours de l'accouchement. Gynaecologia *155:* 288 (1963).

(32) Ferrari-Forcade, A., L. A. Trindade: Efectos del Ro 5–2807 (Valium) sobre el tono muscular y el tiempo reflejo rotuliano en la hemiplejia. Dia med. urug. (Suppl.) *363:* 4706–4708 (1963).

(33) Froewis, J., F. Fucik, H. Kremer, R. Teubel: Vergleichende tokometrische Untersuchungen über die Wehenhemmung bei der Gebärenden mit Adrenosan, Benzodiapenzin-Derivaten und Progesteron. Fortschr. Geburtsh. Gynäk. *19:* 192 (1964).

(34) Fromhagen, C.: Management of emotional disturbances in obstetrical and gynecological patients. Amer. J. Obstet. Gynec. *87:* 183 (1963).

(35) Godts, P.: Essai d'evaluation de l'influence du Valium sur la durée de l'accouchement. »Relaxation und Sedation des menschlichen Uterus«. III. Symposium, Bern 1963. p. 219. Karger, Basel.

(36) Hendley, C. D., T. E. Lynes, F. M. Berger: Proc. Soc. exp. Biol. (N. Y.) *87:* 608 (1954), zit. b. Inmon.

(37) Huiskes, J. A. J.: Einige Aspekte der Elektrohystereographie, im besonderen die Befunde bei Relaxation und Sedierung des menschlichen Uterus. Fortschr. Geburtsh. Gynäk. *19:* 350 (1964).

(38) Husslein, H.: Valium zur Vorbereitung und unter der Geburt. Rev. Med. psychosom., Sonderheft *4:* 91 (1962).

(39) Husslein, H.: Relaxation in der Schwangerschaft und unter der Geburt. Fortschr. Geburtsh. Gynäk. *19:* 166 (1964).

(40) Husslein, H.: Relaxantien in der Schwangerschaft und unter der Geburt. »Relaxantien und Sedation des menschlichen Uterus«. III. Symposium, Bern 1963. p. 166. Karger, Basel.

(41) Husslein, H., K. Baumgarten: Effets du Valium® pendant l'accouchement. Expos. Scientific Lausanne 1965, XXI Congr. Féd. Gyn. Obst. de la langue française.

(42) Husslein, H.: Valium (Diazepam) in der Geburtshilfe. XXI Congr. Féd. Soc. Gyn. Obst. de la langue française, Lausanne 1965.

(43) Hüter, J.: Disc. table ronde sur « l'action du valium en obstetrique ». Lausanne 6. 9. 1965, XXI Congr. Féd. Soc. Gyn. Obst. de la langue française.

(44) Hüter, J., H. Vorherr: Die Beeinflussung der Spontanwehentätigkeit der schwangeren Ratte durch Valium (Diazepam) und seine Lösungsvermittler. Geburtshilfe u. Frauenheilk. *27:* 609 (1967).

(45) Hüter, J., W. Fischer-Brooks: Die Beeinflussung der Spontanwehentätigkeit des isolierten schwangeren Rattenuterus durch Valium (Diazepam) und seine Lösungsvermittler. Arch. Gynäk. *205:* 59 (1967).

(46) Immon, W. B., S. T. Kitchings: A study of the effects of Meprobamate on labor and delivery. Amer. J. Obstet. Gynec. *79:* 1139 (1960).

(47) Jantzen, H.: Beitrag zur Muskelrelaxation und Psychosedation sub partu. Münch. med. Wschr. *105:* 1397 (1963).

(48) Jung, H.: Zur Problematik der medikamentösen Relaxation des Uterus. Geburtshilfe u. Frauenheilk. *25:* 9 (1965).

(49) Jung, H.: Tokographische Untersuchungen zur Wirkungsweise der Spasmolytica. Geburtshilfe u. Frauenheilk. *23:* 992 (1963).

(50) Jung, H.: Disk. an der: Table Ronde sur l'action du Valium, XXI Congr. Féd. Obst. de la langue française, Lausanne 1964.

(51) Jung, H.: Zur Anwendung von Relaxantien in der Geburtshilfe. Fortschr. Geburtsh. Gynäk. *19:* 249 (1964).

(52) Jung, H.: Untersuchungen zur Wirkungsquantität von Valium am Uterus. Vergleichende experimentelle Untersuchungen am isolierten Ratten- und Menschenuterus, sowie vergleichende tokographische Untersuchungen bei der Frau mit Valium und Progesteron. Fortschr. Geburtsh. Gynäk. *19:* 70 (1964).

(53) Jung, H.: Wirkungsweise und Anwendung spasmolytischer Substanzen. Geburtshilfe u. Frauenheilk. *22:* 635 (1962).

(54) Katz, R. A., J. H. Aldes, M. Rector: A new drug approach to muscle relaxation. J. Neuropsychiat. *3* (Suppl. 1) : 91 (1962).

(55) Koechlin, B., M. Schwarzt: The Metabolic Fate of Chlordiazepoxide (Librium®). Fed. Meeting in Atlantic City on April 14, 1961.

(56) Lambot, P.: Recherches sur l'utilisation du Valium durant l'accouchement. »Relaxation und Sedation des menschlichen Uterus«. III. Symposium, Bern 1963. p. 260. Karger, Basel.

(57) Merger, R., J. Levy, J. Melchior, N. Bernard, P. A. Chaderyon: L'action medicamenteuse sur la contraction uterine du travail. Bull. Féd. Soc. Gynéc. Obstét. franç. *17:* 141 (1965).

(58) Meyberg, J.: Zur Relaxation des Uterus während der Schwangerschaft. Geburtshilfe u. Frauenheilk. *3:* 200–205 (1965).

(59) Mosler, K. H., H. Schwalm: Vergleichende Untersuchungen tokolytisch und relaxierend wirkender Substanzen am isolierten Uterus. Zbl. Gynäk. *18:* 603 (1965).

(60) Newton, M., N. Newton: Unpublished data, zit. bei Inmon.

(61) Orengo, F.: Empleo de los derivades de la benzodiazepina en obstetricia. Rev. esp. Obstet. Ginec. *21:* 464 (1962).

(62) Penna, E. F.: Management of the anxious patient in gynecology and obstetrics. J. Fla. med. Ass. *47:* 1351 (1961).

(63) Penna, E. F.: Psychoneurotic reactions in gynecology and obstetrics. West. Med. *3:* 292 (1962).

(64) Pollak, K., R. Clotten: Erfahrungen mit einem Benzodiazepinpräparat bei der Behandlung des vorzeitigen Wehenbeginns. Med. Klin. *59:* 1174 (1964).

(65) Polvani, F., G. di Francesco: Tokographische Ergebnisse über die Wirkung von Chlordiazepoxyd während der Geburt. Fortschr. Geburtsh. Gynäk. *19:* 239 (1964).

(66) Polvani, F., G. Francesco: Tokographische Ergebnisse über die Wirkung von Chlordiazepoxyd während der Geburt. »Relaxation und Sedation des menschlichen Uterus«. III. Symposium, Bern 1963. Karger, Basel.

(67) Randall, L. O., G. A. Heise, W. Schaller, R. E. Bagdon, R. Banzinger, A. Boris, R. A. Moe, W. B. Abrams: Pharmacological and clinical studys on Valium: A new psychotherapeutic agent of the benzodiazepine class. Curr. ther. Res. *3:* 405 (1961).

(68) Rathbone, R.: The role of a psychotherapeutic drug in internal medicine. Med. Times *91:* 1186 (1963).

(69) Rauscher, H.: Therapie des drohenden Abortus und der drohenden Frühgeburt. »Relaxation und Sedation des menschlichen Uterus«. III. Symposium, Bern 1963. Karger, Basel.

(70) Rehsteiner, H. P.: Vergleichende Untersuchungen mit Valium und Analgetica sub partu. »Relaxation und Sedation des menschlichen Uterus«. III. Symposium, Bern 1963. Karger, Basel.

(71) Reiffenstuhl, G.: Über die Anwendung von Valium während der Geburt und die Möglichkeiten seiner relaxierenden Wirkung auf die Uterusmuskulatur. »Relaxation und Sedation des menschlichen Uterus«. III. Symposium, Bern 1963. Karger, Basel.

(72) Revaz, C.: L'action du Valium en obstetrique. Med. Hyg. *24:* 533–534 (1966).

(73) Rushia, E. L.: J. med. Ass. Ga. *46:* 93 (1957) zit. bei Inmon.

(74) Saameli, K.: Tokographische Untersuchungen zur Frage der medikamentösen Wehenhemmung. »Relaxation und Sedation des menschlichen Uterus«. III. Symposium, Bern 1963. Karger, Basel.

(75) Sauter, H.: Pharmakologische Wirkung älterer und moderner Relaxantien auf die menschliche Gebärmutter. »Relaxation und Sedation des menschlichen Uterus«. III. Symposium, Bern 1963. Karger, Basel.

(76) Schultze, K. W., V. Patt: Zur Behandlung der drohenden Fehl- und Frühgeburt mit Valium, einem Benzodiazepinderivat. »Relaxation und Sedation des menschlichen Uterus«. III. Symposium, Bern 1963. p. 329. Karger, Basel.

(77) Soiva, K.: Tocographic studies with Librium and Valium. Amer. Chir. Fyn. Fem. *53:* 141 (1964).

(78) Stamm, H.: Uterosedative Therapie bei drohendem Abortus mit Valium. »Relaxation und Sedation des menschlichen Uterus«. III. Symposium, Bern 1963. p. 375, Karger, Basel.

(79) Stucki, D., J. Gross: A propos du Librium au cours de l'accouchement. Gynaecologia *155:* 117 (1963).

(80) Toulouse, R.: Comparaisons des derives de la benzodiazepine en ce qui concerne le pouvoir l'accelerateur de l'accouchement. »Relaxation und Sedation des menschlichen Uterus«. III. Symposium, Bern 1963. p. 200. Karger, Basel.

(81) Toulouse, R., J. L. Maffey: Utilisation du Valium en obstetrique. Rev. franç. Gynéc. *60:* 263 (1965).

(82) Volet, B., J. C. Ducrey: L'administration parenterale du Valium au cours de l'accouchement. Gynaecologia *155:* 289 (1963).

(83) Volet, B., M. Ruffieux: Influence des spasmolytiques sur la sensibilite uterine aux Oxytociques. Bull. Féd. Gyn. Obst. de la langue franç. *16:* 458 (1964).

(84) Volet, B., J. C. Ducrey: L'administration parenterale de Valium au cours de l'accouchement. Ther. Umschau *20:* 484 (1963).

(85) Winter, G. W.: Vergleichende Untersuchungen kontraktionshemmender Wirkstoffe am Uterus des narkotisierten Meerschweinchens. Inaug.-Diss. 1964, Würzburg.

Anschrift des Verfassers:

Univ.-Doz. Dr. K. Baumgarten,
II. Universitäts-Frauenklinik,
A-1090 Wien, Spitalgasse 23

Aus der II. Universitäts-Frauenklinik Wien
(Vorstand: Prof. Dr. H. Husslein)

5. Psychopharmaka in der Gynäkologie

J. Artner

In den letzten Jahren hat sich auf dem Gebiet der Gynäkologie und der Geburtshilfe immer mehr eine Betrachtungsweise durchgesetzt, die vielfach auf den Erkenntnissen der Psychosomatik beruht. Aufgrund dieser Einstellung hat man den psychischen Veränderungen eine zunehmende Beachtung geschenkt, und in demselben Maße haben Psychopharmaka immer mehr Eingang gefunden bei der Therapie geburtshilflich-gynäkologischer Störungen. Dabei ergeben sich sehr interessante Wechselbeziehungen: Cerletti u. Taeschler (13, 28) haben bei der Prüfung von Psychopharmaka auf folgende Ergebnisse hingewiesen: *Es bestehen enge Wechselbeziehungen zwischen psychischer und zentralvegetativer Funktion.* Nach den genannten Autoren kann man heute die Psychopharmakologie weitgehend als eine Pharmakologie des zentralvegetativen Nervensystems darstellen. Wenn auch der genaue Wirkungsmechanismus der Psychopharmaka noch nicht endgültig geklärt ist, so darf man wohl annehmen, daß dem vegetativen Wirkungsspektrum dieser Stoffe eine ganz entscheidende wichtige Rolle im Rahmen ihres psychosedativen oder stimulierenden Effektes zukommt. Es konnte nachgewiesen werden, daß die dämpfenden Neuroleptika, die stimulierenden Antidepressiva und die halluzinogen wirksamen Psychodysleptika durchweg ausgeprägte zentralvegetative Wirkungskomponenten besitzen (13, 28).

Wir konnten durch zahlreiche Untersuchungen zeigen (1–7), daß sowohl während des Menstruationszyklus (1) als auch während der Schwangerschaft (5) ganz bestimmte zentralvegetative Funktionseinstellungen im weiblichen Organismus bestehen, die von dem jeweiligen Funktionsziel abhängig sind. Im Verlaufe des Menstruationszyklus (1) kommt es zu einem rhythmischen Wechsel einer trophotropen-parasympathikotropen und einer ergotropen-sympathikotropen Funktionseinstellung, während in der Schwangerschaft (5) eine ergotrope Funktionseinstellung vorherrscht.

Bestimmte psychische emotionale Alterationen führen zu einer ganz bestimmten Funktionseinstellung in den vegetativen Zentralstellen des Hypothalamus. Dadurch werden die autonomen Funktionen in der einen oder anderen Richtung beeinflußt. Die Zentralstellen im Hypothalamus reagieren aber auch auf verschiedene Hormonkonzentrationen und auf Einflüsse des vegetativen Nervensystems (Harris) (17). Das zentralvegetative Nervensystem spielt daher als Vermittler in beiden Richtungen eine ausschlaggebende Rolle.

Psychische Alterationen finden wir im Bereiche der Gynäkologie in erster Linie bei ergotroper Funktionseinstellung, obwohl auch bei trophotroper Funktionseinstellung solche vorkommen können (8–11). In Tab. 23 sind daher nur jene Indikationen angeführt, bei welchen eine ergotrope Funktionseinstellung oder Funktionsstörung besteht, da nur sie in der Praxis eine Bedeutung haben. Psychopharmaka müssen daher, um optimal zu wirken, dieser Abweichung zentralnervös entgegenwirken, d. h. sie müssen in letzterem Falle zu einer trophotropen Verschiebung führen.

Dadurch werden gleichzeitig sowohl die psychische Alteration als auch die gynäkologisch-funktionelle Situation günstig beeinflußt, da dieselbe zentralvegetative Einstellung für beide Abweichungen (die psychische und die gynäkologische Funktionseinstellung) verantwortlich ist.

In Tab. 23 sind nur jene Psychopharmaka angeführt, die wir selbst erprobt haben. Selbstverständlich kann sie beliebig ergänzt werden, allerdings nur durch solche Substanzen, die dieselbe zentralnervöse Wirkungsrichtung aufweisen.

Tab. 23

Indikationsgebiete und Einzelindikationen	Präparate und Dosierung	Anmerkungen
Prämenstruelles Syndrom	Lidanil 1–3×tgl. 5 mg p. o. Valium 3×2–3×5 mg p. o. Librium 2×5–3×10 mg p. o. Insidon 3×50 mg –3×100 mg p. o.	In der zweiten Zyklushälfte 4–8 Wochen
Dysmenorrhoe	Lidanil 1–3×tgl. 5 mg p. o. Valium 3×2–3×5 mg p. o. Librium 2×5–3×10 mg p. o. Insidon 3×50–3×100 mg p. o.	Während der Regelblutung 4–8 Wochen
Adnexopathie	Lidanil 1–3×tgl. 5 mg p. o. Valium 3×2–3×5 mg p. o. Librium 2×5–3×10 mg p. o. Insidon 3×50–3×100 mg p. o.	In der zweiten Zyklushälfte 4–5mal 4–8 Wochen
Mastopathie	Lidanil 1–3×tgl. 5 mg p. o. Valium 3×2–3×5 mg p. o. Librium 2×5–3×10 mg p. o. Insidon 3×50–3×100 mg p. o.	In der zweiten Zyklushälfte 4–5mal 4–8 Wochen
Sterilität (bedingt durch Tubenspasmus)	Lidanil 1–3×tgl. 5 mg p. o. Valium 3×2–3×5 mg p. o. Librium 2×5–3×10 mg p. o. Insidon 3×50–3×100 mg p. o.	In der zweiten Zyklushälfte 4–8 Wochen
Reizblase	Lidanil 1–3×tgl. 5 mg p. o. Valium 3×2–3×5 mg p. o. Librium 2×5–3×10 mg p. o. Insidon 3×50–3×100 mg p. o.	In der zweiten Zyklushälfte 4–8 Wochen
Klimakterische Beschwerden	Lidanil 1–3×tgl. 5 mg p. o. Valium 3×2–3×5 mg p. o. Librium 2×5–3×10 mg p. o. Insidon 3×50–3×100 mg p. o.	Durch 3–4 Wochen, dann Dosis abbauen 4–8 Wochen, dann Dosis abbauen
Prä- und postoperativ bei Angstzuständen	Lidanil 1–3×tgl. 5 mg p. o. Valium 3×2–3×5 mg p. o. Librium 2×5–3×10 mg p. o. Insidon 3×50–3×100 mg p. o.	4–5 Tage prä- und postoperativ 14 Tg. prä- und 14 Tg. postoperativ

Lidanil (Sandoz)
Valium ⎫
Librium ⎭ (Hoffmann-La Roche)
Insidon (Geigy)

Literatur

(1) Artner, J.: Die vegetative Steuerung des Cyclus. Arch. Gynäk. *185:* 85–110 (1954).
(2) Artner, J.: Vegetative Reaktionslage bei gynäkologisch-endokrinen Störungen, 32. Verhandlungsbericht d. dtsch. Ges. f. Gynäk., Frankfurt/Main. Arch. Gynäk. *193:* 260–266 (1959).
(3) Artner, J.: Vegetative Ausgangslage und Cyclus. Arch. Gynäk. *192:* 379–392 (1960).
(4) Artner, J.: Die Bedeutung der vegetativen Untersuchung in der gynäkologischen Endokrinologie. Fortschr. Geburtsh. Gynäk. *10:* 1–6 (1960).
(5) Artner, J.: Vegetative Reaktionslage in der Schwangerschaft und bei Schwangerschaftsstörungen. Z. Geburtsh. Gynäk. *157:* 39–51 (1961).
(6) Artner, J.: Die vegetative Rhythmik der geschlechtsreifen Frau und ihre Störungen. Mephana, Wien 1963.
(7) Artner, J.: Vegetat. Querschnittsuntersuchungen nach Medikation mit Benzodiazepinderivaten, Relaxation und Sedation des menschlichen Uterus. II. Symp., Bern 1963. Fortschr. Geburtsh. Gynäk. *19:* 77–86 (1964).
(8) Artner, J.: Psyche und Ovarialfunktion. »Muskel und Psyche«. Symp. Wien 1963, 215–226. Karger, Basel, New York 1964.
(9) Artner, J.: Zur Frage der Anwendung von Psychopharmaka in der Geburtshilfe. II. Internat. Kongreß für psychosomat. Medizin in der Geburtshilfe und Gynäkologie, Vienna (Austria), 28.–31.7.1965, Berichte 317–327.
(10) Artner, J.: Zur Anwendung von Psychopharmaka in Gynäkologie und Geburtshilfe. Geburtsh. u. Frauenheilk. *26:* 878–882 (1966).
(11) Artner, J., B. Schabel, A. Seidl: Mesoridazin, eine neue Substanz zur Behandlung funktioneller Störungen in der Gynäkologie. Wien. med. Wschr. *117*, 42/43: 944–948 (1967).
(12) Braunhofer, J.: Ein Beitrag zur Behandlung psychosomatischer Störungen. Therapiewoche *12*, 18: 832 (1962).
(13) Cerletti, A., M. Taeschler: Pharmakologie des vegetativen Nervensystems. In: Monnier, M.: Physiologie und Pathologie des veget. Nervensystems. Bd. II, 799–814. Hippokrates, Stuttgart 1963.
(14) Cromwell, H. A.: Chlordiazepoxide and the Management of Gynecologic Problems. Medical Times. *90*, 7: 692–696 (1962).
(15) Dietsch, H.: Behandlung des weiblichen Klimakteriums mit Insidon®. Med. Welt (Stuttg.) *11:* 771–773 (1962).
(16) Düggelin, M.: Therapeutische Erfahrungen mit Insidon® in einer internistischen Praxis. Praxis *51*, 31: 795–797 (1962).
(17) Harris, G. W.: Hypothalamic control of the anterior pituitary gland. In: Wolstenhome, G. E. W.: Ciba found, Coll. Endocrin, Vol. 4, 106–114. Churchill, London 1952.
(18) Hartel, J.: Behandlung des klimakterischen Syndroms mit Insidon®. Med. Klinik *62*, 18: 721–723 (1967).
(19) Hirsch, W., E. Holzapfel: Beitrag zur Therapie psychovegetat. Störungen. Med. Welt (Stuttg.) *25:* 1421–1423 (1962).
(20) Hofmann, G.: Erfahrungen mit Insidon®, einem Psychopharmakon aus der Iminostibenreihe. Wien. med. Wschr. 254–258 (1963).
(21) Holtz, U.: Behandlung von Versagenszuständen und Verstimmungen. Ärztl. Praxis *16*, 13: 761–762 (1962).
(22) Moore, S. F.: Therapy of psychosomatic symptoms in gynecology, an evaluation of Chlordiazepoxide. Curr. ther. Res. *4*, 5: 249–257 (1962).
(23) Pichler, E.: Stationäre und ambulante Erfahrungen mit Insidon, einem neuen Psychopharmakon. Wien. klin. Wschr. *74*, 45: 769–771 (1962).
(24) Randall, L. O., B. Kappel (USA): Pharmacology of Chlordiazepoxide (Librium) and Analogues. Biochem. Pharmacol. *8*, 1: 15 (1961).
(25) Randall, L. O., W. Schallek, C. Scheckel, R. Banziger, A. Boris, R. A. Moe, R. E. Bagdon, M. A. Schwartz, G. Zbinden: Zur Pharmakologie von Valium, einem neuen Psychopharmakon der Benzodiazepinreihe. Schweiz. med. Wschr. *93*, 22: 794–797 (1963).

(26) Schäffer, S.: Vorläufige Mitteilung über die Anwendung eines neuen psychovegetativen Pharmakons »G 33040« in der Ambulanz. Landarzt *38*, 11 : 492–493 (1962).

(27) Schmitt, W., H. H. Meyer, G. Quadbeck, J. Vogt: Die Pharmakotherapie depressiver Psychosen mit einem Iminostilben-Derivat. Med. Klinik *57*, 2 : 49–53 (1962).

(28) Taeschler, M., A. Cerletti: Techniques used for investigating central nervous activity by studying vegetativ functions. Acta of the International Meeting on the Techniques for the Study of Psychotropic Drugs, Bologna, June 26–27th, 1960.

(29) Zbinden, G., R. E. Bagdon, E. F. Keith, R. D. Phillips, L. O. Randall: Experimental and Clinical Toxicology of Chlordiazepoxide (Librium®). Toxicol. appl. Pharmacol. *3:* 619–637 (1961).

Anschrift des Verfassers:

Doz. Dr. J. Artner, II. Univ. Frauenklinik Wien,
A-1090 Wien, Spitalgasse 23

Aus der Hals-Nasen-Ohren-Klinik der Universität Düsseldorf
(Direktor: Prof. Dr. Meyer zum Gottesberge)

6. Psychopharmaka in der Hals-Nasen-Ohren-Heilkunde

R. Neveling

Einleitung

In der HNO-Heilkunde haben die Psychopharmaka seit Jahren ihren festen Platz. Der in der Praxis tätige HNO-Facharzt verwendet sie nur bei wenigen Krankheitsbildern.

Anders ist die Situation jedoch beim klinisch tätigen HNO-Arzt. Der überwiegend operative Charakter des Fachgebietes bringt breite Berührungspunkte mit dem Schmerzproblem mit sich, zumal Erkrankungen in der Kopfregion beim Patienten a priori mit Angstvorstellungen verbunden sind, weil »man am Kopf doch so empfindlich« ist, wie die Mehrzahl unserer Patienten gleich bei den einführenden Gesprächen jeder Erstberatung zu betonen pflegt.

So ergibt sich von selbst die Verpflichtung, vor, während und nach jeder operativen Behandlung bei Kindern und Erwachsenen die Angst vor dem Schmerz zu nehmen, vor allem aber, den Schmerz selbst zu bannen.

Erst wenn beide Forderungen erfüllt sind, können wir operieren. Das gilt nicht nur für alle Eingriffe in Vollnarkose, sondern vor allem für die Operationen in Lokalanästhesie. Die stürmische Entwicklung der mikrochirurgischen Eingriffe am Gehör- und Gleichgewichtsorgan, insbesondere die hörverbessernden Operationen, werden allgemein aus verschiedenen Gründen besser und erfolgreicher in Lokalanästhesie operiert. Dies erfordert aber einen entspannt und absolut ruhig liegenden Patienten, sonst sind unsere Eingriffe unter dem Operationsmikroskop mit 6–24facher Vergrößerung und mit nur unter dem Mikroskop unterscheidbaren feinsten Instrumenten von vornherein zum Scheitern verurteilt. Jeder gelungene Eingriff aber bringt dem Patienten eines seiner wichtigsten Sinnesorgane, das Gehör, wieder. Wenn in den letzten 15 Jahren fast 10 000 solcher mikrochirurgischer Operationen allein an unserer Klinik durchgeführt wurden, so sei die unterstützende Wirkung der Psychopharmaka als unerläßliches Hilfsmittel unterstrichen. Bei der Mehrzahl dieser

Tab. 24   Tabellarische Übersicht

Indikation	Präparate	Literatur-bemerkungen

I. Allgemein

a) Operative Eingriffe

H 1 Prämedikation am Vorabend	Benzodiazepinderivate
	z. B. Librium
	    Valium
	    Mogadan
	    Adumbran
		(2)

N 2 Erwachsenenprämedikation 1–2 Std. ante op.	Promethazine z. B. Atosil	(2)

N 3 dto. bei Kindern	Neuroleptika (schwach) =
	    Thioxanthene
	z. B. Truxal oder
	    Truxaletten
	und/oder
	Benzodiazepinderivate
	z. B. Valium
		(2)

N 4 dto. bei Säuglingen	Phenothiazine z. B. Verophen Atosil	(2)

H 5   Neuroleptanalgesie
       (bei ängstlichen Patienten bei
       Tympanoplastiken, Stapedekto-
       mien, Operationen der Nasen-
       nebenhöhlen, bei »Risikopatienten
       im höheren Lebensalter«, hier
       auch für größere Eingriffe, z. B.
       Laryngektomie
	Neuroleptika
	sowohl zur Prämedikation als auch zur
	Einleitung der Narkose in Form von
	Butyrophenonderivaten,
	z. B. Thalamonal.
	
	Näheres s. Kapitel »Anästhesie«
		Tab. 5
		(1)
		(2)

b) Ca.-Patienten

N 1   inkurabel mit z. B.
       Larynx-
       Epipharynx-
       Hypopharynx-
       Mittelohr-Ca.
       mit Depressionen
       und/oder
       Trigeminus- bzw.
       Glossopharyngeus-
       schmerzen
	Neuroleptika
	(unterhalb der neurolept. Schwelle)
	»Tranquilizer« = Meprobamate
	z. B. Miltaun
	    Cyrpon
	    Aneural
	Benzodiazepinderivate
	wie Librium
	    Valium
	    Mogadan
	Thymoleptika
	wie Tofranil
	    Insidon usw.
		(14)

H = Hauptbehandlung
N = Nebenbehandlung

Tab. 24   (Fortsetzung)

Indikation	Präparate	Literatur-bemerkungen
N 2 »Strahlenkater«	Neuroleptika (mit mittelstarker neuroleptischer Potenz) z. B. Psyquil Tranquilizer z. B. Bonamine Torecan	(1, 6) Tabelle 3
N 3 Nachbehandlung frischer Laryng-ektomien mit liegender Nährsonde zur Ruhigstellung des Ösophagus und Magens	Benzodiazepinderivate z. B. Tranquo-Buscopan (enthält Adumbran)	(1) Tab. 1
N 4 Rekonvaleszenz	Psychostimulanzien z. B. Katovit	Kontraindik.: Hypertonie Herzinsuffiz. Thyreotoxi-kose

II. Ohr

N 1 Menièresche Krankheit	Phenothiazine z. B. Torecan Tranquilizer z. B. Bonamine Diligan	(1) Tab. 3 (6)
N 2 Otitis media chronica bei Vestibularisreiz	idem	
N 3 Otosklerose mit sezernierenden Fensterungshöhlen	idem	
N 4 Herpes zoster oticus	»Tranquilizer« Chlorpromazin (Megaphen) Chlorprothixen (Taractan-Truxal) Promethazin (Atosil)	
N 5 Ohrensausen	Thymoleptika z. B. Insidon	(1, 4)
N 6 Otitis externa, insbes. juckende Ekzeme, Mykosen	Meprobamate z. B. Cyrpon Aneural Miltaun Thymoleptika z. B. Nisorex	(1)

Tab. 24   (Fortsetzung)

Indikation	Präparate	Literatur-bemerkungen

III. Nase, Nebenhöhlen

N 1 Rhinitis vasomotorica	Thymoleptika z. B. Nisorex	
N 2 Rhinitis allergica, z. B. Heuschnupfen	Antihistaminika Sympathikomimetika z. B. Ephedrin	(1)
N 3 Trigeminusneuralgie	Dibenzazepinderivate z. B. Tegretal Zentromid	(7)
N 4 Vasomotorischer Kopfschmerz	Benzodiazepinderivate z. B. Librium Adumbran Neuroleptika (stark) z. B. Jatroneural	(1) (7)

IV. Rachen, Kehlkopf

H 1 Globusgefühl	Neuroleptika (sehr stark) z. B. Vesalium	
N 2 Verbrühungen, besonders bei Kindern	Tranquilizer z. B. Atosil Neuroleptika (schwach) z. B. Dominal Melleril Verophen	(8)
N 3 Stridor jeglicher Genese (Larynx-Ca., Glottis-Ödem, Pseudocroup) (Laryngitis subglottica) Fremdkörperaspiration	Tranquilizer z. B. Atosil Neuroleptika (mittelstark) z. B. Megaphen Psyquil	

V. Ösophagus

N 1 Ösophagoskopie	Neuroleptika (mittelstark) z. B. Psyquil	(6)
N 2 Bougierung von Ösophagus- stenosen	Neuroleptika (mittelstark) z. B. Megaphen Psyquil	(6)
H 3 Singultus	Psychostimulanzien z. B. Ritalin	(5)

VI. Tracheobronchialsystem

N 1 Bronchoskopien Mediastinoskopien	Neuroleptika (mittelstark) z. B. Megaphen Psyquil	

Tab. 24   (Fortsetzung)

Indikation	Präparate	Literatur-bemerkungen

VII. Stimm- und Sprachstörungen

Indikation	Präparate	Literatur-bemerkungen
N 1 Funktionelle Dysphonien »Internusparese«	Meprobamate z. B. Cyrpon Miltaun	
N 2 Taschenbandsprache bei chronischer Laryngitis	Meprobamate z. B. Cyrpon Miltaun	
N 3 Stottern in ambulanter Behandlung	Tranquilizer z. B. Librium Valium Mogadan	(3, 10)
N 4 Stottern in stationärer Behandlung	Neuroleptika (mittelstark) z. B. Psyquil Megaphen oder schwach z. B. Truxal bzw. Truxaletten oder auch stark z. B. Omca oder Meprobamate z. B. Cyrpon oder Subcorticalum	(3, 9, 10) (11, 12) (13)

Patienten muß bei der prä- und postoperativen Betreuung auf eine zusätzliche antiemetische Wirkung Wert gelegt werden, da jede Manipulation am Vestibularapparat, wie überhaupt am Innenohr, mit Schwindel und Brechreiz bzw. Erbrechen einhergeht.

Unerläßlich ist eine antiemetische Medikation bei allen Eingriffen im Epi-, Meso- und Hypopharynx, gleichgültig ob in Lokalanästhesie oder in Vollnarkose durchgeführt; das gleiche gilt für alle Eingriffe am Ösophagus (Divertikeloperation, Stenosen mit Bougierung usw. mit oder ohne Nährschlauch).

Weitere wichtige Punkte sind alle Formen der Schmerzbekämpfung bei einem der häufigsten kleinen Eingriffe, der Tonsillektomie, besonders in der postoperativen Phase hinsichtlich der unterstützenden, potenzierenden Wirkung der Psychopharmaka bei den so notwendigen Gaben von Analgetika.

Das gleiche gilt für alle Karzinompatienten unseres Fachgebietes prä- und postoperativ, besonders aber bei den desolaten, inkurablen Larynx-, Hypopharynx- oder Oberkieferkarzinomen, die z. T. unerträgliche Schmerzen bekommen.

Die Eigenart unserer Operationen bringt es mit sich, daß wir die allgemein üblichen Anästhesiemethoden und -vorbereitungen, wie sie in einem eigenen Kapitel abgehandelt werden, nicht oder nur bedingt übernehmen können. Daher erschien uns eine gesonderte Erwähnung notwendig.

Eine relativ große Gruppe der Anwendung von Psychopharmaka umfaßt die Erkrankungen des Vestibularorgans, insbesondere bei der Menièreschen Krankheit. Wer täglich alle Formen von vestibulären Reizzuständen erlebt mit z. T. schwerstem Erbrechen, wird dankbar die sedierende, vor allem aber antiemetische Wirkung der Psychopharmaka begrüßen.

Diese wenigen Beispiele mögen erläutern, daß die HNO-Heilkunde, insbesondere der operativ tätige Facharzt, heute ohne die Psychopharmaka nicht mehr auskommt.

Unser Fachgebiet gehört, aus der Warte des Patienten gesehen, zu einem der unbeliebtesten überhaupt. Mögen die Psychopharmaka mit dazu beitragen, dem Patienten den Weg zu uns zu erleichtern!

Vieles ist erreicht, vieles bleibt noch zu tun.

Literatur

(1) Wandrey, D., V. Leutner: Neuro-Psychopharmaca in Klinik und Praxis. Schattauer, Stuttgart 1967.
(2) Berendes, J., R. Link, F. Zöllner: Hals-Nasen-Ohrenheilkunde. Bd. 1. Thieme, Stuttgart.
(3) Berendes, J., R. Link, F. Zöllner: Hals-Nasen-Ohrenheilkunde. Bd. 2, Teil 2. Thieme, Stuttgart.
(4) Berendes, J., R. Link, F. Zöllner: Hals-Nasen-Ohrenheilkunde. Bd. 3, Teil 3. Thieme, Stuttgart.
(5) Schulte-Steinberg, O.: Der intraoperative Singultus und seine wirksame Behandlung mit Methylphenidat (Ritalin). Z. prakt. Anaesth. *2:* 189 (1967).
(6) Litera, H.: Experimentelle und klin. Unters. über die Beeinflussung des Würgereflexes durch Psyquil (Triflupromazin), HNO (Berl.) *15:* 164 (1967).
(7) Linke, H.: Schmerzbekämpfung mit Psychopharmaka. Hippokrates *39:* 214 (1968).
(8) Lust–Pfaundler–Hüsler: Krankheiten des Kindesalters. Urban & Schwarzenberg, München 1967.
(9) Patzer, H.: Über die Anwendung eines »Breitband-Neuroleptikums« bei Kindern. Ther. d. Gegenw. *100:* 571 (1961).
(10) Schilling, A.: Die medikamentöse Unterstützung der Therapie des Stotterns. HNO (Berl.) *11:* (1963).
(11) Geratz, H. J.: Erfahrungen mit Mepromat im Kindesalter. Ther. d. Gegenw. *99:* 534 (1960).
(12) Mahr, A.: Cyrpon in der Kinderpsychiatrie. Med. Klin. *52:* 1670 (1957).
(13) Habermann, G.: Über die Behandlung des Stotterns usw. Arch. Ohr.-Nas.- u. Kehlkopfheilk. *182:* 680 (1963).
(14) Opitz, Kl.: Psychopharmaka und Schmerz. Hippokrates *21:* 838 (1967).

Anschrift des Verfassers:

Priv.-Doz. Dr. R. Neveling,
HNO-Klinik der Universität Düsseldorf,
4 Düsseldorf, Moorenstr. 5.

Aus der Medizinischen Klinik der Medizinischen Akademie Magdeburg
(Direktor: Prof. Dr. J. Rechenberger)

7. Psychopharmaka in der Inneren Medizin

H. Linke

Hauptindikationen für die Anwendung von Neuroleptika, Tranquilizern und Antidepressiva in der *Inneren Medizin:*

1. *Psychosomatische Erkrankungen im engeren Sinne,* z. B. Ulkuskrankheit, Kolitis, Asthma bronchiale und Hypertonie.

2. *Vegetativ-funktionelle Organstörungen* (funktionelle Syndrome), insbesondere solche, die psychisch-emotionell unterhalten und verstärkt werden (Synonyma: Vegetative Dystonie, vegetative Dysregulation, vegetative Neurose, Organneurose, aber auch vegetative Ataxie und vegetativ-endokrines Syndrom).

3. *Psychogene Organbeschwerden,* die durch bestimmte *psychische Zielsymptome,* wie z. B. Angst bzw. Ängstlichkeit, Spannung, Erregung, innere Unruhe und depressive Verstimmung, ihre Prägung erhalten.

4. *Änderungen im psychischen Verhalten als Folge- und Begleiterscheinung somatischer Erkrankungen* (psychische Überlagerung bzw. Formung des Beschwerdekomplexes).

5. *Ausnutzung von Begleitwirkungen der Psychopharmaka auf vegetative und somatische Funktionsbereiche.* Einige Psychopharmaka besitzen antiserotonin- und histamininhibitorische, antipruriginöse, lokalanästhetische, antiemetische, antivertiginöse, spasmolytische, myotonolytische, antikonvulsive, analgetika-, hypnotika- und narkotikapotenzierende, blutdrucksenkende und Anti-Parkinson-Eigenschaften.

Wichtige Hinweise für die Anwendung von Neuroleptika, Tranquilizern und Antidepressiva in der Inneren Medizin:

1. Unerläßliche Voraussetzung für die Behandlung mit Psychopharmaka ist eine sorgfältige Erhebung der biographischen und der Krankheitsanamnese unter besonderer Berücksichtigung des somatischen und psychischen Beschwerdenkomplexes sowie des Ausdrucks- und Allgemeinverhaltens. Außerdem muß eine gewissenhafte Allgemeinuntersuchung vorausgehen.

2. Bestehen Unklarheiten bezüglich der Einordnung der vorhandenen psychischen Symptomatik, so sollten Internist und praktischer Arzt erst nach Hinzuziehung eines Psychiaters und nach Ausschluß einer (endogenen) Depression, einer Psychose oder eines organischen Nervenleidens (multiple Sklerose, hirnatrophischer Prozeß) die Indikation zur Psychopharmakotherapie stellen.

3. Die Verordnung von Psychopharmaka setzt die genaue Kenntnis der unterschiedlichen Eigenschaften, Indikationen, Begleit- und Nebenwirkungen sowie Kontraindikationen jener psychotropen Substanzen voraus. Außerdem empfiehlt sich die Beachtung der Hinweise des Herstellers auf den Begleitzetteln der Originalpackungen.

4. Die meisten Neuroleptika und Tranquilizer bewirken zumindest zu Behandlungsbeginn eine gewisse Müdigkeit und vermehrtes Schlafbedürfnis mit Beeinträchtigung der Konzentrations- und Reaktionsfähigkeit, außerdem zuweilen eine Beeinträchtigung der orthostatischen Kreislaufregulation. Zumindest bei ambulanter Verordnung sollte deshalb der Arzt stets seinen Patienten über diese möglichen Nebenwirkungen sowie über die hieraus resultierende Beeinträchtigung der Berufsfähigkeit und Verkehrstüchtigkeit informieren und sich – nicht zuletzt aus rechtlichen Erwägungen – am besten die erfolgte Aufklärung schriftlich bestätigen lassen.

Tab. 25. Psychopharmaka in der Inneren Medizin.

Wir-kungs-weise (H/N)*	Anwendungsgebiet	Bewährte Psychopharmaka[1])	Besondere Bemerkungen
H	**I. Psychovegetative Dysregulationen** (ohne besondere Organbeziehung)	*Tranquilizer:* Adumbran, Aneural, Atarax, Covatix, Cyrpon, Librium, Masmoran, Miltaun, Pentinol (Allotropal), Suavitil, Valium *Neuroleptika in niedriger Dosierung:* Dominal, Melleril (retard), Omca, Pacatal, Pasaden, Protactyl, Tarac-tan, Taxilan, Truxal, Verophen *Kombinationspräparate:* Limbatril (Chlordiazepoxyd, Amitriptylin), Neuronal retard (Butyrylperazin), Omnisedan (Meprobamat, Methyl-pentynol), Sedapon (Meprobamat), Tonoquil (Thiopropazat, Chlorphencyclan), Vesalium (Haloperidol)	Zur Bekämpfung vege-tativer Dysregulationen bei psychisch ausgegli-chenen Personen: neurovegetative Dämp-fungsmittel vom Beller-gal-Typ.
H	**II. Menopausen-syndrom** (Psychovegetative Organ- und Allge-meinbeschwerden im Klimakterium)	Wie bei I., ferner *Kombinationspräparate:* Menrium (Chlordiazepoxyd), Östrogynal (Butyrylperazin), Ovaribran (Oxazepam)	K. I.: Mamma- und Genitalkarzinome, Endometriose, Mastopathia cystica.
H	**III. Psychisch-physisches Erschöpfungs-syndrom**	AN$_1$, Aolan, Captagon, Helfergin, Preludin, Ritalin, Tradon; Tranquilizer *Kombinationspräparate:* Katovit (Prolintan), Limbatril (Chlordiazepoxyd, Amitriptylin), Metrotonin (Dimephenopan), Neuronal retard (Butyrylperazin), Reactivan (H 610), Tonoquil (Thiopropazat, Chlorphencyclan)	Wegen Gefahr der Sucht und des Mißbrauchs zeitlich begrenzte Anwendung!
H	**IV. Psychogene Schlafstörungen**	Wie bei I., Calmonal, Mogadan *Kombinationspräparate:* Centalun compos., Diudorm (Chlorprothixen)	

*) H = Hauptbehandlung
N   = Nebenbehandlung
H/N = Im Einzelfall Haupt- bzw. Nebenbehandlung
K. I. = Kontraindikationen

Tab. 25   (Fortsetzung)

Wir-kungs-weise (H/N)	Anwendungsgebiet	Bewährte Psychopharmaka[1]	Besondere Bemerkungen
		Doroma (Promethazin), Itridal (Prothipendyl), Proponal (Meprobamat), Somnupan (Meprobamat), Staurodorm (Benactyzin)	
	V. Herz-Kreislauf-Erkrankungen		
N	1. Myokardinfarkt	*Tranquilizer* und *Neuroleptika* (letztere in niedriger Dosierung) *zur Psychosedierung:* *Tranquilizer:* Adumbran, Allotropal, Aneural, Atarax, Covatix, Cyrpon, Librium, Limbatril, Masmoran, Miltaun, Omnisedan, Suavitil, Valium *Neuroleptika:* Dominal, Megaphen, Melleril, Omca, Pacatal, Pasaden, Taractan, Taxilan, Truxal, Verophen *Bei starkem Herzschmerz:* Valium oder Neuroleptika mit geringer Kreislaufwirkung (Atosil, Dominal, Pacatal, Verophen, Protactyl) in Kombination mit Dolantin oder Novalgin (sog. lytische Cocktails)	K. I.: Leberschäden. Vor allem bei hypotoner Kreislaufeinstellung keine Neuroleptika, die den Blutdruck senken, die Kreislaufregulation und periphere Blutversorgung beeinträchtigen (Levomepromazin, Chlorpromazin, Chlorprothixen u. a.),
H/N	2. Koronarinsuffizienz (bei Koronarsklerose)	*Tranquilizer* und *Neuroleptika* (niedrig dosiert) wie bei V. 1. *Koronarwirksame Kombinationspräparate:* Corneural (Meprobamat), Gilucor (Reserpin), Pentaneural (Meprobamat), Pentrium (Chlordiazepoxyd), Persumbran (Oxazepam), Seda-Ildamen (Homofenazin)	Wie bei V. 1.
N	3. Akute Herzinsuffizienz (Asthma cardiale, Lungenödem)	Valium i. m. (zur Psychosedierung)	Wie bei V. 1.
H/N	4. Funktionelle Stenokardien	*Tranquilizer* und *Neuroleptika* wie bei V. 1. *Koronarwirksame Kombinationspräparate* wie bei V. 2.	Wie bei V. 1.

Tab. 25 (Fortsetzung)

Wir-kungs-weise (H/N)	Anwendungsgebiet	Bewährte Psychopharmaka[1])	Besondere Bemerkungen
	5. Herzrhythmus störungen		Wie bei V. 1.
H/N	a) Extrasystolie	*Tranquilizer:* Adumbran, Allotropal, Aneural, Atarax, Covatix, Cyrpon, Librium, Masmoran, Miltaun, Suavitil, Valium, Verophen *Kombinationspräparate:* Limbatril (Chlordiazepoxyd, Amitriptylin), Neuronal retard (Butyrylperazin), Omnisedan (Meprobamat, Methylpentinol), Sedapon (Meprobamat), Tonoquil (Thiopropazat, Chlorphencyclan), Vesalium (Haloperidol)	
H/N	b) Sinustachykardie	Wie bei V. 5. a)	
H/N	c) Absolute Arrhythmie bei Vorhofflimmern und -flattern	Wie bei V. 5. a)	
H/N	d) Paroxysmale Tachykardie	Wie bei V. 5. a)	
H/N	6. Hypertonie	*Tranquilizer* und *Neuroleptika* (letztere in niedriger Dosierung) wie bei V. 1. *Kombinationspräparate:* Limbatril (Chlordiazepoxyd, Amitriptylin), Neuronal retard (Butyrylperazin), Vesalium (Haloperidol) *Reserpin* (Rivasin, Sedaraupin, Serpasil, Rausedan) *Reserpin-Kombinations-Präparate:* z. B. Megaphen compositum Modenol, Serpatonil, (Seda-) Repicin	MAO-Hemmer wegen unerwünschter Nebenwirkungen (Leberschäden, Neuritis, Leukopenie, Kreislaufkollaps) und geringer Wirksamnicht mehr aktuell!
H/N	7. Zerebrale Durchblutungsstörungen (Zerebralsklerose) a) Bei psychisch-physischer Inagilität	Centedrin, Encephabol, Helfergin, Ritalin, Tofranil *Kombinationspräparate:* Limbatril (Chlordiazepoxyd, Amitriptylin),	Vorsicht mit Neuroleptika, die den Blutdruck senken, die Kreislaufregulation und zerebrale Durchblutung beeinträchtigen! Auch Tranquilizer werden zuweilen schlecht

Tab. 25   (Fortsetzung)

Wirkungsweise (H/N)	Anwendungsgebiet	Bewährte Psychopharmaka[1])	Besondere Bemerkungen
	b) Bei Unruhe- und Erregungszuständen	Neuronal retard (Butyrylperazin), Peripherin (Theophyllin-Ephedrin), Serpatonil (Reserpin, Methylphenidat), Tonoquil (Thiopropazat, Chlorphencyclan) Aolept, Distraneurin, Dominal (forte), Haloperidol, Megaphen (compos.), Melleril, Neurocil, Taractan, Taxilan, Truxal, Valium *Kombinationspräparate:* Itridal (Prothipendyl), Phasein (Reserpin, Orphenadrin), Soprintin (Acepromazin)	vertragen; Gefahr der Kumulation und Intoxikation. Benzodiazepinderivate können durch muskelrelaxierende Wirkung alte Leute gehunsicher machen.
	c) Schlafstörungen im Alter	wie bei V. 7. b), Mogadan, Mogadon *Kombinationspräparate:* Diudorm (Chlorprothixen), Doroma (Promethazin), Itridal (Prothipendyl), Proponal (Meprobamat), Somnupan (Meprobamat), Staurodorm (Benactyzin) Individuelle Kombination von Tranquilizern bzw. Neuroleptika mit Hypnotika und Narkotika	
N	8. Periphere arterielle Durchblutungsstörungen. Arterielle Embolie.	Aolept, Atosil, Dominal forte, Megaphen, Neurocil, Pacatal, Taractan, Taxilan und Truxal, zweckmäßig kombiniert mit Dolantin, Palfium oder Novalgin (sog. lytische Cocktails)	Wie bei V. 7.
H	9. Orthostatisches Syndrom	Captagon, Preludin, Ritalin, Tradon *Kombinationspräparate:* Katovit, Reactivan, Tonoquil Besser geeignet: Akrinor, Effortil, Novadral, Peripherin	Wegen Gefahr der Sucht und des Mißbrauchs nicht für die Daueranwendung geeignet!
H/N	10. Vasomotorische Kopfschmerzen (einschl. Migräne)	Adumbran, Librium, Valium *Kombinationspräparate:* Limbatril (Chlordiazepoxyd, Amitriptylin), Neuronal retard (Butyrylperazin), Peripherin (Theophyllin-Ephedrin), Tonoquil (Thiopropazat, Chlorphencyclan) In resistenten Fällen: Deseril, Migristène, Periactinol	Ggf. Kombination mit Cafergot, Dihydergot oder Hydergin

Tab. 25   (Fortsetzung)

Wir-kungs-weise (H/N)	Anwendungsgebiet	Bewährte Psychopharmaka[1])	Besondere Bemerkungen
H/N	**11. »Herzneurose«** (Kardiopathie, Herz-hypochondrie, Herz-beschwerden bei ve-getativer Depression u. a. Depressionen)	Adumbran. Allotropal, Aneural, Atarax, Covatix, Cyrpon, Librium, Limbatril, Masmoran, Miltaun, Pertofran, Suavitil, Valium, Vesalium	Psychotherapeutische Maßnahmen stehen im Therapieplan an erster Stelle!
	VI. Erkrankungen der Atemwege		
N	**1.** Asthma bronchiale, asthmatoide (Em-physem-) Bronchitis	Adumbran, Andantol, Atosil, Deseril, Librium, Limbatril, Periactinol, Theralen, Valium *Kombinationspräparate* mit bronchospasmolytischer Wirkung: Tranquo-Alupent (Oxazepam), Perspiran protrahiert (Ephedrin)	
H	**2.** Nervöses Atmungs-Syndrom (psychogene Atmungsstörung)	Wie bei VI. 1.	
	VII. Erkrankungen des Abdomens		
H/N	**1.** Nervöse Magen-beschwerden, Reizmagen (Supersekretion, Hypermotilität, Roem-held, Singultus) Gastroduodenitis, Ulcus ventriculi et duodeni Hypermotilität des Darmes, spastisches Colon Dyskinesie der ab-führenden Gallen- und Harnwege, Reizblase	Adumbran, Atosil, Librium, Limbatril, Lorusil, Melleril, Pacatal, Taractan, Taxilan, Truxal, Valium, Meprobamat *Kombinationspräparate mit spasmolytischer Wirkung:* Gastrobamat (Meprobamat), Levismon (Perazin), Librax (Chlordiazepoxyd), Neuro-Ervasil (Meprobamat), Pathibamat (Meprobamat), Sedapon (Meprobamat), Stelabid (Trifluoperazin), Tensilan (Trifluoperazin), Tranquo-Adamon (Meprobamat) Tranquo-Buscopan (Oxazepam), Ulcolind (Haloperidol), Vesalium (Haloperidol)	K. I.: Pylorusstenose Miktionsstörungen infolge Prostatahyper-trophie, Glaukom
H/N	**2.** Koliken im Bereich des Magendarm-kanals, der ableiten-den Harn- und Gallenwege	*Kombinationspräparate mit spasmolytischer Wirkung:* wie bei VII. 1. Zentraldämpfende, schlafanstoßende Neuroleptika, wie Atosil, Dominal forte, Megaphen, Pacatal, Taractan. Taxilan und Truxal, in *Kombination mit Dolantin, Palfium* oder *Novalgin* (sog. lytische Cocktails)	

Tab. 25   (Fortsetzung)

Wirkungsweise (H/N)	Anwendungsgebiet	Bewährte Psychopharmaka[1])	Besondere Bemerkungen
H/N	3. Übelkeit, Erbrechen, Schwindel, Nausea	Atosil, Bonamine, Haloperidol, Megaphen, Nipodal, Pervetral, Torecan; ferner Lyogen, Omca, Repeltin, Theralen, Trifluoperazin (Jatroneural)	
H/N	VIII. **Schwere vegetative und zentral fixierte Schmerzzustände** z. B. Kausalgien, Hyperpathien, Zosterschmerzen und Karzinomschmerz	Aolept, Atosil, Dominal forte, Neurocil, Pacatal, Protactyl, Verophen, Taractan, Taxilan, Truxal, Tofranil a) allein b) zur Analgetikapotenzierung: lytischer Cocktail, Phenothiazin-Schlaftherapie, lytische Kur	
H	IX. **Schmerzprophylaxe und -bekämpfung bei diagnostisch-therapeutischen Eingriffen**	*Neuroleptika* wie bei VIII. in *Kombination mit Dolantin, Palfium oder Novalgin* (sog. lytische Cocktails)	
H/N	X. **Trigeminusneuralgien**	Tegretol, Tegretal evtl. auch Megaphen, Neurocil, Taractan oder Truxal	
H/N	XI. **Myalgien und Muskelspasmen** (rheumatisch, neurogen, arthrogen, traumatisch, psychogen)	*Tranquilizer mit myorelaxierender Wirkung:* Adumbran, Aneural, Cyrpon, Librium, Limbatril, Miltaun, Trancopal, Valium (besonders wirksam!) *Myotonolytika mit tranquilisierender Wirkung:* Gamaquil, Sanoma, Mephenesin *Myotonolytische Kombinationspräparate:* Cortidurazon (Carisoprodol), Myotonal (Carisoprodol), Quilil (Phenprobamat), Quilacortin (Phenprobamat), Sanomacortin (Carisoprodol)	Vorsicht bei der Anwendung von Myotonolytika im hohen Lebensalter: Unter der Behandlung kann es zu Ataxie, Astasie, Dysarthrie, schwerer Apathie und sogar zu totalem Persönlichkeitsverlust kommen.
H/N	XII. **Allergosen** (Pruritus, Urtikaria, Heufieber allergische Rhinitis, Asthma bronchiale, Strahlenkater, allergische Dermatitis und Ekzeme, allergische Kolitis)	Andantol, Atosil, Deseril, Latibon, Periactinol, Repeltin, Theralen, Thiantan	

Tab. 25   (Fortsetzung)

Wirkungsweise (H/N)	Anwendungsgebiet	Bewährte Psychopharmaka[1])	Besondere Bemerkungen
	XIII. Endokrine Störungen		
H	1. Menopausensyndrom (klimakterische Störungen)	*Tranquilizer:* Adumbran, Aneural, Atarax, Cyrpon, Librium, Limbatril, Masmoran, Miltaun, Pentinol, Suavitil, Valium *Neurovegetative Dämpfungsmittel* vom Bellergal-Typ *Östrogenhaltige Kombinationspräparate:* Menrium (Chlordiazepoxyd), Östrogynal (Butyrylperazin), Ovaribran (Oxazepam)	
H/N	2. Hyperthyreose	*Tranquilizer:* Adumbran, Aneural, Librium, Miltaun, Valium *Schwache Neuroleptika:* Dominal, Melleril retard, Pasaden, Protactyl, Verophen *Kombinationspräparate:* Limbatril (Chlordiazepoxyd, Amitriptylin), Omnisedan (Meprobamat, Methylpentynol), Sedapon (Meprobamat), Tonoquil (Thiopropazat, Chlorphencyclan), Vesalium (Haloperidol)	
H/N	3. Adipositas	*Appetitzügler:* AN_1, Avicol, Captagon, Ditrex, Eventin, Exponcit, Obesin, Pondex, Preludin (compositum), Tradon	

[1]) Die Übersicht über die derzeit am meisten in der Inneren Medizin angewendeten Psychopharmaka erhebt keinen Anspruch auf Vollständigkeit, auch nicht bezüglich der Indikationen. Die Aufzählung der Psychopharmaka erfolgte im allgemeinen in alphabetischer Reihenfolge. Bei den psychopharmakahaltigen Kombinationspräparaten wurde jeweils in Klammern die wirksame psychotrope Substanz (»generic name«) angegeben. Unerwünschte Begleitwirkungen und Kontraindikationen wurden nur ausnahmsweise aufgeführt. Im Einzelfall bleibt es dem Wissen und der Erfahrung des Arztes überlassen, welches Psychopharmakon er aus der Vielzahl bei den verschiedenen Indikationen bevorzugt.

5. Ferner ist zu beachten, daß Neuroleptika und Tranquilizer die Wirkung mancher Stoffe potenzieren, d. h. verstärken und verlängern (z. B. jene von Alkohol, Analgetika, Opiaten, Sedativa, Hypnotika und Narkotika), andere Psychopharmaka (Antidepressiva) wiederum bei gleichzeitiger Verabreichung ihre Wirkung ver-

ändern (z. B. Inkompatibilität von Thymeretika (Monoaminooxydasehemmer) mit Thymoleptika bzw. Käse).

6. Für die Anwendung von Psychopharmaka in der Inneren Medizin gibt es keine fest umrissenen Behandlungsschemen. Indikationsstellung und Dosierung der verschiedenen psychotropen Substanzen müssen streng individuell erfolgen. Ihre Wirksamkeit ist im Einzelfall abhängig von der Höhe der Dosierung und der Dauer der Anwendung, vor allem aber auch von der psychischen, physischen und vegetativen Ausgangsbefindlichkeit des Individuums. Die Verabreichung von Neuroleptika (Phenothiazinkörper, Butyrophenone, Reserpin u. a.) erfolgt in der Inneren Medizin fast ausnahmslos in unterhalb der »neuroleptischen Schwelle« gelegenen Dosen (Haase).

7. Die Wirksamkeit der Neuroleptika und Tranquilizer bei psychogenen bzw. psychisch überlagerten funktionellen und somatischen Organerkrankungen läßt sich durch Kombination mit direkt am »Erfolgsorgan« angreifenden Substanzen erheblich steigern. Bewährt haben sich die kombinierte Anwendung von Neuroleptika bzw. Tranquilizern mit Anticholinergika bei Spasmen, Koliken und Sekretionsstörungen im Magendarmkanal, mit koronarwirksamen Substanzen bei mit Stenokardien einhergehenden kardiovaskulären Störungen, mit Antirheumatika bei Muskelspasmen rheumatisch-entzündlicher und traumatischer Genese sowie mit Sedativa und Hypnotika zur Bekämpfung hartnäckiger Schlafstörungen. Entsprechende psychopharmakahaltige Kombinationspräparate werden auch von der pharmazeutischen Industrie hergestellt.

8. Die große Indikationsbreite der Psychopharmaka weist bereits darauf hin, daß diese nicht ätiotrop, sondern rein symptomatisch wirken, indem sie mittelbar die den psychischen Störungen zugrunde liegenden zentralnervösen Vorgänge beeinflussen. Der symptomatischen Pharmakotherapie psychischer Störungen sind also Grenzen gesetzt. Die zuweilen verblüffende Wirkung der Psychopharmaka und ihre verhältnismäßig leichte Handhabung sollten den Internisten und den praktischen Arzt nicht dazu verleiten, psychotrope Substanzen kritiklos zu verschreiben und in Situationen anzuwenden, wo die Durchführung psychotherapeutischer Maßnahmen und die Lösung bestehender Konflikte zwar mühsamer und zeitraubender, auf die Dauer gesehen jedoch dankbarer wären.

9. Jeder Arzt sollte sich stets der Verantwortung bewußt sein, die er mit der Verordnung von Psychopharmaka auf sich nimmt und welche durch die Vielzahl ihrer unerwünschten somatischen und psychischen Begleiteffekte und Komplikationen noch vergrößert wird!

Literatur

(1) Haase, H. J.: Möglichkeiten und Grenzen der Psychopharmakotherapie mit Tranquilizern und Neuroleptika. Dtsch. med. Wschr. *88:* 505 (1963).
(2) Kleinsorge, H., K. Rösner: Die Phenothiazinderivate in der Medizin. VEB Gustav Fischer Verlag, Jena 1958.
(3) Linke, H.: Psychotrope Substanzen. Münch. med. Wschr. *102:* 995–1000, 1069–1074 (1960).
(4) Linke, H.: Schlaftherapie in der inneren Medizin. Ärztl. Praxis *13:* 367, 391–395 (1961).
(5) Linke, H.: Psychopharmaka in der inneren Medizin und Allgemeinpraxis. Therapiewoche *14:* 738–745 (1964).

(6) Linke, H.: Therapie mit Psychopharmaka bei Herz- und Kreislaufkrankheiten. Hippokrates *37:* 392–401 (1966).

(7) Linke, H.: Psychopharmaka und Schmerzgeschehen. Therapiewoche *17:* 1033–1045 (1966).

(8) Linke, H.: Psychopharmaka in der Inneren Medizin, unter besonderer Berücksichtigung ihrer Einflußnahme auf die Verkehrstüchtigkeit. Dtsch. med. J. *17:* 591–597 (1966).

(9) Schmid, E.: Die Anwendung der Psychopharmaka in der Inneren Medizin. Internist *8:* 322–328 (1967).

(10) Suchenwirth, R.: Therapie mit Psychopharmaka bei internen Erkrankungen. Intern. Praxis *7:* 303–310 (1967).

(11) Wandrey, D., V. Leutner: Neuro-Psychopharmaka in Klinik und Praxis. 2. Aufl. Schattauer, Stuttgart 1967.

Anschrift des Verfassers:

Professor Dr. med. Horst Linke,
Medizinische Klinik der Medizinischen Akademie Magdeburg,
X 301 Magdeburg, Leipziger Str. 44

Aus dem Rheinischen Landeskrankenhaus, Psychiatrische Klinik der Universität Düsseldorf, Kinder- und Jugendpsychiatrische Abteilung

8. Psychopharmakotherapie in der Kinderheilkunde und Pädopsychiatrie

H. Krebs

Tab. 26   **Tabellarische Übersicht[1])**

Indikationsgebiete und Einzelindikationen	Präparate und Dosierungen	Bemerkungen und Literaturhinweise
1. Somatische Erkrankungen		
1.1 Neugeborenenperiode		
N Intrakranielle Blutung, perinatale Hirnschädigung	Barbiturate, Phenothiazine: Luminal 0,05 ml/kg ⎱ Atosil 2 mg/kg oder ⎰ alternierend Megaphen 1 mg/kg ⎰ alle 6 Std.	Führt *nicht* zur Atemdepression! (25)
N/(H) Tetanie (Neugeborene)	Valium (0,4–0,5 ml i. v.) oder/und Somnifen, Luminal, Chloralhydrat, Pacatal	(28) Valium gegen die Krämpfe (25)
1.2 Säuglingszeit		
N Bronchopneumonie	Dominal, Verophen, Somnifen	Allg. Ruhigstellung (28)
N Interstitielle plasmazelluläre Pneumonie	Dominal, Verophen, Somnifen	Allg. Ruhigstellung (28)
N Intoxikation (= schwere, toxische Ernährungsstörung)	bei starker Erregung: Beruhigung mit Megaphen oder Pacatal (1 mg/kg) oder Taractan (1–2 mg/kg) oder Valium (0,5 mg/kg i. v. in Tropf)	(10)

[1]) Bitte die Anmerkungen unter Abschn. 5 nach der tabellar. Übersicht bes. beachten! H = Haupttherapie; N = Nebentherapie; Zahlen in Klammern (. .) entspr. der Numerierung des Literaturverzeichnisses.

Tap. 26 (Fortsetzung)

Indikationsgebiete und Einzelindikationen	Präparate und Dosierungen	Bemerkungen und Literaturhinweise
N/(H) Pylorospasmus	Phenothiazine allein oder in Kombination mit Spasmolytika	(19)
N/(H) Spasmophilie	wie Neugeb.-Tetanie: Valium, Pacatal u. a.; Dosierung altersentspr. höher	

1.3 Nicht altersabhängige Erkrankungen
a) Infektionen

N Bronchopneumonie	Dominal, Verophen, Somnifen (s. o. unter 1.2)	Allg. Ruhigstellung
H/N Chorea minor (rheumatica)	Phenothiazine 14 Tg. lang (2–3 mg/kg oral/die) oder Megaphen + Reserpin (z. B. als Meg. comp.) oder Butyrophenone	(11)
H/N – Schwere akute Form	Artane, evtl. schlagartige Besserung	(11, Wiedemann)
N Enzephalitis (allg.)	Phenothiazine zur Ruhigstellung und Hyperpyrexie-Therapie (s. ds.)	(16, 25, 28)
N Krup (stenosierende Laryngo-Tracheobronchitis)	Somnifen, Atosil, Dominal; ggf. auch Chloralhydrat, Luminal (Haupttherapie beachten!)	Als Therapie in der Klinik (!) (28)
N Meningitis (allg.)	Phenothiazine zur Ruhigstellung; Hyperpyrexieth. s. ds.	(11)
N Pertussis	Atosil, Dominal, Verophen; bei Krämpfen Valium i. v. (s. ds.) (Phenothiazine haben Brompräparate abgelöst)	Bei schweren Formen nach Bedarf; Kontraindikation: apnoische Anfälle! (19, 28)
H/N Tetanus	»Winterschlaftherapie« + Curare: Atosil + Dolantin + Hydergin (50 mg) (100 mg) (0,6 mg) von ds. Mischung stündl.	Nur als klinische Therapie (11)
	0,03 ml/kg i. v.; oder als »lytischer Cocktail« (s. u. Hyperpyrexie); oder Basissedativum Chloralhydrat, dazu in 3–4 stündl. Abständen	(19)
	Atosil, Verophen u. Somnifen i. v. (alle nur in speziell eingerichteter Klinik zusammen mit a. spez. Therapie!)	(28)
N Virusmyokarditis	Somnifen, Dominal, Atosil i. Wechsel	(28)
	b) Neurologische Störungen	
H BNS-Krämpfe (= Propulsiv-Petit mal	Mogadan; sonst ACTH bzw. Dexamethason	(25)
H/N Epilepsie (soweit nicht bes. genannt) und Status epilepticus	Valium i. v.; insbes. b. Petit mal – Status; ggf. Kombination mit anderen Antikonvulsiva, vor allem i. v. applizierbares Hydantoin als Dilantin oder Epanutin	(18, 19, 23, 28)

Tab. 26   (Fortsetzung)

Indikationsgebiete und Einzelindikationen	Präparate und Dosierungen	Bemerkungen und Literaturhinweise
N Hirndrucksymptome	Valium bei Krämpfen; dazu sonst., insbes. entwässernde Therapie	(28)
N Infantile Zerebralparesen	Valium (0,2 mg/kg morgens und abends)	(3)
	evtl. Versuch mit Triperidol	(23)
H/N Myoklonisch-astatisches Petit mal	Mogadan u. a., wie BNS-Anfälle (s. o.)	(25)
N Schädel-Hirn-Traumen	Phenothiazine zur Ruhigstellung	(19)
c) Vergiftungen		
H Adrenalin und verwandte Substanzen	Verophen (1–2 mg/kg i. m.); Priscol (0,2–0,5 ml i. m.)	(28)
N Allgemeine Vergiftungs-symptome	a) bei Erregungszust.: Phenothiazine b) bei zentralem Erbrechen: dto.	(4, 28)
N Atropin	Pilocarpin; zusätzlich: Megaphen/Atosil; bei Krämpfen: Valium i. v.	(28)
N Nikotin	evtl. Megaphen	(4)
N Pantherpilz, Fliegenpilz	im Erregungsstadium: Luminal oder Atosil (2 mg/kg)	(28)
N Strychnin	zusätzlich Atosil, Dominal	(28)
H/N Wurmmittel	bei Krämpfen Valium parenteral	(28)
d) Sonstige somatische (interne) Störungen		
H/N Azetonämisches Erbrechen	Luminal (0,3–1,0 ml der 20%igen Lösung); Atropin 0,3–0,6 mg; oder Megaphen/Atosil, je 1 mg/kg; außerdem Vomex A, Vasano	(10, 25. 28)
(H)/N Allergosen und Pollinosen	bei akuter Erkrankung: Antihista-minika (Atosil, Mereprine)	(10)
N Asthma, Status asthmaticus; Ekzem	Phenothiazine (aber nur begrenzt wirksam, zusätzlich)	(19)
H/N Blutdruckerhöhung	Rauwolfiaalkaloide (Reserpin); s. b. Pseudourämie	(16, 18, 28)
(H)/N Erbrechen (allg.)	Psyquil (5–10 mg b. Klein- und Schulkind i. m.)	(19, 23) bewährt!
	Nipodal	(18)
N Fremdkörperaspiration	zusätzl.: Atosil, Dominal i. W. mit Somnifen und Chloralhydrat; in schweren Fällen Dolantin	(28)
N Herzinsuffizienz (akute)	Ruhigstellung mit: Dominal, Atosil, Somnifen, Luminal	(28)
H/N Hyperpyrexie	Megaphen (2–4 mg/kg/die i. m.) oder in Kombination mit Atosil und Dolantin als sog. »lytischer Cocktail«); oder Pacatal, Verophen, Somnifen; sofern mögl. auch per infus. (Unterkühlungstherapie)	(11, 18, 19, 25)
		(10)

Tab. 26   (Fortsetzung)

Indikationsgebiete und Einzelindikationen	Präparate und Dosierungen	Bemerkungen und Literaturhinweise
N Pseudourämie (eklampt. Urämie) bei akuter Glomerulonephritis	Blutdrucksenkung mit Reserpin (als Serpasil 0,07 mg/kg i. m.), später Adelphan; bei Krämpfen Valium i. v. u. a.	(28)
N Spastische Bronchitis	Phenothiazine	(19)
N Verbrennung, Verbrühung	Dolantin »spezial«, Eukodal; dazu: Atosil (1–2 mg/kg)	(28)
	Schmerz- und Schockbekämpfung: Sedativgemisch von Megaphen oder Pacatal (1–1,5 mg), Atosil (1 mg), Dolantin (2 mg) sämtl. pro kg Kgw. i. m., alle 6 Std., ggf. zu ergänzen durch Novalgin	(19, 25)

2. Somatopsychische Erkrankungen und Störungen

2.1 Enzephalopathien

H/N Erethische Syndrome	Neuroleptika, bes. mittelpotente; je nach erwünschtem Effekt (z. B. mehr oder weniger sedierend) Wahl der Mittel; auch Butyrophenone (wie z. B. Haloperidol u. a.)	(15, 16, 19, 20, 23, 26, 29, 31, 32)
H/N Torpide Syndrome (Antriebsmangel)	Thymeretika und Psychotonika (z. B. Nialamid, Centrophenoxin = Meclofenoxat (als Helfergin), Encephabol, Glutaminsäure, Thyreoidin u. a.)	(5, 16, 19, 23, 29)

2.2 Neuropsychiatrische Störungen

N Autismus infantum	Butyrophenonderivate (z. B. Halo-peridol, Triperidol); Jatroneural	(16, 24)
H Psychosen	s. Therapie wie bei Erwachsenen (Neuroleptika, Thymoleptika)	(1, 6, 16, 23, 26, 29, 31)
N Schwererziehbarkeit (Verhaltensstörungen) organisch bedingt	Neuroleptika versch. Potenzen, je nach Therapieabsicht (u. a. Truxal, Taractan, Melleril, Aolept, Haloperidol)	(6, 16, 23 u. a.)
H/N Sexuelle Übererregbarkeit (Masturbation u. a.)	Calmonal Imipramin	(13) (16)
N Tic – Erscheinungen	je nach Genese: Tranquilizer; bei organ. Tic oder generalisiert Rauwolfiaalkaloide (Sedaraupin), andere Neuroleptika (u. a. Triperidol)	(12, 16, 22)
H De la Tourette-Syndrom	Phenothiazine, Butyrophenonderiv. (Triperidol)	(22)

2.3 Konstitutionelle somatopsychische Störungen

N Neuropathie	Phenothiazine (schwach bis mittel-potent; Tranquilizerwirkung), Tranquilizer	(5, 16, 29)
N Vegetative Dystonie	wie Neuropathie	(16)

Tab. 26   (Fortsetzung)

Indikationsgebiete und Einzelindikationen	Präparate und Dosierungen	Bemerkungen und Literaturhinweise

3. Psychosomatische Störungen und Erkrankungen (einschl. psychoreaktive Störungen und Neurosen)

Indikationsgebiete und Einzelindikationen	Präparate und Dosierungen	Bemerkungen und Literaturhinweise
N Angst, Eingewöhnungs-schwierigkeiten	Tranquilizer; Neuroleptika (schwach bis mittelpotente, meist in Tranquilizer-Wirkung); Valium	(in allen Übersichtsarbeiten besprochen)
N Anorexia nervosa	Phenothiazine (zentral bed. Appetitanregung)	(14) (16)
(H)/N Enuresis (Enkopresis)	Tofranil	(5, 6, 9, 16, 19, 23 30)
	Tofranil + Neuroleptika (Truxal bzw. Taractan)	(2)
	Librium	(5)
	Melleril	(25)
N Nabelkoliken	Librax	(18)
N Neurotische Syndrome (allg.)	Tranquilizer; evtl. Neuro- bzw. Thymoleptika; Librium, Valium	
N Pavor nocturnus	Valium	(5, 16, 32)
N Schulschwierigkeiten (entspr. Genese)	Tranquilizer; Librium, Valium; evtl. Neuroleptika; Psychotonika	
N Sprachhemmungen (Stottern)	Valium	(27)

4. Allgemeine Indikationen

Indikationsgebiete und Einzelindikationen	Präparate und Dosierungen	Bemerkungen und Literaturhinweise
(H)/N Erbrechen	(s. Abschnitt 1.3 d)	
N Prämedikation (vor Untersuchungen und therapeutischen Eingriffen)	Sedierung mit Tranquilizern, bei größerer Unruhe und Angst mit mittelpotenten Neurolept. (bes. bewährt Truxal resp. Taractan), evtl. in Kombination mit Schlafmitteln (Wirkungspotenzierung!) Beispiel für eine Vorbereitung zur Pneumenzephalographie b. Kind:	(Allg. Dosierungsrichtlinien bei von Harnack) (17)
	Mittelpot. Neurolept. 2 Std. vorher (in mittl. bis hoher Dosierung) i. m. + Somnifen i. m. (in mittl. Dosierung); $^1/_2$ Std. vorher Psyquil 5–10 mg i. m., Treupel-Supp., entspr. Dosis Depot-Novadral (sehr bewährt!)	(Eigene Beobachtung)
N EEG-Vorbereitung	Mereprine (2–3 Teel. $^1/_2$ Std. vorher bei nicht zu unruhigen Kindern) oder 0,5–1,0 ml/kg KgW; keine Kurvenveränderungen	(33, 35)

5. Erläuterungen

5.1. *Dosierung:* Sie muß individuell erfolgen. Pädiatrisch allgemeingültige Regeln gibt es für die Anwendung der Psychopharmaka nur sehr begrenzt (5, 6, 16, 17, 23, 25, 28). Allerdings wird häufig nicht hoch genug dosiert und zu frühzeitig abgebrochen. Ein anfänglicher Ermüdungseffekt bei den neuroleptischen Mitteln (ausgenommen die hochpotenten) muß in Kauf genommen werden. Er hält etwa 1–2 Wochen an. Dieser Effekt darf nicht Anlaß zu vorzeitigem Absetzen sein (23).

5.2. *Antidots:* Akineton, Coffein b. Neuroleptika; Nor-Adrenalinmittel (Novadral).

5.3. *Nebenwirkungen, Überdosierungserscheinungen:* Wie bei Erwachsenen. Unter lege artis durchgeführter antidepressiver Behandlung wurden bei Kindern zweimal Krampfanfälle gesehen (16). Dagegen ist in Übereinstimmung mit den meisten Autoren auch aufgrund eigener zahlreicher Erfahrungen ein krampfauslösender oder -steigernder Effekt durch Neuroleptika kaum zu beobachten. Bei Epileptikern ist ausreichende antikonvulsive Therapie natürlich Vorbedingung. Bei erethisch-hyperkinetischen Syndromen bei Epilepsie hat sich die Kombination mit Neuroleptika sogar ausgesprochen bewährt.

Auch beim Kinde ist die Medikation mit Psychopharmaka meist eine Langzeitbehandlung. Regelmäßige Blutbild- und Harnkontrollen sind durchzuführen.

5.4. *Indikationen:* Im Kindesalter fast ausnahmslos als Nebentherapie bzw. unterstützende Zusatzbehandlung. Psychopharmaka dürfen niemals als »chemische Lösung« einer psychischen Problematik eingesetzt werden (26, 34). Zur Unterstützung heilpädagogischer und auch psychotherapeutischer Behandlungen können sie außerordentlich wertvoll sein. Bei Eingewöhnungs- und Umstellungsschwierigkeiten sehr bewährt. Zur Eindämmung erethischer Verhaltensstörungen und organisch bedingter Schwierigkeiten bei grundsätzlich gegebener Bildungs- und Erziehungsmöglichkeit oft kaum zu entbehren (23, 29, 34). Heilpädagogischen Maßnahmen im weitesten Sinne gebührt aber meist eindeutig der Vorrang unter den (langfristigen) therapeutischen Programmen.

5.5. *Besondere Effekte:* Man unterscheide zwischen einem Placeboeffekt, wie er sich z. B. bei Enuretikern nachweisen läßt, und zwischen der »soziotropen Wirkung« eines Mittels auf die Eltern des behandelten Kindes: im ersten Fall reagiert das Kind, weil es ein »Mittel« bekommt, im zweiten Falle die Eltern, weil ihr Kind (nun endlich) behandelt wird (8, 23, 34). Verschiedene Mittel können positive oder negative (Dysphorie z. B.) psychotrope Effekte hervorrufen (auch Antikonvulsiva; 23). Ebenso konnte eine gewisse Milieuabhängigkeit von Dosierung und Wirkung bei Neuroleptika beobachtet werden (16, 23 u. a.).

5.6. *Differentialdiagnostische Verwendbarkeit von Librium:* Casparis (5) beobachtete unter Librium eine negative Enthemmung bei Verwahrlosten, Triebgestörten bzw. Kindern oder Jugendlichen mit einem hirnlokalen Psychosyndrom (zit. n. Lutz). Neurotische Kinder und Jugendliche dagegen erlebten unter dem Mittel eine Enthemmung im Sinne der Befreiung aus einer neurotischen angstbesetzten Umklammerung. Dieser unterschiedliche Effekt kann nach Verf. als differentialdiagnostisches Kriterium eingesetzt werden.

5.7. *Die Verwendung von Thymeretika und Psychotonika* (Psychostimulanzien) setzt sozusagen stimulierbare »Substanz« voraus. Sie können also bei tiefstehenden Erethikern z. B. unruhesteigernd wirken, ohne daß sie eine Leistungsverbesserung bewirken (23). Bei Gaben am späten Nachmittag oder Abend kann es zu Einschlafstörungen kommen.

Literatur*

(1*) Annell, A.-L.: Acta paedopsychiat. *32*, 10: 307 (1965).

(2) Baucke, J.: Persönliche Mitteilung (Rhein. Landeskrankenhaus, Düsseldorf).

(3) Brüster, H.: Erfahrungen mit Valium bei Kindern und Jugendlichen mit infantiler Zerebralparese. 65. Tagung Dtsch. Ges. f. Kinderheilk.; Wien, Okt. 1967; ALETE-Berichte 5/67 (München).

(4) Brugsch, H., O. Klimmer: Vergiftungen im Kindesalter. Enke, Stuttgart 1966.

(5) Casparis, L.: Indikationsbereich von Chlordiazepoxyd (Librium) und einiger anderer Psychopharmaka im Kindes- und Jugendlichenalter. Acta paedopsychiat. *29:* 129 (1962).

(6*) Corboz, R.: s. b. Lutz (26).

(7) Diesing, U.: Behandlung des Bettnässens mit Chlordiazepoxyd. Ref. IV. Weltkongr. f. Psychiatrie, Madrid 1966. Hrsg: Exc. med. Found, W. C. den Ouden, Amsterdam 1967. Erhältl. über Dtsch. Hoffmann La Roche AG, Grenzach, Baden.

(8) Diesing, U., S. Dittmann-Mitzscherlich: Über die soziotrope Wirkung bei Arzneimittelgaben. Münch. med. Wschr. *108:* 670 (1966).

(9) Epstein, S. J., F. M. Guilfoyle: Imipramine (Tofranil) in the control of enuresis. Amer. J. Dis. Child. *109:* 412 (1965).

(10) Fanconi, G., A. Wallgren: Lehrbuch der Paediatrie. Schwabe, Basel/Stuttgart 1967.

(11) Feer, E.: Lehrbuch der Kinderheilkunde. Insbes. Abschnitt Wiedemann. Hrsg. G. Joppich. Fischer, Stuttgart 1966, insbes. Abschn. Wiedemann.

(12) Fiedler, E., M. L. Bannes: Ätiologie und Behandlung des Tics im Kindesalter. Münch. med. Wschr. *108:* 932 (1966).

(13) Fleischer, H.: Erfahrungen bei der Behandlung sexueller Erregbarkeit mit Calmonal. Therapiewoche *16:* 1374 (1966).

(14) Frahm, H.: Ergebnisse einer systematisch durchgeführten somatisch orientierten Behandlungsform bei Kranken mit Anorexia nervosa. In: Anorexia nervosa. Hrsg. L.-E. Meyer u. H. Feldmann. Thieme, Stuttgart 1965.

(15) Haberlandt, H.: Med. Welt (Stuttg.) 1963: 210. (Erfahrungsbericht über Haloperidol.)

(16*) Harbauer, H.: Zur Psychopharmakotherapie beim Kind. Heft 55 (1967) der Mittl. f. Kinderärzte; Hrsg. Abt. f. Berufsfragen der Dtsch. Ges. f. Kinderheilkunde (Dr. E. Selter, Frankfurt/Main 70, Hans-Thoma-Str. 8.)

(17*) Harnack, G. A. von: Arzneimitteldosierung im Kindesalter. Thieme, Stuttgart 1965.

(18) Haupt, H.: Persönliche Mitteilung (Kinderklinik des Klinikums Essen, Hufelandstraße).

(19*) Hellwig, H.: Psychopharmaka in der Prädiatrie. Fortschr. Med. *85:* 455, 460 (1967).

(20) Jacobs, R.: Erfahrungen mit Haloperidol in der paedopsychiatrischen Anstaltspraxis. Prax. Kinderpsychol. *15:* 67 (1966).

(21) Keller, W., A. Wiskott: Lehrbuch der Kinderheilkunde. 2. Aufl. Thieme, Stuttgart 1966.

(22) Kelman, D. H.: Gilles de la Tourette's disease in Children . . . J. Child Psychol. *6:* 219 (1965).

(23*) Krebs, H.: Psychopharmakotherapeutische Hilfen bei der Behandlung schwererziehbarer und verhaltengestörter Jugendlicher. In: Wiss. Informationsschriften des Allg. Fürsorgeerziehungstages (AFET) e. V., Hannover-Kirchrode, Kühnstr. 14/2, 1967. Hrsg.: H. Stutte, Marburg/Lahn; Heft 1.

(24) Krevelen, A. van: Persönliche Mitteilung. (Klinik »Curium«, Oegstgeest, Niederlande.

(25) Lust-Pfaundler-Husler: Krankheiten des Kindesalters. 23. Aufl. Hrsg.: H. Müller, Bethel. Urban & Schwarzenberg, München 1967.

(26*) Lutz, J.: Psychopharmakologie im Kindesalter. Series Paedopsychiatrica. Schwabe, Basel, Stuttgart 1965.

(27) Maresch, J.: Psychosomatische Aspekte des Stotterns. IV. Weltkongr. f. Psychiatrie, Madrid 1966 (s. u. Nr. 6).

(28) Rudder, B. De: Kinderärztliche Notfallfibel. Hrsg.: A Windorfer u. H. Tuckenbrodt. Thieme, Stuttgart 1967.

(29) Spiel, W.: Die Therapie in der Kinder- und Jugendpsychiatrie. Thieme, Stuttgart 1967.

(30) Strauss, W.: Zum Problem der Enuresis und ihrer Behandlung mit Tofranil. Münch. med. Wschr. *108:* 1812 (1966).

(31*) Stutte, H.: Therapiewoche *18:* 44 (1966).

(32) Tan, A., M. Blaschegg: Valium in der Kinderpsychiatrie. Ther. Umsch. *22:* 447 (1965).

(33) Weigeldt, H.-D.: Persönliche Mitteilung. (Bremen-Oberneuland, Nervenklinik).

(34) Rett, A.: Möglichkeiten und Grenzen der Therapie mit Psychopharmaka im Kindesalter. 65. Tagung Dtsch. Ges. f. Kinderheilk., Wien Okt. 1967 [Kurzref. s. b. (3)].

(35) Scheffner, D., U. Seitz: Artefaktfreie EEG-Ableitung bei unruhigen Kindern (zur Brauchbarkeit von Mereprine). Münch. med. Wschr. *107:* 1827 (1965).

* Die mit * bezeichneten Nummern im Literaturverzeichnis geben bes. umfassende Übersichten bzw. Erfahrungsberichte wieder.

Anschrift des Verfassers:

Lds.-Med.-Dir. Dr. H. Krebs,
Rheinisches Landeskrankenhaus Düsseldorf, Psychiatrische Klinik der Universität Düsseldorf,]
Kinder- und Jugendpsychiatrische Abteilung.
4 Düsseldorf, Bergische Landstraße.

Aus der Neurologischen Klinik und Poliklinik der Universität Göttingen
(Direktor: Prof. Dr. H. Bauer)

9. Psychopharmakotherapie in der Neurologie

H. Bauer und D. Seitz

Die tabellarische Zusammenstellung über die Anwendung der Tranquilizer, Neuroleptika, Antidepressiva und Psychostimulanzien in der Neurologie kann nur Hinweise geben, jedoch nicht einen vollständigen Katalog der Indikationen und Gegenindikationen oder gar Dosierungsschemata vermitteln. Die weitgespannten symptomatischen Anwendungsmöglichkeiten der Psychopharmaka lassen das ebensowenig zu wie die Fülle der zur Verfügung stehenden Substanzen mit ihren nach Art, Intensität und Dauer modifizierten Wirkungen, in Abhängigkeit von der jeweils multifaktoriellen individuellen Situation.

Die optimale Verordnung der psychopharmakologisch wirksamen Stoffe setzt mit anderen Worten ein besonders hohes Maß persönlicher, empirisch gewonnener Erfahrungen voraus. Immerhin sind seit der beinahe gleichzeitigen Einführung der Phenothiazine und Rauwolfiaalkaloide in die Therapie einige grundsätzliche Ergebnisse erzielt worden, die es erlauben, gewisse weitgehend verbindliche Leitlinien aufzuzeigen.

Das wichtigste Indikationsgebiet für die Psychopharmaka in der Neurologie sind die *vegetativen Regulationsstörungen*. Dabei ist es für den symptomatischen Effekt einer Stabilisierung der ergotropen und trophotropen Funktionsabläufe weitgehend belanglos, inwieweit diese Störungen auf einer konstitutionell bedingten oder einer erworbenen Regulationsschwäche beruhen. Eine therapeutische Indikation ergibt sich sowohl bei Dysfunktionen des vegetativen Nervensystems bei Allgemein- und Nervenleiden wie bei einer unmittelbaren Schädigung zentralnervöser vegetativer Strukturen, sofern der blutdrucksenkende Effekt bei einer Schädigung bulbärer Atmungs-Kreislauf-Zentren nicht eine Kontraindikation darstellt. Es versteht sich, daß eine symptomatische Behandlung prozeßhafter und lokalisierter Erkrankungen des Zentralnervensystems nicht zu einer Unterlassung oder Verzögerung von Maßnahmen zur diagnostischen Aufklärung und Ursachenforschung verleiten darf.

Für die Wahl des Medikaments sind Art und Intensität der Symptome wesentlich. Häufig wird es bei wenig prägnanten vielfältigen Beschwerden möglich sein, mit einem Ataraktikum auszukommen. Anders verhält es sich, wenn die vegetativen Regulationsstörungen in stärkerem Maße mit affektiven oder emotionalen Veränderungen verknüpft sind im Sinne des psychovegetativen Syndroms von Thiele. Je stärker psychische Alterationen wirksam werden, desto weniger werden das Diazepam (Valium) und Neuroleptika, unter Umständen auch Antidepressiva, zu entbehren sein.

Bei manchen Substanzen ragen aus dem allgemeinen Wirkungsspektrum ihrer Gruppe einzelne Eigenschaften besonders heraus. So lassen sich z.B. der antiemetische Effekt des Meclizins (Bonamine), des Triflupromazins (Psyquil) und mancher Perazine (Torecan) sowie die spasmolytische Wirkung des Aminopromazins (Lorusil) oder der blutdrucksenkende Effekt des Reserpins gezielt ausnutzen.

Von besonderer Bedeutung ist in diesem Zusammenhang die erhebliche schlaf-
fördernde Wirkung mancher Stoffe, insbesondere des Mogadans, des Promazins
(Verophen), des Levomepromazins (Neurocil) und des Prothipendyls (Dominal).
Das gilt vor allem für die Behandlung von Hirnprozessen, wenn Sedativa und
Hypnotika nicht vertragen werden oder wegen paradoxer Wirkungen kontraindiziert
sind, wie z. B. bei der Hirnarteriosklerose in fortgeschritteneren Stadien. In anderen
Fällen läßt sich die potenzierende Wirkung der Psychopharmaka auf die Sedativa
und Hypnotika sehr vorteilhaft ausnutzen. Gelegentlich wird aber die sedierende
oder schlafinduzierende Wirkung der genannten Substanzen und mancher anderer
Tranquilizer und Neuroleptika ihre Verwendung einschränken, vor allem bei ambulanten Behandlungen.

Die Behandlung mit psychotropen Drogen ist weiterhin ein wichtiger Bestandteil
bei der Bekämpfung von heterogenen *Schmerzzuständen* geworden. Schon frühzeitig wurde die potenzierende Wirkung auf Analgetika und Narkotika erkannt. Die
kombinierte parenterale Applikation von Atosil oder Megaphen und Dolantin zählt
seitdem zu den Standardverfahren. Im übrigen hat sich ebenso wie bei der vegetativen Labilität gezeigt, daß die Tranquilizer und Neuroleptika um so erfolgreicher
eingesetzt werden können, je stärker in das Schmerzerlebnis psychische Faktoren
einfließen und vegetative Dysregulationen an dem Beschwerdebild beteiligt sind,
wie z. B. bei Thalamusschmerzen, dem Quadrantensyndrom und der Sudeckschen
Dystrophie.

Gerade diese polyätiologischen, schwer zu beeinflussenden, oft chronifizierten
Zustandsbilder führten zu einer Renaissance der von Klaesi inaugurierten Schlaftherapie (Seitz) trotz mancher ungünstiger Begleiterscheinungen (orthostatische
Hypotonie, Mundtrockenheit, Zungen-Schlund-Syndrom, Thrombose- und Pneu-
moniegefahr). Seit Einführung der stark dämpfenden Butyrophenone (Haloperidol)
und des Butaperazins (Randolectil) konnte darauf jedoch wieder weitgehend verzichtet werden.

Wegen des unterschiedlichen Wirkungsspektrums sind bei der Behandlung von
Kopf- und Gesichtsschmerzen unterschiedliche Erfahrungen gesammelt worden.
Bei den durchdringenden lokalisierten Schmerzattacken der Trigeminusneuralgie
war der Nutzen oft nur gering, im Gegensatz z. B. zu den diffusen Kopfschmerzen
bei erhöhtem intrakraniellen Druck. Bessere Resultate ließen sich oft auch bei der
Behandlung des Bing-Horton-Syndroms (Prosopalgie) im Zusammenhang mit
sympathikolytischen Substanzen und bei der Migräne im Intervall erzielen, wo es
sehr darauf ankommt, die Bereitschaft zu anfallauslösenden psychovegetativen
Reaktionen zu mindern.

Außer den bisher angesprochenen Anwendungsgebieten mit ihren breiten Kontakt-
flächen zur Psychiatrie und Allgemeinmedizin kommt den Psychopharmaka in der
Neurologie eine spezielle Bedeutung zu wegen ihrer besonderen Wirkungen auf den
Tonus der Muskulatur, auf die Funktionen der extrapyramidalen Strukturen und auf
die Krampfschwelle des nervösen Zentralorgans.

Einen Ansatz zu einer erfolgversprechenden *muskelrelaxierenden* Wirkung zeigten
schon das Mephenesin, das Carisoprodol (Sanoma) und das Chlormezanon (Mus-
keltrancopal). Allen bisherigen Verbindungen scheint aber das Diazepam (Valium)
überlegen zu sein. Mit gutem Erfolg findet es bei reflektorischen Muskelverspan-

nungen Verwendung. Bei der Behandlung der Spastik werden oft auch recht befriedigende, manchmal aber nur bescheidene Resultate erzielt. Gelegentlich muß in Kauf genommen werden, daß die mit der spastischen Tonuserhöhung verknüpfte Parese unter der Therapie stärker hervortritt. Nachteilig kann sich die relaxierende Wirkung auch auf komplizierte motorische Leistungen, wie z. B. das Sprechen und Schlucken, auswirken, wenn bereits eine manifeste oder latente Funktionsstörung besteht. Miktionsstörungen können, je nachdem, ob ein Spasmus oder eine Atonie dafür verantwortlich ist, gebessert oder verschlechtert werden. Während sich diese negativen Begleiteffekte durch Dosisvariationen oft beseitigen lassen, muß das Diazepam bei der Myasthenie als kontraindiziert gelten. Dort kann es in ungünstigen Fällen das motorische Leistungsdefizit unter eine für die vitalen Funktionen kritische Schwelle senken.

Von besonderer Bedeutung sind die Wirkungen der Psychopharmaka auf das *extrapyramidale System*. Sie werden in den Tabellen so ausführlich behandelt, daß sich an dieser Stelle ein Kommentar erübrigt.

Die Steigerung der *zerebralen Krampfbereitschaft* durch Megaphen haben schon frühzeitig Magun und Roß festgestellt. Später sind bei anderen Neuroleptika gleichsinnige Beobachtungen gemacht worden. Man hat diese Substanzen deshalb auch zur Provokation von Krampfpotentialen bei der elektroenzephalographischen Untersuchung verwendet. Gleichsinnige Wirkungen entfalten die Butyrophenone und die Psychostimulanzien.

Im Gegensatz dazu haben die Ataraktika überwiegend einen antikonvulsiven Effekt. Valium wird infolgedessen nicht nur zur Behandlung von Verstimmungen und Erregungszuständen von Epileptikern eingesetzt, sondern auch zur Behandlung des petit-mal-Status. Mit gutem Erfolg läßt es sich auch beim grand-mal-Status verwenden, wenngleich den Hydantoinen und Barbituraten dort das Primat gebührt. Im Vergleich mit den Tranquilizern und Neuroleptika spielen die *Antidepressiva* in der Neurologie eine untergeordnete Rolle. Ihr stimmungsaufhellender, antriebsfördernder Effekt läßt sich ausnutzen bei manchen psychoreaktiven Begleiterscheinungen chronischer organischer Zustandsbilder oder bei organischen depressiven Störungen. Insidon und Amitriptylin (Laroxyl) reichen meist aus. In schweren Fällen kann ein Versuch mit Imipraminen indiziert sein. Pertofran erweist sich manchmal in Verbindung mit parasympathikolytischen Substanzen als erfolgreich bei der Behandlung der akinetischen Komponente des Parkinsonsyndroms. Allerdings kann es dort die oft quälende innere Unruhe der Betroffenen steigern.

Milde *Psychostimulanzien* (Encephabol, Captagon, Katovit) können bei Erschöpfungszuständen, in der Rekonvaleszenz nach Hirnaffektionen oder bei psychophysischer Leistungsabnahme infolge chronischer zerebraler Prozesse (z. B. Hirnarteriosklerose) angezeigt sein, wenn es auch in praxi schwierig ist, deren therapeutischen Effekt von der Wirkung anderer Maßnahmen und dem Ablauf der Erkrankung an sich abzugrenzen. Dies gilt besonders für die Erfassung der unter experimentellen Bedingungen festgestellten Wirkung von solchen Stoffen wie Pyrithioxin (= Pyritinol) und Centrophenoxin (= Meclofenoxat) auf den Hirnstoffwechsel. Eine fundierte und klinisch bewährte Indikation besteht für Präparate wie Ephedrin und Ritalin beim narkoleptischen Syndrom.

Diese einführenden Erläuterungen und die folgenden tabellarischen Hinweise sollen dazu auffordern, aus der Fülle der zur Verfügung stehenden Präparate eine begrenzte Zahl zur Verwendung auszuwählen. Nur so läßt sich das eingangs aufgestellte Postulat der umfassenden persönlichen therapeutischen Erfahrung erfüllen.

Tab. 27 **Vegetative Regulationsstörungen** (24, 30, 32).

Indikation		Wegen unerwünschter Begleiteffekte evtl. kontraindiziert
Vegetative Labilität (psychovegetatives Syndrom)	Meprobamat (Miltaun) Chlordiazepoxyd (Librium) Diazepam (Valium)	Hypotensive Wirkung, sedierende und schlafinduzierende Wirkung bei ambulanten Behandlungen und besonders medikamentenempfindlichen Patienten. Veränderung von Alkoholwirkungen, Beeinträchtigung des psychomotorischen Leistungsvermögens.
Vegetative Störungen mit stärkerer Spannung und Erregung	Chlorpromazin (Megaphen) Chlorprothixen (Taractan, Truxal) Levomepromazin (Neurocil)	Zungen-Schlund-Syndrom, blutdrucksenkende Wirkung, paradoxe Reaktionen (Unruhe und Verwirrtheitszustände bei der Hirnarteriosklerose).
Vegetative Störungen mit depressiven Erscheinungen	Opipramol (Insidon) Amitriptylin (Laroxyl)	
Nausea, Erbrechen	Psyquil (Triflupromazin)	Hypotension, Zungen-Schlund-Syndrom, Müdigkeit, Benommenheit.
Schwindel	Thiethylperazin (Torecan)	
Schlafstörungen leicht mittelgradig schwer	Diazepam (Valium) Nitrazepam (Mogadan) Thioridazin (Melleril) Prothipendyl (Dominal) Levomepromazin (Neurocil)	Orthostatische Kreislaufstörungen extrapyramidale Störungen Mundtrockenheit. Bei der Hirnarteriosklerose gelegentlich Erregungs- und Verwirrtheitszustände.
Hypertonie (6)	Reserpin (Sedaraupin) (Serpasil) α-Methyldopa (Presinol)	Depressive Symptome

Tab. 28 **Extrapyramidale Erkrankungen.**

Indikation		Wegen unerwünschter Begleit-affektionen evtl. kontraindiziert
Parkinsonismus	Wirkung auf Akinese (Ak.) Rigor (Ri.) und Tremor (Tr.)	Steigerung von Rigidität und Akinese durch Neuroleptika (Phenothiazine, Rauwolfia-alkaloide, Thioxanthen, Butyrophenone, Benzochinolizin-Benztropinderivate).
	Ak.: Imipramin (Tofranil) Desimipramin (Pertofran) Amphetamin (Elastonon)	
	Ri.: Mephenesin (Byk M 1, Renarcol) Meprobamat (Aneural, Cyrpon, Miltaun) Diazepam (Valium) Benztropin (Cogentin)	
	T. r. u. R. i.: Benztropin (Cogentin) Methylpiperidylthioxanthen = Metixen (Tremarit) Diethazin (Latibon) Orphenadrin (Brocasipal, Mephenamin)	
Hyperkinesen	mittelstark bis sehr stark potente Neuroleptika oberhalb der neuro-leptischen Schwelle (s. S. 110, 111)	Schädigung der Formatio reticularis bei längerer Anwendung von Reserpin ?(19).
Chorea Athetose Torticollis Torsionsdystonie Hemiballismus	Reserpin (Serpasil, Sedaraupin) Perphenazin (Decentan) Diazepam (Valium) l a − Methyl-Dopa (Presinol) (4) Diazepam (Valium)	
Tremor		Tremorsteigernd: Antidepressiva Dibenzepin (Noveril) Amitriptylin (Laroxyl) Nortriptylin (Nortrilen) Nialamid (Niamid)
Tic (5)	Hydroxyzin (Atarax) Haloperidol (Haloperidol-Janssen) Diazepam (Valium) extrapyramidale Störungen bei Anwendung von Psycho-pharmaka (s. S. 123)	

Tab. 29   **Zerebrale Prozesse und Hirnschäden.**

(soweit nicht akuter exogener Reaktionstyp oder amnestisches Syndrom) (24, 32).

Indikationen		Wegen unerwünschter Begleit-effekte evtl. kontraindiziert
Vegetative Regulations-störungen (26, 30)	Siehe oben	Siehe oben
Hirnleistungsschwäche (25, 31) Mit Minderung des effektiven Tonus, Antriebsschwäche, vorzeitiger Ermüdbarkeit mit gesteigerter affektiver Reizbarkeit	Centrophenoxin = Meclofenoxat (Helfergin) Prolintan (Katovit) Theophyllin (Captagon) Chlordiazepoxyd (Librium) Diazepam (Valium)	Übererregbarkeit, Einschlafstörungen. Schlafinduzierende Wirkung.
Zur Ruhigstellung aus vitaler Indikation (z. B. nach Subarachnoidal-blutung) bei Schmerzen (30)	Diazepam (Valium) Prothipendyl (Dominal) Levomepromazin (Neurocil) »lytischer Cocktail« Dolantin Atosil Megaphen	Blutdrucksenkende Wirkung. Sedierende und schlafinduzierende Wirkung, wenn Beurteilung des Bewußtseins von wesentlicher Bedeutung.

Tab. 30   **Anfälle.**

Indikation		Wegen unerwünschter Begleit-effekte evtl. kontraindiziert
Epileptische Anfälle (8, 9) Grand mal Status epilepticus	Diazepam (Valium) i. v. (1, 18, 21, 22)	Steigerung der Anfallbereitschaft durch Hydroxyzin (Atarax) Phenothiazine, Butyrophenone, Psychostimulanzien
Petit mal Petit mal-Status BNS-Krämpfe Impulsiv-Petit mal Psychomotorische Anfälle	Diazepam (Valium i. v.) (1, 27) Nitrazepam (Mogadan) (17) Diazepam (Valium) (20) Carbamazepin (Tegretal)	Umwandlung des Anfalltyps zugunsten von Grand mal-Anfällen. Zusätzliche Gabe von Mylepsin oder Zentropil unter Umständen erforderlich.
Synkopale Anfälle		Hypotensive Wirkung der Pheno-thiazine, Ataraktika, Butyro-phenone.
Neurogene tetanische Anfälle	Diazepam (Valium) i. v. im Intervall siehe vegetative Regulationsstörungen	
Narkoleptische Anfälle	Ephedrin Methylphenidat (Ritalin) Methamphetamin (Pervitin)	Sedierende und schlafinduzierende Wirkung der Ataraktika und Pheno-thiazine.

Tab. 31   **Schmerzen (14).**

Indikation				Wegen unerwünschter Begleit-effekte evtl. kontraindiziert
Schmerzen Neuralgien (33), fort- geleitete Schmerzen, Zonenschmerzen, sog. vegetative, kausalgi- forme, Phantom- schmerzen, Schmerzen bei Syringomyelie, Thalamusschmerzen Kopf- und Gesichts- schmerzen Übertragener Kopf- schmerz (Hirndruck bei raumfordernden Pro- zessen, Hypertonie, Meningitis und Meningoenzephalitis) Migräne Spannungskopfschmerz (Cephalea) Sympathalgien (Bing-Horton-Syndrom)	Priorität erschöpfender Diagnostik zur Klärung der Ursache und kausale Therapie vor symptomatischer Behandlung mit Analgetika und Psychopharmaka.	*Tranquilizer* Meprobamat (Aneural, Miltaun, Cyrpon) Chlordiazepoxyd (Librium) Diazepam (Valium) *Neuroleptika* Chlorpromazin (Megaphen) Levomepromazin (Neurocil) Promethazin (Atosil) Chlorprothixen (Taractan, Truxal) *Antidepressiva* Nialamid (Niamid) Amitriptylin (Laroxyl) Imipramin (Tofranil) *Lytischer Cocktail* Dolantin-Atosil- Megaphen		Schmerzschwelle erniedrigt durch Psychostimulanzien: Amphetamin (Elastonon) Metamphetamin (Pervitin, (Isophen) Captagon. evtl. Kopfschmerzen bei Monoaminooxydasehemmern, z. B. Fenoxypropazin (Drazin).
Trigeminus-Glosso- pharyngikus-Neuralgie (10, 15)		Carbamazepin (Tegretal)		

Tab. 32   **Spastizität und Muskelverspannungen.**

Indikation Spastizität (3)		Wegen unerwünschter Begleit-effekte evtl. kontraindiziert
Zerebral, spinal bedingte bei Prozessen und Residualschäden Chronische Enzephalo- pathien und Myelopathien Multiple Sklerose	Diazepam (Valium) (28) Mephenesin (Byk-MI, Myanesin) Meprobamat (Aneural, Cyrpon, Miltaun) Carisoprodol (Sanoma) Hydroxyzin (Atarax) Fenyramidol (Cabral)	Psychostimulanzien: (Amphetamin Elastonon) Methamphetamin (Pervitin, Isophen) Captagon Propylhexedrin (Eventin) steigern die Spastizität besonders bei emotionaler Labilität. Verdeutlichung der Parese bei wirksamer Minderung der Spasti- zität, evtl. auch Zunahme ataktischer Störungen können zu Leistungsversagen führen.

Tab. 32   (Fortsetzung)

Reflektorische Muskel-verspannungen (2, 23) (z. B. zervikaler und lumbaler Bandscheiben-schaden	Diazepam (Valium) (28) Mephenesin (Byk-MI, Myanesin) Meprobamat (Aneural, Cyrpon, Miltaun) Carisoprodol (Sanoma) Hydroxyzin (Atarax) Fenyramidol (Cabral)	Kontraindikation: Myasthenie.
Singultus	Diazepam (Valium) (28) Mephenesin (Byk-MI, Myanesin) Meprobamat (Aneural, Cyrpon, Miltaun) Carisoprodol (Sanoma) Hydroxyzin (Atarax) Fenyramidol (Cabral) Neuroleptika	

Literatur

(1) Bamberg, Ph., A. Matthes: Eine neue Therapiemöglichkeit des Status epilepticus im Kindesalter mit Valium i. v., Z. Kinderheilk. 95: 155–163 (1966).

(2) Bayer, R.: Klinische Erfahrungen mit einer Valium-Behandlung beim Zervikalsyndrom, Wien. med. Wschr. 115: 1016–1019 (1965).

(3) Beyer, Ludwig: Neuropsychopharmaka der Phenothiazinreihe und ihre zentralnervösen Wirkungen. Landarzt 43: 241–251 (1967).

(4) Bruck, J.: Klinische Erfahrungen mit 1-alpha-Methyl-Dopa in der Behandlung extrapyramidaler Hyperkinesen. Praxis 52: 1517–1520 (1963).

(5) Connell, P. H., A. Corbett, D. J. Home, A. M. Mathews: Drug treatment of adolescent tiqueurs. A double-blind trial of diazepam and haloperidol. Brit. J. Psychiat. 113: 375–381 (1967).

(6) Cottier u. Robert: Die Langzeitbehandlung der Hypertonie. Internist 9: 119–127 (1968).

(7) Degkwitz, R., O. Luxenburger: Das terminale extrapyramidale Insuffizienz- bzw. Defektsyndrom infolge chronischer Anwendung von Neurolepticis. Nervenarzt 36: 173 (1965).

(8) Gänshirt, H.: Die Behandlung der Epilepsie in der nervenärztlichen Sprechstunde. Nervenarzt 38: 429–433 (1967).

(9) Gastaut, H., J. Roger, H. Lob.: Le diazépam dans les épilepsies chroniques. Sem Hôp. Paris 43: 462–467.

(10) Hirschmann, J.: Über die Behandlung der Trigeminus-Neuralgie mit Phenothiazin-Derivaten, Rev. lyon. Méd. 1960: 155.

(11) Hurlimann, F., W. Pulver: Die Basistherapie des Delirium tremens mit Chlordiazepoxyd. Schweiz. med. Wschr. 95: 1591–1596 (1965).

(12) Haase, H. J.: Die Beeinflussung psychomotorischer Aktivität bei neuroleptischer und antidepressiver Behandlung. Nervenarzt 33: 116 (1962).

(13) Haddenbrock, S.: Zur Wirkungsweise und zur Frage zentralorganischer Spätschäden der neuroleptischen Dauerbehandlung. Nervenarzt 37: 199–203 (1966).

(14) Janzen, R.: Schmerzanalyse. Thieme, Stuttgart 1966.

(15) King, R. B.: The value of mephenesin carbamat in the control of pain in patients with tic douloureux, J. Neurosurg. 25: 153–158 (1966).

(16) Lendle, L.: Pharmakologie der Schmerzbekämpfung. Verh. dtsch. Ges. inn. Med. 72: 66–80 (1967).

(17) Lenz, H.: Mogadan in der Anfallsbehandlung des Kindes. Wien. med. Wschr. *117:* 656–660 (1967).

(18) Lombroso, C. T.: Treatment of status epilepticus with diazepam. Neurology (Minneap.) *16:* 629–634 (1966).

(19) Mackiewicz, J., A. A. Reid: Clinical and neuropathological investigations of four cases of Huntingtons Chorea treated with high doses of reserpine. Med. J. Austr. *52:* 833–835 (1965).

(20) Millichap, J. G., W. R. Ortig: Nitrazepam in myoclonic epilepsies. Amer. J. Dis. Child. *112:* 242–248 (1966).

(21) Müller, H. R., M. Klingler, H. E. Kaeser, P. Wurmser, H. R. Hirt: Zur Behandlung des Status epilepticus mit Diazepam (Valium). Erfahrungen in 12 Fällen. Schweiz. med. Wschr. *96:* 121–127 (1966).

(22) Parsonage, M. J., J. W. Norris: Use of diazepam in treatment of severe convulsive status epilepticus. Brit. med. J. *3:* 85–88 (1967).

(23) Payne, R. W., E. J. Sorenson, T. K. Smalley, E. N. Brandt: Diazepam, Meprobamate and placebo in musculoskeletal disorders. J. Amer. med. Ass. *188*, 3 : 229–232 (1964).

(24) Pöldinger, W.: Kompendium der Psychopharmakologie. Wiss. Dienst Roche 1967.

(25) Rell, A.: Medikamentöse Therapie hirngeschädigter Kinder. Pädiat. Praxis *4:* 455–460 (1965).

(26) Rummel, W.: Die Behandlung der agitierten Cerebralsklerose. Dtsch. med. Wschr. *90:* 2118–2120 (1965).

(27) Santamouris, C., D. Heye: Die Unterbrechung des pyknoleptischen Status mit Valium. Mschr. Kinderheilk. *114:* 104–107 (1966).

(28) Schläpfer, U., M. Mumenthaler: Klinische Prüfung der muskelrelaxierenden Wirkung von Valium »Roche« bei Spastikern. Schweiz. med. Wschr. *94:* 1425–1431 (1964).

(29) Seitz, D.: Die Schlafbehandlung mit Phenothiazinen in der Neurologie. Nervenarzt *27:* 19–23 (1956).

(30) Soyka, D.: Über die Anwendung von Phenothiazinen in der Neurologie. Med. Welt (Stuttg.) N. F. *18:* 553–556 (1967).

(31) Staehelin, J. E.: Die Bedeutung der sog. Weckamine für die Neurologie und Psychiatrie. Schweiz. med. Wschr. *71:* 1197–1202 (1941).

(32) Wandrey, D., V. Leutner: Neuro-Psychopharmaka in Klinik und Praxis. Schattauer, Stuttgart 1965.

(33) Woodforde, J. F., B. Dwyer, B. W. McEwen, F. W. de Wilde, K. Bleasel, T. J. Connelley, C. Y. Ho: Treatment of post-herpetic neuralgia. Med. J. Austr. *52*, 2: 869–872 (1965).

(34) Thomson, W., W. B. Reid, J. Hebeler: Effect of Tofranil on enuretic boys. Dis. nerv. Syst. *18:* 167–169 (1967).

Anschrift der Verfasser:

Prof. Dr. H. Bauer,
Neurologische und Poliklinik der Universität Göttingen,
34 Göttingen, v.-Sieboldstraße 5.

Priv.-Doz. Dr. D. Seitz,
Chefarzt der Neurologischen Abteilung im Allgemeinen Krankenhaus St. Georg,
2 Hamburg 1, Lohmühlenstraße 5.

Aus dem Institut für experimentelle Ophthalmologie der Universität Bonn
(Direktor: Prof. Dr. E. Weigelin)

10. Psychopharmaka in der Ophthalmologie – Indikationen und Gegenindikationen

H. Borgmann und E. Weigelin

Die Verwendung von Psychopharmaka in der Ophthalmologie beschränkt sich meist auf die Behandlung prä- und postoperativer Fälle. Dabei haben sich hauptsächlich Tranquilizer und Neuroleptika, wie z. B. Chlorpromazin, bewährt (16). Da viele augenärztliche Operationen in Lokalanästhesie durchgeführt werden, können solche Präparate dazu beitragen, den Patienten die innere Unruhe und Gespanntheit vor der Operation zu nehmen. In der postoperativen Phase, besonders wenn ein beidäugiger Verband notwendig sein sollte, ist eine entsprechende Ruhigstellung des Patienten ebenfalls von Interesse. Begleitwirkungen dieser Medikamente am Auge können in Form von Pupillenerweiterungen, z. B. beim Benactyzin (5), auftreten. Als zusätzliche Allgemeinbehandlung zur speziellen ophthalmologischen Therapie scheinen Psychopharmaka noch nicht in größerem Maße benutzt zu werden.

Den Hauptberührungspunkt zwischen Ophthalmologie und Psychopharmaka bilden jedoch die in den letzten Jahren bekanntgewordenen Nebenwirkungen. Wegen ihrer teilweise anticholinergischen Wirkungsweise zeigen sich einige Begleitwirkungen besonders im Bereich der Augen. Dabei scheinen bestimmte Veränderungen allen Präparaten der beiden großen Gruppen Neuroleptika–Thymoleptika gemeinsam zu sein. Phenothiazine und ihre Derivate, MAO-Hemmer sowie die von Tuberkulostatika abgeleiteten Thymoleptika führen bekanntlich zu Akkommodationsstörungen (1, 2, 5, 7, 8, 11, 14, 20, 22, 23). Diese Symptome sollen wie alle beschriebenen Nebenwirkungen von der Dosis und der Dauer der Behandlung abhängig sein.

Die bei einer Akkommodationsstörung vor Beginn der Alterssichtigkeit hauptsächlich auftretenden Beschwerden beim Lesen können durch Verordnung einer Brille gebessert werden. Eine häufig zu beobachtende andere Begleitwirkung vieler Psychopharmaka ist eine Pupillenerweiterung oder -verengerung. Infolge der sympathikolytischen Wirkung der Neuroleptika und der parasympathikolytischen bzw. sympathikomimetischen Effekte der Thymoleptika und MAO-Hemmer (8, 9) könnte man einen entsprechenden Einfluß dieser Medikamentengruppen auf die Pupillenweite erwarten. Aufgrund der noch wenigen unter exakter Beobachtung sinnesphysiologischer Gesetzmäßigkeiten durchgeführten Untersuchungen kann man aber zur Zeit noch nicht übersehen, welche Pharmaka eine Miosis oder eine Mydriasis hervorrufen (4, 5, 6, 7, 8, 9, 12, 13, 15, 18, 20). Während einer Pupillenverengerung als Nebenwirkung meistens keine wesentliche Bedeutung zukommt, kann die Pupillenerweiterung bei entsprechender Veranlagung oder bei Vorhandensein eines Glaukoms zu einer erheblichen Komplikation bis zum Verlust des betreffenden Auges führen. Es ist deshalb beim Vorliegen eines Glaukoms die konsiliarische Mitbehandlung durch einen Augenarzt erforderlich. Andererseits sollte der mit Psychopharmaka behandelnde Arzt über die Symptome einer Augeninnendrucksteigerung (verschwommenes Sehen in Ferne und Nähe oder Sehen von farbigen Ringen sowie Kopfschmerzen verschieden starken Ausmaßes) unterrichtet sein. Im Zweifelsfalle sind Messungen des Augeninnendruckes zu veranlassen, zumal da ein Glaucoma chronicum simplex lange Zeit ohne subjektive Beschwerden einhergehen kann und der Patient deshalb über seine Augenerkrankung nicht orientiert zu sein braucht.

Besondere Beachtung haben in den letzten Jahren die bei der Behandlung mit Neuroleptika beobachteten Nebenwirkungen der Phenothiazinpräparate gefunden. Die Photosensibilisierung kann am Auge zu Pigmentationen von Konjunktiva und Sklera führen (3). Veränderungen dieser Art haben nur eine gewisse differential-diagnostische Bedeutung insofern, als Pigment enthaltende Neubildungen ein ähnliches Aussehen haben können. Einlagerungen in die Hornhaut (2, 17), zarte Linsentrübungen (2, 17) und Retinopathien (2, 19, 21) sind ebenfalls nach Phenothiazinanwendung beschrieben worden. Diese Netzhautveränderungen scheinen im Gegensatz zu den Chloroquinschäden reversibel zu sein. Bei einer Langzeitbehandlung mit einer Dosierung von mehr als 200 mg/die erhöht sich die Gefahr einer Phenothiazinretinopathie (2). Einige der beschriebenen Veränderungen sind bisher nur im Tierversuch und bei extremer Dosierung beobachtet worden.

Ganz allgemein kann man feststellen, daß die bis jetzt bekannten, in den Bereich der Ophthalmologie fallenden Nebenwirkungen der Psychopharmaka meist nicht so schwerwiegend sind, daß die psychiatrische Indikationsstellung davon betroffen würde. Beim Vorliegen eines Glaukoms ist allerdings vor Beginn der Behandlung eine augenärztliche Untersuchung notwendig. Auch bei längerer und hochdosierter Therapie ist, wenn es der Zustand des Patienten zuläßt, eine konsiliarische Zusammenarbeit mit dem Ophthalmologen zu empfehlen. Es handelt sich dabei um eine durchaus gerechtfertigte prophylaktische Maßnahme, da noch nicht sicher bekannt ist, inwieweit entstehende Schäden irreversibel sind und welche weiteren Veränderungen durch die Kombination mehrerer Medikamente entstehen können (10). Man sollte deshalb auch immer darum bemüht sein, bei jeder Behandlung die niedrigste, eben noch wirksame Dosierung zu verwenden.

Literatur

(1) Aivazian, G. H.: Amitriptyline in the treatment of depressive states. Dis. nerv. System *23:* 410–415 (1962).
(2) Alkemade, P. P. H.: Phenothiazine-Retinopathy. Ophthalmologica *155:* 70–76 (1968).
(3) Ayd, F. I. jr.: Phenothiazines, skin and eye complications. Intern. Drug Ther. Newsletter 1, 1966.
(4) Hartmann, R.: Überlegungen zur Wirkungsweise von Imipramin und Amitriptylin anhand von Untersuchungen mit einer pupillometrischen Methode. Med. Dissert., Düsseldorf 1967.
(5) Heinrich, K.: Psychopharmaka (1) und (2). Fortschr. Med. *81:* 647 (1963).
(6) Herrmann, D.: Änderungen der Pupillenweite nach intravenöser Injektion von Atosil, Ciatyl, Haloperidol, Jatroneural und Megaphen. Untersuchungen mit einer photometrischen Methode. Med. Dissert., Düsseldorf 1967.
(7) Hippius, H., H. D. Korenke: Therapeutisch unerwünschte Wirkungen der modernen Psychopharmaka I. u. II. Mitt. Internist *1,* 9: 453–460, 461–465 (1960).
(8) Hippius, H.: Komplikationen der Langzeit-Therapie mit Psychopharmaka. Landarzt *41:* 933–940 (1965).

(9)   Hippius, H., K. Kanig, H. Selbach: Nebenwirkungen und Gefahren bei der Anwendung von Psychopharmaka. Ber. 4. Int. Kongr. d. Int. Förd. f. Hygiene und Präventivmedizin, Wien 1965.

(10) Hippius, H., K. Kanig, H. Selbach: Zur Anwendung von Medikament-Kombinationen. Probl. d. pharmakopsych. Kombinations- und Langzeitbehandl. 1. Rothenburger Gespräch 1965, 16–21. Karger, Basel.

(11) Holliday, A. R., W. J. Devery: Effects of drugs on the performance of a task by fatigued subjects. Clin. Pharmacol. Ther. $3:$ 5–15 (1962).

(12) Lauber, H., R. Hartmann, D. Herrmann: Neuroleptica und Thymoleptica unter pupillographischem Aspekt. Germ. med. Month. $12:$ 232–234 (1967).

(13) Lauber, H. L.: Pupillometrische Versuche bei Anwendung von Psychopharmaka. Med. Welt (Stuttg.) N. F. $18:$ 572–576 (1967).

(14) Lambert, P. A., G. Bronssole, P. Becache, A. Versmeé: L'amino triptyline dans le traitment des etats dépresifs. Presse méd. $70:$ 2575–2576 (1962).

(15) Lee, S. H., W. Knopp: Pupillary reactivity in medical students schizophrenics without phenothiazines and schizophrenics treated with Trifluoperazin. (To be published in EENT Monthly.)

(16) Leydhecker, W.: Glaukom. S. 455–459. Springer, Berlin, Göttingen, Heidelberg (1960).

(17) de Long, S. L., B. J. Poley, J. R. McFarlane: Ocular changes associated with long-term chlorpromazine therapy Arch. Ophth. $73:$ 611–617 (1965).

(18) Lowe, R. F.: Amitriptyline and Glaucoma. The med. J. of Australia, Sept. $10:$ 509–510 (1966).

(19) Meier-Ruge, W. and A. Cerletti: Experimental pathology of chloroquine and phenothiazine retinopathy Acta XX. Conc. ophth. Germania 1966 und Ophthalmologica $151:$ 512 (1966).

(20) Pöldinger, W.: Kompendium der Psychopharmakotherapie. Wiss. Dienst Roche Deutschland 1967.

(21) Scott, A. W.: Retinal pigmentation in a patient receiving thioridazine Arch. Ophth. $70:$ 755 (1963).

(22) Wagensommer, J.: Therapeutisch unerwünschte Wirkungen der Thymoleptica. Fortschr. d. Neur. u. Psych. $32:$ 497–512 (1964).

(23) Weiss, L. B., M. D. Pressman: A comparison of Imipramine (Tofranil) and amitriptyline (Elavil) in the treatment of depression. Psychosomatics $2:$ 293–296 (1961).

Anschrift der Verfasser:

Dr. H. Borgmann,
Universitäts-Augenklinik.
78 Freiburg i. Br.

Prof. Dr. E. Weigelin,
Institut für experimentelle Ophthalmologie der Universität Bonn.
53 Bonn-Venusberg.

Aus der Orthopädischen Universitätsklinik Düsseldorf
(Direktor: Prof. Dr. Kh. Idelberger)

11. Verwendungsmöglichkeiten der Psychopharmaka in der Orthopädie

H. Haike

Tab. 33

H Haupt- behandlung N Neben- behandlung	Indikation	Psycho- pharmaka
N Muskelentspan- nende Wirkung bei:	Muskelspasmen und Funktionsstörungen zentraler Genese: Frühkindliche Hirnschädigung (vorwiegend extrapyramidaler Typ). Postapoplektische Zustandsbilder. Lähmungen nach Hirntraumen (9, 10, 14, 17, 18, 19, 20, 23). Muskelspasmen und Funktionsstörungen peripherer Genese: Degenerative Erkrankungen des Skelettsystems (z. B. Arthrosis deformans und Gelenkkontrakturen, Chondrosis intervertebralis, Osteochondrose, Spondylose, Spondylarthrose mit Zervikal- oder Lumbalsyndrom) (2, 3, 4, 5, 10, 11, 12, 16, 18, 22). Entzündliche Erkrankungen (z. B. Arthritis, Polyarthritis, Spondylitis, Spondylitis ankylopoetica, Periarthritis, Tendovaginitis usw.). Knochentumoren, Osteoporose, Sudecksche Dystrophie, Bandscheibenprotrusion und -prolaps, Wirbelfraktur, Querschnittslähmung, Poliomyelitis, bei der aktiven und passiven krankengymnastischen Übungsbehandlung, bei der Extensionsbehandlung, bei Prothesen- und Apparatträgern (2, 3, 4, 5, 6, 9, 10, 11, 12, 14, 16, 18, 19, 21, 22, 24).	Diazepine Meprobamate In niedriger Dosierung Phenothiazine und Butyrophenone
N Beruhigende Wirkung bei:	Diagnostischen und therapeutischen Maßnahmen (Arthrographien, Punktionen, Verbandwechsel, Anlegung von Gipsverbänden, aktive und passive krankengymnastische Übungsbehandlung etc.) (5, 7, 9, 10, 25). Sog. Langliegern (z. B. Knochen- und Gelenktbc., Osteomyelitis usw.) und Eingewöhnungsschwierigkeiten Gipsfixierter (7, 24). Frühkindliche Hirnschädigung (vorwiegend extrapyramidaler Typ) (7, 10, 20, 23).	Diazepine Phenothiazine Butyrophenone
N Schmerzhemmung und analgesiesteigernder Effekt bei:	Malignen Tumoren, Knochenmetastasen, Amputationsstumpfbeschwerden, Phantombeschwerden, Kausalgien, Knochen- und Gelenkentzündungen spezifischer und unspezifischer Art, sog. Strahlenkater (1, 4, 5, 9, 13, 15).	Diazepine Phenothiazine Imipramin Butyrophenone

Literatur

(1) Achenbach, A.: Schmerzlinderung beim Karzinom. Ärztl. Praxis 18: 3158 (1966).
(2) Chiari, K.: Muskelspasmen in der Orthopädie. In: Muskel und Psyche. S. 150–154. Hrsg.: H. Hoff, H. Tschabitscher, K. Kryspin-Exner. Karger Basel New York 1964.

(3) Cronheim, G. E.: Zur Pharmakologie der Muskelrelaxantien. Fortschr. Med. *18:* 697 (1964).

(4) Daxelmüller, L.: Zur Therapie schwerer Schmerzzustände mit Tofranil. Med. Welt (Stuttg.) *43:* 2339 (1966).

(5) Dornbusch, S.: Verordnung von Psychosedativa während eines Heilverfahrens? Münch. med. Wschr. *108:* 2111 (1966).

(6) Eiff, A. W. v., H. J. Jesdinsky: Der Einfluß von Meprobamat auf Spannungszustände. Klin. Wschr. *37:* 151 (1959).

(7) Glogowski, G.: Aktuelle Probleme der spastischen Extremitätenlähmung. Münch. med. Wschr. *105:* 2448 (1963).

(8) Grimmeisen, H.: Ein Beitrag zur Therapie spastischer Lähmungen, des Sudeckschen Syndroms. der Osteoporose, zur Schlaftherapie und Operationsvorbereitung. Berl. Med. *16:* 86 (1965).

(9) Haase, H.-J.: Neuroleptica in der ambulanten Praxis. Dtsch. Ärztebl. *63:* 415 (1966).

(10) Helwig, H.: Psychopharmaka in der Pädiatrie. Fortschr. Med. *11:* 460 (1967).

(11) Himpe, L.: Klinische Untersuchungen mit Ro 5-2870 (Valim »Roche«) zur Lösung von Muskelkontrakturen in der Orthopädie. Ther. Umsch. *21:* 232 (1964).

(12) Janik, B.: Muskelentspannung zur Frakturreposition. Ärztl. Praxis *18:* 1640 (1966).

(13) Kleibel, F.: Zur Therapie des Karzinomschmerzes. Münch. med. Wschr. *106:* 342 (1964).

(14) Königstein, R., H. Krammer: Zur Diagnose und Therapie myogener Beschwerden bei degenerativen Wirbelsäulenveränderungen in der Geriatrie. Wien. klin. Wschr. *76:* 463 (1964).

(15) Linke, H.: Die Entpersönlichung des Schmerzes durch Phenothiazinderivate. Ther. Ber. *35:* 94 (1963).

(16) Maibach, E.: Therapeutische Erfahrungen mit Mogadon an mit Barbituraten vorbehandelten Patienten. Ther. Umsch. *22:* 501 (1965).

(17) Mertens, H.- G., P. A. Fischer: Die Behandlung extrapyramidaler Hyperkinesen. Dtsch. med. Wschr. *83:* 2288 (1958).

(18) v. Rechenberg, H. K., H. L. Spiegelberg: Behandlung des degenerativen Rheumatismus mit Librium. Schweiz. med. Wschr. *90:* 1121 (1960).

(19) Rett, A.: Grenzen und Möglichkeiten der Therapie gehirngeschädigter Kinder. Wien. med. Wschr. *108:* 1124 (1958).

(20) Rett, A.: Zur Klinik und Therapie pyramidaler und extrapyramidaler Bewegungsstörungen. Wien. klin. Wschr. *75:* 772 (1963).

(21) Rett, A.: Bewegungsstörungen im Kindesalter. Mkurse ärztl. Fortbild. *9:* 85 (1959).

(22) Settel, E.: Treatment of acute and chronic Arthralgias with a Tranquilizing Agent (Trilafon) in Addition to Prednisone or Prednisolone. J. Amer. geriat. Soc. *6:* 749 (1958).

(23) Schläpfer, U., M. Mumenthaler: Klinische Prüfung der muskelrelaxierenden Wirkung von Valim »Roche« bei Spastikern. Schweiz. med. Wschr. *94:* 1425 (1964).

(24) Schwarz, W., A. Jenning: Erfahrungen mit dem Psychosedativum Pasaden in der Rehabilitation. Med. Klin. *61:* 1548 (1966).

(25) Soyka, D.: Phenothiazine in der neurologischen Diagnostik. Med. Welt (Stuttg.) N. F. *18:* 553 (1967).

Anschrift des Verfassers:

Priv.- Doz. Dr. H. Haike,
Chefarzt der Unfallchirurgischen Abteilung im Kreiskrankenhaus,
493 Detmold

Tab. 34 **Psychopharmaka in den zur Zeit gebräuchlichsten Kombinationspräparaten.**

Kombination	Chemische Kurzbezeichnung des Psychopharmakons	Warenzeichen	Indikationen nach Angaben der Hersteller	Dosierung nach Angaben der Hersteller
Psychopharmaka und Analgetika	Tranquilizer als Meprobamat	Kollagocort	Rheumatische Erkrankungen, Lumbalsyndrom, Ischialgie, Myalgie	2–6 Drag. tgl.
		Cortidurazon-N	Rheumatische Erkrankungen	
		Panturon	Chronische Polyarthritiden, Arthrosen, vertebragene Erkrankungen	4–9 Tabl. tgl.
		Predni-Sediv	Polyarthritis rheumatica, Gelenkrheumatismus	1–8 Kaps. tgl.
	Tranquilizer als Phenprobamat	Myotonal	Schmerzhafte Erkrankungen des Bewegungsapparates mit gleichzeitiger Verspannung der Muskulatur	3–6 Tabl. tgl.
		Delta-Myotonal	Akut-entzündliche Erkrankungen des Bewegungsapparates mit gleichzeitiger Verspannung der Muskulatur	3–6 Tabl. tgl.
		Quilacortin	Chronische Polyarthritiden, Muskelrheumatismus, Spondylosis	3–6 Drag. tgl.
		Quilil	Lumbalgien, Dorsalgien, Myalgien, Ischialgien	3–6 Drag. tgl.
	Neuroleptika als Phenothiazine	Aplexil	Husten, Reizhusten, Husten mit Schlafstörungen, Keuchhusten	2–6 Teelöffel tgl.
		Itridal	Schlaflosigkeit, Unruhe bei Zerebralsklerose	1–2 Tabl. tgl. 1 Supp. tgl.
	Neuroleptika als Butyrophenone	Thalamonal	Neuroleptanalgesie	
	Stimulanzien als Ephedrin	Epherodan	Asthma bronchiale, Altersbronchitis	45–60 Tr. tgl.
Psychopharmaka und Antazida	Tranquilizer als Meprobamat	Gastripan	Gastritis, Ulcus ventriculi et duodeni	3–8 Tabl. tgl.
		Neuro-Ervasil	Nervös bedingte Magenleiden Gastritis, Ulcus ventriculi et duodeni	3–6 Tabl. tgl.
		Para-sanol	Gastritis nervosa, Ulcus ventriculi et duodeni	3 Tabl. tgl.

Tab. 34   (Fortsetzung)

Kombination	Chemische Kurz-bezeichnung des Psychopharmakons	Warenzeichen	Indikationen nach Angaben der Hersteller	Dosierung nach Angaben der Hersteller
Psychopharmaka und Antazida		Ulgastrin-S-Diedenhofen	Ulcus ventriculi et duodeni, Gastritiden psychovegetativer Genese	3 Tabl. tgl.
	Tranquilizer als Phenprobamat	Alutan	Gastritis, Gastroduodenitis, Ulcus ventriculi et duodeni	3–4 Kaps. tgl.
	Neuroleptika als Butyrophenone	Ulcolind	Gastritiden, nervöse Magen-Darm-Gallen-Beschwerden, Ulcus ventriculi et duodeni	3–6 Tabl. tgl.
Psychopharmaka und Antiarrythmika	Tranquilizer als Meprobamat	Coritrat	Extrasystolie, Vorhofflattern, Vorhofflimmern, Tachysystolien	3–4 Drag. tgl.
		Meprochidin I	Reizleitungsstörungen am Herzmuskel, Extrasystolien, Tachykardien, Arrhythmien	3–6 Drag. tgl.
		Meprochidin II	Angina pectoris, Postinfarkt-behandlung, Spasmen der Koronargefäße	3–6 Drag. tgl.
Psychopharmaka und Antihistaminika	Tranquilizer als Meprobamat	Atma-sanol	Asthma bronchiale, asthmatoide Bronchitis, Lungenemphysem, Pneumokoniosen	3–6 Drag. tgl.
		Panturon	Chronische Polyarthritiden, Arthrosen, vertebragene Erkrankungen	4–9 Tabl. tgl.
		Visano	Neurovegetative Dystonien, vegetative Störungen auf hormoneller Basis	3–6 Drag. tgl.
Psychopharmaka und Antirheumatika (einschl. Prednisone)	Tranquilizer als Meprobamat	Kollagocort	Rheumatische Erkrankungen, Lumbalsyndrom, Ischialgie, Myalgie	2–6 Drag. tgl.
		Predni-Sediv	Polyarthritis rheumatica, Gelenkrheumatismus	1–8 Kps. tgl.
		Cortidurazon-N	Rheumatische Erkrankungen	
	Tranquilizer als Phenprobamat	Delta-Myotonal Myotonal	Akut-entzündliche Erkrankungen des Bewegungsapparates mit gleichzeitiger Verspannung der Muskulatur	3–6 Tabl. tgl.
		Quilacortin	Chronische Polyarthritiden, Muskelrheumatismus, Spondylosis	3–6 Drag. tgl.

Tab. 34   (Fortsetzung)

Kombination	Chemische Kurzbezeichnung des Psychopharmakons	Warenzeichen	Indikationen nach Angaben der Hersteller	Dosierung nach Angaben der Hersteller
Psychopharmaka und Hormone	Tranquilizer als Meprobamat	NH-Dragees	Organneurosen, Präklimakterium, Klimakterium, Dysmenorrhoe	3–6 Drag. tgl.
		Praemenstron	Prämenstruelles Syndrom	3 Drag. tgl.
	Tranquilizer als Benzodiazepine	Menrium	Vegetative Dystonie, Menopausensyndrom	1–4 Drag. tgl.
		Ovaribran	Menopausensyndrom	1–2 Drag. tgl.
	Neuroleptika als Phenothiazine	Neo-Gestakliman Östrogynal	Postmenopausensyndrom Prämenopausensyndrom, zugleich Kontrazept.	21 Tage je 1 Drag. tgl., 7 Tage Pause 21 Tage je 1 weißes, 7 Tage je 1 rosa Drag.
Psychopharmaka und Hypnotika, Barbiturate	Tranquilizer als Meprobamat	Coritrat	Extrasystolie, Vorhofflattern, Vorhofflimmern, Tachysystolien	3–4 Drag. tgl.
		Costopan	Schlaflosigkeit infolge innerer Unruhe, Angst- und Spannungs- sowie Erregungszustände	1 Drag. tgl. 1 Supp. tgl.
		Deltabamat	Vegetative Dystonie, Angst- und Spannungszustände, Schlafstörungen	3 Drag. tgl.
		Diaprosa	Schlafstörungen, nächtliche Erregungszustände bei Arteriosklerotikern	1–2 Tabl. tgl.
		Doneu	Vegetative Dysregulation, Schlafstörungen, funktionelle Beschwerden	2–3 Drag. tgl.
		Dormilfo	Ein- und Durchschlafstörungen	$1/_2$–2 Tabl. tgl.
		Gastripan	Gastritis, Ulcus ventriculi et duodeni	3–8 Tabl. tgl.
		Mepro-Nervamin	Vegetative Neurosen mit Angst- und Spannungszuständen	3–6 Drag. tgl.
		Neurobamat = Uphabamat	Neurovegetative Dysregulationen, Angst-, Spannungs- und Erregungszustände	1–6 Drag. tgl.
		Neurovegetalin forte	Psychovegetativer Symptomenkomplex, Schlafstörungen, klimakterische Beschwerden	1–2 Drag. tgl.

Tab. 34 (Fortsetzung)

Kombination	Chemische Kurzbezeichnung des Psychopharmakons	Warenzeichen	Indikationen nach Angaben der Hersteller	Dosierung nach Angaben der Hersteller
Psychopharmaka und Hypnotika, Barbiturate	Tranquilizer als Meprobamat	Neurosolvin	Psychisch bedingte Schlafstörungen, kardiovaskuläre Beschwerden infolge vegetativer Dystonie	3–8 Tabl. tgl.
		NH-Dragees	Organneurosen, Präklimakterium, Klimakterium, Dysmenorrhoe	3–6 Drag. tgl.
		Proponal	Akute und chronische Schlafstörungen auf nervöser Grundlage	$1/2$–1 Tabl. tgl. $1/2$–1 Supp. tgl.
		Somnupan	2-Phasen-Schlafmittel	1 Tabl. tgl.
		Ulgastrin-S-Diedenhofen	Ulcus ventriculi et duodeni, Gastritiden psychovegetativer Genese	3 Tabl. tgl.
	Tranquilizer als Phenprobamat	Alutan	Gastritis, Gastroduodenitis, Ulcus ventriculi et duodeni	3–4 Kps. tgl.
	Tranquilizer als Diphenylmethanderivate	Vesparax	Mittlere und schwere Schlafstörungen	$1/2$–1 Tabl. tgl.
	Neuroleptika als Phenothiazine	Itridal	Schlaflosigkeit, Unruhe bei Zerebralsklerose	1–2 Tabl. tgl. 1 Supp. tgl.
		Norkotral	Schlaflosigkeit, nervöse Unruhe, Angst, Ärger, Spannung	1 Tabl. tgl.
	Stimulans als Dimephenopan	Metrotonin	Neurovegetative Dysregulationen, Angst- und Verstimmungszustände	$1/2$–1 Tabl. tgl.
Psychopharmaka und Hypnotika, Methaqualon	Tranquilizer als Meprobamat	Normi-Nox comp.	Schlafstörungen schwerer Art	1–2 Tabl. tgl.
		Procalmadior	Angst- und Erregungszustände, vegetative Dystonie, Schlafstörungen, Streß-Situationen	1–4 Tabl. tgl.
	Neuroleptika als Thioxanthen	Diudorm	Ein- und Durchschlafstörungen, psychische Verstimmung und Unruhezustände	1–2 Tabl. tgl.

Tab. 34 (Fortsetzung)

Kombination	Chemische Kurzbezeichnung des Psychopharmakons	Warenzeichen	Indikationen nach Angaben der Hersteller	Dosierung nach Angaben der Hersteller
Psychopharmaka und Hypnotika, Methylpentynol	Tranquilizer als Meprobamat	Omnisedan	Vegetative Dystonie, nervöse Erschöpfung, Angst- und Spannungszustände, Einschlafstörungen	2–6 Kps. tgl.
Psychopharmaka und Hypnotika, Glutarsäureimide, Carbaminsäureester	Neuroleptika als Thioxanthene	Diudorm	Ein- und Durchschlafstörungen, psychische Verstimmung und Unruhezustände	1–2 Tabl. tgl.
	Tranquilizer als Meprobamat	Neuro-Ervasil	Nervös bedingte Magenleiden, Gastritis, Ulcus ventriculi et duodeni	3–6 Tabl. tgl.
		Omnisedan	Vegetative Dystonie, nervöse Erschöpfung, Angst-und Spannungszustände, Einschlafstörungen	2–6 Kps. tgl.
		Somnupan	2-Phasen-Schlafmittel	1 Tabl. tgl.
	Neuroleptika als Phenothiazine	Doroma	Mittelschwere, vorwiegend vegetativnervös bedingte Schlafstörungen	1–2 Tabl. tgl.
Psychopharmaka und Hypnotika, Extr. Valerianae Extr. Humuli lup.	Neuroleptika als Reserpine	Euvegal	Tagessedativum, Einschlafmittel bei nervösen Schlafstörungen	45–90 Tr. tgl.
		Poikiserpin	Nervöse Unruhe, Erregungs-, Angst- und Spannungszustände, Schlafstörungen	3–6 Drag. tgl.
Psychopharmaka und Koronardilatatoren	Tranquilizer als Meprobamat	Corneural = Pentaneural	Dauertherapie und Anfallsprophylaxe der Angina pectoris	3–6 Tabl. tgl.
	Tranquilizer als Diphenylmethan-Derivate	Opticardon	Angina pectoris, Dauertherapie bei spastischen und sklerotischen Formen	$1^1/_2$–3 Tabl. tgl.
	Tranquilizer als Benzodiazepine	Pentrium	Angina pectoris organischer und funktioneller Genese	2–6 Tabl. tgl.
		Persumbran	Angina pectoris, Koronarinsuffizienz	
	Neuroleptika als Phenothiazine	Seda-Ildamen	Koronarinsuffizienz, Angina pectoris, Herzleistungsschwäche mit neurovegetativen Regulationsstörungen	3–6 Tabl. tgl.
	Stimulanzien als Ephedrin	Peripherin	Kreislaufregulationsstörungen, Kreislaufversagenszustände, zerebrale Mangeldurchblutung	2–3 Tabl. tgl. 6–15 Tr. tgl.

Tab. 34 (Fortsetzung)

Kombination	Chemische Kurzbezeichnung des Psychopharmakons	Warenzeichen	Indikationen nach Angaben der Hersteller	Dosierung nach Angaben der Hersteller
Psychopharmaka und Spasmolytika	Tranquilizer als Meprobamat	Gastripan	Gastritis, Ulcus ventriculi et duodeni	3–8 Tabl. tgl.
		Mediton	Spastische Störungen des Gefäßsystems, Magen, Darm, Galle, Urogenitalsystem	2–3 Tabl. tgl.
		Para-sanol	Gastritis nervosa, Ulcus ventriculi et duodeni	3 Tabl. tgl.
		Pathibamat	Vegetativ bedingter gastrointestinaler Symptomenkomplex	4 Drag. tgl.
		Tranquo-Adamon	Nervöse Magen-Darm-Beschwerden, Dyskinesien der Gallen- und Harnwege, Dysmenorrhoe	3–6 Drag. tgl.
	Tranquilizer als Phenprobamat	Alutan	Gastritis, Gastroduodenitis, Ulcus ventriculi et duodeni	3–4 Kps. tgl.
	Tranquilizer als Diphenylmethan-Derivat	Opticardon	Angina pectoris, Dauertherapie bei spastischen und sklerotischen Formen	$1^{1}/_{2}$–3 Tabl. tgl.
	Tranquilizer als Benzodiazepine	Librax	Funktionelle und organische Erkrankungen des Magendarmtraktes durch emotionelle Störungen, Angst- und Spannungszustände	3–4 Drag. tgl.
		Tranquo-Buscopan	Spastische Zustände im Abdominalbereich durch psychische Spannungszustände bedingt	3–4 Drag. tgl.
	Neuroleptika als Phenothiazine	Aplexil	Husten, Reizhusten, Husten mit Schlafstörungen, Keuchhusten	2–6 Teelöffel tgl.
		Stelabid	Magen- und Zwölffingerdarmgeschwüre, Gastritis, nervöse Magen-Darm-Störungen	2 Drag. tgl.
		Tensilan	Funktionelle, organische und spastische Erkrankungen des Magendarmtraktes, Gastritis, Ulcus ventriculi et duodeni	3 Drag. tgl.

Tab. 34   (Fortsetzung)

Kombination	Chemische Kurzbezeichnung des Psychopharmakons	Warenzeichen	Indikationen nach Angaben der Hersteller	Dosierung nach Angaben der Hersteller
Psychopharmaka und Spasmolytika	Neuroleptika als Thioxanthene	Spasmo-Canulase	Meteorismus, Spasmen, Völlegefühl, Verdauungsinsuffizienz, Roemheldscher Symptomenkomplex	3–6 Tabl. tgl.
	Neuroleptika als Butyrophenone	Ulcolind	Gastritiden, nervöse Magen-Darm- und Gallenbeschwerden, Ulcus ventriculi et duodeni	3–6 Tabl. tgl.
		Vesalium	Allgemeine Nervosität und Streßzustände, funktionelle Kardiopathien, Unruhe- und Angstzustände bei Hypertonikern, klimakterische Beschwerden, Globus hystericus	3 Drag. tgl.
Psychopharmaka und Sympathikolytika	Tranquilizer als Meprobamat	Atma-sanol	Asthma bronchiale, asthmatoide Bronchitis, Lungenemphysem, Pneumokoniosen	3–6 Drag. tgl.
		Deltabamat	Vegetative Dystonie, Angst- und Spannungszustände, Schlafstörungen	3 Drag. tgl.
	Neuroleptika als Phenothiazine	Euphovegan	Angst- und psychische Spannungszustände, Unruhe, Erbrechen	3–6 Drag. tgl.
Psychopharmaka und Sympathikomimetika	Tranquilizer als Benzodiazepine	Tranquo-Alupent	Asthma bronchiale, das durch Angst-, Spannungs- oder Erregungszustände verstärkt oder induziert wird	2–4 Tabl. tgl.
Psychopharmaka mit Parasympathikolytika und Sympathikolytika	Tranquilizer als Meprobamat	Aequo-sanol	Psychovegetatives Syndrom, vegetative und emotionale Labilität	1–2 Kps. tgl.
		Chydergal	Vegetative Dystonie, nervöse Unruhe, Ulcus ventriculi et duodeni	2–6 Drag. tgl.
		Mepro-Nervamin	Vegetative Neurosen, mit Angst- und Spannungszuständen	3–6 Drag. tgl.
		Neurobamat = Uphabamat	Neurovegetative Dysregulationen, Angst-, Spannungs- und Erregungszustände	1–6 Drag. tgl.

Tab. 34   (Fortsetzung)

Kombi-nation	Chemische Kurz-bezeichnung des Psychopharmakons	Warenzeichen	Indikationen nach Angaben der Hersteller	Dosierung nach Angaben der Hersteller
Psychopharmaka mit Parasympathikolytika und Sympathikolytika	Tranquilizer als Meprobamat	Neurovegetalin forte	Psychovegetativer Symptomenkomplex, Schlafstörungen, klimakterische Beschwerden	1–2 Drag. tgl.
		Neurosolvin	Psychisch bedingte Schlafstörungen, kardiovaskuläre Beschwerden infolge vegetativer Dystonie	3–8 Tabl. tgl.
		NH-Dragees	Organneurosen, Präklimakterium, Klimakterium, Dysmenorrhoe	3—6 Drag. tgl.
		Sedapon	Angst- und Spannungszustände. psychische und motorische Unruhe, nervöse Herz-Kreislauf-Störungen, Funktionsstörungen im Magen-Darm-Bereich	3 Tabl. tgl. 3 Drag. tgl. 3 Supp. tgl.
	Neuroleptika als Reserpin	Ergaloid	Nervöse Übererregbarkeit, nervöse Organbeschwerden, nervöse Angst- und Spannungszustände	3 Drag. tgl.
Psychopharmaka und Laxanzien	Stimulanzien als Phenmetrazin	Preludin comp.	Behandlung der Adipositas	2 Tabl. tgl.
Psychopharmaka und Rauwolfiaalkaloide	Tranquilizer als Meprobamat	Coritrat	Extrasystolie, Vorhofflattern, Vorhofflimmern, Tachysystolien	3–4 Drag. tgl.
		Costopan	Schlaflosigkeit infolge innerer Unruhe, Angst-, Spannungs- und Erregungszustände	1 Drag. tgl. 1 Supp. tgl.
		Meprosedon	Körperliche und psychische Spannungszustände, Schlaflosigkeit, vegetative Dystonie	1–6 Drag. tgl.
		Mediton	Spastische Störungen des Gefäßsystems, Magen-Darm-, Galle-, Urogenitalsystems	2–3 Tabl. tgl.
		Psychosed	Basistherapie vegetativer Funktionsstörungen	5–6 Drag. tgl.
		Skleropuran	Hypertonie mit Übererregbarkeit, arteriosklerotische Beschwerden	1–9 Drag. tgl.

Tab. 34   (Fortsetzung)

Kombination	Chemische Kurzbezeichnung des psychopharmakons	Warenzeichen	Indikationen nach Angaben der Hersteller	Dosierung nach Angaben der Hersteller
		Tonamyl	Vegetative Dystonie, Neurasthenien, Angst-, Spannungs- und Erregungszuzustände, Schlafstörungen auf nervöser Grundlage	1–5 Drag. tgl.
	Tranquilizer als Benzodiazepin + Antidepressivum als Amitriptylin	Limbatril	Psychovegetative Regulationsstörungen	1–6 Kps. tgl.
	Neuroleptikum als Phenothiazin + Antidepressivum als Tranylcypromin	Jatrosom	Depressionen mit Angst, reaktive Depression, klimakterische Depression	2 Drag. tgl.
	Neuroleptikum als Reserpin + Stimulans als Orphenadrin	Phasein	Vegetative Dystonie, vegetatives Reizsyndrom, psychische Spannungs- und Erschöpfungszustände	15–45 Tr. tgl. 2–6 Drag. tgl.
		Phasein forte	Akute und chronische Psychosen, schwere psychomotorische Erregungszustände, katatone Sperrung	3–12 Drag. tgl.
	Neuroleptikum als Reserpin + Stimulans als Methylphenidat	Serpatonil	Konzentrations- und Gedächtnisschwäche, Verstimmungen, Antriebsarmut	2–4 Tabl. tgl.
	Neuroleptikum als Phenothiazin + Stimulans als Chlorphencyclan	Tonoquil	Vegetative Dystonie, neurozirkulatorische Störungen, Angst, Unruhe, Erregung, Spannung und dadurch bedingte Schlafstörungen	1 Drag. tgl.
		Vesitan	Akute und chronische psychotische Zustände organischer und endogener Natur, Spannungs-, Angst- und Erregungszustände, Stupor und Antriebsarmut	1–8 Drag. tgl.

Psychopharmaka und Psychopharmaka

Tab. 34   (Fortsetzung)

Kombination	Chemische Kurzbezeichnung des Psychopharmakons	Warenzeichen	Indikationen nach Angaben der Hersteller	Dosierung nach Angaben der Hersteller
Psychopharmaka und Psychopharmaka	Stimulans als Phenoxazol + Stimulans als Pyridoxinhydrochlorid	Stimul	Vegetative Dystonie, geistige und körperliche Erschöpfung	1–2 Drag. tgl.
	Antidepressivum als Acetylpyrazincarbonsäurehydrazit + Stimulans als Ephedrinhydrochlorid	Ephecor	Herz- und Gefäßschwäche, orthostatische Kreislaufstörungen	15–45 Tr. tgl.
	Neuroleptikum als Phenothiazin + Tranquilizer als Guaiphenesin	Aplexil	Husten, Reizhusten, Husten mit Schlafstörungen, Keuchhusten	2–6 Teelöffel tgl.
	Neuroleptikum als Phenothiazin + Neuroleptikum als Phenothiazin + Neuroleptikum als Reserpin	Megaphen comp.	Zerebralsklerotische und postapoplektische Störungen, Psychosen des schizophrenen Formenkreises, agitierte Depressionen, Erregungszustände	3–12 Drag. tgl.
Psychopharmaka und Herzglykoside sowie mit Procain	Tranquilizer als Meprobamat	Skleropuran	Hypertonie mit Übererregbarkeit, arteriosklerotische Beschwerden	1–9 Drag. tgl.
	Neuroleptikum als Reserpin	Ricrat	Nervöse Herzbeschwerden, Altersherz, Herzinsuffizienz	45 Tr. tgl. 3 Drag. tgl.
	Neuroleptikum als Phenothiazin	Neuronal	Psychovegetative Dysregulationen, funktionelle Organstörungen	3–6 Drag. tgl.
		Neuronal-retard	Psychovegetative Dysregulationen, funktionelle Organstörungen	1 Drag. tgl.

Tab. 34   (Fortsetzung)

Kombi-nation	Chemische Kurz-bezeichnung des Psychopharmakons	Warenzeichen	Indikationen nach Angaben der Hersteller	Dosierung nach Angaben der Hersteller
Psychopharmaka und Vitamine	Tranquilizer als Meprobamat	Deltabamat	Vegetative Dystonie, Angst- und Spannungszustände, Schlafstörungen	3 Drag. tgl.
		Exphobin	Angst-, Spannungs- und Erregungszustände bei B-Komplex-Hypovitaminosen, Schlafstörungen durch nervöse Unruhe	2–3 Drag. tgl.
		Mepremlimit	Angst-, Erregungs- und Spannungszustände, Wetter-fühligkeit, Depressionen, Schlaflosigkeit	1–3 Drag. tgl.
		Visano	Neurovegetative Dystonien, vegetative Störungen auf hormoneller Basis	3–6 Drag. tgl.
Psychopharmaka und Saluretika	Tranquilizer als Meprobamat	Praemenstron	Prämenstruelles Syndrom	3 Drag. tgl.
	Neuroleptikum als Phenothiazin	Seda-Repicin	Hypertonien, bei denen zu-sätzlich eine sedative Wirkung erwünscht ist	1–3 Drag. tgl.
Psychopharmaka und zentral wirkende Purinkörper	Tranquilizer als Meprobamat	Atma-sanol	Asthma bronchiale, asthma-toide Bronchitis, Lungen-emphysen, Pneumokoniosen	3–6 Drag. tgl.
		Coritrat	Extrasystolie, Vorhofflattern, Vorhofflimmern, Tachysystolien	3–4 Drag. tgl.
	Tranquilizer als Diphenylmethan-derivat	Opticardon	Angina pectoris, Dauerthera-pie bei spastischen und sklerotischen Formen	$1^{1}/_{2}$-3 Tabl. tgl.
	Tranquilizer als Meprobamat	NH-Dragées	Organneurosen, Präklimak-terium, Klimakterium, Dys-menorrhoe	3–6 Drag. tgl.

VI. TEIL

Zur Verwendung der Merkblätter
mit Informationen für Patienten und Angehörige
sowie Ärzte

Kennzeichnend für die moderne Therapie psychischer Störungen ist der Stellungswechsel des Patienten, der vom passiv hinnehmenden Objekt zum aktiv teilnehmenden Subjekt aufrückt. An die Stelle eines patriarchalischen mehr oder weniger diktatorischen Systems treten auch beim Arzt-Patienten-Verhältnis, soweit es der Krankheitszustand des Patienten ermöglicht, Zusammenarbeit und Mitbestimmung. Dazu gehört, daß der Patient möglichst weitgehend über seine Krankheit und die Behandlungsmaßnahmen mit ihren Vorteilen und eventuellen Nachteilen informiert wird. Dazu gehört im besonderen bei der Behandlung mit Psychopharmaka eine Information des Patienten über Haupt-, Neben- und Begleitwirkungen der Medikamente. In diesem Sinne wurden, an die Selbstverantwortlichkeit des Patienten appellierend und zur zeitlichen Entlastung des behandelnden Arztes, Merkblätter mit Informationen für Patienten und Angehörige sowie Ärzte für folgende Behandlungsbereiche zusammengestellt:

1. Zur Behandlung krankhafter, nicht verständlicher Depressionen (Fachausdruck = endomorphe Depressionen bzw. depressive Psychosen).

2. Zur Information über Wirkungen und Nebenwirkungen der Medikamente, die zur seelischen Entspannung und Beruhigung eingenommen werden (Fachausdruck = Tranquilizer-Wirkung),
»reine Tranquilizer«,
Ergänzungsblatt: Neuroleptika als Tranquilizer.

3. Zur Information über Auftreten und medikamentöse Behandlung folgender krankhafter Zustände: krankhafte Beeinflussungserlebnisse, Sinnestäuschungen, übersteigertes Mißtrauen, hochgradige seelische Erregung u. a.
(Fachausdruck = paranoide und paranoid-halluzinatorische Psychosen).

Merkblatt für Patienten und Angehörige

Zur Behandlung krankhafter, nicht verständlicher Depressionen[1])

(Fachausdruck = endomorphe Depressionen bzw. depressive Psychosen)

> *Was sollte man über die krankhaften,*
> *nicht verstehbaren (endomorphen) Depressionen wissen?*

Mindestens rd. 300000 Personen in der Bundesrepublik Deutschland (BRD) erkranken mindestens einmal in ihrem Leben an einer sogenannten endomorphen, nicht verständlichen Depression. Sie dauert im Durchschnitt 6–9 Monate.

> *Wer wird krank?*

Meist Personen mit einem überdurchschnittlichen Pflichtgefühl, meist sehr ordnungsliebende Personen, die sich außerordentlich für etwas (Familie, Beruf) einsetzen. Sie waren meist Jahrzehnte sehr leistungsfähig, bis sie erkrankten, und sind nach der Krankheit wieder sehr leistungsfähig.

> *Warum werden sie krank?*

Voraussetzung ist eine Veranlagung zur Krankheit, wie es z. B. auch eine Veranlagung zur Zuckerkrankheit gibt. Mindestens eine von 250 Personen hat diese Veranlagung. Man nimmt an, daß bei typischen Fällen bis zu 30 Prozent der Nachkommen diese Veranlagung erben. Nicht selten fehlen aber in der Familie weitere Erkrankungsfälle. Die Krankheit kann mit oder ohne äußere seelische oder körperliche Veranlassung beginnen. Sofern ein äußerer Anlaß am Beginn vorlag, verselbständigt sich die krankhafte Depression und verliert die Beziehung zum Anlaß.

Man muß annehmen, daß eine vorübergehende »Nervenstoffwechselstörung« im Gehirn die Krankheit bedingt.

> *Welche Beschwerden haben die Kranken?*

Meist Schlafstörungen, körperliche Beschwerden, wie besonders Druck oder Mißempfinden im Kopf, Brust- oder Bauchraum, Schwunglosigkeit, Lustlosigkeit, innere Unruhe, Konzentrationsstörungen, z. B. bei der Arbeit, beim Lesen, evtl. Nachlassen des Appetits, Gewichtsabnahme, Stuhlverstopfung. Die Beschwerden sind oft abends weniger stark als morgens. Die meisten Kranken können nicht oder weniger arbeiten trotz eines Wollens.

Wichtig ist, daß einzelne der genannten Beschwerden noch nicht die Krankheit ausmachen, sondern daß die Mehrzahl der genannten Beschwerden zusammenkommen muß, um von einer krankhaften, nicht verständlichen Depression in unserem Sinne sprechen zu können.

---

[1]) Das Merkblatt kann zur Verwendung für Patienten und Angehörige durch den behandelnden Arzt von der Firma Janssen GmbH, 4 Düsseldorf, Postfach 10052, sowie von der Firma Röhm & Haas GmbH, 61 Darmstadt, Julius-Reiber-Straße 17, und der Firma Pfizer GmbH, 75 Karlsruhe, Pfizerstr. 1, mit dem Kennwort »Merkblatt bei end. Depressionen« und Angabe der erwünschten Anzahl angefordert werden.

Nur wenige Patienten erkranken zeitweise auch an dem Gegenteil, d. h. an einer manisch gehobenen Stimmung mit überdurchschnittlicher Leistungsfähigkeit, die aber auch krankhafte Formen annehmen kann und gewöhnlich wieder abklingt.

Ist die Krankheit harmlos?

Ja, denn jeder richtig mit allen Vorsichtsmaßregeln Behandelte wird wieder gesund.

Ist die Krankheit gefährlich?

Ja, denn es besteht erhöhte Selbstmordgefahr, wenn die Krankheit nicht erkannt oder unzureichend behandelt wird. Wenn weder der Kranke noch die Angehörigen die Krankheit kennen, kann der Kranke infolge eines tragischen Irrtums, infolge einer krankhaft bedingten Fehlbeurteilung der Lage Selbstmord begehen. Man kann annehmen, daß täglich (!) mehrere dieser Kranken in der Bundesrepublik Deutschland Selbstmord begehen, obwohl sie meist in kürzester Zeit gesund werden könnten.

Die häufigsten Fehler bei der Behandlung ergeben sich:

Weil viele Patienten sich nicht für krank halten und sich wegen des »Nicht-mehr-Könnens« als Versager fühlen. Weil viele Patienten sich wegen fast stets vorhandener Körperbeschwerden für nur körperlich krank (Kopf, Brust, Bauch) halten und die ärztliche Feststellung einer krankhaften Depression ablehnen.

Weil die Angehörigen das »Nichtkönnen« des Patienten fälschlich für Willensschwäche halten, ihn ermahnen, sich zusammenzunehmen oder gar ungeduldig werden. Damit steigt die Selbstmordgefahr, denn der Kranke will arbeiten, aber er kann nicht oder ist zumindest in seiner Leistungsfähigkeit beeinträchtigt.

Weil der Arzt nicht aufgesucht wird oder ihm nur von Körperbeschwerden berichtet wird oder ihm die richtige Diagnose »krankhafte Depression« nicht geglaubt wird.

Weil die verordneten Medikamente, die in $^2/_3$ der Fälle innerhalb weniger Wochen zur Beschwerdefreiheit führen, nicht regelmäßig oder nicht ausreichend dosiert oder nicht lange genug eingenommen werden.

Weil der Patient nicht ausreichend oder lange genug von Verpflichtungen befreit wird bzw. sich nicht zur Entpflichtung entschließen kann. (Hierzu gehört nicht zuletzt auch die Haushaltsarbeit!)

Weil sich bei einer schweren krankhaften Depression der Patient oder die Angehörigen nicht zu der oft notwendigen stationären Behandlung entschließen können. Diese stationäre Behandlung ist notwendig zur Ermöglichung einer höheren Dosierung der Medikamente, zur Entlastung (Entpflichtung) des Patienten und in Einzelfällen zur eventuellen Elektroschockbehandlung.

Weil zu wenig über die Wirkungen und Nebenwirkungen der Medikamente bekannt ist.

Die Antidepressiva

sind Medikamente, die beim Gesunden keinen Einfluß auf die Stimmung haben, jedoch bei $^2/_3$ der Patienten mit krankhaften, nicht verständlichen (endomorphen) Depressionen innerhalb weniger Wochen die Stimmung normalisieren.

Die Antidepressiva

wirken im Gehirn auf den »Nervenstoffwechsel«. Es gibt Milliarden von Zellen im Gehirn, und es ist unmöglich, nur auf diejenigen Zellen zu wirken, auf die es im Interesse der Gesundung ankommt.

Das bedeutet:

Neben- und Begleitwirkungen müssen in Kauf genommen werden. Außerdem ist jeder Mensch unterschiedlich empfindlich gegenüber diesen Medikamenten.

Das bedeutet:

Die Dosierung muß vorsichtig dem einzelnen angepaßt werden.

| Vorsicht |

besonders in den ersten Tagen der Behandlung. Die häufigste Komplikation tritt infolge medikamentös verursachter Kreislaufbelastung mit Schwindelgefühl, Herzklopfen und evtl. Ohnmacht, besonders beim Aufstehen oder Gehen, auf.
Müdigkeit und Schläfrigkeit führen zur Leistungsbeeinträchtigung bei der Arbeit und im Straßenverkehr.
Relativ häufig treten je nach Medikament ferner Zittern in den Händen, Mundtrockenheit, Schwitzen, Sehbeschwerden beim Lesen, Schweregefühl in den Beinen, Störungen beim Wasserlassen u. a. vorübergehend und dosisabhängig auf. Über die weiteren Nebenwirkungen der einzelnen Medikamente ist in den Prospekten nachzulesen.

| Achtung |

Da meist innere Unruhe und Schlafstörungen bestehen, ist fast stets die zusätzliche Verordnung von beruhigenden (Tranquilizer) und schlaffördernden (Tranquilizer, evtl. Schlafmittel) Medikamenten erforderlich.
Diese Kombinationen mit anderen Medikamenten sind zwar meist notwendig, aber nur gemäß ärztlicher Verordnung durchzuführen, da es sonst evtl. zu Unverträglichkeiten kommen kann. Alkohol ist wegen der Gefahr der Unverträglichkeit zu meiden.

| Wichtig |

Schwere endomorphe Depressionen sollten stationär behandelt werden.
Entschließt man sich zu einer ambulanten Behandlung, so ist den ärztlichen Verordnungen unbedingt Folge zu leisten. Bei Behandlungsbeginn mehrmals wöchentlicher Kontakt mit dem Arzt, evtl. telefonisch. Sind Hausbesuche nicht erforderlich, so erhält der Patient meist feste Termine für die ärztliche Sprechstunde. Der Patient sollte den Arzt ermächtigen, bei ihm zu Hause nachzufragen bzw. nachfragen zu lassen, falls er zu einem verabredeten Termin ohne Begründung nicht erscheint!

| *Absetzen der Medikamente* |

Nach völliger Beschwerdefreiheit besteht meist noch mehrere Monate Rückfallgefahr. Daher nur vorsichtiges, allmähliches Absetzen unter ständiger ärztlicher Kontrolle. (Jede Woche im Durchschnitt eine ärztliche Beratung.) Eine Erhaltungsdosis ist meist mindestens mehrere Monate erforderlich.

Als *Faustregel* bewährt sich oft, nach Beschwerdefreiheit die Mittel zu reduzieren und am Tage erst dann ganz abzusetzen, wenn trotz Arbeitsbelastung nicht nur mehrere Wochen Beschwerdefreiheit bestand, sondern der Patient auch mindestens 2–3 Wochen ohne Nachtschlafmedikamente wieder normal schlief.

Wie ist es mit der Arbeit ?

Patienten mit schweren und mittelschweren krankhaften, nicht verständlichen Depressionen sollten von jeder Arbeit befreit werden. Handelt es sich um leichte bzw. abklingende Depressionen dieser Art, ist die Konzentration nicht sehr gestört, quält die Langeweile, so ist dem Patienten das Arbeitspensum, das ihm etwas Ablenkung und Freude verschafft und ihn nicht belastet, versuchsweise gestattet.

Wie ist es mit lang dauernden (endomorphen) Depressionen ?

Die krankhafte, nicht verständliche (endomorphe) Depression kann nur wenige Wochen dauern, aber auch 1–2 Jahre, im Durchschnitt 6–9 Monate. Der Patient muß lernen, in dieser Zeit mit der Depression zu leben, das Beste daraus zu machen. Er muß wissen, daß er nicht schuld ist, kein Versager, und mit Sicherheit wieder gesund wird; wenn man ihm auch nicht sagen kann, wann er wieder gesund wird.

Welche Verpflichtungen hat der Kranke ?

1. Fest auf die ärztliche Zusage vertrauen, daß die Krankheit heilbar ist.
2. Auch bei nur noch leichten Beschwerden gewissenhaft und regelmäßig die verordneten Medikamente einnehmen und alle weiteren ärztlichen Anordnungen befolgen.
3. Auf keinen Fall den Kopf hängen lassen! Ein Selbstmord ist n i e eine Entlastung, sondern stets eine schwere *Belastung* für Familie und Umgebung des Kranken. Oder wollen Sie, daß Ihre Angehörigen und Ihr Arzt sich fragen müssen, »was haben wir falsch gemacht ?!«

Kommt die Krankheit wieder ?

Die Mehrzahl der Patienten hat nicht nur eine solche Depression im Leben. Ein ernstes, aber nicht tragisches Problem. Denn eine spätere derartige Depression läßt sich genauso gut behandeln und klingt ebenso folgenlos ab wie die erste Erkrankung. Der Zwischenraum zwischen einzelnen Phasen kann Jahrzehnte betragen.

Was kann man für die Zukunft tun ?

Während der Krankheit sollten Zukunftsentscheidungen möglichst zurückgestellt werden, da während der Depression nicht nur die Gegenwart, sondern auch die Zukunft meist zu pessimistisch beurteilt werden. Wenn irgend möglich, sollten also wichtige Entscheidungen erst nach Abklingen der Depression gefällt werden.
Es ist wichtig, sich zu fragen und mit dem Arzt durchzusprechen, ob nicht eine evtl. langdauernde Psychotherapie nach Abklingen der Krankheit die Gefahr des Auftretens weiterer depressiver »Sackgassen« verringern kann. Sofern gesichert ist, daß die Krankheit nicht nur von innen heraus (rein endogen = ausschließlich anlage-

bedingt) auftrat, sondern durch einen Anlaß ausgelöst wurde, erst recht, wenn dies evtl. schon wiederholt vorkam, sollte die Frage einer Psychotherapie nach der Krankheit ernsthaft geprüft werden.

Bei häufig auftretenden nicht verständlichen Depressionen sollte die Frage einer medikamentösen Dauerbehandlung (also auch in gesunden Zeiten) geprüft werden, um die Gefahr des Wiederauftretens von Depressionen zu verringern. Die meisten Medikamente sind bisher nicht in der Lage, das Auftreten weiterer Depressionen zu verhindern, doch arbeitet die Forschung ständig an der Entwicklung derartiger Medikamente. Die in dieser Hinsicht ermutigendsten Ergebnisse liegen bisher bei wiederholtem Auftreten von manischen Verstimmungen (mit krankhaft gehobener Stimmung, übersteigertem Tätigkeitsdrang u. a.) vor, jedoch neuerdings mit Lithium-Dauerbehandlung auch bei wiederholten Depressionen.

> *Wie sieht eine eventuell erneut auftretende krankhafte,*
> *nicht verständliche Depression aus?*

Es ist wichtig zu wissen, daß die Krankheit, falls sie sich wiederholt, meist mit den völlig gleichen Symptomen sich ankündigt und mit den völlig gleichen Symptomen verläuft. Begann sie also mit Schlafstörungen oder etwa mit Kopfdruck oder innerer Unruhe, die im Leib gefühlt wurde, oder vorwiegend mit Schwunglosigkeit oder Grübeln, setzt die Krankheit mit den völlig gleichen Beschwerden ein. Der Patient sucht konsequenterweise bei Wiederauftreten dieser Beschwerden am besten sogleich wieder seinen Arzt auf, um sofort wieder die entsprechende Behandlung einleiten zu lassen.

Auch diese Krankheit wird wieder völlig abklingen und läßt sich mindestens so gut behandeln wie die vorige Krankheit. Vielleicht sind inzwischen sogar noch rascher und sicherer wirkende Medikamente entwickelt worden, da die Forschung auf diesem Gebiet ständige Fortschritte macht.

Merkblatt für Patienten und Angehörige

Betr.: Tranquilizer-Wirkung

Zur Information über Wirkungen und Nebenwirkungen der Medikamente, die zur seelischen Entspannung und Beruhigung genommen werden[1])

> Achtung
>
> Zum Verständnis wichtig:

Die Ihnen verordneten Medikamente wirken über das Gehirn zur seelischen Entspannung und Beruhigung.

> Das bedeutet:

1. Jedes Gehirn hat eine unterschiedliche Empfindlichkeit gegenüber diesen Medikamenten. Wie Sie wissen, können z. B. Kaffee, Tee, Alkohol bei verschiedenen Menschen mit sehr verschiedenen Mengen wirksam werden. Das gleiche gilt auch für diese Medikamente. Die Dosierung zum Erreichen einer erwünschten Wirkung ist je nach Empfindlichkeit und Verträglichkeit eventuell sehr unterschiedlich. Die gleiche Dosis kann also für den einen richtig, für den anderen zu hoch und für einen dritten zu niedrig sein. Richten Sie sich daher streng nach den Dosisrichtlinien des Arztes.

2. Es gibt Milliarden von Zellen im Gehirn. Keines der angeführten Medikamente wirkt nur auf diejenigen Zellen, die im Interesse einer seelischen Entspannung und Beruhigung angesprochen werden sollten. Außer der erwünschten Heilwirkung müssen daher Neben- und Begleitwirkungen in Kauf genommen werden.

> Achtung

Wird nicht sehr vorsichtig und entsprechend ärztlichen Anordnungen dosiert, können unangenehme Nebenwirkungen auftreten.

> *Gemeinsam haben die hier genannten Medikamente folgendes:*

1. Die eventuelle Beeinträchtigung der Leistungsfähigkeit im Straßenverkehr (Vorsicht!) oder bei der Arbeit durch zu ausgeprägte Müdigkeit oder Dämpfung bei zu hoher Dosierung. Eventuell stört diese Müdigkeit in den ersten Tagen der Behandlung auch bei der erforderlichen Normaldosierung. Bei höherer Dosierung kann die Sexualität gedämpft werden.

---

[1]) Das Merkblatt kann zur Verwendung für Patienten und Angehörige durch den behandelnden Arzt von der Firma Janssen GmbH, 4 Düsseldorf, Postfach 10052, mit dem Kennwort »Merkblatt zur Tranquilizer-Wirkung« und Angabe der erwünschten Anzahl angefordert werden.

2. Die gegenseitige Wirkungsverstärkung mit Stoffen, die ebenfalls über das Gehirn wirksam werden, z. B. Alkohol, Schlafmittel (besonders barbiturathaltige), Schmerzmittel.

Das hat den *Nachteil*, daß Unverträglichkeiten auftreten können. Alkohol sollte möglichst gemieden werden.

Das hat den *Vorteil*, daß Schlaf- und Schmerzmittel erheblich eingespart werden können, wenn sie gemäß ärztlicher Verordnung gemeinsam mit diesen Medikamenten verordnet werden.

In vielen Fällen kann und sollte die seelisch entspannende und beruhigende Wirkung der hier genannten Medikamente Schlaf- und Schmerzmittel überhaupt ersetzen (!).

| *Jeder sollte bedenken:* |

3. Die beruhigende und entspannende Wirkung der genannten Medikamente kann zwar bei den verschiedensten Beschwerden helfen und bedeutet einen großen Fortschritt in der Medizin, doch sollte man sich stets fragen und mit dem Arzt besprechen, worauf die seelisch nervöse Fehlhaltung, die oft zur Verordnung dieser Medikamente Veranlassung gibt, zurückzuführen ist. Die beruhigende medikamentöse Wirkung darf nicht zur Scheinlösung von seelischen Konflikten führen. Diese Medikamente verhelfen zwar oft zur Beschwerdefreiheit und erhalten die Arbeitsfähigkeit, doch zur dauerhaften Gesundung sind in vielen Fällen eingehende (psychotherapeutische) Aussprachen mit dem Arzt und eventuell auch eine langdauernde tiefenpsychologische Behandlung unumgänglich.

| Sogenannte »reine« Tranquilizer | sind Medikamente, deren seelisch beruhigende und entspannende Wirkung bei hoher Dosierung zu eventuell störender Müdigkeit und Schläfrigkeit führt und deren häufigste körperliche Begleitwirkung eine muskelentspannende (die Muskelkraft eventuell herabsetzende) Wirkung ist.

Im übrigen haben die Medikamente dieser Gruppe die geringsten körperlich störenden Nebenwirkungen.

**Ergänzungsblatt für Patienten und Angehörige
bei Verordnung von Neuroleptika als Tranquilizer**

Neuroleptika als Tranquilizer

Warum Neuroleptika :

Ist die Wirkung eines sogenannten »reinen« Tranquilizers zu schwach oder sind vom Arzt zusätzlich gewisse körperliche Wirkungen (besonders auf das vegetative System) erwünscht, so werden Neuroleptika *in niedriger Dosierung* verordnet.

Was sind Neuroleptika ?

Neuroleptika sind seelisch beruhigende Medikamente, die bei hoher Dosierung nicht nur die seelische Energie sehr vermindern, so daß man sich zu jeder Tätigkeit mehr zwingen muß, sondern dann auch als körperliche Begleitwirkung die Bewegungen (zunächst der Arme) hemmen.
Man spricht dann bei dieser für Sie zu hohen Dosierung vom Übergang der bei Ihnen erwünschten seelisch entspannenden (Tranquilizer) Wirkung zur bei Ihnen nicht erwünschten neuroleptischen Wirkung.

Vorsicht

Diese Neben- und Begleitwirkungen, die *bei hoher Dosierung* auftreten, können sehr störend und beunruhigend sein.

Das bedeutet:

Werden Neuroleptika in der ambulanten Praxis zur seelischen Entspannung und Beruhigung eingesetzt, kann eine zu hohe Dosierung sehr unangenehme Komplikationen zur Folge haben.

Gibt es unterschiedlich wirksame Neuroleptika ?

Ja. Es gibt sehr schwache bis sehr starke Neuroleptika.

Achtung

Je schwächer ein Neuroleptikum ist, um so weniger hat es die Fähigkeit, die bei Ihnen nicht erwünschte neuroleptische Wirkung mit starker Verminderung der seelischen Energie und Hemmung der Bewegungen auszulösen. Das ist günstig für Sie. Jedoch, je schwächer ein Neuroleptikum ist, um so häufiger wird die seelisch entspannende Wirkung begleitet von Müdigkeit mit erhöhter Schlafbereitschaft, Blutdrucksenkung mit eventuellem Schwindelgefühl (Vorsicht beim Aufstehen), Pulsbeschleunigung (evtl. Herzklopfen), Mundtrockenheit, vorübergehender Sehstörung (besonders beim Lesen) u. a. Wegen der Förderung der Schlafbereitschaft empfiehlt sich die Einnahme besonders vor dem Mittagsschlaf und abends und nur in sehr niedriger Dosierung auch sonst am Tage.

Die zur Zeit gebräuchlichsten schwachen Neuroleptika sind: Protactyl, Verophen, Melleril, Melleretten, Taxilan, Dipiperon, Truxal, Truxaletten, Taractan, Inofal, Neurocil, Megaphen.

Die zur Zeit gebräuchlichsten mittelstarken Neuroleptika sind: Forit, Sedalande, Psyquil, Nipodal, Ciatyl, Aolept, Pasaden.

| Achtung |

Je stärker das neuroleptische Medikament ist, um so mehr treten Müdigkeit und die anderen oben beschriebenen Nebenwirkungen zurück, so daß es bei vorsichtiger Dosierung vorwiegend am Tage eingenommen werden kann. Das ist vorteilhaft. Jedoch je stärker ein Neuroleptikum ist, um so eher nähert man sich bei versehentlicher Überdosierung oder bei überdurchschnittlicher Empfindlichkeit der bei Ihnen nicht erwünschten neuroleptischen Wirkung mit eventuell erheblicher Verminderung der seelischen Energie und eventuell vorübergehendem Auftreten von Muskelkrampfzuständen, besonders in der Halsmuskulatur und im Mundbereich. Eventuell kann dann auch Unruhe in den Beinen, besonders beim Sitzen, und vorübergehende Muskelversteifung in Armen und Beinen auftreten.

Bei Auftreten derartiger Überdosierungserscheinungen muß das Neuroleptikum abgesetzt werden. Sind diese Überdosierungsbeschwerden sehr ausgeprägt (besonders bei Muskelkrampfzuständen im Hals- und Mundbereich sowie bei Sitzunruhe), hilft sogleich die Einnahme von sog. Antiparkinsonmitteln.

Die zur Zeit gebräuchlichsten starken bis sehr starken Neuroleptika sind:

Reinsubstanzen: Decentan, Dartal, Luvatrena, Randolectil, Orbinamon, Jatroneural mite, Jatroneural, Jatroneural retard, Haloperidol-Janssen, Lyogen, Omca, Fluanxol, Mayeptil, Serpasil, Sedaraupin, Triperidol, Glianimon, Glianimon mite, Ponsital.

Kombinationen: Tonoquil, Phasein.

| Also nochmals: Achtung |

Werden Neuroleptika zur seelischen Beruhigung (als Tranquilizer) verwandt, dürfen die vom Arzt verordneten Dosierungen auf keinen Fall überschritten werden, da sonst sehr unangenehme körperliche Neben- und Begleitwirkungen auftreten können. Bei Patienten, die für Neuroleptika sehr empfindlich sind, können die körperlichen Neben- und Begleitwirkungen der Neuroleptika schon bei ungewöhnlich niedrigen Dosierungen auftreten, so daß das Medikament gewechselt werden muß.

Merkblatt für Patienten und Angehörige

Betr.: Krankhafte Beeinflussungserlebnisse, Sinnestäuschungen, über-steigertes Mißtrauen, hochgradige seelische Erregung u. a.[1])

Information über Auftreten und medikamentöse Behandlung

> *Wie häufig ist die Krankheit?*

Man kann schätzen, daß mindestens $1/2$ Million Menschen in der Bundesrepublik Deutschland (BRD) kurzfristig oder auch längerdauernd an dieser Krankheit, die sehr verschieden in Erscheinung treten kann, leiden. Weniger als 10 Prozent der zu der Krankheit veranlagten Personen befinden sich jetzt, da Sie diese Zeilen lesen, in einem Krankenhaus.

> *Wie tritt die Krankheit in Erscheinung?*

Das Wesentliche sind die Beeinflussungserlebnisse, d. h. der Patient fühlt sich von außen beeinflußt, eventuell bedroht. Er mißdeutet normale Tagesereignisse und be-zieht diese durch einen krankhaften Irrtum auf sich. So meint der Patient z. B., daß ein vorbeifahrendes Auto oder vorbeigehende fremde Menschen oder eine Radio-nachricht oder eine Fernsehsendung oder auch nur irgendwelche Geräusche mit ihm etwas zu tun hätten, für ihn etwas bedeuteten, ihm etwas anzeigten.

Bei schweren Krankheitszuständen dieser Art fühlt sich der Patient auch fern-beeinflußt, indem er etwas hört oder riecht oder an seinem Körper spürt, das ihm nur seine eigenen Sinne vortäuschen. Wie man auch im Traum durch Sinnestäu-schung etwas sieht oder hört, was sich in Wirklichkeit nicht ereignet, so treten hier Sinnestäuschungen am Tage auf. Der Patient weiß nicht, daß er es mit krankhaften Sinnestäuschungen, die seine eigenen Nerven hervorrufen, zu tun hat. Er meint meist fälschlich, daß andere Personen (z. B. Nachbarn oder bestimmte Einzelper-sonen oder politische Mächte oder auch nur Apparate, elektrische Ströme usw.) aus der Ferne das mit ihm machen. Viele Patienten fühlen sich machtlos, haben das Gefühl, daß mit ihnen etwas »gemacht wird«, manche Patienten meinen sogar, daß ihnen Gedanken eingegeben oder abgezogen werden oder daß sie ihre Arme oder Beine nicht selbst bewegten, sondern ihnen das von außen »gemacht wird«. Frauen fühlen sich nicht selten sexuell fernbeeinflußt und spüren das auch durch Sinnes-täuschung.

---

[1]) Das Merkblatt kann zur Verwendung für Patienten und Angehörige durch den behandelnden Arzt von der Firma Janssen GmbH, 4 Düsseldorf, Postfach 10052, mit dem Kennwort »Merkblatt zur Behandlung mit Neuroleptika« und der Angabe der erwünschten Anzahl angefordert werden.

Was ist die Folge dieser krankhaften Beeinflussungserlebnisse?

Der Patient wird verständlicherweise im höchsten Maße beunruhigt, mißtrauisch, ängstlich, erregt. Manche laufen aus dem Haus, andere wehren sich gegen die vermeintlichen Gegner und schimpfen z. B. mit den Nachbarn, schließen sich ein, andere gehen zur Polizei, um Schutz zu suchen. Die Leichtkranken oder diejenigen, die schon einmal mit der Erkrankung zu tun hatten, sind am ehesten bereit, zur Behandlung zu einem Arzt oder in ein Krankenhaus zu gehen.

Warum werden sie krank?

Wie es z. B. eine Veranlagung zur Zuckerkrankheit gibt, so gibt es auch eine Veranlagung, nach jahrzehntelanger Gesundheit eines Tages von krankhaften Beeinflussungserlebnissen befallen zu werden. Dabei kann die Krankheit ohne äußere Veranlassung auftreten oder auch durch ein seelisch erregendes Ereignis ausgelöst werden. Man nimmt an, daß eine vorübergehende »Nervenstoffwechselstörung« im Gehirn die Ursache für diese krankhaften Erlebnisse ist.

Welche äußeren Veranlassungen fördern das Auftreten krankhafter Beeinflussungserlebnisse?

Die äußeren Veranlassungen sind sehr vielfältig: z. B. belastende Lebenskrisen in den Entwicklungsjahren, bei der Berufs- und Partnerwahl, im Wochenbett, beim Verlust von Stellungen oder Personen, körperliche Erkrankung, Arbeitsüberlastung u. a. Insgesamt kann eine gesteigerte innere seelisch nervöse Erregung auch durch anregende Medikamente, wie auch z. B. Mißbrauch von Kaffee, eine auslösende Rolle spielen.

Wodurch wird krankhaftes Mißtrauen gefördert?

Zustände mit krankhaftem Mißtrauen (par. Psychosen), die auch zu behandlungsbedürftigen Beeinflussungserlebnissen führen können, können gefördert werden durch Isolierung von anderen Menschen, durch Isolierung infolge von Alleinstehen und Einsamkeit, durch die Isolierung infolge Schwerhörigkeit oder in einer fremden, besonders sprachfremden Umgebung, durch Herabsetzung der seelischen geistigen Leistungsfähigkeit, z. B. im Alter, bei Männern durch Herabsetzung der sexuellen Leistungsfähigkeit, durch körperliche Krankheit oder auch oft durch Alkoholmißbrauch. Mit der Isolierung ist oft die Selbstunsicherheit verbunden. Man fürchtet, daß man anderen Menschen unterlegen ist, daß sie einen nicht mögen, mißachten oder gar verfolgen. Insgesamt ist die geschickte, gekonnte und kraftvolle Auseinandersetzung mit den Mitmenschen gestört. An die Stelle einer vertrauensvollen Mitmenschlichkeit ist die angstvolle Abwehr vor den anderen getreten.

Was kann man tun?

Je nach Schwere und Form der Krankheit ist eine medikamentöse Behandlung und ein eventueller vorübergehender Umgebungswechsel notwendig, meist am besten auf der Station eines entsprechenden Krankenhauses.

Welche Medikamente helfen?

Es wurden seit 1952/53 Medikamente von der Forschung entwickelt, die man Neuroleptika nennt. Diese Medikamente helfen rd. $^2/_3$ der an krankhaften Beeinflussungs- oder gar Verfolgungsideen akut Erkrankten, innerhalb spätestens 6 Wochen, diese krankhaften Ideen zu verlieren und seelisch ruhig und ausgeglichen zu werden.

Welches sind die häufigsten Nebenwirkungen dieser Medikamente (Neuroleptika)?

In niedriger Dosis sind nicht nur die Nebenwirkungen gering, sondern auch die Heilwirkungen. Geht es darum, hochgradige äußere oder seelische Erregung auszugleichen und die oben erwähnten krankhaften Ideen, besonders Beeinflussungsideen, zu verlieren, so ist eine Dosierung erforderlich, bei der es regelmäßig zu körperlichen Begleitwirkungen kommt.

Man merkt dann meist, daß der Gang etwas schwerer wird, die Arme bewegen sich eventuell schwerer, die Handschrift wird meist etwas enger. Diese Beschwerden sind harmlos und müssen eine gewisse Zeit in Kauf genommen werden.

Welche medikamentösen Nebenwirkungen müssen nicht in Kauf genommen werden?

Am Beginn der Behandlung oder nach Dosiserhöhung kann es einige Stunden in manchen Fällen (bei rd. 10 Prozent der Patienten) zu einer Muskelverkrampfung meist im Bereich der Halsmuskulatur oder Zunge (Zungensteifigkeit) kommen. Dagegen kann man sofort Tabletten (sog. Antiparkinsonmittel) einnehmen oder auch eine Injektion erhalten, so daß meist innerhalb weniger Minuten die Muskelverkrampfungen verschwinden. Bei länger dauernder Behandlung kann eine Muskelunruhe in den Beinen auftreten, so daß es schwerfällt, längere Zeit ruhigzusitzen. Auch dagegen kann man Tabletten einnehmen und verringert dann am besten die Dosis.

Besteht eine überaus starke Empfindlichkeit gegen die Medikamente und ist die Dosis zu hoch, kann es zu einer vorübergehenden Versteifung in Armen und Beinen kommen, die ebenfalls durch Gegenmedikamente sowie durch Dosisverminderung zu beheben ist.

Besonders am Beginn der Behandlung und bei bestimmten Neuroleptika kann am Anfang eine Müdigkeit die Leistung beeinträchtigen und auch zu einer Behinderung im Straßenverkehr führen.

Ebenfalls bei manchen Neuroleptika, die besonders auch Müdigkeit auslösen, kommt es am Beginn der Behandlung zu Blutdrucksenkungen, die eventuell zu Schwindelgefühlen und vielleicht auch zum Auftreten einer Ohnmacht beim plötzlichen Aufstehen aus dem Bett oder bei Lagewechsel führen können.

Wie lange dauert die Behandlung?

Wie gesagt, wird bei den meisten Fällen in spätestens 6 Wochen die Krankheit durch die Neuroleptika ausgeglichen. Wie aber bei einer Zuckerbehandlung weiterhin über längere Zeit Insulin gegeben werden muß, muß auch bei vielen Kranken das Neuroleptikum noch mindestens einige Monate (nicht selten mindestens 1 Jahr) nach der

Entlassung gegeben werden, da sonst eine Rückfallsgefahr besteht. Es ist also dringend notwendig, nach der Entlassung jede Woche den zuständigen Arzt aufzusuchen. Treten gewisse Überdosierungssymptome auf, lassen sie sich, wie erwähnt, leicht behandeln. Gewisse Nebenwirkungen aber müssen – wie oben beschrieben – in Kauf genommen werden, da sonst die Heilwirkung zu schwach ist. Vorsicht grundsätzlich im Straßenverkehr. Wegen Unverträglichkeit ist Alkoholgenuß untersagt. Frühestens mehrere Monate nach der stationären Behandlung kann allmählich unter ärztlicher Leitung versucht werden, die Dosis abzubauen. Treten wieder ähnliche Symptome wie bei Krankheitsbeginn auf, muß sofort wieder die Dosis erhöht werden oder eventuell eine stationäre Behandlung erfolgen.

> *Welches ist der häufigste Fehler, der bei der Nachbehandlung gemacht wird ?*

Der Patient versucht in Unkenntnis der Wichtigkeit der medikamentösen Wirkungen, eventuell aus Angst vor einer Gewöhnung an die Medikamente, ohne den Rat des Arztes einzuholen, die Mittel abzusetzen oder die Dosis herabzusetzen. Er fühlt sich dann meist freier, da die medikamentöse Dämpfung nachläßt. Er verwechselt dieses Sich-freier-und-wohler-Fühlen mit Gesundheit und riskiert, daß es einige Tage bis Wochen später zu einem Rückfall kommt, weil die dämpfende Wirkung doch noch für eine gewisse Zeit erforderlich ist, um die Rückfallsgefahr zu vermindern.

> *Ist es notwendig, die Neuroleptika täglich einzunehmen ?*

Nein. Es wurden in den letzten Jahren Langzeitneuroleptika entwickelt, bei denen eine Injektion oder Tablette jeweils 1 Woche (evtl. 2–3 Wochen) wirksam sind.

VII. TEIL

Psychiatrische Notfallsituationen

1. Zur Therapie bei akuten Psychosen

Aus der Neurologischen Klinik des Nordwest-Krankenhauses Frankfurt
(Ärztliche Leitung: Prof. Dr. Duus)

Therapie bei Notfallsituationen in der Psychiatrie
G. Kienle

A. *Welcher Patient gefährdet die Umwelt?*

1. Epileptische Dämmerzustände:
Patienten mit epileptischen Dämmerzuständen sind schwer zu steuern und unberechenbar. Gelegentliche Gewalttaten kommen vor.
Therapie: SEE (Scophedal) (1 Amp. schwach i. v., bzw. schwach oder stark *i. m.*) *oder*
Haloperidol-Janssen 5–10 mg i. v. bzw. i. m. *oder*
Distraneurin-Infusion (in der Klinik).

2. Katatone Erregungszustände:
Bei Katatonien kommt es gelegentlich zu völlig unvermuteten abrupten Gewalttaten gegenüber der Umgebung.
Therapie: Haloperidol-Janssen 5–10 mg i. v. oder i. m., evtl. 5 mg Haloperidol-Janssen i. v. plus 5 mg Haloperidol-Janssen i. m.,
evtl. kombiniert mit mittelstark potenten Neuroleptika oberhalb der neuroleptischen Schwelle.

3. Betrunkenheit und Alkoholintoxikationen:
Therapie akut:
Vandid (Etamivan) 2–5 ml langsam i. v.

4. Gereizte Manie:
Akute Therapie:
Haloperidol-Janssen 5–10 mg i. v. –10 mg i. m. oder
SEE (Scophedal) 1 Amp. schwach i. v. oder schwach bzw. stark i. m.

B. *Welche Kranken gefährden vorwiegend sich selbst?*

1. Endogene Depression:
Bei Suizidgefährdung neigen die Patienten häufig zur Bagatellisierung. Unter antriebssteigernder und depressionslösender Behandlung erhöht sich leicht die Suizidgefahr.

Bis zur Einweisung in die Klinik akute Beruhigung durch Morphin (bei Depressionen keine Suchtgefahr!) (Morph.-hydrochloric. Amp. 0,02 g, $^1/_2$ bis 1 Amp. s. c.) oder Morphium-Scopolamin (Morphin-hydrochloric.-Scop. hydrobrom. Amp. 0,01 : 0,0003 g, $^1/_2$–1 Amp. s. c.).

2. Katatone Erkrankungen:
Häufig verminderte Schmerz- und Temperaturempfindlichkeit. Patienten gefährden sich häufig durch Selbstverstümmelungen. Bei akuter katatoner Erregung sofortige Sedierung mit Haloperidol-Janssen 5–10 mg i. v. oder i. m. oder SEE (Scophedal) 1 Amp. schwach i. v. oder schwach bzw. stark i. m. Unverzügliche Einweisung in die Klinik.

3. Alkoholdelir:
Wegen der Ataxie können die Patienten stürzen oder sich sonst irgendwie verletzen.
Sofortmaßnahme:
Distraneurin, 2 Tabl. per os oder
Distraneurin, 5–10 ml langsam i. v. oder
Tegretal 2 Tabl.
Sofortige Einweisung in die Klinik.

C. *Elementargefährdete psychiatrisch Kranke*

1. Status epilepticus:
Sofortige Unterbrechung der Anfälle notwendig.
Valium 10–15 mg i. v., dann
100 mg in 500 ml Kochsalzlösung 0,9% Infusion oder
Somnifen, 1 Amp. i. m., 1 Amp. i. v. oder
Distraneurininfusion.

2. Perniziöse Katatonie:
Sofortige Sedierung mit Neuroleptika.
Besonders geeignet:
Haloperidol-Janssen, 5–10 mg i. v. oder i. m., evtl. kombiniert mit
Neurocil, 3 ×100 mg am Tag,
dazu Infusionsbehandlung mit anfänglich 80–100 mg Prednisolon täglich.

3. Alkoholdelir:
Distraneurin 4–5 ×1–2 Tabl. oder Infusion bis zur Aufrechterhaltung eines oberflächlichen Schlafzustandes oder
Tegretal, 4–6 Tabl. täglich oder
analeptische Behandlung mit Vandid.

4. Erregte exogene Psychosen:
Sedierung mit Valium oder
    Distraneurin.

Beachte: Exogene Psychosen sind häufig exsikkiert!

Der erniedrigte Blutdruck bei Hypovolämie darf nicht mit Sympathomimetika behandelt werden! Volumensubstitutionen erforderlich! Kontrolle durch Venendruckmessung (Venotonometer).

Trockene Zunge bedeutet 3–4 Liter Flüssigkeitsdefizit. Kontrolle der Harnsekretion, des Blutdruckes, des Venendruckes, der Serumelektrolyte, des Hämoglobins und des Hämatokrits erforderlich. Unterlassung der notwendigen Infusionsbehandlung ist ein Kunstfehler!

D. Womit gefährdet der Arzt den Patienten?

1. Durch Unterlassung der Mitteilung an die Klinik, welche Medikamente vor der Einweisung verabreicht wurden (Gefahr toxischer Überdosierung!).

2. SEE (Scophedal) bei alten Patienten und bei hirnorganisch Geschädigten, Alkoholdelir.

3. Atemdepressiv wirkende Medikamente:
Phenothiazine
Opiate
Distraneurin:
Bei Patienten mit latenter Ateminsuffizienz, z. B. Cor pulmonale, Emphysembronchitis, zentraler Atemdepression, Asthma bronchiale.

4. Antikoagulanzien: Bei Enzephalomalazie und bei intrakraniellen Blutungen.

5. Die Krampfbereitschaft erhöhende Medikamente:
Phenothiazine, z. B. Megaphen,
aber auch Akineton bei Anfallsleiden

6. Nortriptylin (Nortrilen, Noritren, Aventyl)
Gefahr der Auslösung latenter Alkohol- und Arzneimitteldelirien bei Verabreichung per injectionem.

E. Besondere Unverträglichkeiten

Desipramin (Norpramin, Pertofran) blockieren die blutdrucksenkende Wirkung von Guanethidin und Betanidin. Unverträglichkeit von Katecholaminen (Arterenol) mit den meisten Thymoleptika, insbesondere Imipramin (Tofranil). Gelegentlich tödliche Blutdruckerhöhungen.

Reserpin provoziert bei Thymoleptikamedikation Krampfanfälle.

MAO-Hemmer sind unverträglich mit Thymoleptika, insbesondere Imipramin. Kombination von MAO-Hemmern mit Neuroleptika ist gelegentlich unverträglich.

Nähere Einzelheiten sowie Differentialdiagnose und Therapie der komatösen Zustände:

G. Kienle: Notfalltherapie neurologischer und psychiatrischer Erkrankungen. 2. Aufl. Thieme, Stuttgart 1968.

Anschrift des Verfassers:

Priv.-Doz. Dr. G. Kienle,
Neurologische Klinik, Nordwest-Krankenhaus
6 Frankfurt a. Main

2. Zur Symptomatik und Therapie bei akuten Intoxikationen

Aus der Psychiatrischen Klinik der Universität Düsseldorf, Rheinisches Landeskrankenhaus

Intoxikationen mit psychotropen Pharmaka – Der Suizidversuch. Symptomatik, Behandlung

J. Linden

Infolge des zunehmenden Konsums von psychotropen Substanzen steigt auch die Rate der Intoxikationen ständig an. Vergiftungen kommen weitaus am häufigsten im Rahmen von Suizidversuchen vor, aber auch als Folge von Überdosierungen in Unkenntnis der Wirkung. Schlaf- und Beruhigungsmittel finden sich heute in fast jedem Haushalt. Sie können leicht in die Hände von Kindern geraten und sind bei aufkommenden Suizidabsichten rasch erreichbar. *In der BRD werden schon heute etwa 50 000 Suizidversuche jährlich mit psychotropen Pharmaka, meist Schlafmitteln, ausgeführt. In zunehmendem Maße werden jedoch auch Psychopharmaka verwendet.*

I. Intoxikationen mit psychotropen Pharmaka

Allgemeine Behandlungsprinzipien

Moeschlin nennt als wichtigste Grundsätze in der Behandlung der Vergiftungen
1. die sofortige Elimination,
2. die rasche Neutralisation,
3. die symptomatische Behandlung.
Bei den psychotropen Pharmaka ist eine rasche Elimination nur in den ersten Stunden nach oraler Einnahme möglich, eine Neutralisation nur in speziellen Fällen, so daß der Schwerpunkt der therapeutischen Bemühungen auf die symptomatische Behandlung der Giftwirkung gelegt werden muß.

Diagnostik

Sofort Art, Dosis und Zeitpunkt der Einnahme des Medikamentes erfragen. Auf potenzierende Alkoholintoxikation achten!
Prüfung von Frequenz und Tiefe der Atmung, Blutdruck, Pulsfrequenz, Grad der peripheren Durchblutung (Kreislaufzentralisation?), Pupillenweite und Lichtreaktion, Kornealreflex, Extremitätenreflexe und Bewußtseinslage. Für den praktischen Gebrauch unterscheidet man am besten folgende vier Stufen:

1. *Benommenheit:*
   Der Patient ist schläfrig, zeitweise motorisch unruhig, auf energische Zurufe oder Schmerzreize noch erweckbar.
   Cave: Dieser Zustand kann auch Zeichen einer beginnenden Intoxikation sein. Der Patient muß in den nächsten Stunden beobachtet werden!

2. *Leichte Bewußtlosigkeit:*
   Der Patient ist nicht mehr ansprechbar, reagiert aber auf Schmerzreize mit gezielten Abwehrbewegungen. Schmerzreaktion wird am besten durch Kneifen an der Innenseite des Oberarmes oder durch Nadelstiche am Ansatz des

Nasenseptums geprüft. Extremitäteneigenreflexe sind erhalten, möglicherweise gesteigert. Pupillen leicht verengt, reagieren auf Licht, erweitern sich bei Schmerzreizen. Atmung meist intakt. Blutdruck an der unteren Grenze der Norm.

3. *Tiefere Bewußtlosigkeit:*
Patient wie unter 2., reagiert auf Schmerzreize nur noch ungezielt. Eigenreflexe deutlich abgeschwächt, Pupillen enger; nur träge Lichtreaktion. Atmung flacher. Extremitäten kühl, marmoriert. Puls frequent, Blutdruck kann leicht erhöht sein (Kreislaufzentralisation!).

4. *Tiefe Bewußtlosigkeit (Koma):*
Patient reaktionslos, Atmung sehr flach, frequent oder periodisch (Typ Cheyne-Stokes). Respiratorische Insuffizienz (»blasse Zyanose«). Blutdruck erniedrigt, Puls flach, frequent – Kollapsneigung. Pupillen eng oder sehr weit (tiefstes Koma, prognostisch ungünstig), keine Lichtreaktion. Eigenreflexe vollständig erloschen.

Sofortmaßnahmen unmittelbar nach oraler Einnahme

Erstes Ziel ist die Magenentleerung. Provokation von Erbrechen: Heißes Kochsalzwasser (3 Teel. Kochsalz auf 1 Glas Wasser) oder Apomorphin 0.01 s. c. (cave Kollapsneigung!). Wenn möglich, sofort Magenspülung: Jeweils 250 ml lauwarmes Wasser in Seitenlage, bis Spülflüssigkeit klar.

Sofortmaßnahmen nach Einsetzen der Drogenwirkung

Zuerst Atemwege freilegen: Patienten flach lagern, Kopf zur Seite drehen, Zunge vorziehen, Unterkiefer anheben und vorschieben. Entfernung von Schleim und Fremdkörpern (Tablettenreste, Zahnprothesen) aus der Mundhöhle. Am besten Mayo-Tubus einlegen. Bei Versagen der Atmung Mund-zu-Mund-Beatmung. Bei Kollapsneigung Autotransfusion (Anheben der Beine in Rückenlage), Gabe von Noradrenalin (z. B. 1 Amp. Novadral i. m.). Wenn möglich, sofort intravenös Infusion eines Plasmaexpanders (s. u.). Entleerung des Magens durch Provokation von Erbrechen oder Magenspülung n u r in Stadium 1, d. h. nur bei leichter Bewußtseinsstörung! Sofortiger Transport in die Klinik.

Sofortmaßnahmen in der Klinik

Wichtigstes Prinzip: Zuerst Stabilisierung von Atmung und Kreislauf, dann erst weitere Maßnahmen!

A t m u n g : Freihalten der Atemwege. Bei leichteren Intoxikationen genügt der Mayo-Tubus, um ein Zurücksinken der Zunge zu verhindern. Regelmäßiges Absaugen (Bronchialtoilette) erforderlich. Bei akuter Atemdepression und Atemstillstand Intubation. Trachealtubus sollte wegen Gefahr der Druckschädigung nicht länger als 24 Stunden liegen bleiben (s. u.). Gegebenenfalls Beatmung mit Atemgerät (z. B. Pulmotor). Medikamentös Micoren (halbstündlich bis stündlich 1 Amp. i. v. oder i. m.). Zusätzlich sind Gaben von Sauerstoff möglich (O_2-Zelt oder O_2-Brille, 3 l/min).

K r e i s l a u f : Bei Zentralisation oder Kollaps zuerst intravenöse Infusion eines Plasmaexpanders (Haemaccel, Periston, Macrodex). 500–1000 ml rasch einlaufen lassen. In 24 Stunden sollten wegen der Gefahr zu hoher Blutviskosität nicht mehr als 1500 ml gegeben werden. Unterstützend Depot-Novadral i. m. Bei schwerem Kollaps i. v. Noradrenalin (5–10–20 mg) oder Hypertensin (0,5 mg) jeweils in 250 ml 5%iger Lävulose als Tropfinfusion (30–50 Tr./min), ständige Blutdruckkontrolle! Der Blutdruck sollte je nach Ausgangslage bei gesunden Personen auf einem systolischen Druck von 110–120 mm Hg gehalten werden. Bei Absinken unter 70 mm Hg kommt die Nierenfiltration zum Erliegen. (Gefahr des Crush-Syndroms!)

Magenspülung: Sie sollte nur durchgeführt werden, wenn der Zeitpunkt der Medikamenteneinnahme genau bekannt ist und nicht länger als 6 Stunden zurückliegt. Bei Bewußtlosen im Stadium 4 grundsätzlich nur nach Intubation! Gaben von aktiver Tierkohle sollten wegen Gefahr späteren Übertretens in die Lunge (Erbrechen, Reflux) vermieden werden.

Weitere Maßnahmen: Katheterisierung der Harnblase. Medikamentöse Herzglykoside und Antibiotika. Spezifische Behandlung s. Tab. 35 u. 36.

Weiterbehandlung in der Klinik

Die nordische Schule beschränkt sich insbesondere bei der Behandlung von Schlafmittelvergiftungen auf ein konservatives Vorgehen mit symptomatischer Behandlung, während andere Kliniken eine aktive analeptische Therapie befürworten. Bei Schlafmitteln, insbesondere bei Barbituraten, hat sich Bemegrid (Eukraton, Megimid) als günstig erwiesen. Bemegrid sollte aber möglichst nur bei schweren Depressionen von Atem- und Kreislaufzentrum angewandt werden: *langsam* i. v. 50 bis 80 ml. Die Gaben können mehrfach in Abständen von 30–60 min wiederholt werden. Die Wirkung klingt nach 1–2 Stunden wieder ab. Bei Überdosierung Gefahr generalisierter Krampfanfälle oder Erbrechen! Kontraindikation: Opiate und das Schlafmittel Noludar.

Atmung: Frühzeitiges Anlegen einer Tracheotomie verkürzt den Totraum der Atemwege und ermöglicht eine bessere Bronchialtoilette. Indikation: 1. schwere Intoxikationen, die eine länger als 48 Stunden dauernde Bewußtlosigkeit erwarten lassen. 2. Verlegung der Atemwege durch Aspiration oder starke Sekretbildung. 3. Längerdauernde zentrale Atemdepression, bei der eine mechanische Beatmung erforderlich ist.

Kreislauf: Regelmäßige Puls- und Blutdruckkontrollen. Bei persistierender Kollapsneigung Plasmatransfusionen (Volumenauffüllung!). Unterstützend Gaben von Noradrenalin oder Hypertensin (s. o.).

Wasser-, Mineral- und Säure-Basenhaushalt, Nierenfunktion: Registrierung der Flüssigkeitsein- und -ausfuhr (Dauerkatheter). 1–2mal täglich Kontrolle von: Hämatokrit, Rest-N, Alkalireserve, Serummineralien. Besonders auf Kaliumverluste achten! Nach Stabilisierung des Kreislaufes Einleitung der Diurese. Bei Oligurie oder Anurie mit »Nieren-Starter« (Hydratation mit kaliumfreier, kochsalzhaltiger Sorbitlösung, z. B. Tutofusion NS, 500–1000 ml i. v.).

Bei persistierender Oligurie oder Anurie ist eine toxische Parenchymschädigung der Nieren anzunehmen. Indikation für Peritonealdialyse oder »künstliche Niere«.

Nach Normalisierung der Nierenfunktion ist eine tägliche Flüssigkeitszufuhr von 2000–3000 ml erforderlich. Es stehen zahlreiche äquilibrierte Elektrolytlösungen zur Verfügung, die gleichzeitig den Wasser- und Kohlehydratbedarf decken (z. B. Tutofusin B.) Schwere Entgleisungen des Mineral- und Säure-Basenhaushaltes können durch Speziallösungen ausgeglichen werden (s. Fachliteratur). Forcierte Diurese mit erhöhter Flüssigkeitszufuhr (bis 5000 ml/die) bei herz- und nierengesunden Patienten beschleunigt die Entgiftung. Unterstützend kann ein Diuretikum, z. B. Lasix, gegeben werden.

L a g e r u n g : Wegen Gefahr der Drucknekrosen (besonders bei Barbituraten) Wasserkissen, Polsterung von Ellenbogen und Fersen. 2stündlich Umlagerung in Seiten- oder Rückenlage zur Prophylaxe hypostatischer Pneumonien.

T e m p e r a t u r r e g u l i e r u n g : Bei zentraler Hyperthermie Eispackungen. Gaben von Antipyretika verstärken bei raschem Temperatursturz die Kollapsgefahr! Bei Unterkühlung Lichtbogen (cave: Verbrennungen!).

S o n s t i g e   M a ß n a h m e n : Herzbehandlung: am besten $^1/_4–^1/_8$ mg Strophanthin täglich i. v. Prophylaktisch hochdosierte Gaben von Antibiotika. Mundpflege mit Borglyzerin (Soor!). Augenpflege mit Borwasser. Lippen einfetten!

II. Der Suizidversuch

Die Zahl der Suizidversuche steigt seit etwa 20 Jahren in der BRD und in den meisten anderen westlichen Ländern stetig an. Damit rückt dieses Problem immer mehr in den Brennpunkt des wissenschaftlichen Interesses. Da es sich aber nicht um eine Krankheitseinheit, sondern um eine abnorme Verhaltensweise handelt, zu der viele, im Einzelfall sehr verschiedene Faktoren führen können, ist in jedem Fall eine Analyse der Bedingungskonstellation erforderlich. Die Ergebnisse der statistischen, psychologischen und psychodynamischen Suizidforschung können deshalb nur Anhaltspunkte liefern und eine Einschätzung der Gewichtigkeit verschiedener Faktoren erleichtern.

Statistische Merkmale

Häufigkeit: Während die Rate der Selbstmorde, d. h. der Selbstmordhandlungen mit tödlichem Ausgang, in den westlichen Ländern seit etwa 1930 im wesentlichen konstant bleibt (in der BRD zwischen 18,5 und 19,5 auf 100 000 Einwohner jährlich), nimmt die Zahl der Selbstmord v e r s u c h e seit 1945 ständig zu. Das Verhältnis von Selbstmorden zu Selbstmordversuchen wird z. Z. auf etwa 1:5 geschätzt. Das bedeutet, daß in der BRD etwa 60 000 Selbstmordversuche jährlich unternommen werden. *Etwa 80% dieser Selbstmordversuche werden mit psychotropen Pharmaka, meist Schlafmitteln, aber – wie schon erwähnt – zunehmend auch mit Psychopharmaka ausgeführt.*

Im Gegensatz zu diesen »weichen« Mitteln (Bochnik) werden bei Selbstmorden mehr »harte« Mittel, wie Erhängen, Ertrinken, Schuß, Sturz aus großer Höhe usw. angewendet.

Frauen unternehmen mehr Selbstmordversuche, Männer dagegen mehr Selbstmorde.

Die Rate der Selbstmorde steigt mit zunehmendem Alter an, Selbstmordversuche kommen in jugendlichem Alter am häufigsten vor. *Die typischen Motive beim Selbstmord beziehen sich auf Isolierung, wirtschaftliche Not und Krankheit, bei Selbstmordversuchen dagegen mehr auf zwischenmenschliche Konflikte.* Statistische Angaben über die Diagnosen der seelischen Störungen bei »vollendeten« Selbstmorden sind unsicher. Es ist lediglich bekannt, daß der Anteil von endogenen Psychosen, längerdauernden neurotischen Fehlentwicklungen, abnormen Persönlichkeiten, Sucht und Alkoholismus relativ hoch liegt. Bei Suizidversuchen dagegen finden sich weitaus am häufigsten abnorme Erlebnisreaktionen, während Psychosen (etwa 8–15%) und schwere Neurosen wesentlich seltener vorkommen.

Diese Differenz der statistischen Merkmale von Selbstmorden und Selbstmordversuchen legt die Vermutung nahe, daß es sich beim Suizid v e r s u c h um eine Handlungsweise handeln könnte, die nicht unbedingt oder ausschließlich auf Selbstvernichtung gerichtet ist. Diese Abnahme wird durch statistisch gesicherte Untersuchungen (Linden) bestätigt, nach denen in über 90% der Fälle das »Arrangement« der Suizidhandlung so angelegt wurde, daß eine Rettung sicher oder doch möglich erschien.

Wie ist dieses Phänomen zu deuten? Erst eine mehrdimensionale Betrachtungsweise, die die verschiedenen suizidfördernden Faktoren erfaßt, eröffnet das Verständnis für die Konstellationen, die zur Suizidhandlung führen.

Schematisch lassen sich folgende Faktoren vergröbernd herausheben:

1. *Abnorme Persönlichkeitsstrukturen,* die sich aus dem Primärcharakter und – meist neurotischen – Fixierungen im Kindesalter ergeben. Von besonderer Bedeutung ist die suizidfördernde Wirkung des »broken home«, die ausführlich untersucht und statistisch gesichert wurde.

2. *Neurotische Fehlentwicklungen,* die sich aus einem Zusammentreffen von meist chronischen Umweltbelastungen und abnormen Persönlichkeitsstrukturen ergeben. Sie können zu depressiven Verstimmungen und schließlich zu Suizidhandlungen führen. Der reine »Bilanzsuizid« als Prototyp einer Suizidhandlung als Reaktion auf eine extreme Umweltbelastung bei nicht gestörter Persönlichkeit scheint dagegen wesentlich seltener vorzukommen als man allgemein annimmt.
   In derselben diagnostischen Ebene liegen Persönlichkeitsabwandlungen als Folge endogener Psychosen.

3. *Aktuelle Konfliktsituationen* lassen sich fast regelmäßig kurz vor der Suizidhandlung nachweisen. Dieser Aktualkonflikt liefert meist die vordergründig-bewußte Motivation zur Suizidhandlung.

4. *Akzessorische Faktoren* dienen häufig als eigentlicher »Auslöser« der Suizidhandlung. Starke affektive Erregung (Wut, Angst) führt oft zu einer extremen psychischen Einengung. Alkohol, der in Deutschland bei einem Drittel aller Suizidversuche zusätzlich verwandt wird, wirkt ebenfalls im Sinne dieser Einengung sowie einer Enthemmung. Psychotrope Medikamente, besonders Schlafmittel und Tranquilizer, führen zu einer ähnlichen psychischen Alteration. Potentielle Suizidmittel, z. B. Schlaftabletten, können in einer kritischen Situation Auf-

forderungscharakter erhalten und erst zur Suizidhandlung anregen. Etwa 10% der weiblichen Suizidanten erliegen dieser suggestiven Wirkung (Linden). Anregungen durch Beispiele oder Zeitungsberichte sind dagegen weitaus seltener. Sie finden sich fast nur bei Jugendlichen und betreffen meist nur die Wahl der Selbstmordmethode.

Bei den Selbstmordversuchen spielen die beiden letzteren Faktoren die größte Rolle. Die Bedeutung des Aktualkonfliktes läßt sich schon daraus ersehen, daß bei etwa 60% aller Suizidanten manifeste Suizidgedanken erst in den letzten 24 Stunden vor der Suizidhandlung auftreten. Der überstürzte Ablauf der Suizidhandlung läßt für eine systematische Planung nur wenig Spielraum und erhöht damit die Rettungschancen.

Stengel hat erstmals darauf hingewiesen, *daß die Suizidhandlung bei den Selbstmordversuchen oft als Appell aufgefaßt werden muß, der auf eine Wiederherstellung der gestörten zwischenmenschlichen Beziehungen zielt.*

Der Selbstmordversuch dient offenbar als letzte Möglichkeit zum Ausbruch aus einer ausweglos erscheinenden, als unerträglich erlebten Situation. Er wird damit zu einer »tendenziösen« Handlung, die eine auffallende Ähnlichkeit mit den früher geläufigen hysterischen Zustandsbildern zeigt. Das Signal »Krankheit« weckt jedoch in unserer leistungsorientierten Umwelt nicht mehr viel Anteilnahme. Es liegt daher die Vermutung nahe, daß der Selbstmordversuch Ausdruck eines Symptomenwandels ist. *Das Signal wird intensiviert und vergröbert: der drohende Tod ist jetzt zum Hilferuf geworden.*

Diese Tendenz läßt sich besonders gut bei einer Analyse des Arrangementes der Suizidhandlung nachweisen (Linden). Mehr als die Hälfte aller Suizidanten weist vor oder im Verlauf der Suizidhandlung durch Äußerungen oder auffällige Verhaltensweisen auf die Selbstmordabsichten hin. Die meisten Selbstmordhandlungen werden in örtlicher oder zeitlicher Nähe anderer Personen ausgeführt. Weiter erhöhen sich die Rettungschancen erheblich durch die Wahl des Suizidmittels. Schlafmittel stehen mit etwa 70% an der Spitze. Das Schlafmittel kommt der problembezogenen Todesvorstellung – »Nichts mehr sehen und hören wollen« – am meisten entgegen. Die Angstschwelle vor dem schmerzhaften Todeserlebnis wird gesenkt. Der Zeitpunkt, von dem an keine Rettung mehr möglich ist (Faberow), wird zeitlich weiter hinausgeschoben, so daß noch Hoffnung auf die Intervention durch andere Personen bestehen bleibt.

Nach diesen Ergebnissen liegt der geläufige Begriff des demonstrativen Suizidversuches nahe. Dieser meist etwas abwertend gebrauchte Ausdruck birgt aber die Gefahr in sich, daß das Ausmaß der Gefährdung dieser Patienten verkannt wird. *Der Suizidant dagegen ist in der beim Suizidversuch typischen Ambivalenz meist durchaus bereit, das Risiko des möglichen Todes auf sich zu nehmen.* Auch diese zweite Lösung – der tödliche Ausgang – erscheint ihm als Fluchtweg aus der subjektiv unerträglichen Situation annehmbar. Er selbst ist jedoch oft nicht mehr in der Lage, diese letzte Entscheidung zu treffen, sondern er überläßt sie dem Zufall wie in einer Art Gottesurteil (Stengel). Die Gefährdung läßt sich außerdem daraus ersehen, daß die körperlichen Beeinträchtigungen nur bei einem Drittel der Fälle als harmlos angesehen werden können. Bei Fortbestehen der Konfliktsituation kommt es außerdem häufig zu erneuten Suizidversuchen, die meist im Arrangement eine zunehmende Gefährlichkeit zeigen.

Eine wirksame Prophylaxe stößt auf erhebliche Schwierigkeiten. Sie ist im allgemeinen nur bei Psychosen, länger bestehenden Neurosen oder auch langdauernden reaktiven Depressionen möglich. Ringel hat ein »präsuizidales Syndrom« mit psychischer Einengung, Stagnation aller expansiven Kräfte und Todesphantasien herausgearbeitet, das eine Erfassung der Suizidtendenzen vorwiegend bei schweren Neurosen erlaubt. Bei Suizidversuchen, die im Anschluß an Aktualkonflikte ausgeführt werden, muß die sorgfältige sozialpsychiatrische Nachbehandlung in den Vordergrund treten. Dabei sollten folgende Prinzipien beachtet werden:

In einer orientierenden psychopathologischen Untersuchung lassen sich endogene Psychosen und schwerwiegende Neurosen aufdecken. Sie sollten in fachärztliche Behandlung überwiesen werden. Besonders zu warnen ist vor »zudeckenden« Motiven, hinter denen sich solche Bilder verbergen können. Zweitens müssen die sozialen Umweltbedingungen im Hinblick auf situative Belastungen und Konflikte geprüft werden. Dabei sollte regelmäßig eine objektive Anamnese erhoben werden. Drittens kann die genaue Erfassung des Arrangementes und des Ablaufes der Suizidhandlung wertvolle Auskünfte über das Ausmaß der Suizidtendenz geben. Je ausgeprägter der Appellcharakter und je prägnanter die akzessorischen Faktoren sind, desto günstiger erscheint die Prognose.

III. Tabellarische Übersichten

Tab. 35   **Spezifische Symptomatik und Therapie der Intoxikationen mit psychotropen Pharmaka.**

	Symptomatik 1 = leicht 2 = schwer	Behandlung

Schlafmittel
  Barbiturate
  Carbamin-
  säureester
  Ureide etc.
	Symptomatik s. allgemeine Behandlung S. 308	Bemegrid (Megimid/Eukraton) 50 bis 80 ml langsam i. v. (1 ml/min), ggf. Wiederholung halbstündlich oder stündlich.
		Cave: Bei Überdosierung generalisierte Krampfanfälle – Erbrechen!

Neuroleptika a) schwach potente	1 Benommenheit bis flache Bewußtlosigkeit, motorische Erregungszustände, Blutdruckabfall, Tachykardie, Mundtrockenheit. 2 Tiefe Bewußtlosigkeit, Kollapsneigung, Atemdepression. Generalisierte Krampfanfälle.	Allgemeine Maßnahmen (s. S. 309). Wirkung von Noradrenalin vermindert, deshalb bei Kollapsneigung Hypertensin. Bei extrapyramidalen Reizzuständen Akineton (1 Amp. langsam i. v.). Bei generalisierten Krampfanfällen Valium 10–20–30 mg i. m. oder
b) stark potente	1 Benommenheit, motorische Erregungszustände. Extrapyramidal bedingte Dyskinesien, Mundtrockenheit. 2 Bewußtlosigkeit, Blutdruckabfall, Atemdepression. Generalisierte Krampfanfälle.	Epanutin 250 mg i. v. Keine Barbiturate – Gefahr der Potenzierung und Atemdepression. *Cave:* Bemegrid!

Thymoleptika
(Antidepressiva)
  Typ Imipramin
  Amitriptylin u. a.
  d. h. trizyklische
  Antidepressiva
  (s. S. 76)
	1 Leichte Benommenheit mit psychomotorischer Unruhe, auch delirante oder paranoid-halluzinatorische Zustände möglich. Tachykardie, Tremor, Schwitzen, Herzrhythmusstörungen, Mydriasis, Reflexsteigerung.
	2 Bewußtlosigkeit, lokalisierte Muskelkrämpfe. Tachykardie, Blutdruckabfall. Generalisierte Krampfanfälle. Herzrhythmusstörungen.
		Symptomatische Behandlung: Bei Erregung Valium, jeweils 10 mg i. m. Delirante Zustände: Distraneurin, jeweils 2 Tabl. bis zur Ruhigstellung.
		
		Herzrhythmusstörung: Mestinon 0,5–1–2 mg i. m.
		Cave: Ansprechbarkeit auf Noradrenalin verstärkt, Gefahr von Hochdruckkrisen! Besser Hypertensin. Generalisierte Krampfanfälle: Epanutin 250 mg i. v.

MAO-Hemmer
  z. B. Marsilid
  Nardil
  Niamid
	1 Benommenheit, psychomotorische Unruhe, Delir. Hypotonie oder hypertensive Krisen.
	2 Koma, Kollapsneigung, Tachykardie, generalisierte Krampfanfälle.
		Allgemeine Maßnahmen (s. S. 309). Bei Hypotonie *keine* Sympathikomimetika! Besser Hypertensin. Bei hypertensiver Krise Regitin oder Neuroleptikum (z. B. Megaphen). General. Krampfanfälle: Epanutin 250 mg i. v.

Tab. 35 (Fortsetzung)

	Symptomatik 1 = leicht 2 = schwer	Behandlung
Tranquilizer Typ Benzo- diazepin Diazepam	1 Müdigkeit oder Benommenheit, Kritiklosigkeit. Ataxie, Tonus- verlust der Muskulatur. Leichter Blutdruckabfall. 2 Bewußtlosigkeit. Blutdruckabfall.	Nur allgemeine Maßnahmen (s. S. 309).
Opiate Opium Morphin Dilaudid Pantopon Dolantin etc.	1–2 Benommenheit bis Koma. Blut- druckabfall. Starke Atemdepres- sion. Differentialdiagnose zu Schlafmitteln: *Miosis.*	Spezifischer Morphinantagonist: N-Allyl-normorphin, z. B. Lorfan 1 bis 2 mg i. v. Sofern nach 5–10 min ohne Effekt, weitere Injektionen mit jeweils der Hälfte der Initialdosis.
Scopolamin	Rasch einsetzende tiefe Narkose wie bei Morphin. Atemdepression. Trockene Schleimhäute. *Mydriasis*!	Allgemeine Maßnahmen (s. S. 309). 1 Amp. Pilocarpin (5 mg) s. c.
Atropin Antiparkinson- mittel (Artane, Akineton)	1 motorische Unruhe, Mundtrok- kenheit, Gesichtsrötung, Tachy- kardie, Mydriasis! 2 Delir oder zunehmende Bewußt- seinseintrübung bis Koma.	Prostigmin 0,5–2,5 mg i. m. oder lang- sam i. v. oder Mestinon 3–5 mg i. m. – kann in Abständen wiederholt werden. Sedierung mit Valium mehrmals 10 mg i. m.
Haschisch/ Marihuana	Schwere psychomotorische Un- ruhe. Koordinationsstörungen, delirante Zustände.	Nur symptomatische Behandlung möglich.
Alkohol	2 Koma, Gesichtsrötung, oft mit Zyanose (Atemdepression), Rö- tung der Konjunktiven. Extremi- täteneigenreflexe aufgehoben. Pupillenreaktion auf Licht und Kornealreflex oft noch erhalten. Atemgeruch!	Meist nur allgemeine Maßnahmen (s. S. 309). In schweren Fällen Lävu- lose 40%ig 40 ml i. v. oder als Infusion 10%ig 1000 ml i. v. Coramin 5–10 ml langsam i. v.
Coffein Theophyllin	Psychomotorische Unruhe. Para- noid-halluzinatorisches Syndrom oder Delir. Schlafstörung. Tremor. Tachykardie, Durchfall, Harn- drang, generalisierte Krampf- anfälle.	Sedierung mit Barbituraten, z. B. Som- nifen 1 Amp. langsam i. v.
Weckamine Benzedrin Pervitin Preludin	Psychomotorische Unruhe, para- noid-halluzinatorisches Syndrom. Delir. Mydriasis. Tachykardie, Hypertonie, Engegefühl, Luftnot → Kreislaufkollaps.	Sedierung mit Barbituraten, z. B. Som- nifen 1 Amp. langsam i. v.

Tab. 36 Symptomatik und Therapie anderer wichtiger Intoxikationen.

Intoxikationen	Symptomatik 1 = leicht　　2 = schwer	Therapie
Kohlenmonoxyd (CO)	1 Kopfschmerz, Schwindel, Herzklopfen, Ohrensausen, Augenflimmern, Kurzatmigkeit, Erbrechen, Benommenheit (Exzitation). Blutdruckanstieg. 2 Koma, Gesichtsfarbe hellrot, flache periodische Atmung, Tachykardie, Kollaps, tetaniforme Krämpfe, Glykosurie.	1. Sofort Frischluft. 2. a) Beatmung mit O_2-Überdruck (Druckkammer erforderlich). b) Beatmung mit O_2+7% CO_2. c) Hyperventilation mit Narkosegerät. 3. Thionin (Katalysin oder Helthion) 10 ml i. v. und 10 ml i. m., ggf. mehrfach wiederholen. 4. Ggf. Nicoren als Atemanaleptikum. 5. Bekämpfung des Hirnödems (z. B. Sorbitlösungen wie Tutofusin S 40).
Alkylphosphate Typ E 605	Nausea, Erbrechen, Bradykardie, Bauchkrämpfe, Durchfälle, Speichelfluß, Schweißausbruch, Miosis. Muskelschwäche, fibrilläre Muskelzuckungen, Ataxie, tonisch-klonische Krämpfe. Koma. Atemstillstand.	*Perkutane und inhalatorische Vergiftung:* Kleider entfernen, Haut mit alkal. Seife waschen. Augen mit 3%iger Bikarbonatlösung spülen. Orale Vergiftung: Magenspülung (Handschuhe!), Tierkohle, Abführen mit $Na_2 SO_4$, 30–40 g. Spez. Therapie: Sofort *Atropin* 2–4 mg i. v., nach 10 min wiederholen. Bis Eintritt der Besserung oft 20–30 mg in 24 Stunden. In schweren Fällen PAM: 100 ml der 1%igen Lösung langsam i. v. Keine Opiate und Theophyllinpräparate!
Salizylsäure (Aspirin)	1 Nausea, Erbrechen, Magenschmerzen, Schwindel, Ohrensausen. 2 Atemnot, Hyperventilation, Schweißausbruch, motorische Unruhe, Somnolenz, Gesicht gerötet. Keine Zyanose!	Alkalizufuhr: $1/_6$ molare isotonische Natriumbikarbonatlösung (im allgemeinen 300 bis 400 ml). *Cave:* Bei Überdosierung Atemlähmung! Vitamin K: 2 Amp. i. v.
Phenazetin	Somnolenz, Schwindel, Ohrensausen, Augenflimmern, *Zyanose*, Methämoglobinurie. Blutdruckabfall.	Thionin (s. CO-Vergiftung). Sonst symptomatische Behandlung. *Cave:* Nierenschaden!

V. Verzeichnis der Informations- und Behandlungszentren für Vergiftungsfälle in der Bundesrepublik Deutschland

Die nachstehenden Kliniken werden laufend durch die Dokumentationszentrale des Bundesgesundheitsamtes über die Zusammensetzung neuer Giftstoffe, Symptomatik und Behandlung unterrichtet. Sie können Tag und Nacht telefonische Auskünfte geben.

1. I. Medizinische Klinik der Freien Universität im Städtischen Krankenhaus Westend, 1000 Berlin 19 Spandauer Damm 130, Reanimationszentrum.
   Tel. (03 11) 3 04 01 11 App. 2 15.
2. II. Medizinische Abteilung des Krankenhauses Barmbek, 2 Hamburg 33, Rübenkamp 140.
   Tel. (04 11) 6 30 10 51 App. 3 45 und 3 46.
3. Universitäts-Kinderklinik Bonn, 53 Bonn, Adenauer-Allee 119.
   Tel. (0 22 21) 22 01 08.
4. II. Medizinische Universitätsklinik, 65 Mainz, Langenbeckstr. 1.
   Tel.-Durchwahl (0 61 31) 20 72 64, Zentrale 20 71.
5. II. Medizinische Klinik der Städtischen Krankenanstalten, 85 Nürnberg, Flurstr. 17, Toxikologische Abteilung, Abholfach. Tel.-Zentrale (09 11) 3 99 31.
6. Städtisches Krankenhaus rechts der Isar, 8 München 8, Ismaninger Str. 22, Toxikologische Station. Tel.-Durchwahl (08 11) 4 47 72 11, Zentrale 4 47 71.
7. Städtische Kinderklinik Charlottenburg, 1 Berlin 19, Platanenallee 23/25.
   Tel. (03 11) 3 04 03 11, 3 04 03 12 und 3 04 03 13.
8. Universitäts-Kinderklinik, 78 Freiburg, Mathildenstr. 1
   Tel. während der Dienstzeit: Durchwahl (07 61) 2 01 33 18, 2 01 33 19.
   Nachts: 2 01 33 39 oder Klinikzentrale: 20 11.
9. Universitäts-Kinderklinik im Landeskrankenhaus, 6650 Homburg/Saar.
   Tel.-Durchwahl (0 68 41) 47 25 16 (Pforte), Zentrale 4 71.

Literatur

(1) Bochnik, H. J.: Verzweiflung. Eine multifaktorielle Studie ihrer Abwege in Suizidversuche, Alkoholismus und Versagenszustände. In: Randzonen menschlichen Verhaltens. Enke, Stuttgart 1962.
(2) Dotzauer, G., H. Goebels, H. Legewie: Selbstmord und Selbstmordversuch. Münch. med. Wschr. *105:* 973–981 (1963).
(3) Faberow, N. L., E. S. Shneidman: The Cry for Help. (Bibliographie!) McGraw-Hill, New York 1961.
(4) Linden, J.: Der Suizidversuch als soziologisches Krisenbild. Ärztl. Praxis *21:* 3 (1969).
(5) Linden, J.: Der Suizidversuch. Versuch einer Situationsanalyse. Monographie. (In Vorbereitung.)
(6) Moeschlin, Sven: Klinik und Therapie der Vergiftungen. 4. Aufl. Thieme, Stuttgart 1964.
(7) Ringel, E.: Der Selbstmord. Maudrich, Wien 1953.
(8) Rost, H.: Bibliographie des Selbstmordes. Literar. Institut, Augsburg 1927.
(9) Schneider, P. B.: La Tentative De Suicide. Delachaux et Niestle, Neuchâtel–Paris 1954.
(10) Stengel, E., N. G. Cook: Attempted Suicide, its social Significance and Effects. Oxford University-Press, London 1958.
(11) Stengel, E.: Selbstmord und Selbstmordversuch. In: Psychiatrie der Gegenwart. Bd. III, S. 51–74. Springer, Berlin, Göttingen, Heidelberg 1961.
(12) Thomas, K.: Handbuch der Selbstmordverhütung. Enke, Stuttgart 1964.
(13) Zwingmann, Ch.: Selbstvernichtung. Akad. Verlagsgesellschaft, Frankfurt a. M. 1965.

VIII. Teil

Bei der Behandlung psychischer Störungen kommt der Beachtung der Rückfall-gefahr eine besondere Bedeutung zu. Es sei daher gestattet, wenn im folgenden ein Vortrag des Verfassers (in erweiterter Form) abgedruckt wird, bei dem erst im zweiten Teil psychopharmakologische Ergebnisse gebracht werden, während es sich im ersten Teil um einige grundsätzliche Gesichtspunkte zum Problem der Rückfallgefahr psychischer Störungen handelt.

Neue Wege zur Verminderung der Rückfallgefahr bei psychischen Störungen[1])

Es ist eine Gesetzmäßigkeit, daß das Auftreten einer psychischen Störung meist auch bedeutet, daß eine Rückfallgefahr besteht. Das gilt zunächst für die endogenen Psychosen, d.h. für eine $3/4$ Million von Patienten in der BRD, bei denen es sich in $2/3$ der Fälle um Schizophrenien und in $1/3$ um Manisch-Depressive handelt. Das gilt in vergleichbarer Weise für die Millionen von seelischen Fehlentwicklungen, die ohne Zusammenhang mit einer Erbanlage derart psychisch gestört sind, daß sie ent-weder an sich selbst leiden oder ihre Umgebung an ihnen leidet, seien es depressive Neurosen, Angstneurosen, Zwangsneurosen, hysterische Neurosen u.a., wie auch für diejenigen, bei denen unter besonderer Belastung eine depressive oder paranoide Psychose ausgelöst wird, ohne daß man sie dem schizophrenen oder manisch-depressiven Formenkreis zuordnen könnte. Bei denjenigen, die eine Ersatzbefriedi-gung für eine psychische Störung gefunden haben, ist die Rückfallgefahr besonders gegeben, da diese Ersatzbefriedigung nicht nur Symptomfreiheit, sondern subjektiv angenehme Erlebnisse verschafft. Wir denken hier besonders an die $1/2$–$3/4$ Million von Süchtigen (meist Alkoholsüchtige) in unserem Lande, ferner auch an sexuelle Perversionen. Hier sind aber auch im weiteren Sinne diejenigen zu nennen, unter deren Symptomatik die Umwelt leidet, und zwar im Rahmen einer eigenen sozialen Wertskala, wie z.B. bei Fanatikern und Querulanten. Oder es ist an diejenigen zu denken, die, außerhalb jeder sozialen Ordnung stehend, sich antisozial verhalten. Ein noch in keiner Weise erfaßbarer, aber wahrscheinlich hoher Prozentsatz der Kriminellen fällt in diesen Bereich.

Bevor wir nun die einzelnen Gruppen nach dem Gesichtspunkt der Verminderung der Rückfallgefahr durchsprechen, müssen wir uns noch kurz mit 3 Begriffen aus-einandersetzen, die zum besseren Verständnis des Ganzen wichtig sind:

1. Anlage
2. Inneres Schicksal
3. Äußeres Schicksal

---

[1]) H.-J. Haase: Vortrag auf dem Seminarabend der Ärztlichen Fortbildung im Chiemgau am 2. Dezember 1970 in Prien (Leitung: Prof. Dr. med. W. Hirsch). Aufgrund neuer Ergebnisse erweitert.

1. Anlage zur psychischen Störung

Eine angeborene Anlage zur psychischen Störung beinhaltet grundsätzlich eine wiederholbare Dekompensationsbereitschaft einer Persönlichkeit. Von besonderer Wichtigkeit bei den sog. endogenen Psychosen sind hier die Untersuchungen der Erbforschungen und insbesondere die Untersuchungen an eineiigen Zwillingen. Dabei zeigt sich aber besonders bei den eineiigen Zwillingen, daß auch bei den endogenen Psychosen ein Wechselspiel zwischen Anlage und Milieu besteht. Endogen bedeutet nicht, daß ein einsamer Prozeß abläuft, so wie etwa bei einem an einer Paralyse erkrankten Gehirn. Im amerikanischen Schrifttum wird daher weitgehend nicht in unserem Sinne von endogenen Psychosen, sondern sehr viel lebensnaher, in Anlehnung an die Schule von Meyer, von psychotischen Reaktionen gesprochen. Da häufig die sog. endogenen Depressionen durch äußere Anlässe ausgelöst werden, hat Verf. vorgeschlagen, den Begriff endogen grundsätzlich bei depressiven Psychosen durch endomorph zu ersetzen. In der Schizophrenieforschung hat man eine deutliche Diskrepanz eineiiger Zwillinge festgestellt. Wir wissen von jeher, daß außerdem die Zwillinge, die beide an Schizophrenie erkranken, meist nicht im gleichen Zeitraum erkranken, sondern je nach ihren Lebensbedingungen zu ganz verschiedenen Zeiten.

2. Inneres Schicksal

Es ist eine altbekannte Erfahrung, daß für unser Leben die innere Verarbeitung von Erlebnissen meist wichtiger ist als die äußeren Ereignisse. Wir erwähnten (s. S. 178) eine unserer Untersuchungen an einer Gruppe von Menschen, die einem ähnlichen äußeren Schicksal ausgeliefert waren, indem ihnen wegen eines Karzinoms der Kehlkopf entfernt worden war, und die alle ihre Sprache verloren hatten. Es zeigte sich, daß der weitere Verlauf nicht von diesem gemeinsamen äußeren Schicksal abhing, sondern jeweils von der Persönlichkeit. Ihr inneres Schicksal war bei ihnen stärker als das äußere Schicksal. – Inneres Schicksal bedeutet eigene Auswahl aus den gegebenen Situationen aufgrund besonderer Persönlichkeitsstrukturen. Das innere Schicksal führt nicht nur zur eventuellen psychischen Störung, sondern birgt naturgemäß auch die Wiederholungsbereitschaft. So erkrankte z. B. eine Ehefrau, die unter dem Druck einer Überverpflichtung stand, nach der Geburt ihres ersten Kindes an einer schweren depressiven Psychose. Sie sah nur ihre Pflichten als Mutter, nicht ihre Rechte, und fürchtete, ihren Aufgaben nicht gewachsen zu sein. Nachdem die Psychose abgeklungen war, wurde unglücklicherweise bereits innerhalb eines Jahres ein zweites Kind geboren, das nun naturgemäß die Überverpflichtung der Patientin derart überforderte, daß wiederum eine depressive Psychose auftrat. Obwohl sie zunächst mit gutem Erfolg stationär behandelt wurde, wurde sie nach Rückkehr in die Familie angesichts der beiden kleinen Kinder sogleich wiederum schwer depressiv.

Der Begriff, den wir hier inneres Schicksal nennen, hat die Menschheit stets beschäftigt, in Religionen wie Philosophien. Für unsere Fragestellung bedeutet er zum Gesichtspunkt Rückfallbereitschaft folgendes:

Nicht kritiklose Überschätzung oder Unterschätzung äußerer Lebensbedingungen, sondern stets Beachtung der Gesamtpersönlichkeit mit der ihr eigenen Bereitschaft zur seelischen Verarbeitung äußerer Eindrücke.

3. Äußeres Schicksal

Der seelisch Gesunde wird mit dem äußeren Schicksal meist fertig, d. h. er kann sein Leben wieder lebenswert gestalten, auch nach äußerst belastenden Erlebnissen. (Impulsivreaktionen und Kurzschlußreaktionen sind auszuschließen.) Man denke z. B. an die vielfachen Belastungen in der Nachkriegszeit wie im Kriege, die gemeinsam ertragen wurden. Man denke z. B. daran, wieviel Menschen sich täglich mit Schuld beladen, indem sie unter dem Einfluß von Alkohol am Steuer andere zu Tode bringen. So starben mehr als 800 Menschen in diesem Jahr in Nordrhein-Westfalen im Straßenverkehr an Unfällen, bei denen Alkohol eine Rolle spielte. Und dennoch erkrankte keiner derjenigen, die sich echt schuldig gemacht hatten, in dem Sinne, daß er deshalb zu uns in eine Nervenklinik kommen mußte. Wenn dagegen jemand wegen Schuldgefühlen in unsere Behandlung kommt, so handelt es sich grundsätzlich um pathologische Depressionen, die eine besondere Verarbeitungsweise seiner Persönlichkeit darstellen. Man weiß, daß in zahlreichen Suiziden, die begangen wurden, nur die wenigsten echte Bilanzselbstmorde sind, bei denen kühlen Kopfes eine Bilanz gezogen wird.

Man muß sich also darüber klar sein, daß eine Einflußnahme auf das äußere Leben im Sinne des Versuchs einer Gestaltung des Familienlebens oder des Berufs nur dann sinnvoll sein kann, wenn sie der Persönlichkeit desjenigen, dem geholfen werden soll, Rechnung trägt. Werden also unverhofft hereinbrechende äußere Schicksalsschläge vom psychisch Gesunden meist überwunden, so sind doch andererseits von außen bedingte andauernde Einflüsse von großer Wichtigkeit. Nicht nur die unmittelbare Familie, sondern auch die Gesellschaft haben starke Wirkungen auf das Leben des einzelnen. Gruhle sagte: »Eine Charaktereigenschaft ist eine Antwort auf eine Frage«. Der einzelne entfaltet Charaktereigenschaften unter dem Einfluß der Gesellschaftsstruktur. Man denke z. B. hierzu an den Strukturwandel von Völkern innerhalb einer Generation, z. B. an uns selbst in Deutschland in der Zeit vor 1945 und dann bis heute, oder an das Volk der Chinesen, oder an die Israelis, die erkennen lassen, wie engstirnig Rassentheorien einer vergangenen Zeit waren und wie nicht nur der einzelne im kleinen Kreis der Familie geprägt wird und von hier aus sein Schicksal geformt wird, sondern daß die Gesellschaft in mannigfaltiger Form auf den einzelnen wirkt.

Der psychisch Gestörte oder dazu Disponierte ist dadurch gekennzeichnet, daß er nicht nur in der Zeit der Erkrankung, sei es einer Psychose oder einer Neurose, seine Willensfreiheit völlig verliert oder weitgehend einbüßt. Er ist unfrei und oft darin beeinträchtigt, die für sein Lebensglück und für seine seelische Gesundheit günstigen äußeren Bedingungen selbst zu schaffen. Nach diesen allgemeinen Vorbemerkungen, die das Komplexe des Problems der Verminderung der Rückfallgefahr psychischer Störungen andeuten sollen, wollen wir ins Detail gehen.

4. Zur Rückfallgefahr und Psychotherapie bei Neurosen

Zunächst ein Beispiel:

Ein 45jähriger Ingenieur, äußerst strebsam, pflichtbewußt, macht im Dienste seiner Arbeitgeber zahlreiche Auslandsreisen. Nachdem er sich auf einer dieser Reisen psychisch und körperlich übernommen hat, setzt ein Zustand mit Tachykardien und ausgeprägter Herzangst ein. Er wird daraufhin über mehrere Monate in Krankenhäusern untersucht und behandelt. Zahlreiche EKGs und Laboruntersuchungen ergeben zwar keine pathologischen Befunde, doch wird wiederholt ein leicht erhöhter Blutdruck festgestellt. Niemand beachtet die phobische Komponente des Geschehens, und der Patient erhält Ganglienblocker. Gewissenhaft messen drei verschiedene Ärzte täglich über Wochen seinen Blutdruck. Als ebenfalls gewissenhafter Ingenieur zeichnet er die Blutdruckwerte auf und stellt fest, daß einer der Ärzte grundsätzlich niedrige Werte, der zweite mittlere, der dritte hohe und eindeutig pathologische Werte mißt. Als er dies den Kollegen auf einem Diagramm demonstriert, werden zwar die Ganglienblocker abgesetzt, aber es erfolgt weiterhin durch zahlreiche rein körperliche Untersuchungen eine Verunsicherung des Patienten und eine Verstärkung seiner Angstbereitschaft. Er kommt schließlich $1^1/_2$ Jahre nach dem Beginn seiner Herzphobie, nachdem er in der gesamten Zeit arbeitsunfähig geschrieben wurde und eine Reihe von Monaten in Krankenhäusern verbracht hat, über einen sachkundigen Internisten in Psychotherapie. Zweimal konnte der Patient zu den ersten Sitzungen nicht erscheinen, da auf der Fahrt zur Sitzung ein herzphobischer Zustand auftrat. Er fährt deshalb mit seinem Wagen an den Straßenrand und schaltet sein Blinklicht ein. Andere Autofahrer werden auf ihn aufmerksam und bringen ihn nach Hause. In den folgenden Stunden werden die Situationen durchgesprochen, in denen Herzbeschwerden und Angst auftraten, und der Patient gewinnt mehr und mehr Einsicht, daß seine Herzbeschwerden sowie die Angst die Folgen dieser Situationen sind, er also primär unter einer seelischen Fehlhaltung leidet. Damit gewinnt er wieder zunehmend Vertrauen in seinen Organismus und verliert die Erwartungsängste. Während in einer Reihe von Sitzungen die psychodynamischen Hintergründe durchgearbeitet werden, ihm seine rein leistungsbezogene Haltung deutlich wird, wird er nicht nur voll arbeitsfähig, kann nicht nur wieder Auslandsreisen unternehmen, sondern er beginnt auch, erstmals in seinem Leben, genußfähig zu werden und ein erfüllteres und glückliches Leben zu führen.

Ein typischer Fall, in dem rein organische Symptome im Sinne einer Krankheitslehre gesehen und behandelt wurden, und die Lehre vom kranken Menschen vernachlässigt wurde. Erst mit einer echt kausalen, die psychodynamische Fehlhaltung angehenden tiefenpsychologisch orientierten Psychotherapie kam es zu einer anhaltenden Verminderung der Rückfallgefahr der körperlichen Beschwerden.

Ein anderer Patient wurde von verschiedenen Kollegen ein halbes Jahr kardial behandelt, nachdem es zu einer Herzangst gekommen war. Viermal erfolgt in dieser Zeit eine Noteinweisung in ein Krankenhaus mit Krankenwagen und Blaulicht wegen Verdachts auf Herzinfarkt. Niemand hatte eine genaue Anamnese ermittelt, sondern alle Kollegen hatten jeweils nur das EKG betrachtet. Niemand hatte beachtet, daß die herzphobischen Zustände nur in ganz bestimmten Situationen auftraten, der erste z. B. unmittelbar danach, nachdem die Frau des Patienten ihm erklärt hatte, sie würde ihn verlassen. Schließlich kam der Patient von sich aus zu uns und verlor nach relativ wenigen Sitzungen seine herzphobischen Zustände. Wiederum ein Fall, mit dem skizzenhaft angedeutet werden soll, wie eine vordergründige Untersuchung und Behandlung körperlicher Beschwerden und Symptome ggf. nicht nur die Rückfallgefahr nicht verringern kann, sofern es sich um die große Gruppe neurotisch bedingter leiblicher Beschwerden handelt, sondern die Rückfallgefahr sogar fördern kann, indem der Patient iatrogen das Vertrauen in seinen Organismus verliert.

Es wird darauf ankommen, mehr und mehr anstelle einer reinen Krankheitslehre die Lehre vom kranken Menschen treten zu lassen und nicht nur hastig und voreilig bei objektiven Befunden stehenzubleiben. Es wird wichtig sein, sich nicht nur zu fragen, was ist erkrankt, sondern wer ist erkrankt. Eine differenzierte Erhebung der Vorgeschichte und Berücksichtigung der Persönlichkeit ist zwar zeitraubender, führt aber oft weiter als alle objektiven Befunde.

Besonders eindrucksvoll hat Verf. das vor 23 Jahren als junger Assistenzarzt in einer medizinischen Universitätsklinik erlebt. Verf. nahm damals an einem Stoffwechselselbstversuch teil und mußte daher in der Klinik wohnen. Aus Platzmangel teilte Verf. das Zimmer jeweils mit einem Patienten. Einer der angesehensten Internisten unseres Landes kam mit einem großen Assistentenstab zur Visite und betrachtete andächtig die Zahl der Laborwerte oder die immer wieder angefertigten EKGs. Niemand fragte, wer ist erkrankt. Ein junger Buchbinder, der ängstlich besorgt seine Extrasystolen registrierte, teilte einige Wochen das Zimmer mit Verf. und wurde von Visite zu Visite bedrückter, bis ihm schließlich gesagt wurde, daß die Extrasystolen nicht organisch bedingt seien, und er ohne jeden Rat und verunsichert entlassen wurde.

Die Zeit ist zu kurz, um hier Fälle zu schildern, die demonstrieren könnten, wie eine aufdeckende Psychotherapie eine echte Chance bietet, bei neurotischen Fehlhaltungen die Rückfallgefahr im Sinne einer Kausaltherapie herabzusetzen. Insgesamt wird angenommen, daß es bei Psychoneurosen bei einer Durchschnittsbehandlungsdauer von 150 bis 200 tiefenpsychologisch orientierten Behandlungsstunden gelingt, die Hälfte der Fälle entscheidend zu bessern, und die andere Hälfte mehr oder weniger. Es ist bekannt, daß die Bundesversicherungsanstalt, die Krankenkassen und die Beamtenbeihilfe hier inzwischen nennenswerte Zuschüsse auf entsprechenden Antrag geben. Prognostisch ungünstig und schwer zu beeinflussen sind die Fälle, bei denen Bequemlichkeit oder Verwahrlosung dazu führen, daß der Patient nicht einsatzbereit ist, und bei denen Ersatzbefriedigungen wie Sucht und Mißbrauch oder sexuelle Perversionen dazu führen, daß kein Leidensdruck besteht.

Selbstverständlich behalten auch kurzdauernde psychotherapeutische Verfahren ihren Wert, wie mehrmalige Aussprachen über Konflikte mit dem Patienten und dessen Angehörigen, autogenes Training oder neuerdings die Verhaltenstherapie mit Desensibilisierung. Diese Desensibilisierung erscheint z.B. besonders nutzbringend bei phobischen Zuständen. Es wurden hierzu Entspannungsübungen durchgeführt und dann angsterzeugende Situationen während der Entspannungsübung vorgestellt, um einen positiv bedingten Reflex zu schaffen zwischen Entspannung und angsterzeugender Situation. Aber auch hier wäre unseres Erachtens eine zunächst tiefenpsychologisch orientierte Erarbeitung der psychodynamischen Hintergründe in den meisten Fällen angezeigt, um nicht bei einer vordergründigen Symptombehandlung zu bleiben und die Rückfallgefahr auch wirklich kausal anzugehen.

Auch die Hypnose behält ihren Wert.

So kam z.B. kürzlich eine 25jährige Patientin und klagte darüber, daß sie längere Zeit an einer Blasenentzündung mit schmerzhaften Beschwerden beim Wasserlassen gelitten habe. Nach dem ehelichen Verkehr seien die Beschwerden jeweils heftiger geworden, so daß es schon seit einem Jahr kaum noch zum Verkehr komme, obwohl die Blasenentzündung sich wesentlich gebessert habe und die sexuellen Beziehungen mit ihrem Mann in vorigen Jahren völlig normal waren. Sie liebe ihren Mann, sei jetzt nur völlig verkrampft und habe Angst vor dem Verkehr. Hier ließen sich durch ein Dutzend Sitzungen von je 20 Minuten mit entsprechenden Suggestionen in Hypnose die Erwartungsängste, die sich wie ein bedingter Reflex eingeschliffen hatten, völlig lösen und die Symptomatik beseitigen.

Dies nur als Hinweis, daß man nicht grundsätzlich in der Psychotherapie im Sinne einer Verminderung der Rückfallgefahr tiefenpsychologisch die letzten Gründe aufdecken muß, sondern daß die sog. kleine Psychotherapie, wie z.B. Übungen des autogenen Trainings, Behandlungen mit paradoxen Intentionen, Suggestivbehandlungen mit Hypnosen, Verhaltenstherapie mit Desensibilisierung, die vorwiegend einer unmittelbaren Symptombeseitigung dienen, weiterhin wichtige Aufgaben haben. Dies ist gültig, weil wir es nicht selten bei psychischen Störungen mit bedingten Reflexen zu tun haben, die gleichsam an der Peripherie der Persönlichkeit liegen und unmittelbar zu unterbrechen sind. Hier ist es durchaus berechtigt, vorwiegend gegenwartsbezogen und weniger vergangenheitsbezogen zu behandeln.

Mit Recht hat sich immer mehr neuerdings die Gruppentherapie durchgesetzt. Einerseits aus ökonomischen Gründen, andererseits, weil der Gruppe doch eine Reihe von Wirkungen zukommt, die der Einzelsitzung fehlen. Ganz pauschal betrachtet kann man in der Gruppe eine wichtige Möglichkeit sehen, zwischenmenschliche Beziehungen auf eine neue, mehr realitätsbezogene Ebene zu bringen.

5. Zur Verminderung der Kluft zwischen psychiatrischem Krankenhaus und Umwelt

Wichtig ist die moderne Tendenz, den psychisch Kranken nicht zum Außenseiter der Gesellschaft abzustempeln und ihn in die Gesellschaft zu integrieren. Hier sind wir noch ganz in den Anfängen. Noch haben wir Mammut-Heilanstalten, die außerhalb der Städte irgendwo auf dem Lande liegen und symbolisch zeigen, wie wenig man mit den Kranken zu tun haben will. Von den rund 92 000 Betten der psychiatrischen Krankenhäuser der Bundesrepublik Deutschland sind nur wenige in unmittelbarer Ortsnähe, bestenfalls am Stadtrand gelegen. Noch gibt es in den allgemeinen Krankenhäusern in unserem Lande nur wenige Betten für psychisch Kranke, während es in den USA z. B. hunderttausende solcher Betten gibt. Es wird in Zukunft darauf ankommen, daß bei neuen Krankenhausgründungen endlich in ausreichender und angemessener Zahl Betten und Abteilungen für psychisch Kranke eingeplant werden.

Wichtig für die Minderung der Kluft zwischen psychisch Kranken und der Gesellschaft sind alle neuen Wege mit Übergangslösungen zwischen dem Zuhause des Kranken und einer eventuell erforderlichen stationären Behandlung. So werden angegliedert an psychiatrische Krankenhäuser bisher sog. Tag- und Nachtkliniken. Es wird zwar viel davon gesprochen, doch dürften wir bisher höchstens einige hundert Plätze dieser Art in der BRD haben. So haben wir z. B. in unserem psychiatrischen Krankenhaus bei rund 1500 Betten und etwa 2600 Aufnahmen pro Jahr 15 Plätze einer sog. Nachtklinik. Die Patienten der verschiedensten Diagnosen schlafen in der Klinik und arbeiten tagsüber draußen. Abends nehmen sie an mehreren Gruppenstunden pro Woche teil wie an den ärztlichen Visiten. Sie finanzieren den Aufenthalt entweder selbst, da sie berufstätig sind, oder das Sozialamt gibt wesentliche Zuschüsse. Damit das Ganze nicht zu sehr den Charakter eines Wohnheimes annimmt, wird darauf geachtet, daß es sich um echte Übergangslösungen mit dem Ziel handelt, daß der Patient nach einer stationären Behandlung oder auch eventuell anstelle einer stationären Behandlung nach dem Aufenthalt in der Nachtklinik bald wieder gänzlich außerhalb des Krankenhauses lebt.

Von besonderem Interesse sind die sog. Tageskliniken für Patienten, die nur am Tage in der Klinik sind und abends und nachts bei ihren Angehörigen. Der schroffe Übergang vom Zuhause in das Krankenhaus wird ihnen erspart, bei psychisch Kranken von besonderer Wichtigkeit, sofern die häuslichen Bedingungen nicht zu belastend sind.

Wir haben z. B. 18 Plätze für derartige Patienten in unserem Krankenhaus. Man könnte eine große Zahl der Patienten mit Psychosen bei den heutigen medikamentösen Möglichkeiten in derartigen Tageskliniken behandeln, wenn die Familien bereit sind, die Kranken zu Hause zu tolerieren und die Entfernungen vom Krankenhaus nach Hause nicht zu groß sind. Gerade daran aber scheitert es vielfach. So stellte z. B. Engelmeier in Essen fest, daß $2/_3$ der psychisch Kranken dort 100 km vom Familienort behandelt werden.

Es wird jeden Arzt in der BRD interessieren, daß bereits konkrete Pläne existieren und auf der Plenarsitzung des Landtags von Nordrhein-Westfalen am 9.12.1970 der Landesregierung durch den Psychiater H. Lauber[1]) ein detaillierter Plan zur Verbesserung der Versorgung psychisch Kranker und Schwachsinniger vorgelegt wurde. In diesem Plan setzt sich H. Lauber für die Gleichstellung psychisch Kranker und körperlich Kranker ein. Er fordert u. a. im Interesse der Rehabilitation und damit der Verminderung der Rückfallgefahr die Verkleinerung der Bettenzahlen der meist auf dem Lande gelegenen psychiatrischen Landeskrankenhäuser (auf max. 600 Betten) zugunsten von psychiatrischen Krankenabteilungen in Allgemeinkrankenhäusern, von neu zu errichtenden Spezialeinheiten für psychisch Kranke und Schwachsinnige, von halbstationären Übergangslösungen, wie Tages- und Nachtkliniken, Übergangswohnheimen, Einrichtung von beschützenden Werkstätten, Sonderschulen usw.

Damit befindet sich die Psychiatrie in der BRD im Umbruch, und erste Schritte zur Neuorientierung wurden unternommen.

6. Zur Verminderung der Rückfallgefahr bei Suizidversuchen, Suchtkranken, sexuellen Perversionen

Man rechnet, daß in der BRD jährlich rund 50000–60000 Suizidversuche, vorwiegend mit Medikamenten, durchgeführt werden (s. a. S. 308 ff.). Es wird angenommen, daß mindestens jeder vierte einen Suizidversuch wiederholt. In den Krankenhäusern werden die Kranken zwar körperlich nach dem Suizidversuch wiederhergestellt, doch nur ein kleiner Prozentsatz wird im Hinblick auf die auslösenden psychischen Probleme betreut. So stellte z. B. Engelmeier kürzlich fest, daß bei den 823 Suizidversuchen eines Jahres in der Stadt Essen nur knapp $1/_5$ die Gelegenheit hatte, einen Nervenarzt zu sprechen. Es wird ein Zukunftsweg sein, daß die Patienten nach Suizidversuchen in größeren Krankenhauskomplexen in Reanimationszentren zusammengefaßt werden, in denen die Patienten nicht nur körperlich, sondern auch psychisch behandelt werden. Zu denjenigen Kranken, die wegen Suizidversuchs in kleineren Krankenhäusern aufgenommen werden, sollte möglichst ein Psychiater konsiliarisch hinzugezogen werden. Gerade am Umgang mit den Kranken nach Suizidversuchen zeigt sich, daß wir bei der Behandlung der psychisch Kranken noch ganz am Anfang stehen, sofern es sich nicht um vorwiegend medikamentöse Behandlungen handelt, sondern menschliche Schicksale in positiver Weise außerhalb von vorwiegend körperlichen Maßnahmen zu beeinflussen sind. Hier zeigt sich in tragischer Weise besonders deutlich, wie sehr wir noch einer rein naturwissenschaftlich orientierten Organmedizin verhaftet sind. Noch heute wird an unseren Universitäten in der Medizin vielfach im Geist des 19. Jahrhunderts unterrichtet, indem abstrakte Krankheitseinsichten gelehrt werden, und die Lehre vom kranken Menschen zu kurz kommt. Im Umgang mit den psychisch Kranken, die

---

[1]) Dr. H. Lauber, apl. Prof. für Psychiatrie und Neurologie an der Universität Düsseldorf, Direktor des Psychiatrischen Rheinischen Landeskrankenhauses Langenfeld, Mitglied des Landtags Nordrhein-Westfalen.

einen Suizidversuch begingen, sehen wir zwar neue Wege, aber wir haben sie noch kaum beschritten.

Ein besonders bedrückendes Kapitel ist der Umgang mit *Suchtkranken*. Wenn wir bedenken, daß man mit rund 600000 Alkoholsuchtkranken in der BRD rechnet, und daß jetzt durch die Jugendlichen eine neue Welle der Sucht und des Mißbrauchs auf uns zukommt, so kann man nur resigniert feststellen, daß die Möglichkeiten für eine gewissenhafte und nach modernen Gesichtspunkten stationär durchgeführte Entziehungskur bisher nur für Einzelfälle gegeben sind. Z. Zt. gibt es bereits 60000 Rentner in der BRD als Folge von Sucht bzw. Drogenabhängigkeit. Wir überlassen das Gros der Suchtkranken – ähnlich wie bei den Suizidversuchen – ihrem Schicksal; um so tragischer, als ein Suchtkranker im Durchschnitt eine sehr viel schlechtere Prognose hat als z. B. ein Schizophrener. Die gesunde Gesellschaft hat hier allerdings gewisse mildernde Umstände; denn immer, wenn es bei psychischen Störungen zur Ersatzbefriedigung gekommen ist, und der Leidensdruck z. B. durch die Einnahme eines Suchtmittels wegfällt, ist es außerordentlich schwierig, hier neue Wege zu beschreiten.

Das gilt naturgemäß auch auf einem ganz anderen Gebiet der Ersatzbefriedigung, den *sexuellen Perversionen*. Psychotherapeutische Maßnahmen haben hier selten Erfolg. Kommt es jedoch bei sexuellen Fehlhaltungen dazu, daß nicht nur der Betroffene, sondern auch die Umgebung leidet, haben wir es gar mit rückfälligen Triebverbrechern zu tun, so beginnt sich eine neue Möglichkeit abzuzeichnen, indem der Sexualtrieb chemisch (Cyproteronacetat) ausgeschaltet wird.

Die Einnahme von entsprechenden Medikamenten ist zwar humaner als die operative Kastration, allerdings auch weniger kontrollierbar, zumal die Wirkung reversibel ist. Es wird daher wichtig sein, injizierbare Langzeitpräparate zur chemischen Ausschaltung des Sexualtriebes anzuwenden, die zur Zeit noch erprobt werden. Immerhin ist diese Ausschaltung oft der einzige Weg, um rückfällige Triebverbrecher vor weiteren Delikten zu bewahren und ihnen damit vielleicht ein Leben in Freiheit wieder zu ermöglichen.

So kam zu uns ein homosexuell veranlagter Mann, der eine Reihe von Gefängnisstrafen hinter sich hatte, weil er sich immer wieder an männlichen Jugendlichen verging. Schon seit Jahren hatte er den Wunsch nach Behandlung ausgesprochen, zumal er nicht nur unter den Bestrafungen, sondern auch unter seinen Vergehen litt. Dieser Leidensdruck äußerte sich z. B. durch Angst, die sich auf der Straße, die für ihn eine Versuchungssituation darstellte, einstellte. Schon knapp 4 Wochen nach Einnahme der entsprechenden Tabletten (Cyproteronacetat (Schering), voraussichtlicher Handelsname = Androcur) bildeten sich nicht nur die Libido und Potenz zurück, sondern der Patient verlor auch erwartungsgemäß erstmals seine Angst auf der Straße.

Wir haben damit den Übergang zu denjenigen psychischen Störungen gefunden, unter denen nicht nur der Betroffene, sondern auch die Umgebung leidet, mit denen weniger der Psychiater als der Staatsanwalt zu tun hat, sofern die Betroffenen straffällig werden. Auch hier sind wir noch ganz am Anfang und stehen weitgehend bei einer Tatbestrafung im Sinne der Sühne und Abschreckung. Es wird darauf ankommen, in Zukunft im Strafvollzug nicht nur die Tat, sondern auch den Täter mehr zu berücksichtigen und Maßnahmen zu ergreifen, die sich nicht nur rückwärts auf die Tat, sondern nach vorwärts richten, um die Rückfallgefahr zu verringern. So treten in Schweden z. B. schon vielfach an die Stelle von Strafen bei geeigneten Tätern Maßnahmen, die der Zukunft dienen.

7. Zur Verminderung der Rückfallgefahr bei Psychosen

Prophylaxe mit Lithiumsalzen bei rezidivierenden depressiven und/oder manischen Psychosen

Gerade hier können wir davon sprechen, daß neue Wege nicht nur geplant, sondern bereits beschritten werden.

Wir können mit mindestens 300000 Personen in der BRD rechnen, die zu manisch-depressiven Psychosen veranlagt sind und mehrmals in ihrem Leben an einer manischen oder meist depressiven Psychose erkranken. Da derartige Psychosen im Durchschnitt 6–9 Monate dauern und oft große Belastungen für die Kranken und ihre Umgebung bedeuten, ist von größtem Interesse, daß wir mit der prophylaktischen Therapie mit Lithiumsalzen die Möglichkeit haben, die Häufigkeit des Auftretens weiterer psychotischer Phasen deutlich zu verringern.

Nachdem Lithiumsalze seit über 100 Jahren in der Medizin Verwendung fanden, z. B. bei Gelenkerkrankungen und bei Nierensteinleiden, wurde 1949 die Wirksamkeit bei psychomotorischen Erregungszuständen entdeckt und 1954 zum ersten Mal beobachtet, daß ein Lithiumsalz das Wiederauftreten depressiver Phasen verhindern kann. Inzwischen liegen mehr als 600 Publikationen über die Lithiumtherapie vor. Zusammenfassende Übersichten wurden 1969 von Lauter und 1971 von Schou vorgelegt. Mein Mitarbeiter Wagner hat jetzt mehr als 500 Veröffentlichungen im Originaltext durchgearbeitet. Zusammenfassend läßt sich bisher folgendes feststellen: Anerkannt ist ein dämpfender therapeutischer Effekt während der manischen Phase, die jedoch in schweren Fällen weiterhin in Kombination mit Neuroleptika zu behandeln ist.

Umstritten und allenfalls gering ist ein therapeutischer Effekt in der depressiven Phase.[1])

Anerkannt und wichtig für unser Thema ist jedoch, daß man nach bisherigen umfangreichen statistischen Untersuchungen annimmt, daß es bei der Prophylaxe von Manien und depressiven Psychosen nur in $1/5$–$1/3$ der Fälle völlige Versager gibt. Zwischen den Fällen mit vollem Erfolg und den Versagern liegen diejenigen, bei denen Psychosen seltener und schwächer auftreten. Es wurde die Vermutung ausgesprochen, daß über die Hälfte der Kranken mit rezidivierenden Manien oder depressiven Phasen rezidivfrei werden. Man wird hierzu noch weiteres statistisches Material abwarten können, das uns in zunehmendem Umfang erreicht; denn schon 1968 gab es in Schweden und in den USA jeweils mindestens 1000 Patienten, die auf eine Lithiumdauertherapie eingestellt waren (Zahlenmaterial zum Wirkungsgrad der Lithiumbehandlung siehe die von unserem Mitarbeiter Wagner zusammengestellte tabellarische Übersicht, Tab. 37, S. 328; Tab. 38, S. 329).

Kontraindikationen

Von einer Behandlung mit Lithiumsalzen ist abzusehen, bzw. diese darf nur unter sorgfältigster Überwachung durchgeführt werden nach genauem Abwägen der Vorteile gegenüber den Nachteilen:

---

[1]) Einige Hinweise scheinen auch auf eine Besserung der affektiven Komponente bei affektiven Mischpsychosen durch Lithium hinzudeuten:

Tab. 37   **Wirksamkeit der Lithiumtherapie bei reinen affektiven Störungen.**

Diagnose	Be-hand-lung	Unter-su-chungs-metho-dik	Zahl der Ver-öffent-lichun-gen	Zahl der Patien-ten total	Prozentualer Anteil der Patienten			
					Besserung		Ver-sager	Ver-schlech-terung
					»gut« bis »sehr gut«	»mäßig« oder »zwei-felhaft«		
MDK Manie	ther.	dbc	5	103	60	23	14	3
		c	1	25	44	56	–	–
		o	46	822	81	4	15	–
	pro.	dbc	1	4	50		50	
		c	5	194	63	12	24	1
		o	19	341	70	14	16	–
Depr.	ther.	o	10	127	46	1	53	–
	pro.	c	2	23	39	26	26	9
		o	4	55	51	9	40	–

dbc: kontrollierter Doppelblindversuch
c: offene kontrollierte Untersuchung
o: offene nicht kontrollierte Untersuchung
ther.:   Behandlung akuter affektiver Psychosen
pro.:   prophylaktische Behandlung affektiver Psychosen
MDK: manisch-depressive Krankheit (mono- und bipolare Verlaufsform)
Manie: manische Phase der MDK oder chronisch-rezidivierende Manie
Depr.:   depressive Phase der MDK oder chronisch-rezidivierende Depression

Bei Zuständen, die die Lithiumausscheidung beeinträchtigen, z. B. schwere Herz-, Kreislauf- und Nierenerkrankungen, Erkrankungen, die eine kochsalzarme Diät erfordern.

Bei Zuständen, die zu einer Änderung der Elektrolyt- und Flüssigkeitsverteilung im Körper führen können, z. B. interkurrente Erkrankung, starker Schweißverlust, Gravidität, Stoffwechselstörungen, endokrine Erkrankungen (z. B. bei vorgeschädigter Schilddrüse), bei mangelnder Kooperationsfähigkeit des Patienten, z. B. bei Schwachsinn, bei schlechtem Allgemeinzustand, z. B. in hohem Alter, bei (akuten) schweren neurologischen Störungen, z. B. bei Epilepsie bzw. pathologischen EEGs.

Nebenwirkungen

Gastrointestinale Störungen (Appetitmangel, Übelkeit, Erbrechen, Bauchschmerz, Diarrhoe oder Obstipation) treten häufig 1–3 Stunden nach Tabletteneinnahme zusammen mit den Spitzenwerten der Lithiumkonzentrationen im Serum auf.
Sie sind um so ausgeprägter, je steiler der Anstieg der Lithiumkonzentration im Serum ist, und können evtl. durch langsam einschleichende Dosierung bzw. durch

Tab. 38 Wirksamkeit der Lithiumtherapie bei affektiven Mischformen.
(Erläuterungen: vgl. Tab. 37).

Diagnose	Behandlung	Untersuchungsmethodik	Zahl der Veröffentlichungen	Zahl der Patienten Total	Besserung »gut« bis »sehr gut«	»mäßig« oder »zweifelhaft«	Versager	Verschlechterung
Schizoaffektive und atypische affektive Störungen	ther.	o	11	128	50	19	31	–
	pro.	c	3	98	52	–	32	16
		o	5	42	–	31	55	14
Schizophrenie	ther.	o	8	53	13	26	61	–
	pro.	c	1	1	–	–	100	–
Prämenstruelle Spannung	ther.	o	1	5	40	–	60	–
Neurotische Depression		o	1	16	12	–	88	–
Zwangsneurose, Phobie		o	2	7	29	–	71	–
Alkoholismus, Morphinismus		o	2	18	11	–	89	–
Delirante Zustände		o	1	7	–	43	57	–
Verwirrtheitszustände	ther.	o	1	1	100	–	–	–
Epilepsie		o	3	28	31	22	46	–
Organische Hirnschädigung		o	1	1	100	–	–	–
Dementia praecox		o	1	6	–	–	100	–
Involutionsdepression, senile Psychose		o	4	8	14	50	36	–
Psychosen bei Jugendlichen		o	3	19	94	–	6	–

Verwendung von Retardpräparaten vermieden werden. Auch die folgenden Nebenwirkungen sind harmlos, treten vorzugsweise am Beginn der Behandlung auf und verschwinden wieder von selbst nach 1–2 Wochen oder nach kurzfristigem Aussetzen der Lithiumgaben: Müdigkeit, Muskelschwäche, Durst, trockener Mund, Polyurie, Händezittern.

Das Händezittern kann allerdings in Einzelfällen, bei denen beruflich sehr präzise motorische Leistungen wichtig sind, hinderlich sein. Schou berichtete uns hierzu in einer persönlichen Mitteilung über tremorvermindernde Wirkung bei einer Lithiumtherapie durch den Beta-Rezeptorenblocker Dociton (Propanolol), der bisher besonders bei Herzrhythmusstörungen wie auch beim Parkinson-Tremor verwandt wurde. Da auch wir daraufhin bei mehreren Fällen überzeugende Verminderungen des Lithiumtremors durch zusätzliche Gaben von 1–2 Tabl. Dociton zu 40 mg täglich sahen, möchten wir jetzt schon auf diese Möglichkeit hinweisen, bevor offizielle Mitteilungen vorliegen. Außerdem empfiehlt es sich u. E., besonders bei den durch Lithiumtremor beruflich behinderten Patienten die Lithiumdosis neben einer evtl. Reduzierung auf den Abend zu konzentrieren.

EKG-Veränderungen

Diese sind reversibel, unspezifisch, unabhängig von Alter, Geschlecht, Lithiumkonzentrationen im Serum und von der Dosis. Sie ähneln teilweise denjenigen bei Hypokaliämie, treten aber auch ohne signifikante Änderungen der Kaliumkonzentrationen im Serum auf. Im einzelnen wurden beschrieben:
T-Abflachung, ST-Senkung und T-Umkehr, in 1 Fall auch QRS-Verbreiterung.

EEG-Veränderungen

Diese sind ebenfalls unspezifisch, reversibel und nicht Ausdruck einer Organschädigung, sondern der Wechselwirkung von Natrium, Kalium und Lithium an erregbaren Strukturen. Es wurden beobachtet:
Verlangsamung, Amplitudenanstieg, zunehmende Desorganisierung des Hintergrundes mit zufällig verteiltem Auftreten von Delta- und Theta-Wellen sowie Anstieg der Beta- und Abfall der Alpha-Aktivität, starker Hyperventilationseffekt (bereits nach 1 Minute einsetzend).

Weitere Nebenwirkungen

Vereinzelt wurden folgende Nebenwirkungen beschrieben, die nach kurzfristiger Verminderung der Dosis bzw. nach Absetzen der Lithiumtabletten wieder verschwanden:
Anstieg des Körpergewichts, Miktionsstörungen, Nachlassen von Libido und Potenz, visuelle und taktile Halluzinationen, paroxysmale Muskelschwäche, erniedrigte Krampfschwelle bei Epilepsie, Erniedrigung oder Erhöhung (nur tierexperimentell) des Blutdrucks, vermehrte Hämolysebereitschaft des Blutes, vermehrte Nasensekretion, Hautveränderungen (Akne, Haarausfall, Quincke-Ödem, Ulcus cruris, generalisiertes makulopustulöses Exanthem; diese Veränderungen bedürfen noch weiterer Bestätigung), Abschwächung der Wirkung von Analgetika, Struma.
Eine Schilddrüsenvergrößerung nach länger dauernder Lithiumbehandlung wurde in mindestens 32 Fällen beschrieben. Dies scheint eine seltene und ungefährliche Nebenwirkung der Lithiumtherapie zu sein, bisher ohne Hinweis auf Malignität oder bleibende Funktionsstörung. Die Schilddrüsenvergrößerung bildet sich vollständig zurück nach Absetzen der Lithiumbehandlung oder nach zusätzlichen Thyroxingaben bei Weiterführung der Lithiumtherapie.
Es ist bekannt, daß Lithium aus dem mütterlichen in den fetalen Kreislauf eindringt, und tierexperimentell liegt eine große Zahl von Hinweisen auf eine keimschädigende Wirkung des Lithiums vor. Wenn auch bei über 60 Kindern, die von Müttern geboren wurden, die während der gesamten Schwangerschaft oder während eines Teils der Schwangerschaft mit Lithium behandelt worden waren, nur 3 Kinder mit Mißbildungen beobachtet wurden (diese Häufigkeit liegt noch unterhalb derjenigen des

natürlichen Auftretens von Mißbildungen in der Gesamtbevölkerung), so sollte man doch u. E. die Gabe von Lithiumsalzen während der Gravidität bis auf weiteres als kontraindiziert ansehen.

Lithiumintoxikation

Bei der Intoxikation finden sich Symptome des zentralen Nervensystems. Sie können schon 3 Tage nach Beginn einer Lithiumtherapie auftreten und äußern sich durch Wiederauftreten oder Verstärkung der oben beschriebenen Nebenwirkungen, wie besonders Magen- und Darmbeschwerden, ferner Abgeschlagenheit, Schläfrigkeit, Apathie, geistige Verlangsamung, Verwirrtheit, Schwindel, unsicherer Gang, Ataxie, Seh-, Hör- und Schluckstörungen, verwaschene Sprache, ausgeprägter Tremor der Hände und des Unterkiefers, (evtl. epileptiforme) Muskelzuckungen, starke Polyurie, evtl. Nystagmus.

Vollbild der Intoxikation

Schwere Bewußtseinsstörungen, Unruhe, Hyper- oder Hyporeflexie, Hyper- oder Parästhesie der Haut, Muskelhypertonie, allgemeine Muskelzuckungen bzw. -faszikulieren, Überstreckungsanfälle, evtl. epileptiforme Anfälle, Paresen, neurologische Asymmetrie, seitliche Kopfbewegungen, einseitig positiver Babinski, Harn- und Stuhlinkontinenz, gestörte Nierenfunktion, deutliche Veränderungen in EKG und EEG. Final kommt es zu Pneumonie oder Harnweginfekten. In einigen Fällen schien die Lithiumvergiftung eine Gehirnblutung oder einen zerebralen Gefäßverschluß vorzutäuschen.

Abgesehen von den 23 Fällen mit Lithiumintoxikationen in den USA 1949 nach überreichlichem Genuß eines lithiumhaltigen Kochsalzersatzmittels bei gleichzeitiger kochsalzarmer Diät (darunter 7 Todesfälle) werden in der Literatur mindestens 74 weitere Fälle von Lithiumvergiftungen angegeben, meist infolge zu hoher Dosierung oder aufgrund nicht beachteter Kreislauf- oder Nierenkrankheiten. Mindestens 10 dieser Fälle endeten tödlich.

Leichte Vergiftungserscheinungen verschwinden nach Absetzen des Lithiums. Schwere Intoxikationen sollten wie Barbituratvergiftungen in Reanimationszentren behandelt werden (evtl. osmotische Diurese, Alkalisierung des Urins, Aminophyllin, Hämodialyse).

Praktisch wichtig ist, daß es keine Überdosierung bzw. Intoxikation gibt ohne klinische Überdosierungssymptome.

Zur Dosierung bei der prophylaktischen Therapie rezidivierender Manien und/oder depressiver Psychosen

Eine volle prophylaktische Wirkung wird im allgemeinen mit einer Dosis von 24 mval Lithium/die und bei einer Lithiumkonzentration im Serum von 0,5–1,2 mval erzielt, wobei man mit 0,5 mval nur bei einem kleinen Teil der Patienten auskommen wird, während 1,2 mval ebenfalls nur bei einer geringen Zahl von Patienten notwendig ist. Die meisten Patienten sind optimal dosiert bei einem Serumlithiumspiegel von 0,8–1,0 mval.

Zusätzliche Kochsalzgaben sind unnötig, solange der Patient eine normale Menge Kochsalz zu sich nimmt. Ebenso bringt es keine Vorteile, jede Woche einen lithiumfreien Tag zu verordnen.

Bei der Behandlung mit Lithiumsalzen wurden bisher weder eine Änderung der Toleranz noch eine Gewöhnung, Sucht oder Entzugserscheinungen beobachtet.

Lithiumpräparate

Obgleich die am häufigsten verwendeten Lithiumsalze (Azetat, Karbonat, Sulfat, Zitrat) hinsichtlich ihrer Resorption, Verträglichkeit, therapeutischen Wirkung und Ausscheidung gleichwertig sind, wird im allgemeinen dem Karbonat der Vorzug gegeben, da es pro Gewichtseinheit das meiste Lithium enthält:

1 g Lithiumkarbonat enthält 27   mval Lithium,
1 g Lithiumsulfat   enthält 18,15 mval Lithium,
1 g Lithiumazetat   enthält 15,15 mval Lithium,
1 g Lithiumzitrat   enthält 14,3 mval Lithium.

Bedenken, daß Lithiumkarbonat in besonderem Maße zu Magenbeschwerden führe und das Säure-Basen-Gleichgewicht störe, konnten nicht bestätigt werden.

Präparate, die Lithium verzögert freisetzen (Retard-Präparate), ermöglichen es, die Zahl der täglichen Einzelportionen auf 1–2 zu reduzieren. Ob sie auch durch weniger hohe Spitzenwerte der Lithiumkonzentration im Serum die Häufigkeit des Auftretens gastrointestinaler Nebenwirkungen verringern können, ist nicht gesichert. Es gibt Doppelblinduntersuchungen, die zeigen, daß Diarrhoe bei Retard signifikant häufiger auftrat als bei Standard-Präparaten. Sie haben den Nachteil, weniger leicht steuerbar zu sein und sind so bei der Behandlung akuter affektiver Psychosen (sehr hohe Dosis!) weniger empfehlenswert.

Tab. 39   Lithiumpräparate in der BRD

Handelsname	Hersteller bzw. Vertrieb	Lithiumgehalt pro Tablette		Verwendetes Salz	Zahl der Tagesportionen	Empfohlene			
						Erhaltungsdosis		Anfangsdosis bei Manie	
		mg Salz	mval Li$^+$			Tabl.	mval Li$^+$	Tabl.	mval Li$^+$
Hypnorex	Delalande	400	10,8	Karb.	1 (–2)	1–2	10,8–21,6	4	43,2
Lithium-Duriles	Pharma Stern	330	6,0	Sulf.	2				
Lithium-Sigeletten	Röhm & Haas Pharma			Karb.	noch nicht im Handel				
Quilonum	Penicillin-Gesellschaft Dauelsberg	536	8,1	Azet.	3	3	24	6	48
Quilonum retard	Penicillin-Gesellschaft Dauelsberg	450	12,1	Karb.	1 (–2)	1–2	12–24		

Lithiumkonzentration im Serum

Die Konzentration des Lithiums im Serum kann aus 0,1 ml heparinisiertem (kein lithiumhaltiges Heparin!) Blut mittels Flammenphotometers oder eines Atomabsorptionsspektrometers mit einer Standardabweichung von kleiner als 2% bestimmt werden. Hämolyse, längeres Stehenlassen bei Zimmertemperatur oder Verschicken über größere Entfernungen beeinträchtigen die Bestimmung nicht.

Die folgenden Werte der Lithiumkonzentration im Serum beziehen sich auf eine Blutabnahme (auch Kapillarblut) morgens vor Einnahme der ersten Tagesportion: Nach Erreichen der vollen therapeutischen Wirkung betrug die Lithiumkonzentration im Serum im allgemeinen

    bei der Behandlung akuter affektiver Episoden : 0,5–1,5 (–2,0) mval/l

    bei prophylaktischer Behandlung: (0,3–) 0,5–1,2 mval/l

Werte über 1,6 mval/l können bereits auf eine drohende Intoxikation hinweisen. Lithiumintoxikationen bei Werten um 4–6 mval/l verlaufen meist tödlich.

Die Halbwertzeit der Lithiumkonzentration im Serum nach Absetzen der Lithiumtherapie beträgt im Durchschnitt 24 Stunden (–100 Stunden), bei Jugendlichen weniger (18 Stunden), bei älteren Patienten mehr (30–36 Stunden).

Die Überwachung der Lithiumkonzentration im Serum ist nützlich, aber nicht unbedingt erforderlich; sie kann eine genaue klinische Überwachung nicht ersetzen. Es sind bisher keine Intoxikationen beschrieben worden ohne klinische Überdosierungssymptome (s.o.). Doch gerade zu Beginn der Behandlung kann eine regelmäßige Kontrolle der Lithiumkonzentration im Serum (bis zur Stabilisierung der Erhaltungsdosis) wertvolle zusätzliche Informationen bieten und dazu beitragen.

    das Risiko der Überdosierung und damit der Lithiumintoxikation zu verringern,

    Unterdosierungen zu vermeiden,

    Patienten, die ihre Medikamente nicht regelmäßig nehmen, zu erkennen.

Außerdem ist eine Bestimmung der Lithiumkonzentration im Serum immer dann empfehlenswert, wenn

    Prodromalsymptome einer Lithiumvergiftung auftauchen,

    die Dosis geändert wird,

    neue affektive Episoden auftreten,

    interkurrente Erkrankungen auftauchen.

Die Lithiumspiegelbestimmung sollte zunächst einmal pro Woche morgens nüchtern bis zur Einstellung der Erhaltungsdosis durchgeführt werden. Weitere Lithiumkontrollen scheinen dann entbehrlich, sofern der Patient gesund bleibt, keine klinischen Überdosierungssymptome auftreten und gesichert ist, daß der Patient regelmäßig die Medikamente einnimmt. Dennoch wird es sich empfehlen, nach Einstellung, d. h. nach rd. 4mal 1 Kontrolle pro Woche, weitere Kontrollen, auch beim Fehlen klinischer Überdosierungssymptome, des Lithiumspiegels in mehrmonatigen Abständen durchzuführen.

Für die Praxis ist es wichtig, daß man die benötigte Blutmenge (5 ml) per Post in ein entsprechendes Institut senden kann, ohne durch den Versand das Ergebnis zu beeinträchtigen.

Schicksal im Körper

Lithium wird aus dem Magendarmkanal rasch und fast vollständig resorbiert (weniger als 1% verlassen den Körper mit dem Stuhl). 15 Minuten nach der Einnahme ist es im Serum und im Urin nachweisbar, nach 2 Stunden im Liquor. Das Plasma-Gewebe-Gleichgewicht bei wiederholten gleichgroßen Dosen stellt sich nach 6–8 Tagen ein.

Lithium wird nicht an Plasmaeiweiß gebunden. Es dringt rasch aus dem Extrazellulärraum in den Intrazellulärraum in der Niere, weniger rasch in der Leber, im Muskel und im Knochen und langsam im Gehirn.

Ausgeschieden wird Lithium zu 90–95% im Urin; daneben findet man es auch im Stuhl, Schweiß, Speichel, in der Galle und in der Milch. 23–98% (im Durchschnitt $^4/_5$) des glomerulär filtrierten Lithium werden tubulär wieder rückresorbiert. Die renale Lithium-Clearance zeigt starke interindividuelle Schwankungen, jedoch nur geringe intraindividuelle Variationen. Sie beträgt im allgemeinen 15–30 ml/min, bei älteren Menschen häufig weniger als 10 ml/min. Die Lithiumausscheidung ist unabhängig von der Urinmenge, aber direkt proportional der ausgeschiedenen Natriummenge.

Zum Wirkungsmechanismus:

Der Wirkungsmechanismus des Lithium bei der Behandlung affektiver Störungen ist noch ungeklärt.

Eine chemische Verwandtschaft des Lithium besteht nicht nur zu den übrigen Alkaliionen, sondern auch hinsichtlich einiger Eigenschaften zu den Erdalkaliionen Mg und Ca.

Lithium beeinflußt verschiedene Stoffwechselvorgänge, insbesondere den Katecholaminstoffwechsel, vermutlich über eine Änderung der Aktivität verschiedener Enzymsysteme.

An erregbaren Strukturen vermag Lithium das Natrium bei der Aufrechterhaltung eines Membranpotentials teilweise zu ersetzen. Bei verschiedenen Transportvorgängen zwischen Intra- und Extrazellulärraum kommt es zu einer kompetitiven Wechselwirkung zwischen Lithium und Natrium.

Es ist daher die Vermutung möglich, daß Lithium eine regulierende und stabilisierende Wirkung auf die Vorgänge hat, die den affektiven Störungen zugrundeliegen, und die in engem Zusammenhang mit der Menge der an den zentralen Synapsen als Überträgersubstanz zur Verfügung stehenden Katecholamine wie mit der Elektrolytverteilung im ZNS zu stehen scheinen.

Literatur

Baastrup, P. C., M. Schou: Lithium as a prophylactic agent; its effects against recurrent depressions and manic-depressive psychosis. Arch. Gen. Psychiat. *16:* 162–172 (1967).

Cade, J. F. J.: Lithium salts in the treatment of psychotic excitement. Med. J. Aust. *2:* 349–352 (1949).

Hartigan, G. P.: The use of lithium salts in affective disorders. Brit. J. Psychiat. *109:* 810–814 (1963).

Lauter, H.: Zum gegenwärtigen Stand der Lithium-Therapie. Dtsch. Med. Wschr. *94:* 2512--2518 (1969).

Schou, M.: Biology and pharmacology of the lithium ion. Pharmacol. Rev. *9:* 17–58 (1957).

Schou, M.: Die Lithiumprophylaxe bei manisch-depressiven Psychosen. Nervenarzt *42:* 1–10 (1971).

Schou, M., A. Amdisen, S. Eskjaer Jensen, T. Olsen: Occurrence of goitre during lithium treatment. Brit. med. J. *3:* 710–713 (1968).

Thomsen, K.: Renal lithium elimination in man and treatment of lithium poisoning. Acta Psychiat. Scand. Suppl. *207:* 83–84 (1969).

Wagner, H.: Lithiumsalze bei affektiven Psychosen. Eine wirksame und ungefährliche Behandlungsmethode? Dissertation Düsseldorf (z. Zt. in Arbeit).

8. Zur Verminderung der Rückfallgefahr bei schizophrenen Psychosen mit Langzeitneuroleptika

Damit kommen wir zum Kapitel der Verringerung der Rückfallgefahr schizophrener Psychosen, d. h. einer Erkrankung, zu der in unserem Lande fast $1/2$ Million Menschen veranlagt sind. Infolge unzureichender Nachbehandlung sind mehr als 70% der wegen Schizophrenien stationär aufgenommenen Kranken Wiederaufnahmen. Es wurde deshalb das Wort der »Drehtür-Psychiatrie« geprägt. Der neue Weg zur Verringerung der Rückfallgefahr schizophrener Psychosen, den wir in Zukunft beschreiten können und beschreiten werden, ist der Einsatz wohldosierter Langzeitneuroleptika, die pro Applikation eine Wirkungsdauer von mindestens 1 Woche haben. Sie garantieren eine gleichmäßige und sichere Applikation der Medikamente an die Patienten.

Wir haben seit 4 Jahren klinisch-experimentell an rund 500 Schizophrenen unserer Klinik fünf verschiedene Langzeitneuroleptika untersucht, die bisherige Literatur durchgesehen und eine Fragebogenaktion bei den niedergelassenen Nervenärzten der BRD durchgeführt.

Folgende Mitarbeiter führten gemeinsam mit mir diese Untersuchungen durch: D. Fischer, L. Floru, Th. Frank, K. Joseph, M. Knaack, W. Mohr, H. Richter-Peill, A. Steuer, G. Wahl, G. Walterbusch, R. Zurborn.

Wir kommen zusammenfassend zu folgenden Ergebnissen im Hinblick auf die wesentlich günstigere Verlaufsgestaltung schizophrener Psychosen bei systematischer Nachbehandlung mit Langzeitneuroleptika und die anzuwendenden Applikationsintervalle (1, 2, 3, 4 Wochen).

A. *Statistische Ergebnisse über die Nachbehandlung Schizophrener mit Langzeitneuroleptika*

1. Bei Schizophrenen, die nach stationärer Behandlung direkt nach draußen zur Weiterbehandlung entlassen wurden, waren mehr als doppelt so viele Wiederaufnahmen zu verzeichnen als bei den Schizophrenen, die systematisch in unserer Ambulanz mit Langzeitneuroleptika weiterbehandelt wurden (Beobachtungszeitraum 2 Jahre, 150 Schizophrene der Ambulanz mit Langzeitneuroleptika verglichen mit 440 Schizophrenen, die im gleichen Zeitraum nach draußen entlassen wurden).

   Das Ergebnis ist um so bemerkenswerter, als diejenigen Schizophrenen, die in die Ambulanz mit Langzeitneuroleptika übernommen wurden, im Durchschnitt mehr stationäre Aufenthalte ($= 4,1$ stationäre Behandlungen) hinter sich hatten als die Vergleichsgruppe ($= 3,1$ stationäre Behandlungen).

2. Schizophrene, bei denen bereits rund $1/2$ Jahr nach der Entlassung die Therapie mit Langzeitneuroleptika beendet wurde, kamen innerhalb weniger Monate mehr als doppelt so häufig zur Wiederaufnahme als eine Kontrollgruppe, deren Behandlung fortgesetzt wurde. Außerdem fehlten bei der weiterbehandelten Kontrollgruppe weitgehend akute Psychosen mit Plussymptomatik. Im einzelnen kamen von 47 Patienten, deren Nachbehandlung mit Langzeitneuroleptika nach rund $1/2$ Jahr beendet wurde, 18 Patienten innerhalb weniger Wochen weitgehend mit akuten Psychosen mit Plussymptomatik zur Wiederaufnahme (38,3%).

Von der zahlenmäßig vergleichbaren weiterbehandelten Kontrollgruppe kamen nur 8 Patienten zur Wiederaufnahme (15,1%), bei denen außerdem eine Plussymptomatik fehlte (6).

3. Von den Vollremittierten (= Fehlen von psychotischen Erlebnissen, volle Krankheitseinsicht) kamen bei systematischer Behandlung mit Langzeitneuroleptika in unsere Ambulanz nur 3% in einem Beobachtungszeitraum von 20 Monaten zur Wiederaufnahme (7). Von den chronisch produktiv kranken Schizophrenen kamen im gleichen Zeitraum trotz gleicher Behandlung mit Langzeitneuroleptika 20% zur Wiederaufnahme.

4. Bei denjenigen Schizophrenen, deren Weiterbehandlung mit Langzeitneuroleptika von niedergelassenen Ärzten (25 Ärzte) fortgeführt wurde, lag die Wiederaufnahmerate leider signifikant höher als in unserer Ambulanz. Als Folgerung ergibt sich, daß sowohl eine exakte Dosierung wie auch eine konsequente Weiterführung der Therapie mit Langzeitneuroleptika erforderlich sind. Jeder Therapeut sollte den Patienten beim vereinbarten Termin persönlich sprechen und sogleich den Patienten aufsuchen bzw. für einen Hausbesuch Sorge tragen, falls er nicht zum Termin erscheint!

5. Bei 10–20% der Schizophrenen traten nach stationärer neuroleptischer Kompensation der Psychose in den Monaten nach der Entlassung depressiv psychotische Syndrome (oft mit Selbstgefährdung) auf.

Jeder niedergelassene Nervenarzt, der uns einen entsprechenden Fragebogen beantwortete, meldete uns einen Suizidversuch eines Schizophrenen in den ersten 6 Monaten nach der Entlassung, jeder zweite niedergelassene Nervenarzt meldete für den gleichen Zeitraum den Suizid eines Schizophrenen (Weiteres hierzu s. S. 337).

Offensichtlich handelt es sich u. E. um depressiv psychotische Gegenschwankungen nach neuroleptischer Kompensation der Psychose. Es empfiehlt sich nach Auftreten der depressiv psychotischen Symptome eine Kombination mit (dämpfenden) Antidepressiva bei Fortführung der neuroleptischen Behandlung. Bei deutlicher Suizidgefahr stationäre Einweisung. Nach Abklingen der depressiv psychotischen Nachschwankungen werden auch bei mehrjähriger konsequenter Therapie mit optimal dosierten stark potenten Neuroleptika meist keine derartigen depressiven Symptome mehr beobachtet.

B. *Zum Problem der Applikationsintervalle und der Dosierung bei der Anwendung von Langzeitneuroleptika*

Applikationsintervall[1]) 4 Wochen:

Bei keinem Langzeitneuroleptikum, das es z. Zt. gibt, hält eine neuroleptische Dosis 4 Wochen an, ohne daß der Patient unter Auslösung grobmotorischer extrapyramidaler Symptome in den meisten Fällen überdosiert wird.

Eine Durchsicht der Literatur ergab, daß beim Fluphenazin-önanthat weniger als 10% und beim Fluphenazin-decanoat (Dapotum D, Lyogen-Depot) nur ein $^1/_4$ der Autoren ein Intervall anwandte, das über 3 Wochen lag. Es wird außerdem von den praktizierenden Nervenärzten der BRD nur von einem relativ geringen Prozentsatz

---

[1]) Ausführlicher Bericht s. H.-J. Haase u. Mitarb.: Nervenarzt *42*, 632–637, 1971.

ein 4wöchiges Intervall gewünscht. Lediglich bei chronisch Schizophrenen mit blanden Defektzuständen wünschen sich $2/3$ der Nervenärzte, die uns einen entsprechenden Fragebogen beantworteten, ein Langzeitneuroleptikum mit 4wöchiger Wirkdauer.

Applikationsintervall 3 Wochen:
Nach unseren klinisch-experimentellen Erfahrungen kann bisher kein Langzeitneuroleptikum, oberhalb der neuroleptischen Schwelle dosiert, ohne Inkaufnahme einer ständigen Überdosierung bei mindestens $1/3$ der Fälle in regelmäßigem 3wöchentlichen Intervall verwandt werden.

Zur Diskussion stehen hier Fluphenazin-önanthat (Dapotum) und Fluphenazindecanoat (Dapotum D und Lyogen-Depot), ferner Flupentixoldecanoat (Fluanxol Depot).
Fluphenazin-önanthat scheidet aus, da es intraindividuell in bezug auf Intensität und Dauer der Wirkung nicht immer gleichmäßig wirkt. Es wird dies nicht nur in der Literatur beschrieben, sondern wir konnten dies in einer Untersuchungsreihe feinmotorisch objektivieren. Grundsätzlich ist zu erwähnen, daß alle von uns durchgeführten klinisch-experimentellen Untersuchungen in dem Sinne durchgeführt wurden, daß feinmotorisch in der Handschrift die extrapyramidale Symptomatik als Wirkungsindikator objektiviert wurde.
Fluphenazin-decanoat (Dapotum D und Lyogen-Depot) dagegen zeigte konstante Wirkungen bei einer Dosierung oberhalb der neuroleptischen Schwelle (erkennbar an dem Auftreten feinmotorischer extrapyramidaler Symptome in der Handschrift), sofern nicht überdosiert wird.
Von Interesse zum 3wöchentlichen Intervall ist auch, daß die praktischen Nervenärzte außerhalb von Krankenhäusern offenbar nur in relativ geringem Maße an einem 3wöchentlichen Intervall interessiert sind, denn von den befragten Nervenärzten der BRD hielten von 140 Kollegen, die sich zu dieser Frage äußerten, weniger als 25% ein derartiges Intervall für wünschenswert, ganz gleich, um welche Schizophrenieform es sich handelte.

Applikationsintervall 1–2 Wochen:
Nach unserer Auffassung sollte das Gros der aus stationärer Behandlung entlassenen Schizophrenen in den ersten Monaten nach der Entlassung im 1wöchentlichen Intervall mit allmählichem Übergang auf 2wöchentliches Intervall behandelt werden. Wie außerordentlich wichtig nicht nur eine neuroleptische, sondern auch psychagogische Führung der an schizophrenen Psychosen Erkrankten ist, zeigt die oben schon erwähnte erschreckende Tatsache der relativ häufigen Suizide und Suizidversuche Schizophrener nach der Entlassung. Im einzelnen stellten wir in einer Rundfrage hierzu fest, daß von rund 6800 Schizophrenen, die z.Zt. von 161 niedergelassenen Nervenärzten in der BRD behandelt wurden, nach den uns zugegangenen Meldungen rd. 1%, d. h. 77 Fälle, Suizid begingen, und zwar in den ersten 6 Monaten nach Entlassung aus stationärer Behandlung. Weitere 163 führten Suizidversuche aus.
Eine unserer chronisch schizophrenen Patientinnen beging Suizid (seit Beginn unserer ambulanten Behandlung), und zwar nachdem wir bei ihr vom 7tägigen auf ein 14tägiges Behandlungsintervall übergegangen waren.

Mindestens 10% der entlassenen Schizophrenen bedürfen einer zusätzlichen vorübergehenden Behandlung mit Antidepressiva, die sich nach unseren Erfahrungen gut mit der neuroleptischen Therapie kombinieren läßt, sofern agitierend wirkende Antidepressiva vermieden werden.

Sicherheitshalber sollte die Einstellung auf Langzeitneuroleptika bei den Patienten möglichst in den Wochen vor der Entlassung durchgeführt werden. Erfolgt die Einstellung ambulant, so empfehlen sich 3 Vorsichtsmaßnahmen:

a) Niedrige Testdosis oder Umstellung von Kurzzeitneuroleptika mit neuroleptisch äquivalenten Dosierungen (s. hierzu S. 343, 344).

b) Abnahme von Leerschriften vor der Behandlung und von Vergleichsschriften mit gleichem Text bei gleichen Schreibbedingungen in den Tagen nach der Verabreichung des Neuroleptikums (z. B. 3mal eine Strophe abschreiben »Üb' immer Treu und Redlichkeit« oder »Der Mai ist gekommen« u. a.).

c) Prophylaktische Mitgabe von Antiparkinsonmitteln, falls grobmotorisch-extrapyramidale Symptome auftreten. In diesem Fall bei der nächsten Gabe Dosisreduzierung.

Wie bei allen Neuroleptika, so wurden auch bei den von uns untersuchten Langzeitneuroleptika eine Neigung zu Gewichtszunahmen wie Minderungen der Libido beobachtet, die gerade bei einer Langzeittherapie mit den Patienten zu besprechen sind.

Ein ernstes Problem bei einer neuroleptischen Langzeittherapie sind die nach besonderer Belastung des extrapyramidalen Systems auftretenden Hyperkinesien (s. o.). Um den Prozentsatz von Schädigungen des extrapyramidalen Systems möglichst klein zu halten, empfiehlt sich der Ausschluß von Kranken mit Hirnschädigungen, besonders des extrapyramidalen Systems (hierzu s. Haase, 1954). Außerdem sind unbedingt Überdosierungen (s. u.) zu vermeiden.

C. *Zur Anwendung und Dosierung von Langzeitneuroleptika*

1. *Bei 14tägigem Intervall oberhalb der neuroleptischen Schwelle und Vermeidung von andauernden Überdosierungen, d. h. ständiger Zugabenotwendigkeit von Antiparkinsonmitteln*

Einstellung jeweils möglichst unter feinmotorischer Kontrolle mit Handschrift-Test, um Unter- oder Überdosierung möglichst zu vermeiden.

Fluphenazin-decanoat: (Dapotum D, Lyogen-Depot 1 ml = 25 mg)

Anwendung: Testdosis 7,5 mg, d. h. 0,3 ml, sofern neuroleptische Disposition des Patienten nicht bekannt ist. (Achtung: Bei Kurzzeitneuroleptika finden sich bis zu 16fache interindividuelle Dosisunterschiede. Auch bei Langzeitneuroleptika sind interindividuell die Dosierungen zum Überschreiten der neuroleptischen Schwelle erheblich unterschiedlicher als z. B. bei der Lithiumtherapie zum Überschreiten des therapeutisch erwünschten Wertes.)

Sofern die Stärke der neuroleptischen Disposition des Patienten aufgrund früherer neuroleptischer Behandlung bekannt ist, empfehlen wir eine Umstellung auf eine äquivalente Dosis wie folgt:

Bei starker Disposition 7,5–12,5 mg/Injektion, bei mittlerer Disposition 12,5–17,5 mg, bei schwacher Disposition 17,5–25 mg Fluphenazin-decanoat/Injektion bei 14tägigem Intervall.

Bei diesem Vorgehen kann u. E. Fluphenazin-decanoat bei guter Verträglichkeit und gleichmäßiger intraindividueller Wirkungskonstanz unter weitgehender Vermeidung von Überdosierungen in 14tägigem Intervall eingesetzt werden. (Intervallstreckung durch neuroleptische Unterdosierung in den letzten Tagen des Intervalls bei Vollremittierten bis zu 3wöchigen Intervallen ist möglich.)

Flupentixol-decanoat (Fluanxol Depot)

Es handelt sich nach unseren klinisch-experimentellen Ergebnissen vorwiegend um ein Langzeitneuroleptikum, das für ein 14tägiges Intervall bei durchschnittlichen Dosierungen um 20 mg/Injektion in Betracht kommt (sofern eine neuroleptische Dosierung oberhalb der neuroleptischen Schwelle angezeigt ist).
Minimale neuroleptische Schwellendosis = 8 mg, maximale neuroleptische Schwellendosis = 44 mg (Einzelheiten s. Joseph).

2. Anwendung und Dosierung von Langzeitneuroleptika bei 7tägigem Intervall

Entwickelt wurden von der Janssen Pharmaceutica Beerse die Langzeitneuroleptika Fluspirilene und Penfluridol, bei denen es sich im Unterschied zu den bisher genannten Neuroleptika, deren Langzeitwirkung durch Veresterung an ölige Lösungen zustande kommt, um Reinsubstanzen handelt.

Fluspirilene

Bei diesem Langzeitneuroleptikum (Handelsname: IMAP) handelt es sich um ein Diphenylbutylpiperidinderivat und um ein Neuroleptikum von sehr starker neuroleptischer Potenz (s. S. 152 f.). Wir untersuchten seit $4^1/_2$ Jahren rd. 270 Schizophrene klinisch-experimentell mit Fluspirilene, weitere 25 Ärzte im Umkreis unseres Krankenhauses verwenden ebenfalls inzwischen Fluspirilene.
Die neuroleptische Schwellendosis lag bei Fluspirilene minimal bei 1 mg, maximal bei 12 mg, im Durchschnitt bei 2–5 mg bei einer Langzeitwirkung von 6–12 Tagen. Das arithmetische Mittel der Dosis betrug 3,58 mg (Einzelheiten hierzu s. Frank, Richter-Peill, Knaack). Als Faustregel ergab sich, daß eine Wochendosis Fluspirilene in bezug auf die neuroleptische Wirkung einer Tagesdosis von Haloperidol entspricht.
Unter Berücksichtigung verschiedener Untersuchungsreihen stellten wir zusammenfassend fest:

Zur Verträglichkeit

Eine Besonderheit von Fluspirilene ist die initiale Reaktion am 1. und evtl. 2. Tag nach der Injektion, die zweckmäßigerweise bei arbeitenden Patienten am Wochenende erfolgt. Bei dieser Initialreaktion klagte rd. $^1/_3$ der Patienten über Müdigkeit nach den ersten Injektionen, die sich aber bei den weiteren Injektionen weitgehend verlor und die Arbeitsfähigkeit bei der Dauerbehandlung nicht beeinträchtigte. Ein Drittel der Patienten hatte vorübergehend eine initiale Sitzunruhe (Akathisie) für

1–2 Tage, die sich durch Antiparkinsonmittel kompensieren ließ. Da sich die initiale Akathisie durch Dosisreduzierung weitgehend aufheben läßt, benötigt nur rd. jeder 10. unserer Patienten am 1. und evtl. 2. Tag nach der Applikation Antiparkinsonmittel. Kein Patient benötigt eine Dauerzugabe von Antiparkinsonmitteln. Als Antiparkinsonmittel bewährte sich uns Dexetimide für die Initialreaktionen. Es handelt sich um ein Glutarimidderivat (R 16470 - Janssen), voraussichtlicher Handelsname: Tremblex, dessen wirksame Dosis zwischen 0,2–0,75 mg lag und 36–50 Stunden andauerte. Diese Dosis erwies sich als ausreichend, da die Initialsymptome nie länger als 1–2 Tage bestanden. Bei der stationären Behandlung bewährte sich eine intramuskuläre Applikation der APM bei Auftreten entsprechender Zusatzsymptome sowie Dosisreduzierung bei der nächsten Injektion.

Bei der ambulanten Behandlung bewährte sich eine gleichzeitig mit der Injektion des Langzeitneuroleptikums erfolgende orale Applikation von 0,3–0,6 mg des APM Dexetimide (1 Tabl. = 0,5 mg Dexetimide), das dann in jedem Fall gut vertragen wurde, während nach intramuskulärer Applikation 1–2 Stunden später wiederholt leichte Schwindelgefühle auftraten, die eine Behinderung im Straßenverkehr zur Folge haben könnten.

Es handelte sich bei den weiteren Initialsymptomen um die bekannten dyskinetischen Reaktionen mit Schiefhalsbildungen, Zungendystonien und Dystonien im Bereich der Extremitäten. Sie traten bei ca. 10% der nicht oder nur wenig mit Neuroleptika vorbehandelten und zur Aufnahme kommenden akuten Fälle auf. Bei den chronisch Schizophrenen, bei denen nach langdauernder Vorbehandlung mit anderen Neuroleptika nur eine relativ kurze neuroleptikafreie Phase eingeschaltet werden konnte, kam es – vermutlich in Zusammenhang mit dieser Vorbehandlung – in bis zu 30% der Fälle zu dyskinetischen Symptomen im Rahmen der Initialreaktion.

Die Toxizitätsprüfungen, Blutbild, Urinstatus und Serumtransaminase sowie alkalische Phosphatasebestimmungen ergaben keinen Anhalt für toxische Nebenwirkungen des Fluspirilene (IMAP).

Vegetativ bedingte Nebenwirkungen spielten bei optimaler Dosierung praktisch nur eine geringe Rolle. 5% klagten vorübergehend initial über Hypersalivation, Hyperhidrosis oder leichte Akkommodationsstörungen.

Bei langfristiger Nachbehandlung kam es bei rd. der Hälfte der Fälle bei 7tägiger Applikation zu einem kumulativen Effekt, der besonders daran zu erkennen war, daß eine leichte Sitzunruhe am Tage nach der Injektion einsetzte. Es wurde daraufhin eine Wochendosis ausgesetzt und die Dosis etwas reduziert oder es wurde bei geeigneten Fällen auf ein 14tägiges Applikationsintervall übergegangen.

Alle ambulanten Patienten konnten trotz der Einstellung oberhalb der neuroleptischen Schwelle ihrer Arbeit und Tätigkeit ohne nennenswerte Beeinträchtigung nachgehen. Es bestand kein Anhalt für eine Beeinträchtigung der Fahrtüchtigkeit. Auch sportlichen Betätigungen, z. B. Tennisspielen, konnte bei diesen Dosierungen nachgegangen werden.

Um eine möglichst genaue 7-Tage-Wirkung zu erhalten, empfiehlt es sich, die neuroleptische Schwellendosis (Handschriftkontrolle) möglichst nicht zu überschreiten. Bei der Umstellung von anderen Neuroleptika empfiehlt sich folgendes Vorgehen: bei starker Disposition zur neuroleptischen Wirkung 1 ml = 2 mg – $1^1/_2$ ml = 3 mg, bei mittlerer Disposition 3–4 mg = $1^1/_2$–2 ml, bei schwacher

Disposition ab 4 mg, d. h. 2 ml aufsteigend. Sofern die Behandlung mit Fluspirilene begonnen wurde und die neuroleptische Disposition nicht bekannt ist, empfiehlt sich eine Testdosis von $1^1/_2$ ml = 3 mg. Bleibt die Handschrift in den folgenden Tagen unverändert und tritt auch keine initiale Akathisie am Tage nach der Injektion auf, so empfiehlt es sich, die Dosis um jeweils $^1/_2$–1 ml/Woche, d. h. 1–2 mg, jeweils zu erhöhen.

Fluspirilene wurde bei einigen unserer Patienten, bei denen es sich nicht um die Erhaltung der Kompensation schizophrener Psychosen handelte, als Dauertranquilizer im 1wöchigen Intervall unterhalb der neuroleptischen Schwelle mit durchschnittlich 0,8–1,2 ml (1 ml = 2 mg) pro Injektion zur affektiven Stabilisierung mit gutem Erfolg eingesetzt. Im größeren Umfang führte Augustin bei bisher mindestens 500 Patienten seit etwa 1 Jahr dieses Verfahren in seiner nervenärztlichen Praxis ein und benutzte Fluspirilene (0,8–1,2 ml/Injektion) als Langzeittranquilizer bei den verschiedensten Diagnosen außerhalb von Psychosen.

Penfluridol

Es handelt sich um ein oral applizierbares Langzeitneuroleptikum, das chemisch dem Fluspirilene nahe steht, und welches klinisch-experimentell bei uns bisher bei 60 Patienten untersucht wurde. Die Hälfte der Patienten erhielten Penfluridol stationär, die andere Hälfte seit rd. einem halben Jahr ambulant (Einzelheiten hierzu s. Zurborn, Fischer). Die stationär ermittelte neuroleptische Schwellendosis betrug minimal 15 mg und maximal 40 mg, im Durchschnitt 23 mg.

Die optimale neuroleptische Erhaltungsdosis lag bei stationär behandelten akut Schizophrenen bei 35 mg, bei der ambulanten Behandlung bei 21 mg. Zur Dauer der Wirkung war festzustellen, daß eine optimale neuroleptische 7-Tage-Wirkung – wie bei Fluspirilene – bisher dann zu beobachten war, wenn die durchschnittliche neuroleptische Schwellendosis von rd. 20 mg im Durchschnitt nicht überschritten wurde.

Nebenwirkungen und Verträglichkeit entsprechen weitgehend dem Fluspirilene. Nur jeder 10. Patient benötigt wegen einer initialen leichten Sitzunruhe jeweils am ersten Tag nach der Applikation ein Antiparkinsonmittel. Kein Patient bedarf einer Dauerzusatzbehandlung mit Antiparkinsonmitteln. Die Patienten der Ambulanz, von denen $^2/_3$ berufstätig sind, können ohne Behinderung ihrer Erwerbstätigkeit nachgehen. Wie auch beim Fluspirilene steht die Initialreaktion am 1. bzw. 2. Tag nach der Applikation im Vordergrund. Sie behindert aber bei der oben genannten Dosierung nicht. Evtl. Müdigkeit verliert sich nach unseren Erfahrungen nach mehreren Applikationen. Vegetative Symptome beobachteten wir bisher wie beim Fluspirilene nur vorübergehend, und zwar in rd. 10% der Fälle Änderungen der Speichelsekretion, besonders Hypersekretion, und Schweißausbrüche bzw. Hitzegefühle sowie leichte Akkommodationsstörungen. In keinem Fall beeinträchtigten diese Symptome die Langzeittherapie.

Fluspirilene und Penfluridol

Die bisher einzigen Reinsubstanzen unter den Langzeitneuroleptika erwiesen sich damit als sehr gut verträgliche 7tägig oder bei vollremittierten Schizophrenen auch

14tägig einsetzbare Medikamente. Die gute Verträglichkeit von Penfluridol wurde in unserem Lande besonders von Heinrich u. Mitarb., der unabhängig von uns ähnliche Erfahrungen machte, sowie von mehreren Autoren des Auslandes, die darüber auf dem Kongreß des C. I. N. P. 1970[1]) in Prag berichteten, mitgeteilt. Über Fluspirilene liegt seit dem Beginn unserer Untersuchungen schon eine Reihe sehr positiver klinischer Beobachtungen vor (Literatur hierzu s. Janssen Pharmaceutica Beerse).

Zusammenfassend kamen wir bei unseren klinisch-experimentellen Untersuchungen zum Applikationsintervall zu folgenden Ergebnissen:

a) Um eine Dosierung oberhalb der neuroleptischen Schwelle unter Vermeidung von grobmotorischem Dauerparkinsonismus bei jedem Patienten zu erreichen, lassen sich in 7tägigem Intervall applizieren: Gruppe A: 1. Fluspirilene (IMAP), 2. Penfluridol (oral applizierbar, noch nicht im Handel). 14tägig lassen sich in diesem Sinne applizieren: Gruppe B: 1. Fluphenazin-decanoat (Dapotum-D, Lyogen-Depot, 2. Flupentixol-decanoat (Fluanxol Depot).

b) Eine *Intervallstreckung* bei Gruppe A von 7- auf 14tägige Applikation und bei Gruppe B von 14- auf 21tägige Applikation ist unter Berücksichtigung eines umfangreichen internationalen Schrifttums nur möglich, wenn bei mindestens $1/3$ der Patienten in dem Sinne überdosiert wird, daß eine Dauerverordnung von Antiparkinsonmitteln zur Kaschierung grobmotorischer extrapyramidaler Symptome erforderlich ist. Da zumindest bei diesem Drittel der Patienten die Gefahr einer Überlastung der extrapyramidalen Zentren mit Auslösung von extrapyramidalen Hyperkinesien besteht, raten wir daher von einer Intervallstreckung mit Inkaufnahme von Überdosierungen ab.

c1) Zur Streckung des Applikationsintervalls durch Inkaufnahme von Unterdosierung, d. h. von einigen neuroleptisch unterschwellig dosierten Tagen am Ende jedes Intervalls, stellten wir unter Berücksichtigung von Kontrollgruppen statistisch signifikant folgendes fest (7):

Bei vollremittierten Schizophrenen (mit rückwirkender Krankheitseinsicht) kam es nicht zu erhöhter Rezidivgefahr, wenn ein Langzeitneuroleptikum der Gruppe A: 1. Fluspirilene (IMAP), 2. Penfluridol wenige Monate nach der Entlassung nicht mehr 7tägig, sondern 14tägig appliziert wird. Wir haben keinen Zweifel, es im gleichen Sinne zu verantworten, ein Langzeitneuroleptikum der Gruppe B (Dapotum D, Lyogen Depot) (Fluanxol Depot) bei den Vollremittierten (mit Inkaufnahme einiger neuroleptisch unterschwellig dosierter Tage am Ende eines jeden Intervalls) nicht mehr in 14tägigen, sondern in 21tägigen Abständen anzuwenden.

c2) Bei chronisch produktiven Schizophrenen kann dagegen eine Intervallstreckung durch Inkaufnahme unterdosierter Tage wegen erhöhter Rezidivgefahr *nicht* verantwortet werden. Im einzelnen ergaben sich zur Frage der Intervallstreckung folgende Ergebnisse (7):

---

[1]) Colloquium Internationale Psychopharmacologicum.

7tägig Fluspirilene (Kontrollgruppe)
23 chronische Psychosen   8 Rückfälle = 35%
23 vollremittierte Psychosen kein   Rückfall   =   0%

14tägig Fluspirilene
23 chronische Psychosen   16 Rückfälle = 70%
30 vollremittierte Psychosen   2 Rückfälle =   7%

Zweimal höhere Rückfallhäufigkeiten chronischer schizophrener Psychosen während der 14tägigen Applikationsfrequenz im gleichen Zeitraum (innerhalb 20 Monaten). Der Unterschied ist statistisch signifikant auf dem 5%-Niveau. Für die vollremittierten schizophrenen Psychosen kein signifikanter Unterschied.

d) Empfehlungen zum Behandlungsbeginn mit Langzeitneuroleptika sowie zur Umstellung von Kurzzeit- auf Langzeitneuroleptika:

1. Es empfiehlt sich in den meisten Fällen, Patienten zunächst mit Kurzzeitneuroleptika (möglichst unter Anwendung des Handschrifttests) einzustellen, sofern eine Behandlung oberhalb der neuroleptischen Schwelle angezeigt ist.

2. Sobald der Patient stationär oder ambulant auf Kurzzeitneuroleptika oberhalb der neuroleptischen Schwelle eingestellt wurde, kann auf eine äquivalente Dosis mit Langzeitneuroleptika umgesetzt werden. Dabei ist es dringend erwünscht, an der Dosierung zusätzlich verordneter Psychopharmaka, die zur Sedierung des Patienten (reine Tranquilizer, schwach potente Neuroleptika unterhalb der neuroleptischen Schwelle) oder als Antidepressiva gegeben wurden, zunächst nichts zu ändern. Für eine möglichst exakte Umstellung wäre es angebracht, den Handschrifttest am Tage vor der Umstellung und in den 3 Tagen nach der Umstellung (bei jeweils gleichem Text) anzuwenden.
Im einzelnen empfehlen wir vorläufig (mit dem Vorbehalt eventueller und voraussichtlich dann nur geringfügiger Änderungen nach weiteren Erfahrungen) folgende Dosierungen von Langzeitneuroleptika beim Umsetzen (wir gehen dabei von durchschnittlich gegebenen Tagesdosierungen von Kurzzeitneuroleptika aus):

Mittlere Tagesdosis des Kurzzeitneuroleptikums	Gruppe A = 1 × pro Woche verabreicht	
	1. IMAP	2. Penfluridol
z. B. Glianimon $^1/_2$–1 mg	4 mg	30 mg
Triperidol 1–1$^1/_2$ mg	4 mg	30 mg
Haloperidol 4 mg	4 mg	30 mg
Lyogen, Omca 6 mg	4 mg	30 mg
Orap 8 mg	4 mg	30 mg
Orbinamon 10 mg	4 mg	30 mg
Ponsital 10 mg	4 mg	30 mg
Randolectil 15 mg	4 mg	30 mg
Jatroneural 15 mg	4 mg	30 mg
Decentan 20 mg	4 mg	30 mg
Aolept 40 mg	4 mg	30 mg
Ciatyl 75 mg	4 mg	30 mg

Mittlere Tagesdosis des Kurzzeitneuroleptikums	Gruppe B = 1 × pro 2 Wochen verabreicht	
	1. Dapotum D Lyogen-Depot	2. Fluanxol Depot
z. B. Glianimon $1/2$–1 mg	15 mg	30 mg
Triperidol 1–$1^{1}/_{2}$ mg	15 mg	30 mg
Haloperidol 4 mg	15 mg	30 mg
Lyogen, Omca 6 mg	15 mg	30 mg
Orap 8 mg	15 mg	30 mg
Orbinamon 10 mg	15 mg	30 mg
Ponsital 10 mg	15 mg	30 mg
Randolectil 15 mg	15 mg	30 mg
Jatroneural 15 mg	15 mg	30 mg
Decentan 20 mg	15 mg	30 mg
Aolept 40 mg	15 mg	30 mg
Ciatyl 75 mg	15 mg	30 mg

Dosisrelationen der Langzeitneuroleptika zueinander:

IMAP (ca. 7 Tage) zu Penfluridol (ca. 7 Tage)   = ca. 1 : 7

IMAP (ca. 7 Tage) zu Lyogen-Depot, Dapotum D (ca. 14 Tage) = 1 : 4

IMAP (ca. 7 Tage) zu Fluxanol Depot (ca. 14 Tage)   = ca. 1 : 6 – 1 : 7

Auf die Möglichkeit, das Applikationsintervall bei Vollremittierten in Gruppe A von 1 Woche auf 2 Wochen und in Gruppe B von 2 auf 3 Wochen zu strecken, wurde oben hingewiesen.

Wurden zur Kompensation einer schizophrenen Psychose ausschließlich schwach potente Neuroleptika in hoher Dosierung verwandt, so empfehlen wir nur eine allmähliche Umstellung, da sich ein rascher Wegfall des Sedierungseffektes nachteilig auswirken kann.

3. Nur Fachärzte bzw. psychiatrisch sehr geschulte Ärzte können u. E. die Behandlung direkt mit Langzeitneuroleptika beginnen. Dieses Vorgehen kommt nur in Betracht, sofern der Patient zwar unter psychotischen Erlebnissen leidet, sonst jedoch ruhig und geordnet ist und zumindest partielle Krankheitseinsicht zeigt. Bei unmittelbarem Beginn der Behandlung mit Langzeitneuroleptika empfiehlt sich eine Testdosis, sofern die Stärke der neuroleptischen Disposition nicht bekannt ist. Wir empfehlen folgende Testdosis:

für Gruppe A (d. h. Neuroleptika mit einer durchschnittlichen neuroleptischen Wirkung von 1 Woche):

1. Fluspirilene (IMAP)   = 3 mg,

2. Penfluridol (oral)   = 20 mg,

für Gruppe B (durchschnittliche neuroleptische Wirkung = 2 Wochen):

1. Fluphenazin-decanoat (Dapotum D, Lyogen-Depot) = 12,5 mg,

2. Flupentixol-decanoat (Fluanxol Depot)   = 20,0 mg.

Sofern der Handschrifttest am Tage nach der Verabreichung des Langzeitneuroleptikums keine neuroleptischen Handschriftsymptome zeigt, kann eine erneute

Applikation in Abständen von 3–6 Tagen mit allmählichen Dosissteigerungen unter Handschriftkontrolle erfolgen (zu kumulativen Erscheinungen im Hinblick auf die neuroleptische Wirkung kommt es erst nach dem Überschreiten der neuroleptischen Schwelle).

4. Im Interesse einer exakten Dosierung sollte man den Patienten bis zur optimalen Einstellung jeweils in den ersten Tagen nach der Umstellung von Kurzzeitneuroleptika auf Langzeitneuroleptika bzw. nach Behandlungsbeginn mit Langzeitneuroleptika untersuchen (Handschrifttest, Exploration zur Frage der Verträglichkeit).

Zusammenfassend kann man sagen, daß die Einführung der Langzeitneuroleptika eine revolutionäre Neuerung bedeutet. Zehntausende von Schizophrenen könnten und sollten u. E. auf Langzeitneuroleptika umgestellt werden. Wie wenig dies bisher geschieht, zeigt, daß uns bei einer Rundfrage an die niedergelassenen Nervenärzte der BRD nur rd. 750 Schizophrene gemeldet wurden, die mit Langzeitneuroleptika behandelt wurden. Man kann annehmen, daß von den mehr als 400000 Personen, die z. Z. mit einer schizophrenen Anlage außerhalb von psychiatrischen Krankenhäusern leben, mindestens 10%, wahrscheinlich wesentlich mehr, einer neuroleptischen Behandlung bedürfen. Sie würden durch eine Umstellung auf Langzeitneuroleptika einer gleichmäßigeren und besser kontrollierbaren neuroleptischen Therapie zugeführt werden. Darüber hinaus könnte und sollte das Gros der mindestens rd. 20000 Schizophrenen mit längerer Verweildauer innerhalb von psychiatrischen Krankenhäusern der BRD ebenfalls auf Langzeitneuroleptika aus den gleichen Gründen umgestellt werden. Daß dabei zu allem auch noch eine beachtliche Zeitersparnis für das Pflegepersonal erzielt würde, bedarf keiner besonderen Erwähnung.

Wenn uns fast die Hälfte der 161 niedergelassenen Nervenärzte der BRD, die den Fragebogen beantworteten, schrieben, daß sie Langzeitneuroleptika nicht benutzen, und zwar wegen der Nebenwirkungen und schwierigen Dosierbarkeit, so wird dieser Prozentsatz bei den meisten, die den Fragebogen nicht beantworteten, vermutlich noch weit höher liegen.

Wir besitzen jedoch jetzt die klinisch-experimentell abgesicherten Kenntnisse, um Langzeitneuroleptika unter Vermeidung von andauernden Unter- oder Überdosierungen einsetzen zu können.

Literatur

Augustin, Fr.: Untersuchungen mit Fluspirilene in der nervenärztlichen Praxis unterhalb der neuroleptischen Schwelle außerhalb von Psychosen. Persönliche Mitteilung, Material wird noch zusammengestellt.
Fischer, D.: Untersuchungen zur ambulanten Behandlung mit Penfluridol. Dissertation, Düsseldorf 1972.
Floru, L., H.-J. Haase: Neuroleptische Dauer- und Depottherapie in der Psychiatrie. Frankfurter Arbeitstagung am 7. und 8. März 1969. Schnektor-Verlag GmbH, Konstanz.
Floru, L.: Weitere Literaturübersicht über Langzeitneuroleptika kann auf Wunsch angefordert werden.
Frank, Th.: Klinisch-experimentelle Untersuchungen des Depotneuroleptikums Fluspirilene (R 6218) und des Antiparkinsonmittels Benzetimide (R 4929). Dissertation, Düsseldorf 1970.

Joseph, K.: Untersuchungen zur stationären und ambulanten Behandlung mit Depot-Fluanxol. Dissertation (wird z.Z. noch zusammengestellt), Düsseldorf.

Haase, H.-J. u. Mitarb.: Disposition zur neuroleptischen Schwelle. Pharmakopsychiatrie-Neuro-Psychopharmakologie 1. Jahrgang 1968, S. 45.

Haase, H.-J.: Über Vorkommen und Deutung des psychomotorischen Parkinsonsyndroms bei Megaphen- bzw. Largactil-Dauerbehandlung. Nervenarzt 25: 486 (1954).

Haase, H.-J.: Therapie mit Psychopharmaka und anderen psychotropen Medikamenten. Janssen GmbH, Düsseldorf 1969.

Haase, H.-J., Th. Frank, M. Knaack, Ch. Lehnhardt, H. Richter-Peill: Klinische Prüfung eines neuen Langzeitneuroleptikums (Fluspirilene) unter besonderer Berücksichtigung der neuroleptischen Schwelle. Nervenarzt 6: 275–279 (1968).

Haase, H.-J.: Nervenarzt 42: 632–637 (1971).

Haase, H.-J., D. Fischer, L. Floru, Th. Frank, K. Joseph, M. Knaack, W. Mohr, H. Richter-Peill, A. Steuer, G. Wahl, G. Walterbusch und R. Zurborn: Zum gegenwärtigen Stand der Behandlung mit Langzeitneuroleptica unter besonderer Berücksichtigung von Fluspirilene und Penfluridol. Nervenarzt 42: 632–637 (1971).

Heinrich, K.: Untersuchungen mit Penfluridol. Persönliche Mitteilung, Material wird noch zusammengestellt.

Knaack, M.: Zu den Problemen der Rückfallhäufigkeit Schizophrener und ihrer Prävention mittels Einsatz von Langzeitneuroleptika bei der ambulanten Nachbehandlung. Dissertation, Düsseldorf 1969.

Mohr, W.: Untersuchungen zur 14tägigen Applikation mit Fluspirilene. Dissertation, Düsseldorf 1970.

Richter-Peill, H.: Klinisch-neuroleptische Prüfung des Butylphenyltriazaspirodekanderivates R 6218 (Fluspirilene) und des Glutarimidderivates R 4929 (Benzetimide) an akut erkrankten Schizophrenen. Dissertation, Düsseldorf 1969.

Steuer, A.: Untersuchungen zur Dosierung und Wirkungskonstanz von Fluphenazindekanoat. Dissertation (wird z.Z. noch zusammengestellt), Düsseldorf.

Stucke, W.: Langzeitbehandlung mit Depot-Neuroleptika unter besonderer Berücksichtigung von Fluanxol-Depot. Vortrag für das Symposion der Tropon-Werke, Köln, am 14. und 21.11.1969.

Stucke, W.: Persönliche Mitteilungen.

Wahl, G.: Klinischer Bericht über Erfahrungen mit Chlorofluperidol und Fluphenazinönanthat. Dissertation, Düsseldorf 1966.

Walterbusch, G.: Untersuchungen zur ambulanten Verwendung von Langzeitneuroleptika einschließlich Fragebogenaktion. Dissertation (wird z.Z. noch zusammengestellt), Düsseldorf.

Zurborn, R.: Untersuchungen zur stationären Behandlung akut Schizophrener mit Penfluridol. Dissertation (wird z.Z. noch zusammengestellt), Düsseldorf.

IX. TEIL

Aus der Psychiatrischen Universitätsklinik Basel
(Direktor: Prof. Dr. P. Kielholz)

Die pharmakologische Behandlung Drogenabhängiger

P. Kielholz und D. Ladewig

Die allgemeine Zunahme und das Auftreten neuer Formen der Drogenabhängig-keiten (Eddy u. Mitarb., Kielholz u. Mitarb.) bewirkte, daß heute in der Klinik wie in der Praxis zunehmend Fragen der Behandlungsmöglichkeiten erörtert werden müssen. Während die Entstehung der Drogenabhängigkeit grundsätzlich immer durch die Trias Persönlichkeit/Droge/soziales Milieu bedingt ist, muß auch die Behandlung grundsätzlich immer mehrdimensional angelegt sein. So kann diese nicht ausschließlich mit pharmakologischen oder soziotherapeutischen Möglich-keiten angegangen werden, sondern erfordert immer eine Integration psycho- und soziotherapeutischer mit pharmakotherapeutischen Maßnahmen.
Zur Behandlung des Drogenabhängigen benötigen wir neben kurzzeitigen Be-handlungsvorgehen immer Langzeittherapieprogramme. Hierbei ist die klinische Behandlung jeweils nur ein Teilstück eines gesamten Behandlungsprogrammes, das den Drogenabhängigen durch eine Vielfalt von Institutionen führt, in denen er

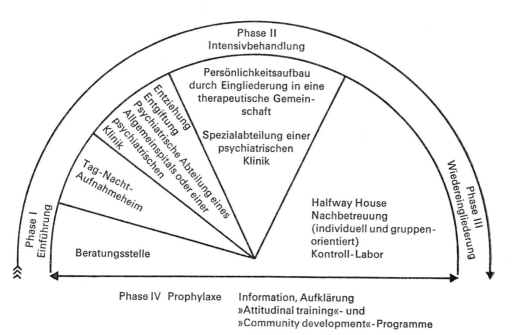

Abb. 42. Die vier Phasen der Behandlung Drogenabhängiger.

Tab. 40   **Drogentypen: Intoxikation und chronischer Mißbrauch.**

Drogentyp	Intoxikation		Chronischer Mißbrauch						
			Abhängigkeit		Wesens-änderung	Psychosen			Entzugsdelir
(WHO-Definition)	typisch	atypisch	psychisch	körperlich		Wahnpsychose	Halluzinose	Korsakow	
Alkohol	Rausch	atypische Räusche	+	+	+++	+	+	+	+
Barbiturat	Beruhigung Bewußtseinstrübung	Erregung	+	++	+	–	–	(+)	+
Antipyretische Analgetika	Beruhigung Anregung Bewußtseinstrübung	Erregung	+	+	+	–	–	(+)	+
Morphin	Euphorie Beruhigung		++	++	++	–	–	–	–
Cocain	Euphorie Enthemmung	deliriös	++	(+)	+	+	(+)	(+)	–
Cannabis	Versenkung Entspannung	Erregung Verstimmung (deliriös)	+	(+)	(+)	+	+	?	–
Amphetamin	Antriebssteigerung	Erregung	++	(+)	(+)	+	+	?	–
Halluzinogene	Halluzinationen Versenkung	Wahn Erregung	+	–	(+)	+	+	–	–

günstigenfalls eine Reifung erfährt, die es ihm ermöglicht, als ehemaliger Drogen-abhängiger in das Behandlungsgeschehen anderer erneut einbezogen zu werden. Die klinische Behandlung Drogenabhängiger wird nach Möglichkeit dort durch-geführt werden, wo besonders ausgebildetes Personal zur Verfügung steht, um die Stufen der Entgiftungs- und Entsuchtungsbehandlung durchzuführen, und wo andererseits Möglichkeiten einer stufenweisen Eingliederung gegeben sind.

Der Übersicht halber sei zunächst auf die den einzelnen Drogentypen zugehörigen typischen und atypischen Intoxikationsphänomene sowie die bei chronischem Mißbrauch möglichen Formen der Abhängigkeit, Wesensveränderung und Psycho-sen hingewiesen (Tab. 40).

In Analogie zum typischen und atypischen Alkoholrausch lassen sich bei den Drogentypen Barbiturate, denen die antipyretischen Analgetika sowie die Tranqui-lizer zuzuordnen sind, bei den Psychostimulanzien (Cocain, Amphetamin) sowie den Halluzinogenen, wozu auch das Cannabis zu rechnen ist, typische und atypische Intoxikationsphänomene beobachten. Eine Ausnahme hierzu bildet das Morphin, indem atypische Intoxikationsphänomene beim Morphintyp eher eine Seltenheit darstellen.

Entziehung der Suchtdrogen

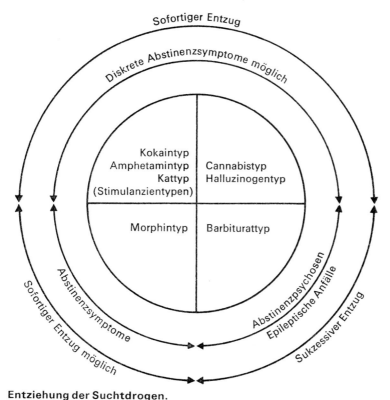

Abb. 43 **Entziehung der Suchtdrogen.**

In der folgenden Übersicht (Tab. 41 = S. 350 ff.) haben wir die typischen Intoxikationsphänomene bei einer akuten Überdosierung und bei chronischem Mißbrauch sowie Entzugsphänomene und die pharmakologische Behandlung derselben zusammengestellt.

Da bei den Psychostimulanzien und den Halluzinogenen nur eine diskrete körperliche Abhängigkeit nachzuweisen ist, können diese Drogen sofort abgesetzt werden, während bei den Drogen vom Morphin- bzw. Barbiturattyp ein sukzessiver Entzug vorzunehmen ist.

In der folgenden Übersicht sind die Abstinenzsymptome vom Drogenabhängigkeitstyp Morphin (Tab. 42) wegen ihrer klinischen Bedeutung nochmals separat abgebildet.

Stellen das individuelle Gespräch und die Gruppenpsychotherapie (Battegay, Battegay und Ladewig) den einen Pfeiler der klinischen Behandlung dar, scheinen psychopharmakologische Methoden, insbesondere die Verabreichung von antagonistisch wirkenden Substanzen, in Zukunft einen zweiten Pfeiler darzustellen. Neben der Methadon-Erhaltungstherapie hat sich bei Opiatabhängigen die Einstellung auf einen Opiatantagonisten vom Typ Cyclazocin oder Nalloxon bewährt (Jaffe u. Mitarb., Martin u. Mitarb.).

Tab. 41   **Übersicht über Symptomatik und Behandlung drogenspezifischer Intoxikations- und Entzugsphänomene.**

Drogentyp	Symptomatik 1. Akute Intoxikation 2. Chronische Intoxikation 3. Entzug	Behandlung
Hypnotika Barbiturate Barbituratfreie Hypnotika Tranquilizer Antipyretische Analgetika (hypnotika- haltig)	1. Bewußtseinstrübung, Bewußt- losigkeit, evtl. psychomotorische Erregung, Fehlen der Reflexe, selten Steigerung der Reflexe, Miosis, evtl. wechselnde Pupillenweite, Temperatur- steigerung, Atemstörungen, Zyanose, Hautrötung, Exan- theme, Dekubitus, Lähmungen	Magenspülung, Überwachung der Herz-, Kreislauf- und Atemtätigkeit, Gaben von Glukose-NaCl- Infusionen, Plasmaextrakte, Bemegrid 50–80 ml langsam intravenös
	2. Bewußtseinstrübung, ein- geschränkte Orientierungs- fähigkeit und Konzentrations- mangel; Koordinationsstörun- gen, Ataxie, lallende Sprache, Nystagmus, psychomotorische Verlangsamung, seltener Aktivierung bis zur Erregung (paradoxer Effekt), Verstimmun- gen, Apathie, eingeengtes Denken, Wesensänderung	Weitergabe eines Hypnotikums (Kreuztoleranz) im bisherigen Toxizitätsbereich über die ersten 12–24 Stunden; Prüfung der Toleranzgrenze durch wiederholte Kontrolle des Nystagmus; über die folgenden 8–10 Tage graduelle Reduktion des Hypnotikums um täglich 10% der Ausgangsdosis
	3. Feinschlägiger Tremor, Schlaf- störungen, Kopfschmerzen, Blutdruck- und Pulsschwankun- gen, Obstipation, Diarrhoe, innere Unruhe, ängstlich- dysphorische Verstimmungen. Beginn: 2–3 Tage nach Absetzen des Hypnotikums Dauer: 8–10 Tage	siehe unter 2.
	Entziehungspsychose oder Entziehungsdelir: Ängstlich- keit, psychomotorische Erregung, Beziehungs- und Beeinträchtigungsideen, optische und akustische Halluzinationen, Desorientiert- heit. Beginn: 2–5 Tage nach Absetzen des Hypnotikums Dauer: 2–3 Tage	Hypnotika oder Chlormethiazol (Hemineurin) in 3stündigen Intervallen; Dosierung ent- sprechend der klinischen Symptomatik. Cave: Abhängigkeit

Tab. 41   (Fortsetzung)

Drogentyp	Symptomatik 1. akute Intoxikation 2. chronische Intoxikation 3. Entzug	Behandlung
Psychostimulanzien Amphetamin Methamphetamin Methylphenidat Phenmetrazin Cocain Ephedrin und verwandte Substanzen	1. Wachheit; gesteigerte psychomotorische Aktivität, Übererregbarkeit, Rastlosigkeit; Tremor, Tachy- kardie, Hyperthermie, evtl. Kreislaufkollaps, epileptiforme Anfälle, Nierenversagen	Sedierung mit schlafanstoßenden Phenothiazinderivaten, z. B. Levomepromazin, Chlorpromazin, Thioridazin oder Benzodiazepin- derivate, z. B. Diazepam 2×10 mg i. m. oder i. v.
	2. gesteigerte psychomotorische Aktivität, assoziative Ent- hemmung, Größenideen, Ideen- flucht, Rastlosigkeit, Bewegungsstereotypien Intoxikationspsychose: Miß- trauen, Beziehungsideen, Angst, illusionäre Verkennungen, Wahnwahrnehmung, Ver- folgungsideen, akustische und optische Halluzinationen (Mikrohalluzinationen!)	sofortiges Absetzen der Droge Phenothiazinderivate, z. B. Levomepromazin 3×25 bis 3×50 mg i. m. bis zum Abklingen der klinischen Symptomatik
	3. apathisch-depressive Ver- stimmungen, Schlafstörungen (verzögerter Rebound-Effekt der REM-Phasen), Suizid- tendenzen	Anxiolytisch wirkende, stimmungs- aufhellende Antidepressiva mit dämpfender Wirkungskomponente, z. B. Amitriptylin, z. B. 30–200 mg p. o., oder stimmungsaufhellende Antidepressiva mit aktivierender Wirkungskomponente, z. B. Nortriptylin, 50–150 mg p. o.
Opiate Opium Pantopon Laudanon Morphin Codein Heroin Morphinersatz- präparate	1. Benommenheit, Koma, Blutdruckabfall, Miosis, Atem- depression	Spezifischer Morphinantagonist: N-Allyl-normorphin, z. B. Lorfan 1–2 mg i. v., evtl. nachfolgende Injektionen mit 0,5–1 mg
	2. Miosis, Vagotonie, Abmagerung, Blässe, Abszedierung an Injektionsstellen, Hepatitis, Sepsis; Müdigkeit, Passivität, Wesensänderung	Überwachung der Herz-Kreislauf- Atemtätigkeit, evtl. Glukose- NaCl-Infusionen. Bei deutlicher körperlicher Abhängigkeit sukzessiver Abbau der eingenommenen Opiatdosis um täglich 10%, z. B. mit Methadon (Polamidon)

Tab. 41 (Fortsetzung)

Drogentyp	Symptomatik 1. akute Intoxikation 2. chronische Intoxikation 3. Entzug	Behandlung
	3. Tränen, Gähnen, Schwitzen, Mydriasis, Piloarrektion, Muskel-, Gliederschmerzen, Obstipation, Diarrhoe, Schlafstörungen, Blutdruckschwankungen, vertiefte Atmung, Temperaturschwankungen, Erbrechen, Exsikkose, Gewichtsverlust. Beginn: 2 Tage nach Absetzen Dauer: 8–10 Tage protrahiert 4–6 Monate	Nach Entzug evtl. Einstellung auf Opiatantagonisten: 2 Tage nach letzter Verabfolgung des Opiats Gabe eines Morphinantagonisten, z. B. Lorfan, Nallyn, Levolorphan; anschließend 0,25 mg Cyclazocin, täglich um 0,25 mg steigern bis zu einer Erhaltungsdosis von 2–4 mg täglich
Halluzinogene LSD Meskalin Psilocybin DMT DOM DET Peyotl Morning Glory	1. Überwachheit bei eingeengter Bewußtseinslage, »Versenkung«; Mydriasis, Tachykardie, Puls- und Blutdruckschwankungen, allgemeine vegetative Symptome; je nach Dosis, Intoxikationsgrad und individueller Reaktion: Ängstlichkeit, Glücksgefühl, psychomotorische Anregung, oder Dämpfung, Assoziationsreichtum, verändertes Icherleben, Participation mystique, Evidenzerlebnisse, Verschiebung des Raum-Zeit-Musters, Veränderungen des Körperschemas und der allgemeinen Sensorik Intoxikationspsychosen: Mißtrauen, Ängstlichkeit, Beziehungsideen, paranoid-halluzinatorische Zustandsbilder, Suizidimpulse; Sinnes- und Wahrnehmungsstörungen sowie Depersonalisationserlebnisse; evtl. chronifizierend oder nach freiem Intervall wieder auftretend (»flash-back«, Echo-Effekt) 2. Toleranzbildung; Passivität, Wesensänderung 3. keine Abstinenzsymptome bekannt	Überwachung von Puls- und Blutdruckschwankungen Benzodiazepine: z. B. Diazepam 2 × 10 mg i. m., i. v., Phenothiazinderivate: z. B. Levomepromazin, z. B. 3 × 50 mg i. m., Chlorpromazin, Thioridazin. Keine Potenzierung von DOM + Chlorpromazin sofortiges Absetzen der Droge

Tab. 41   (Fortsetzung)

Drogentyp	Symptomatik 1. akute Intoxikation 2. chronische Intoxikation 3. Entzug	Behandlung
Cannabis (Haschisch, Marihuana)	1. siehe Halluzinogene; bei hohen Dosen Pupillen- erweiterung, diskrete lokale Reizerscheinungen im Nasen- rachenraum, vegetative Symptome (Kopfdruck, Schwin- del, Übelkeit), Blutdruck- schwankungen, Hungergefühl; je nach Dosis und individueller Reaktion: Ängstlichkeit, Ent- spannung, Glücksgefühl, psychomotorische Antriebs- steigerung oder -hemmung, Hypersensorium; Intoxikationspsychose: illusio- näre Verkennung, Depersonali- sations- und Derealisations- erlebnisse, paranoid- halluzinatorische Psychose 2. Wesensänderung, fragliche psychoorganische Syndrome 3. bei hohen Dosen: Schwitzen, Hypotonie, Schlafstörungen, Tremor	siehe Halluzinogene Benzodiazepine: z. B. Diazepam 2 × 10 mg i. m., i. v. Phenothiazinderivate: z. B. Levomepromazin, Chlorpromazin, Thioridazin 3 × 30 mg i. m. sofortiges Absetzen der Droge
Antitussiva	1. Benommenheit, Desorientiert- heit, Koma; z. T. Amphetamin-, z. T. hallu- zinogen-ähnliche Symptome: Verzerrungen der Wahrneh- mung, verändertes Icherleben 2. Wesensänderung 3. keine	Beobachtung der Atem- und Kreislauftätigkeit evtl. Phenothiazinderivate, z. B. Levomepromazin, z. B. 3 × 25 mg i. m. sofortiges Absetzen der Droge
Halogenierte Kohlen- wasserstoffe: Leim, Gasolin, Lösungsmittel	1. Bewußtseinstrübung, Desorien- tierung; Kopfdruck, Schwindel, alkoholähnliche Rausch- zustände, evtl. mit optischen Halluzinationen, besonders bei Lösungsmitteln »trickfilm- artig« ablaufende Tagträume, epileptiforme Anfälle 2. Passivität, Wesensveränderung 3. keine	symptomatisch: Überprüfung der Leber- und Nierenfunktion evtl. Phenothiazinderivate. z. B. Levomepromazin, z. B. 3 × 25 mg i. m. sofortiges Absetzen

Tab. 41 (Fortsetzung)

Drogentyp	Symptomatik 1. akute Intoxikation 2. chronische Intoxikation 3. Entzug	Behandlung
Anticholinergika Trihexyphenidyl Belladonna Scopolamin Atropin Hyoscyamin	1. Bewußtseinstrübung, zeitliche und örtliche Desorientierung, Koma; Mydriasis, heiße und trockene Haut, Tachykardie, Mundtrockenheit, Hyperreflexie Intoxikationspsychose: Erregung, Unrast, Ideenflucht, Mißtrauen, Ängstlichkeit, Verzerrung des Zeitsinns, Sinnestäuschung, optische und akustische Halluzinationen 2. Wesensänderung 3. keine	Überwachung der Atem- und Herz-Kreislauf-Tätigkeit; Prostigmin 0,5–2,5 mg i. m., evtl. wiederholbar Phenothiazinderivate: z. B. Levomepromazin, Chlorpromazin, Thioridazin 3 × 15 mg i. m. sofortiges Absetzen der Droge

Opiatabhängige, die zum Beispiel mit Methadon von der Droge entzogen werden, erhalten 48–72 Stunden nach der letzten Methadon-Gabe 3 mg des Morphinantagonisten Nalorphin subkutan und 25 Minuten später 4 mg der gleichen Substanz. Wenn diese Dosen von Nalorphin keine Abstinenzsymptome hervorrufen, wird mit der Verabreichung von Cyclazocin begonnen, und zwar mit 0,25 mg per os 2mal täglich. Die Dosis wird täglich um 0,25 mg erhöht. Bei einer Dosis von 2 mg oder 4 mg können die Patienten entlassen werden. Diese Medikation kann ambulant verabfolgt werden. Die Patienten müssen dahingehend instruiert werden, daß die Droge schwere Abstinenzsymptome produzieren kann, wenn sie durch irgendwelche ihrer Bekannten, welche morphinabhängig sind, benützt würden.

Bei eigenen Untersuchungen an 12 Patienten, die wir auf den Morphinantagonisten Cyclazocin einstellten, nehmen jetzt 10 Patienten dieses Mittel länger als ein Jahr. Dieses Ergebnis war neben der guten Verträglichkeit des Medikamentes sicher durch die positive Motivation dieser Patienten bestimmt. Bei 2 Patienten gab es innerhalb der ersten 2 Einstellungstage somatische, respektive psychiatrische Komplikationen, die trotz niedrigster Dosierung ein Absetzen des Medikamentes erzwangen. Einer der Patienten zeigte eine Überempfindlichkeit mit Hautjucken, Rötung und Schwellung beider Unterschenkel. Die 2. Patientin zeigte am 2. Tag das Bild eines akuten exogenen Reaktionstypus: Sie war zeitlich und örtlich desorientiert, wähnte sich im Zimmer ihres Elternhauses, das mit bedrohlichen Männergestalten gefüllt war. Von den übrigen 10 Patienten berichteten einige über zum Teil amphetaminähnliche Wirkungen – ein ehemals polytoxikomaner Patient versuchte, diesen Effekt durch zusätzliche Einnahme von Ritalin zu verstärken – andere berichteten während der Periode der Einstellung auf Cyclazocin über leichte Müdigkeit. Es ist bisher nicht ersichtlich, wie dieser widersprechende teils amphetamin-, teils barbituratähnliche Wirkungscharakter des Cyclazocins in der Ein-

Tab. 42 **Beginn der Abstinenzsymptome nach Opiatentzug** (nach Blachly, Himmelsbach, Seevers).

Absti-nenzgrad	Symptome	Stunden nach der letzten Dosis					
		Mor-phin	Heroin	Do-lantin	Dilau-did	Co-dein	Metha-don
Grad 0	Verlangen Ängstlichkeit	6	4	2–3	2–3	8	12
Grad 1	Gähnen Schwitzen Tränenfluß Rhinorhoe Schlafstörungen	14	8	4–6	4–5	24	34–48
Grad 2	Verstärkung von Grad 1 Mydriasis Piloerektion Tremor (Muskelzuckung) Glieder- und Muskelschmerzen Heiß-Kaltwallungen Anorexia	16	12	8–12	7	48	48–72
Grad 3	Verstärkung von Grad 1–2 Anstieg von Puls, Blutdruck, Temperatur Agitiertheit Nausea	24–36	18–24	16	12	–	–
Grad 4	Verstärkung von Grad 1–3 fiebriges Aussehen gekrümmte Körperhaltung Erbrechen Diarrhoe Gewichtsverlust spontane Ejakulation oder Orgasmus Bluteindickung Leukozytose Koma	36–48	24–36	–	16	–	–

stellungsphase zu beurteilen ist. Bezüglich der Rückfälligkeit auf ein Morphin-präparat ist festzuhalten, daß von 10 Patienten 7 Patienten rückfallsfrei blieben, während 3 weitere erneut begannen, Opiate zu mißbrauchen und bei höherer Dosierung des Opiates aufhörten, Cyclazocin einzunehmen, da sie den durch die antagonisierende Wirkung fehlenden Euphorisierungseffekt suchten.

Neben den Opiatantagonisten scheinen Substanzen, die entweder die Synthese von Katecholaminen verhindern, wie das α-Methyl-p-tyrosin, oder Neuroleptika, die den Katecholaminrezeptor blockieren, bei der Behandlung von Amphetamin-abhängigen erfolgversprechend zu sein. Der psychostimulierende Effekt des Amphetamins, das »high«-Gefühl, wurde durch Gaben von α-Methyltyrosin abge-schwächt. Allerdings mußten Gunne u. Mitarb. feststellen, daß dieser Anti-Amphetamineffekt einer raschen Toleranzentwicklung unterlag, so daß die amphet-aminblockierende Wirkung des Antagonisten nach 7 Tagen nicht mehr nachzu-weisen war. Es bedarf sicherlich weiterer experimenteller und klinischer Daten, um die Anwendbarkeit von Antagonisten sowohl für die akute Behandlungsphase wie auch für ein Langzeittherapieprogramm ausnützen zu können.

Die klinische Behandlung Drogenabhängiger ist nur ein Mosaikstein in einem über Jahre anzulegenden Behandlungskonzept für Drogenabhängige. Nur eine intensive nachgehende Fürsorge und der Ausbau bisher nicht genutzter prophylaktischer Möglichkeiten werden es ermöglichen, daß die hohe Rückfallquote, die etwa zwischen 70 und 100% anzusetzen ist, in den nächsten Jahren um einiges gesenkt werden kann.

Literatur

Battegay, R.: Die Gruppe als Ort des Haltes in der Behandlung Süchtiger. Praxis Psychother. *11:* 31 (1966).

Battegay, R., D. Ladewig: Gruppentherapie und Gruppenarbeit mit süchtigen Frauen. In: Battegay et al.: Alkoholismus bei Frauen. Hoheneck, Hamm 1970.

Eddy, N. B., H. Halbach, H. Isbell, M. H. Seevers: Drug Dependence. Bull. Wld. Hlth. Org. *32:* 721 (1965).

Gunne, L. M., Aenggärd, L. E. Jönssen: Blockade of Amphetamine Effects in Human Subjects. Paper presented at J. C. A. A., Lausanne, Juni 1970.

Jaffe, J., L. Brill: Cyclazocine, a long acting narcotic antagonist, its voluntary acceptance as a treatment modality by narcotics abusers. Int. J. Addiction *11:* 99 (1966).

Jasinski, D. R., W. R. Martin, J. D. Sapira: Antagonism of the subjective behavioral pupillary and respiratory depressant effects of cyclazocin by naloxon. Clin. Pharmacol. Ther. *11:* 385 (1970).

Kielholz, P., R. Battegay, D. Ladewig: Drogenabhängigkeiten. Erscheint in: Psychiatrie der Gegenwart, Springer 1971.

Martin, W. R., F. H. Fraser, C. W. Gorodetzky, D. E. Rosenberg: Studies of the dependence-producing potential of the narcotic antagonist 2-cyclopropylmethyl-2-hydroxy-5,9-dimethyl-6,6-benzomorphan (Cyclazocin, Win-20, 740 Arc. II-C-3). J. Pharmacol. exp. Ther. *150:* 426 (1965).

Martin, W. R., C. W. Gorodetzky, T. K. McClare: A proposed method for ambulatory treatment of narcotic addicts using a long-active orally effective narcotic antagonist. Cyclazocin – an experimental study. Paper presented to the Committee on Drug Addiction and Narcotics. Committee on Problem of Drug Dependence. Minutes of the 27th Meeting, February 1965, Houston, Texas. Nat. Acad. Sci. National Research Council, 1965.

Präparateverzeichnis

Warenzeichen	Generischer Name der psychotropen Substanz
Atropin	213, 260, **316, 317**
Aturbal	Phenglutarimid **32**
Avamigran	**48**
Aventyl	Nortriptylin 73, 74, **76, 307**
Avicol	256
Baldriparan	45
Beconerv	Phenobarbital, N-Barbital **44**
Bellergal	Phenobarbital 250, 256
Ben-u-ron	**49**
Ben-u-ron C	**49**
Benzedrin	Amphetamin 316
Betapex	**49**
Bisolvon-Gribletten	**51**
Bonamine	Meclizin 245, 255, 265
Brocasipal	Orphenadrin 269
Brom-Nervisal	Barbital **44**
Bromural	Bromisoval **45**
Buscopan	222
Byk M 1	Mephenesin 269, 271, 272
Cabral	271, 272
Cafaspin	**49**
Cafergot	253
Calmonal	Meclizin **4**, 213, 250, 261
Cantacin-Hoechst	**51**
Captagon	Fenetyllin **37**, 250, 253, 256, 267, 270, 271
Cardiazol	Pentetrazol **37**
Carduben	**35**
Centalun	Methyldihydroxyphenylbutin **45**
Centalun comp.	Methyldihydroxyphenylbutin, Pentobarbital **44, 250**
Centedrin	Methylphenidat 252
Chinaspin	**51**
Chinavit	**51**
Chloraldurat	Chloralhydrat 39, **45**
Chloralhydrat	Chloralhydrat 39, 60, 258, 259, 260
Chydergal	Meprobamat **285**
Ciatyl	Clopenthixol **11, 107,** 118, **153, 343, 344**
Cibalen	Allobarbital **47**
Cibalgin	Allobarbital **47**
Circyvit	Ephedrin **38**
Circyvit B	Ephedrin **38**
Cliradon	**46**
Cogentin ⎫ Cogentinol ⎭	Benzatropinmethansulfonat **32,** 269 **32**
Commotional	Phenobarbital **47**
Compazin	Prochlorperazin 231

Warenzeichen	Generischer Name der psychotropen Substanz
Complamin	35
Complamin retard	35
Compral C	49
Contraneural	47
Coramin	Nicethamid **37, 316**
Coritrat	Meprobamat, Phenobarbital **280, 281, 286, 289**
Corneural (= Pentaneural)	Meprobamat 251, **283**
Cortidurazon	Carisoprodol 255
Cortidurazon-N	Meprobamat **279, 280**
Cosaldon	35
Costopan	Reserpin, Meprobamat, Cyclobarbital und andere Barbiturate **44, 281, 286**
Covatix	Captodiam 250, 251, 252, 254
Cyrpon	Meprobamat **3**, 75, 143, 213, 231, 244, 245, 247, 250, 251, 252, 254, 255, 256, 269, 271, 272
Dapotum	Fluphenazin-önanthat 153, 337
Dapotum D	Fluphenazin-decanoat **112**, 153, 336, **337, 338, 342, 344**
Dartal	Thiopropazat **12, 110**
Decentan	Perphenazin **12, 110**, 231, 269, **343, 344**
Dehydrobenzperidol	Droperidol 214, 215, 216, 217
Deltabamat	Meprobamat **281, 285, 289**
Delta-Myotonal	Phenprobamat **279, 280**
Depot-Novadral	Norfenefrin 262, **310**
Deseril	Methysergid **48**, 253, 254, 255
Develin retard	**47**
Dexamethason	259
Diaprosa	Meprobamat **281**
Dibutil	Profenamin **32**
Dihydergot	**48**, 74, 253
Dilantin	Phenytoin 259
Dilatol	Buphenin **38**
Dilaudid	**46, 316**
Diligan	Hydroxyzin 245
Dipidolor	**46**, 215
Dipiperon	Pipamperone 10, 33, 74, **76, 106**
Dismenol	**50**
Distraneurin	Clomethiazol 22, 23, 39, **54, 55**, 60, 198, 228, 253, **305, 306, 307, 315**
Ditrex	256
Diudorm	Glutethimid, Methaqualon, Chlorprotixen **45**, 250, 253, **282, 283**
Dociton	330
Dogmatil	Sulpirid 106
Dolantin	**46**, 219, 222, 231, 232, 251, 253, 254, 255, 259, 260, 261, 266, 270, 271, **316**
Dolantin-Spezial	**46**, 261
Dolviran	Phenobarbital **47**

Warenzeichen	Generischer Name der psychotropen Substanz
Dominal	Prothipendyl **106**, 213, 214, 215, 216, 217, 246, 250, 251, 253, 256, 258, 259, 260, 266, 268, 270
Dominal forte	Prothipendyl 253, 254, 255
Doneu	Meprobamat, Methylphenobarbital **281**
Doriden Doriden forte	Glutethimid **45** **45**
Dormilfo	Meprobamat **281**
Dormopan	Hexobarbital, Cyclobarbital, Carbromal **44**
Doroma	Carbromal, Phenothiazin **45**, 251, 253, **283**
Dovita	**35**
Drazin	Fenoxypropazin 271
Dromoran	**46**
Dusodril	**35**
Effortil Effortil Depot	Aethyladrianol **38**, 253 **38**
Elastonon	Amphetamin **37**, 269, 271
Encephabol	Pyritinol 33, **35**, 252, 261, 267
Epanutin	Phenytoin 259, **315**
Ephecor	Acetylpyrazincarbonsäurehydrazit, Ephedrin HCl **288**
Ephedrin »Knoll«	Ephedrin **38**, 246, 267
Epherodan	Ephedrin **279**
Epontol	Propanidid 220
Ergaloid	Reserpin **286**
Ergo-Kranit »Krewel«	Phenobarbital, Belladonna **49**
Ergo-sanol spezial	**49**
ES	202, 203
Esucos	Dixyrazin **11, 107**
Eukodal	**47**, 261
Eukraton	Bemegrid **37, 310**, 315
Eu-Med	**50**
Euphovegan	Promazin 285
Euphyllin	**35**
Euvegal	Reserpin **45, 283**
Eventin	Propylhexedrin **37**, 256, 271
Evipan-Tabl.	Hexobarbital **43**
Exphobin	Meprobamat **43, 289**
Exponcit	256
Fensum m. Codein	**47**
Fentanyl	**47**, 214, 215
Fiobrol	**51**
Fluanxol	Flupentixol **111**
Fluanxol Depot	Flupentixol-decanoat **112, 337, 339, 342, 344**
Fludilat	**35**
Fluprim	**52**
Forit	Oxypertin **11, 107**
Fortral	**47**

Warenzeichen	Generischer Name der psychotropen Substanz
Jatrosom	Tranylcypromin, Trifluoperazin 33, **60**, 63, 72, **76**, 77, **96**, 98, 202, **287**
Jetrium	**47**
Judolor comp.	**50**
Jurmun	Pentobarbital-Natr., Methaqualon **44**
Juston	Pemolin **37**
Katalysin	**317**
Katovit	Prolintan **37**, 245, 250, 253, 267, 270
Keithon	Clofenetamin **32**
K.H.3-Geriatricum Schwarzhaupt	Procain **34**
Kochsalzlösung	**306**
Kollagocort	Meprobamat **279, 280**
Kolton-grippale	**52**
Laevulose	**310, 316**
Lagunal	Carbromal **46**
Lamuran	**36**
Largactil	Chlorpromazin 213
Larodopa	L-Dopa **32**
Laroxyl	Amitriptylin 33, 73, 74, **76**, 267, 268, 269, 271
Lasix	**311**
Latibon	Diethazin 255, 269
Levismon	Perazin 254
Levolorphan	352
Librax	Chlordiazepoxyd 254, 262, **284**
Librium	Chlordiazepoxyd 2, **4**, 75, 99, 143, 213, 221, 228, 231, 234, 235, 241, 244, 246, 247, 250, 251, 252, 253, 254, 255, 256, 262, 263, 268, 270, 271
Lidanil	Mesoridazin 241
Limbatril	Amitriptylin, Chlordiazepoxyd **76**, 250, 252, 253, 254, 255, 256, **287**
Lioftal	Metaqualon **36**
Lipostabil	**36**
Lithium-Duriles	Lithium-Sulf. 332 s. a. Verzeichnis der generischen Namen
Lithium-Sigeletten	Lithium-Karb. 332
Lonarid	Amobarbital **48**
Longoperidol	**Penfluridol** s. Verzeichnis der generischen Namen
Lorfan	**316**, 351, 352
Lorusil	Aminopromazin 254, 265
Lubrokal	Na-Phenobarbital **44**
Luminal ⎫ Luminaletten ⎭	Phenobarbital **43**, 258, 259, 260 / **43**
Luvatrena	Methylperidol = Moperon **12, 110**
Lyogen	Fluphenazin **111**, 120, 255, **343, 344**
Lyogen-Depot	Fluphenazin-decanoat **112, 153, 336, 337, 338, 342, 344**
Lyogen retard	Fluphenazin-decanoat **111**

Warenzeichen	Generischer Name der psychotropen Substanz

Warenzeichen	Generischer Name der psychotropen Substanz
Muskel-Trancopal	Chlormezanon 266
Myanesin	Mephenesin 271, 272
Mylepsin	Primidon 270
Myotonal	Carisoprodol, Phenprobamat 255, **279, 280**
Nardil	Phenelzin 72, **76,** 315
Nembutal	Na-Pentobarbital **43**
Neodorm	Pentobarbital **43**
Neo-Gestakliman	Butaperazindimaleinat **281**
Neopyrin	**52**
Neosal	**49**
Nepresol	232
Nervo-opt	Na-Barbital, Phenobarbital **44**
Neuralgin	**50**
Neuramag	**48**
Neurobamat (= Uphabamat)	Meprobamat, Phenobarbital **281, 285**
Neurocil	Levomepromazin **10,** 18, 33, 75, **76,** 106, 206, 253, 255, 266, 268, 270, 271, **306**
Neuro-Ervasil	Meprobamat 254, **279, 283**
Neuronal ⎱ Neuronal retard ⎰	Butyrylperazin = Butaperazin **288** 250, 252, 253, **288**
Neurosolvin	Meprobamat, Phenobarbital **282, 286**
Neurovegetalin forte	Meprobamat, Phenobarbital, Amobarbital **281, 286**
NH-Drag.	Meprobamat, Methylphenobarbital **281, 282, 286, 289**
Niamid	Nialamid 72, **76,** 221, 269, 271, 315
Niconacid ⎱	**36**
Niconacid forte ⎰	**36**
Niconacid retard ⎰	**36**
Nicoplectal	**36**
Nicoren	**317**
Nipodal	Prochlorperazin **11, 107,** 118, 231, 255, 260
Nisorex	Imipramin 245, 246
Nobrium	Medazepam **4**
Nocinan	Levomepromazin 33
Noctal	Propallylonal **43**
Noct-Ompin	Carbromal **46**
Noludar ⎱ Noludaretten ⎰	Methyprylon **45, 310** **45**
Noradrenalin	**309, 310, 315**
Noritren	Nortriptylin **307**
Norkotral	Pentobarbital, Phenothiazin **44, 282**
Normi-Nox comp.	Meprobamat **282**
Norpramin	Desipramin **307**
Nortrilen	Nortriptylin 73, 74, **76,** 269, **307**
Novadral ⎱ Novadral retard ⎰	Norfenefrin **38,** 253, 263, **309** **38**
Novalgin	**50,** 221, 251, 253, 254, 255, 261
Novalgin-Chinin	**52**

Warenzeichen	Generischer Name der psychotropen Substanz
Noveril	Dibenzepin 74, **76**, 269
Novo-Plexonal	Na-Butalbital, Na-Barbital, Na-Phenobarbital **44**
Obesin	256
Octadon	**50**
Octinum	**49**
Östrogynal	Butyrylperazin = Butaperazin 196, 250, 256, **281**
Omca	Fluphenazin **111**, 120, 247, 250, 251, 255, **343, 344**
Omnisedan	Meprobamat, Methylpentynol 250, 251, 252, 256, **283**
Optalidon	Isobarbital **48**
Optalidon Spezial	Isobarbital **48**
Opticardon	Hydroxyzin **283, 284, 289**
Orap ⎫ Orap forte ⎭	Pimozide **111**, 121, 123, **153, 343, 344** **111**
Orbinaom	Tiotixen **12, 110**, 120, **343, 344**
Osnervan	Procyclidin **32**, 126
Ovaribran	Oxazepam 196, 250, 256, **281**
Ovestin	196
Pacatal	Pecazin 250, 251, 253, 254, 255, 258, 259, 260, 261
Paidipyrin	Carbromal **50**
Palfium	**47**, 253, 254, 255
Pantopon	**47, 316**
Panturon	Meprobamat **279, 280**
Paraldehyd	Paraldehyd 23, 39, 60
Para-sanol	Meprobamat **279, 284**
Par KS 12 Hommel	Pridinol **32**
Parnate	Tranylcypromin **76**
Parpanit	Caramiphen **32**
Pasaden	Trifluophenothiazin-Homofenazin **11, 107**, 250, 251, 256
Pathibamat	Meprobamat 254, **284**
Pentaneural (= Corneural)	Meprobamat 251, **283**
Pentinol (s. a. Allotropal)	Methylpentynol 250, 256
Pentrium	Chlordiazepoxyd 251, **283**
Perdolfin	**50**
Periactinol	253, 254, 255
Peripherin	Ephedrin **36, 38**, 253, **283**
Periston	**309**
Pernocton	Butallylonal **43**, 232
Persedon	Pyrithyldion **45**
Perspiran prot.	Ephedrin, Phenobarbital 254
Persumbran	Oxazepam 251, **283**
Pertofran	Desipramin 73, 74, **76**, 254, 267, 269, **307**
Pervetral	Oxypendyl = Perthipendyl 255
Pervitin	Metamphetamin **37**, 270, 271 **316**
Phanodorm	Cyclobarbital **43**
Phasein ⎫ Phasein forte ⎭	Reserpin, Orphenadrin 124, 253, **287** **111, 287**

Warenzeichen	Generischer Name der psychotropen Substanz
Phenaemal ⎫ Phenaemaletten ⎭	Phenobarbital 43 43
Pilocarpin	260, **316**
PK Merz	Adamantylamin-sulf. **32**
Plantival	**46**
Poikiserpin	Reserpin **283**
Polamidon	**47**, 351
Polamidon C	**47**
Pondex	Pemolin 256
Ponsital	Imiclopazin **12, 110,** 120, **343, 344**
Prämenstron	Meprobamat **281, 289**
Präparat 28	**34**
Praxiten	Oxazepam **4,** 75, 143
Praxiten forte	Oxazepam **4**
Predni-sediv	Meprobamat **279, 280**
Prednisolon	**306**
Preludin ⎫ Preludin comp. ⎭	Phenmetrazin 250, 253, 256, **316** 256, **286**
Presinol	1α-Methyl-Dopa 269
Presomen	196
Presomen spezial	196
Primodian-Depot	196
Priscol	260
Procalmadior	Meprobamat, Methaqualon **282**
Progynova	196
Prominal ⎫ Prominaletten ⎭	Methylphenobarbital 43 43
Proponal	Ca-Cyclobarbital, Meprobamat **44**, 251, 253, **282**
Prostigmin	**316**, 354
Protactyl	Promazin **10, 106,** 250, 251, 255, 256
Proviron	**23,** 196
Psychosed	Meprobamat **286**
Psyquil	Triflupromazin 11, **107,** 213, 214, 215, 216, 219, 231, 245, 246, 247, 260, 262, 265, 268
Pyramidon	**50**
Quadrochin	**52**
Quadronal	**50**
Quadro-Nox	Barbital **44**
Quilacortin	Phenprobamat 255, **279, 280**
Quilil	Phenprobamat 255, **279**
Quilonum	Lithiumacetat **55, 332**
Quilonum retard	Lithiumcarbonat **332**
Randolectil	Butyrylperazin = Butaperazin **12, 110,** 119, 231, 266, **343, 344**
Rausedan	Reserpin 252
Reactivan	Fencamfamin **37,** 250, 253

Warenzeichen	Generischer Name der psychotropen Substanz
Rebuso	Methaqualon, Carbromal, Bromisoval **46**
Recaps-Depot	Procain **35**
Refagan	**52**
Regitin	**315**
Renarcol	Mephenesin 269
Renascin	36
Repeltin	Alimemazin 228, 255
Repicin	Reserpin 252
Repocal	Pentobarbital **43**
Requiesan	46
Resedorm	Barbital, Aprobarbital, Phenobarbital **44**
Revonal ⎫	Methaqualon **45**
Revonal retard ⎭	**45**
Ricrat	Reserpin **288**
Ring-Tabl.	**50**
Risatarun	**34**
Ritalin	Methylphenidat 26, **37,** 246, 250, 252, 253, 267, 270, 354
Rivasin	Reserpin 252
Romigal	**50**
Ronicol ⎫	36
Ronicol retard ⎬	36
Ronicol comp. ⎭	36
Salimed	**50**
Sanoma	Carisoprodol 255, 266, 271, 272
Sanomacortin	Carisoprodol 255
Saridon	**50**
Saroten	Amitriptylin 33, 73, 74, **76**
Saroten retard	Amitriptylin **76**
Savedorm	Methaqualon, Methylpentynol **46**
Scophedal	Scopolamin, Ephedrin **47, 305, 306, 307**
Scopolamin	Scopolamin 206, **316**
Seda-Ildamen	Homofenazin 251, **283**
Sedalande	Fluanison **11, 107**
Sedapon	Meprobamat 250, 252, 254, 256, **286**
Sedaraupin	Reserpin **111,** 232, 252, 261, 268, 269
Seda-Repicin	Methiomeprazin, Reserpin 252, **289**
Seda-Tablinen	Phenobarbital **43**
Sediomed	Phenobarbital, Allobarbital **44**
Sedovegan	Phenobarbital **44**
SEE	Oxycodon, Scopolamin, Ephedrin 75, 198, **305, 306, 307**
Sekundal	Bromisoval, Carbromal **46**
Serpasil	Reserpin **111,** 232, 252, 261, 268, 269
Serpatonil	Reserpin, Methylphenidat 252, 253, **287**
Siguran	**52**
Sinpro	**50**
Sinquan	Doxepin 33, 74, **76**
Skleropuran	Meprobamat **286, 288**

Warenzeichen	Generischer Name der psychotropen Substanz
Somnifen	Barbital, Aprobarbital **44**, 258, 259, 260, 262, **306, 316**
Somnupan	Ca-Cyclobarbital, Methylcyclobarbital, Carbromal, Mepro-bamat **44**, 251, 253, **282, 283**
Soprintin	Acepromazin 253
Sorbitlösung	**310, 317**
Spalt	**50**
Spasmo-Canulase	Metixen **285**
Spasmocyclon	**36**
Speda	Vinylbital **43**
Stadageron	**35**
Stangyl	Trimipramin 74, **76**
Staurodorm	Methaqualon, Carbromal, Benactyzin **46**, 251, 253
Stelabid	Trifluoperazin 254, **284**
Stimul	Phenoxazol = Pemolin 288
Stinerval	Phenelzin **76**
Strophanthin	**311**
Stutgeron	**36**
Stutgeron forte	**36**
Stutgeron-Digoxin	**36**
Suavitil	Benactyzin **4**, 250, 251, 252, 254, 256
Subcorticalum	Methylpentynol 247
Suprifen	Oxyphenylmethylaminopropanol **38**
Surmontil	Trimipramin **76**
Symfona	Buphenin HCl **38**
Sympatocard	Pentetrazol, Synephrin **37**
Sympatol	Synephrin **38**
Sympatovit	Synephrin **38**
Tacitin	Benzoctamin HCl **4**
Taractan	Chlorprothixen **10**, 75, **76, 106**, 219, 245, 250, 251, 253, 254, **255**, 258, 261, 262, 271
Tavor	Lorazepam **4**
Taxilan	Perazin **10, 106**, 117, 250, 251, 253, 254, 255
Tebonin	**36**
Tegretal	Carbamazepin 198, 246, 255, 270, 271, **306**
Temagin	Carbromal **50**
Tempidorm	Ca-amyl-allyl-barbit., Cyclobarbital, Carbromal **44**
Tempidorm comp.	Ca-amyl-allyl-barbit., Na-amyl-bromallyl-barbit., Amylbromallylbarbit., Cyclobarbital **45**
Tensilan	Trifluoperazin 254, **284**
Testoviron-Depot	**196**
Thalamonal	Droperidol 214, 215, 216, 217, 244, **279**
Theralen	Alimemazin 254, 255
Thianeuron comp.	**51**
Thiantan	Diethazin 255
Thomapyrin	**51**
Thyreoidin	**261**
Thyroxin	**330**

Warenzeichen	Generischer Name der psychotropen Substanz
Tinct. opii simplex	75
Tispol	**51**
Tofranil	Imipramin 33, 73, 74, **76, 77,** 219, 244, 252, 255, 262, 269, 271, **307**
Togal	**51**
Tomanol	**51**
Tonamyl	Meprobamat, Reserpin **287**
Toniazol	Pentetrazol **37**
Tonocor	Nicethamid **37**
Tonoquil	Thiopropazat, Chlorphencyclan **12,** 110, 250, 252, 253, 256, **287**
Torecan	Thiethylperazin 245, 255, 265, 268
Tradon	Pemolin **37,** 250, 253, 256
Trancopal	Chlormezanon 255
Tranquo-Adamon	Meprobamat 254, **284**
Tranquo-Alupent	Oxazepam 254, **285**
Tranquo-Buscopan	Oxazepam 222, 245, 254, **284**
Tranxilium	Dikaliumchlorazepat **4**
Trapanal	Thiopental-Natrium **43**
Trausabun	Melitracen 73, 74, **76**
Trazu	Ephedrin **38**
Tremarit	Metixen **32,** 269
Tremblex	Dexetimide 126, **340**
Treupel-Tabl.	**48**
Treupel-Supp.	262
Trilafon	Perphenazin 231
Trimedil	**52**
Trineral	**51**
Triperidol	Trifluperidol **111,** 122, 128, 129, 260, 261, **343**
Trisomnin	Phenobarbital, Na-Butabarbital, Na-Secobarbital **45**
Tropax	Flupentixol **48**
Tropodil	Buphenin HCl **38**
Truxal } Truxaletten }	10, 33, 75, 76, 106, 117, 228, 244, 245, 247, Chlorprothixen 250, 251, 253, 254, 255, 261, 262, 271 **10, 76,** 244, 247
Tryptizol	Amitriptylin 33, 73, **76**
Tutofusin B	**311**
Tutofusin NS	**310**
Tutofusin S 40	**317**
Ulcolind	Haloperidol 254, **280, 285**
Ulgastrin-S-Diedenhofen	Meprobamat **280, 282**
Ultrapyrin	**48**
Uphabamat (s. a. Neurobamat)	Meprobamat, Phenobarbital **281, 285**
Valamin	Ethinamat **45**
Valium	Diazepam 2, **4,** 75, 99, 143, 198, 206, 213, 216, 217, 219, 220, 221, 222, 223, 224, 225, 228, 231, 232, 234, 235, 236,

Generische Namen von Psychopharmaka

(Neuroleptika, Tranquilizer, Antidepressiva)

Acepromazin 253
Äthinazon **4**
Aminopromazin 265
Amitriptylin 33, 73, 74, **76,** 250, 252, 253, 256, 267, 268, 269, 271, **287,** 315, 351

Benactyzin **4,** 251, 253, 274
Benperidol **111,** 122, 153
Benzoctamin 4
Butaperazin (= Butyrylperazin) **110,** 119, 124, 250, 252, 253, 256, 266

Chlordiazepoxyd **4, 76,** 212, 250, 251, 252, 253, 254, 256, 268, 269, 271
Chlorimpiphenin s. Imiclopazin
Chlorofluperidol s. Clofluperol
Chlorperphentixen s. Clopenthixol
Chlorphencyclan 250, 252, 253, 256
Chlorpromazin 105, 106, **107,** 108, 110, 111, 116, 117, 118, 119, 155, 159, 213, 214, 245, 251, 271, 274, 351, 352, 353, 354
Chlorprothixen 33 ,75, **76, 106,** 117, 245, 250, 251, 253, 271
Clofluperol **153**
Clomipramin 33, **76**
Clopenthixol **107,** 118, **153**

Desipramin 73, 74, **76,** 269, **307**
Diazepam **4,** 213, 216, 217, 224, 225, 231, 265, 266, 267, 268, 269, 270, 271, 272, **316,** 351, 352, 353
Dibenzepin **76,** 269
Dibenzodiazepin 18, 74
Dikaliumchlorazepat **4**
Dimethacrin **76**
Dixyrazin **107**
Doxepin 33, 74, **76**

Fluanison **107**
Flupentixol **111**
Flupentixol-decanoat **112, 337, 339, 342,** 344
Fluphenazin **111,** 120, 155, **337**
Fluphenazin-decanoat **112, 153, 336, 337, 338,** 339, **342,** 344
Fluphenazin-önanthat 153, **337**
Fluspirilene **112, 154, 339, 340, 341, 342, 343,** 344

Guaiphenesin **288**

Haloperidol **111,** 121, 232, 250, 252, 254, 256, 269, 339
Homofenazin **107,** 251
Hydroxyzin **4,** 269, 270, 271, 272
Hydroxyzin-Pamoat **4**

Sachwortverzeichnis

(Es enthält nur die wichtigsten Begriffe und Seitenzahlen.)

Auf die Verzeichnisse der Präparate und der generischen Namen sei besonders verwiesen.